Verkehrstherapie
Eine Einführung in die Psychotherapie
auf Basis der Verkehrspsychologie
und der Kognitiven Verhaltenstherapie

Für
Lisa Maria
und
Maria Sophia

Verkehrstherapie

Eine Einführung in die Psychotherapie auf Basis der Verkehrspsychologie und der Kognitiven Verhaltenstherapie

Michael Ludwig

KIRSCHBAUM VERLAG BONN

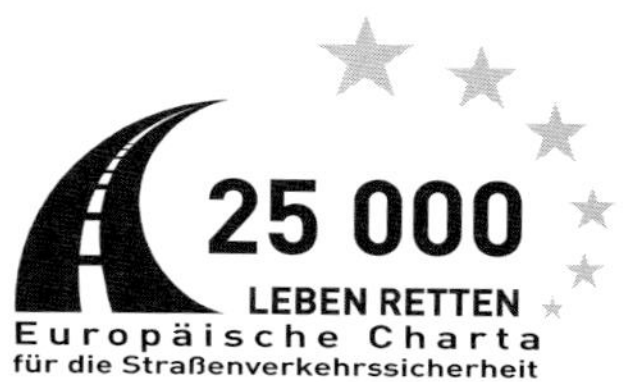

ISBN 978-3-7812-1885-7

Siegfriedstraße 28, 53179 Bonn
Telefon 02 28/9 54 53-0 · Internet www.kirschbaum.de
Satz und Lithographie: www.mom-digital.de
Druck: Medienhaus Plump, Rheinbreitbach
April 2017 · Best.-Nr. 1885

Vorwort

Ein König, also ein guter König, oder Präsident (eine Königin oder Präsidentin ebenso) würde wollen, dass sein Volk möglichst sicher und gut lebt. Auch im Straßenverkehr sollte sich sein Volk sicher fühlen können. Er würde daher die Rate der Unfälle, der dabei Verletzten und der Gestorbenen möglichst gering halten wollen. Aus diesem Grunde würde er nur Menschen daran teilnehmen lassen, die dazu geeignet sind, damit diese keine vermeidbaren Gefahren eingehen. Deshalb würde er bei Menschen, die gezeigt haben, dass sie sich in gravierender Weise gefährlich verhalten, dafür Sorge tragen, dass sie erst dann wieder am Straßenverkehr teilnehmen dürfen, wenn sie sich zuverlässig selbst steuern können, in ungefährlicher Weise. Zum Schutze seines Volkes.

Es geht also um die Sicherheit im Straßenverkehr – deshalb befasst sich dieses Buch mit Verkehrstherapie. Ginge es um die MPU, dann würde sich dieses Buch mit MPU-Vorbereitung beschäftigen. MPU-Vorbereitung ist keine Therapie.

Wenn das System des Königs einen Sinn haben soll, dann den, dass man diejenigen Personen, die sich als nicht ausreichend selbststeuerungsfähig erwiesen haben, nicht am Straßenverkehr teilnehmen lässt, weil sonst damit zu rechnen wäre, dass sie sich gefährlich verhalten. Zuvor müssen sie sich rehabilitieren, verändern und an sich arbeiten, bis sie sich zuverlässig selbst steuern können.

Wie aber gelingt eine ehrliche und substanzielle Verhaltensänderung? Oft bringt nicht Bestrafung eine entscheidende Veränderung des jeweiligen Menschen zum Positiven hervor, sondern das Verstehen der Gründe des Missverhaltens und die Offenlegung, Kompensierung und Eliminierung der Ursachen von zum Teil tiefen inneren Verletzungen und Fehlentwicklungen, die dessen Lebensgeschichte geprägt haben. Das Erkennen, Reinigen und Schließen dieser Wunden sowie Erfahrungen, die zur Selbstannahme führen, sind entscheidende Mittel, um weiteres Problemverhalten zu verhindern.

Die Verkehrstherapie als Therapie für Menschen, die gegen Regeln, Gesetze und Normen verstoßen haben, die ihnen wohlbekannt sind, und die das normalerweise sehr oft tun, bis ihr Verhalten polizeilich auffällig und geahndet wird, basiert auf dieser Erkenntnis. In ihrem Rahmen werden die Ursachen des Fehlverhaltens, welche in der Person liegen, aufgearbeitet und behandelt. Die Person wird dabei als ganzer, in sich zusammenhängender Mensch, d.h. als System verstanden. Ziel ist es, dass die Ursachen für das Fehlverhalten in diesem Menschen ihre belastende Bedeutung verlieren und er sich deshalb zuverlässig selbst steuern kann. Die Verkehrstherapie ermöglicht es ihm, seine Haltungen, seine Schemata, seine inneren, destruktiven Wahrheiten zu verändern und in hilfreiche, richtige und nicht mehr schmerzhafte Haltungen zu wandeln, die er glauben kann.

Deshalb und weil er sich selbst gut kennen und steuern gelernt hat, kann er schließlich seine destruktiven Verhaltensautomatismen kontrollieren.

Wenn er die Ursache für das chronische Fehlverhalten erkannt hat und wenn er diese mithilfe der Verkehrstherapie beseitigt hat, dann existiert sie im Erleben nicht mehr und wird auch nicht mehr verhaltensrelevant.

Dieser Mensch muss künftig also beispielsweise seine frühere Selbstunsicherheit nicht mehr mit Alkohol verdrängen, seine Selbstablehnung nicht mehr mit Drogen betäuben oder seinen ständigen Frust und Ärger über Ungerechtigkeit nicht mehr durch die Schaffung eigener Regeln oder übertrieben aggressives Reagieren kompensieren – und wird daher nicht mehr auffällig werden.

Das im Straßenverkehr durch die Polizei festgestellte Verhaltensproblem hat meistens eine Vorgeschichte. Normalerweise ist dieses Fehlverhalten bereits häufig aufgetreten, ohne dass die betroffene Person polizeilich auffällig geworden ist. In vielen Fällen liegt eine psychische Hintergrundproblematik vor, deren Ursachen bisweilen sogar in der Kindheit oder Jugend der betroffenen Person zu finden sind. Diese Grundproblematik ist aufzuarbeiten und therapeutisch zu lösen. Falls das beobachtete Fehlverhalten dagegen nur quasi einmalig oder zufällig geschehen ist, muss nicht zwingenderweise eine Hintergrundproblematik angenommen werden, folglich würde eine therapeutische Intervention kaum Sinn machen. Sehr häufig ist das Fehlverhalten allerdings in einer Hintergrundproblematik oder Grundstörung begründet. Deshalb wurde das vorliegende System der Verkehrstherapie im Verlauf der letzten 15 Jahre entwickelt und durch stetige praktische Erfahrung und durch das Studium der Therapieliteratur auf eine zweifache wissenschaftliche Grundlage gestellt: Die der Kognitiven Verhaltenstherapie und die der Verkehrspsychologie.

Es kann für Betroffene nicht das Ziel sein, lediglich die medizinisch-psychologische Begutachtung (MPU) zu bestehen, sondern es muss das Ziel sein, sich so substanziell zu verändern, dass das vorliegende, im Straßenverkehr zutage getretene und in der Regel viel tiefer reichende Problem gelöst ist und mit der größtmöglichen Sicherheit nicht wieder auftreten wird. Der gesellschaftliche und politische Auftrag, der mit einer Entziehung der Fahrerlaubnis aufgrund von hochproblematischem oder gefährlichem Verhalten verbunden ist, ist der Schutz der Allgemeinheit und jedes Einzelnen. Deshalb ist eine wirkliche Veränderung der betroffenen Personen das richtige und notwendige Ziel.

Menschen, die wiederholt massive Probleme im Straßenverkehr zeigen, haben soziale Probleme nicht nur dort. Das Verhalten im Straßenverkehr ist ein Teil des gesamten

Sozialverhaltens der betreffenden Person. Die aktenkundigen Auffälligkeiten sind ein Symptom für ihre Art und Weise der Selbststeuerung, die sich damit in der Regel als defizitär erweist. Es ist häufig nicht damit getan, sie zu bestrafen oder sie anzuhalten, sich doch in Zukunft mehr Mühe zu geben. Diese Personen haben sich in der Regel Mühe gegeben, so gut sie konnten, denn sie hatten nicht das Ziel, ihren Führerschein zu verlieren – sie konnten es nur nicht verhindern! Die Gründe dafür sind meist tief in der Lebensgeschichte der betreffenden Person verborgen und müssen herausgearbeitet und eliminiert bzw. kompensiert werden damit das restliche Leben des Patienten besser werden kann als das bisherige. Ein Zeichen dafür – ein Symptom – ist, dass dieser auch im Straßenverkehr nicht mehr auffällig werden wird. Damit dies mit der größtmöglichen Zuverlässigkeit gelingt, ist eine psychotherapeutische Arbeit auf Basis verkehrspsychologischer Erkenntnisse mit eben jenen Personen richtig und notwendig. Nicht primär, damit sie den Führerschein wiederbekommen, sondern, damit sie ihn auch behalten! Das geht nur, wenn sie sich selbst wirklich ändern.

Doch nur aufgrund externer Notwendigkeiten wird sich niemand internal verändern. Das heißt: Der Führerschein ist kein ausreichender Grund, ernsthaft und mit stabiler Verhaltenskorrektur an sich zu arbeiten, sich also zu verändern. Dazu ist eine intrinsische Motivation nötig, eine, die die ganze Person umfasst.

Diese Perspektive brauchen die betroffenen Patienten, und sie kann ihnen von Verkehrspsychologen vermittelt werden. Nur wenn ich das im Straßenverkehr aufgetretene Problem (wie in den meisten Fällen) als Symptom für eine tiefer liegende Problematik betrachte, welche es psychotherapeutisch, in diesem Kontext also verkehrstherapeutisch zu behandeln, kompensieren oder heilen gilt, ist die Wahrscheinlichkeit ausreichend gering, dass diese Person nicht wieder auffällig wird. Und die Wahrscheinlichkeit ist somit am höchsten, dass dieser Person substanziell geholfen wird. Auf diese Weise werde ich auch meinem Anspruch, meinen Möglichkeiten und meiner fachlichen Kompetenz als Verkehrspsychologe und Psychotherapeut gerecht.

Die Verkehrstherapie ist eine Synthese aus Verkehrspsychologie und Psychotherapie – und sie ist eine Heilbehandlung. Die betroffenen Personen sollen von Haltungen und Verhaltensweisen geheilt werden, die selbstschädigend sind, die in der Regel tief in der Persönlichkeit verwurzelt sind und deren Schädigungspotenzial sich im Leben dieser Personen zumeist vielfach gezeigt hat. Das geht nur, wenn die Betroffenen das selbst auch wollen, weshalb die Motivationsarbeit ein wesentlicher Bestandteil dieser Therapie ist. Diese Personen sind deshalb als Patient(inn)en zu betrachten.

Der Verkehrstherapeut ist nicht nur Verkehrspsychologe oder nur Psychotherapeut, er muss über Kompetenz aus beiden Professionen verfügen. Diese ist notwendig für eine erfolgreiche Behandlung. Verkehrstherapeuten sind darüber hinaus für die Gesellschaft von großer Bedeutung, denn therapierte Verkehrsauffällige, die dank

Verkehrstherapie nicht mehr auffällig werden, entlasten die Staatskasse, die Versicherungen und den Steuerzahler, weil weniger Kosten durch Ausfälle, Unfälle, Verletzungen, Tod und entsprechende Konsequenzen entstehen. Außerdem wird sehr viel Leid auf diese Weise verhindert – bei den Betroffenen und bei den Geschädigten. Letztlich ist die Verkehrstherapie eine hochqualifizierte kurative Heilbehandlung, die großen gesellschaftlichen Nutzen hervorbringt und nicht durch unangemessene gesellschaftliche Regelungen wie eine falsche Besteuerung, lobbyistische, politische oder juristische Fehlhaltungen behindert werden sollte.

Verkehrstherapie muss schließlich ein universelles Konzept sein, weil es sich um ein universelles, internationales, also weltweit anzutreffendes Phänomen handelt, welches thematisiert und behandelt wird. Denn es geht um die möglichst hochwertige Behandlung von Betroffenen und ihren Problemen, und die gibt es überall auf der Welt; und es geht darum, dass diese Personen nicht wieder auffällig werden. Damit ist den betroffenen Personen und der Gesellschaft in jedem Staat der Erde geholfen.

Jedoch: Es geht, wie immer in der Psychotherapie, um den Menschen – nicht um staatliche Regelungen. Nicht um (mehr) staatliche Kontrolle, sondern um mehr *Selbst*kontrolle und *Selbst*verantwortung. Der Weg dahin ist ein therapeutischer. Das zumindest ist der Vorschlag dieses Buches.

Weil es um den Menschen geht, erleben Patienten der Verkehrstherapie regelmäßig, dass aus der Katastrophe des nicht mehr Auto fahren Könnens oder Dürfens etwas Gutes erwächst – eine Entwicklung, die zu einer echten persönlichen Veränderung führt. Diese Veränderung geschieht deshalb, weil es in der Verkehrstherapie eben nicht um den Führerschein geht, sondern um die persönlichen psychischen Probleme, die der betreffenden Person das Leben schwer machen. So wird aus dem „Fluch" des Führerscheinentzugs der „Segen" einer positiven persönlichen Entwicklung, die ohne den Führerscheinentzug nicht geschehen wäre. Oder wie es eine Freundin in einem der vielen Gespräche, die ich mit ihr darüber führen durfte, einmal treffend formulierte: *„Verkehrstherapie ist wie der Weg vom Fluch des früheren, belastenden Lebens und des daraus resultierenden Führerscheinentzugs hin zum Segen eines neuen, guten und zufriedenen Lebens."*

Ein weiterer Grundgedanke prägt dieses Buch, nämlich der der Pflanzen-Metapher. Pflanzen haben einen sichtbaren Teil, die Blätter und die Blüten, und sie haben einen unsichtbaren, versteckten Teil, die Wurzel. Will man den Unkrautacker vor seinem Haus in einen schönen Garten verwandeln, dann genügt es nicht, mit dem Rasenmäher alle Blätter abzumähen, denn wenn die Wurzeln in der Erde verbleiben, wachsen die ungeliebten Pflanzen bald wieder nach. Der Rasenmäher beseitigt das Problem also im wahrsten Sinne nur oberflächlich. Auf den Menschen übertragen, heißt das: Wenn man etwa aufhört zu trinken oder Drogen zu nehmen, sich „zusammenreißt" und mit größtmöglicher Konzentration die Regeln befolgt und aggressive Regungen unterdrückt, also den sichtbaren Verhaltensanteil beseitigt, ist damit noch längst keine nachhaltige Verhaltensänderung erreicht. Erst wenn die Wurzeln dieses Verhaltens, die versteckt in der Psyche existieren, beseitigt sind, kann mit der nötigen Sicherheit davon ausgegangen werden, dass das Problemverhalten nicht mehr auftritt. Ohne diese Wurzelbehandlung wird sich das Fehlverhalten früher oder später wieder zeigen und Blüten in Form von Verkehrsauffälligkeiten entwickeln. Man muss den Mut haben, auf die Knie zu gehen, mit den Fingern in die Erde zu greifen, sich die Finger schmutzig zu machen, die Wurzeln zu fassen und herauszureißen, damit man sicher sein kann, dass die Pflanze nicht von Neuem wächst und Blüten entwickelt. Der Fokus der Verkehrstherapie liegt also auf beidem: der Behandlung des destruktiven, sichtbaren Verhaltens und dessen unsichtbaren Wurzeln in der Psyche.[1]

* * *

Es gab viele Menschen, die mich auf meinem Weg zu diesen Erkenntnissen begleitet und geprägt haben. Ihnen allen bin ich zu großem Dank verpflichtet, auch wenn ich nur einige namentlich hier erwähnen kann. Besonders bedanke ich mich bei Herrn Verleger Bernhard Kirschbaum, Frau Bettina Lübke, meiner Lektorin, Frau Dipl.-Psych. Andrea Häusler und Herrn Dipl.-Psych. Jürgen Brenner-Hartmann und vielen mehr, die zu nennen den Rahmen dieser Zeilen sprengen würde. Herzlich danke ich auch meinen Freunden Dr. Roland Keim (Sterzing), Dr. Kathrin Lanzendörfer (Sterzing), Dr. Carmen Unterthiner (Bozen), Dr. Barbara Avesani (Bozen), Dr. Max Dorfer (Bozen) und Dr. Giambattista Tiengo († Mailand) für ihre vielfache Unterstützung.

Ein besonderer Dank gebührt meinem Supervisor Herrn Dr. Guido Brüstle (Feldkirch), Lehrtherapeut und Supervisor ÖGVT und AIM, für seine fachlich und menschlich kompetente und großzügige Unterstützung! Auch Dr. Rudolf Marx († Wien), ebenfalls ÖGVT-Lehrtherapeut und Supervisor, danke ich herzlich für Rat und Hilfe.

Schließlich darf ich mich bei meiner Familie bedanken: bei meiner Partnerin Tanja, meinen Töchtern Maria Sophia und Lisa Maria und meinen Eltern Margot und Walter für liebe, gute und hilfreiche Worte und sehr viel mehr, besonders, weil sie wegen der vielen Arbeit an diesem Buch häufig auf mich verzichten mussten.

März 2017 — Dr. Michael Ludwig

1 Vgl. Ludwig, 2013, Sup I–70 f.

Inhaltsverzeichnis

1 Einführung

„*We cannot solve our problems with the same thinking we used when we created them.*“ So etwa formulierte Albert Einstein einmal die Notwendigkeit einer Veränderung der Art und Weise des Denkens, wenn wir Probleme lösen wollen, die wir selbst geschaffen haben. Er gibt damit aber auch einen Hinweis auf die Aufgabe, welche diejenigen bewältigen müssen, die häufig Probleme haben und schließlich durch Missverhalten in der ein oder anderen Form auffällig geworden sind: Es handelt sich um die Notwendigkeit einer Veränderung der Art und Weise zu denken, also ihrer Haltungen, Einstellungen, Überzeugungen und Grundsätze.

Einer Person, die ein straßenverkehrsrelevantes Problem bei sich bemerkt, stehen verschiedene Handlungsmöglichkeiten zur Verfügung:

Zunächst kann sie den Vorfall oder die Vorfälle als einmaligen Zufall betrachten, der nicht noch einmal zu erwarten sei.

Zweitens kann sie in selbstkritischer Manier über ihr Fahrverhalten nachdenken und sich vornehmen, sich in Zukunft nicht mehr problematisch zu verhalten.

Drittens besteht die Möglichkeit, sich mit dem Partner, mit Freunden oder Bekannten zu unterhalten, um dadurch Informationen zu erlangen, die dabei helfen, das problematische Verhalten künftig zu vermeiden.

Als nächste Stufe des Verbesserungsbestrebens könnte die betreffende Person sich über Bücher oder im Internet Informationen beschaffen, die ihr das von ihr bereits gezeigte Fehlverhalten erklären und Wege aufzeigen, wie sie es in Zukunft vermeiden kann.

Als fünfte und wiederum tiefergehende Möglichkeit könnte sich die betreffende Person um ein Beratungsgespräch bei einer Amtsperson, einem Rechtsanwalt, einem Polizisten, einem Fahrlehrer oder einem Mediziner bemühen, um aus fachlicher Perspektive zu erfahren, worin das Problematische ihres Verhaltens liegt und wie die weitere Entwicklung nach allgemeiner Erfahrung aussehen würde.

Als sechste Möglichkeit könnte sich diese Person um ein oder mehrere Beratungsgespräche bei einem Verkehrspsychologen bemühen, welcher ihr genauer aufzeigen könnte, worin das Problematische ihres Verhaltens besteht, um gemeinsam – bei begrenzter Reflexionstiefe – herauszufinden, weshalb sich diese Person so verhält, und ihr Möglichkeiten zu nennen, wie sie ihr Problemverhalten bewältigen oder abstellen könnte. Diese Maßnahme könnte in Deutschland auch als „MPU-Vorbereitung“ oder „Verkehrspsychologische Beratung“ bezeichnet werden.

Als siebte Möglichkeit könnte sich diese Person um die Teilnahme an einer pädagogisch-psychologischen Schulungsmaßnahme in Gruppen bemühen, in denen sie viel über ihr Fehlverhalten und dessen Problematik erfahren und Wege erlernen würde, dies in Zukunft zu vermeiden.

Als achte und wiederum umfassendere Möglichkeit könnte sich die betreffende Person um eine verkehrspsychologische Intervention in mehreren Einzelsitzungen bemühen. Dort würde sie mithilfe eines verkehrspsychologisch ausgebildeten Experten ihr Fehlverhalten individuell analysieren. Der Experte würde mit ihr zusammen Ursachen für die Fehlverhaltensweisen, bezogen auf den Straßenverkehr, erörtern und in dem isolierten Verhaltensausschnitt des Verkehrsverhaltens sinnvolle Veränderungen erarbeiten. Dabei wird allerdings nicht die ganze Person betrachtet, weshalb es sich nicht um Psychotherapie handelt.

Als neunte und umfassendste Hilfe zur Veränderung könnte sich die betreffende Person aber auch an einen Verkehrstherapeuten wenden. Hierher würde die Person kommen, wenn sie erkennt, dass ihr Fehlverhalten im Straßenverkehr Teil einer weiter reichenden Problematik ist, die ihr auch persönlich Probleme bereitet. Sie wird hier lernen, dass die Ursachen für ihr Fehlverhalten in ihrer Person und in ihrer Lebensgeschichte begründet liegen. Diese Ursachen werden im Rahmen der verkehrstherapeutischen Einzelsitzungen geklärt, kompensiert, geheilt und schließlich behoben. Die Veränderungen im psychischen Erleben hinsichtlich ihrer Selbststeuerung und ihres Verhaltens werden im Alltag erlebt und so gefestigt, dass sie auch in Zukunft erhalten bleiben. Deshalb ist die Rückfallprophylaxe Teil der Verkehrstherapie. Auf diese Weise ist so gut wie möglich sichergestellt, dass das Alkohol-, Drogen-, Regel- oder Aggressionsproblem der betreffenden Person, welches sich im Straßenverkehr als Symptom gezeigt hat, nicht noch einmal in selbstschädigender Weise praktiziert wird.

Die Verkehrstherapie ist – im Unterschied zu den anderen vorgenannten Möglichkeiten – eine Psychotherapie und für die betreffende Person die sicherste Hilfe, um nicht wieder zum eigenen Schaden Problemverhalten zu zeigen.

Möglicherweise behagt der Gedanke, in sich gehen zu müssen, um Verhaltensprobleme in den Griff zu bekommen, nicht besonders. Diese heute gesellschaftlich verbreitete Schwierigkeit ist auch die Folge des Materialismus. Im sogenannten Materialismusstreit, welcher etwa Mitte des 19. Jahrhunderts ausgetragen wurde, argumentierte die Biologie, sie habe mit der Entdeckung der Zelle den Grundbaustein des Lebens gefunden – folglich sei die Materie (und nicht Gott) der Ursprung des Lebens. Man meinte, damit die Annahme eines Schöpfergottes, der das Leben schenkt, entkräftet zu haben. Letztlich war dieser historische Moment allerdings das Ergebnis des allzu menschlichen Bestrebens, die Kontrolle über das Schicksal selbst in den Händen halten zu wollen und nicht einem höheren Wesen zu überlassen. Seit Tausenden von Jahren hatte dieses Bedürfnis die Menschen geprägt und zu einer neuen Art zu denken geführt: In der Renaissance durch Descartes' Erkenntnisbasis „cogito ergo sum", durch die englischen Empiristen (Hume, Locke, Mill) und durch Kant, den „Alleszermalmer",[2] wurde die Sichtweise der christlich-griechischen „philosophia perennis" verworfen und eine andere Geisteshaltung geprägt. Der letztlich konsequente Höhepunkt dieser Bestrebung ist der heutige Empirismus-Materialismus.

In der Folge hatte die Theologie und jede Sichtweise oder Wissenschaft, die ihre Erkenntnisse nicht auf konkret beobachtbare, also materiell „greifbare" Weise herstellt, gegenüber „empirisch" arbeitenden Wissenschaften das Nachsehen. So entwickelten sich die mechanistische Sichtweise und die Industrialisierung. Die Vorliebe der stofflichen Analyse brachte die Spaltung von Stoffen in kleinste Bestandteile hervor, was die Entwicklung des Periodensystems der Elemente in der Chemie zur Folge hatte; darüber hinaus auch etwa die Raffination von früher ganzheitlich konsumierten Lebensmitteln wie Zucker und Mehl, was wiederum unsere Ernährung massiv beeinflusste. Die abfällig als „armchair-psychology" bezeichnete Psychologie des späten 19. Jahrhunderts (z.B. William James) wurde respektiert, konnte aber keine konkret greifbaren „Erfolge" wie etwa die Medizin vorweisen. Dagegen zeigte die somatisch (also stofflich greifbar) orientierte Medizin durch Operationen (vor allem nach der Erfindung von Mikroskop und wirksamen Narkosemethoden) oder durch die Gabe von Medikamenten, die körperliche Leiden beseitigten (auf Basis der oben genannten Entwicklung der Chemie), direkt sichtbare, greifbare oder spürbare Effekte.

Die Psychologie konzentrierte sich in der Folge, mit dem Wunsch nach wissenschaftlicher Anerkennung (analog zur Chemie und in Konsequenz der Notwendigkeit, empirisch beobachtbare und replizierbare Effekte nachzuweisen), unter anderem auf die Erforschung der messbaren psychischen Bestandteile, wie Reaktionszeiten u. a.,[3] oder die Entwicklung der empirischen Theorien und Forschungsmethoden, wie sie etwa im Behaviorismus kühl[4] und mechanistisch-materialistisch praktiziert wurden. Alles konkret stofflich „Begreifbare" oder empirisch „Messbare" wurde in den Raum der öffentlichen Diskutierbarkeit gestellt. Glaubenshaltungen, theologische und seelisch-psychische Inhalte wurden dagegen mit dem Argument der „Spekulation" und „mangelnden Überprüfbarkeit" eher in den privaten Bereich verbannt.

2 Vgl. Weischedel, 1993, S. 185.
3 Vgl. Wundt in Temming et al., 2009, S. 31 ff.
4 Vgl. Watson bzw. Skinner in Schorr, 1984, S. 48 ff. bzw. 167 ff.

Wir diskutieren gesellschaftlich daher vielfach den „technischen“ Ansatz des Manipulierens von äußerlich sichtbarem Verhalten durch verschiedene offenkundige, direkte Maßnahmen oder mechanistische „Tricks“, statt uns mit inneren (Steuerungs-) Prozessen in differenzierter Weise auseinanderzusetzen. Was aber nach heutigen psychologischen Erkenntnissen am Wesentlichen, etwa der Willensfreiheit oder der Selbstverantwortung, vorbeigeht. Denn psychologische Erkenntnisgegenstände wie Einstellung, Glaubenshaltung, Wille, Selbststeuerung, Vertrauen/Misstrauen, Emotionen und Selbstverantwortung sind zentrale Parameter menschlichen Lebens, durch welche die Materie des Körpers und der Außenwelt erst gesteuert wird. Diese Erkenntnisse sind ein wesentlicher Fortschritt, denn sie überwinden die materialistisch-mechanistische Sichtweise und überführen sie als einseitig und oberflächlich. Denn heute weiß man: Innere, unbeobachtbare Haltungen steuern äußerlich beobachtbares Verhalten.

2 Grundlagen der Verkehrstherapie

Die wichtigste Grundlage der Psychotherapie ist die Psychologie. Die Psychologie ist die Lehre vom Erleben und Verhalten des Menschen oder – am Wortsinn orientiert – die Lehre von der Logik der Psyche. Die Psychotherapie kann dagegen dargestellt werden als die Anwendung dieses Wissens, um das Erleben und Verhalten, das Agieren und das Reagieren, das Funktionieren der Logik der Psyche in (vom betroffenen Individuum) erwünschter Weise zu beeinflussen und zu verändern.

In den letzten Jahren haben sich verschiedene verkehrspsychologische Vorgehensweisen und Arbeitskonzepte entwickelt, die sich mit einer Korrektur von verkehrsauffälligem Verhalten jenseits von bloßer MPU-Vorbereitung befassen. So werden die Ansätze verschiedentlich „verkehrspsychologische Rehabilitation", „Verkehrstherapie", „Verkehrspsychologische Therapie" oder „Verkehrspsychologische Psychotherapie" genannt. Diese Begriffe bezeichnen keineswegs alle das Gleiche, sondern unterschiedliche Ziele und Konzepte, die oft als „Verkehrspsychologische Intervention" (siehe oben) besser zu beschreiben sind. Gemeinsam ist diesen Begriffen und den damit verbundenen Tätigkeitsfeldern in der Regel jedoch,

- dass ein seriöses, möglichst wissenschaftsbasiertes Vorgehen angestrebt wird,
- dass das Bestehen der medizinisch-psychologischen Untersuchung bzw. einer Fahreignungsbegutachtung durch den Klienten nur ein untergeordnetes Ziel der Behandlung darstellt,
- dass die Zukunft und das Bemühen um weitere Auffälligkeitsfreiheit das hauptsächliche Arbeitsziel und das Vorgehen bestimmen.

In dem hier verfolgten Ansatz stellt sich die Verkehrstherapie als Synthese von Verkehrspsychologie und Psychotherapie dar, also die Schnittmenge beider Disziplinen. Dabei liefert die Verkehrspsychologie u. a. wesentliche Erkenntnisse über

- die Einordnung und Bewertung von Auffälligkeiten der betroffenen Person,
- deren Aussagekraft über zugrunde liegende Alkohol-, Drogen-, Regel- oder Aggressionsproblematiken (oder andere Verhaltensprobleme),
- statistische Kennwerte, Verteilungen, Wahrscheinlichkeiten und Häufigkeiten,
- technische, bauliche, infrastrukturelle und andere Bedingungen im Straßenverkehr,

- geltende Regeln, regelhafte Abläufe und Notwendigkeiten im (Straßen-)Verkehr,
- Alkoholbeziehung und deren Entwicklung zum Alkoholproblem,
- Drogen, Drogenproblematiken und deren mögliche Entwicklungsverläufe,
- Regel- und Aggressionsprobleme und deren Bedeutung für den Straßenverkehr,
- notwendige Verhaltensänderungen, damit keine zukünftige (Verkehrs-)Auffälligkeit mehr zu erwarten ist,
- Anwendungskompetenz hinsichtlich der relevanten und notwendigen Psychodiagnostik (auch im Zusammenhang mit der Fahreignung),
- die notwendigen psychischen und körperlichen Voraussetzungen der Fahreignung.

Die Psychotherapie dagegen verfügt über die Kompetenzen, das Verhalten zu verändern sowie die inneren, verdeckt ablaufenden, psychischen Prozesse, welche die äußeren Verhaltenskonsequenzen steuern, zu verstehen, zu ergründen und in für die betreffende Person vorteilhafter Weise zu verändern. Insbesondere sind das Kompetenzen, die es erlauben, aus konkreten, äußeren Verhaltensvorgängen (im und außerhalb des Verkehrs und in der Psychodiagnostik) die psychische Grundproblematik zu erschließen:

- der therapeutischen Vorgehensweise und Planung,
- der therapeutischen Methodik,
- der therapeutischen Grundhaltung,
- des Wissens um die notwendige therapeutische Selbstbestimmung,
- des Wissens über das notwendige therapeutische Setting,
- des Wissens um die notwendige intrinsische Motivation für eine Veränderung,
- des relevanten Wissens über Störungskategorien, deren Diagnostik und deren spezifische Behandlung,
- des Wissens um den zeitlich und inhaltlich notwendigen Behandlungsumfang.

2.1 Verkehrstherapie als Antwort auf Gesellschaftsprobleme

Die primäre Motivation für die Entwicklung der Verkehrstherapie ist in den vorhandenen Verkehrsproblemen zu sehen. Ein Nebenschauplatz sind gesellschaftliche Probleme unserer Zeit, vor allem Alkohol- und Drogenprobleme, die Bereitschaft, versteckt oder offen Aggression oder Gewalt zu zeigen, und eine verbreitete Werte- und Normenrelativität, welche besonders unter jungen Menschen zu Orientierungslosigkeit und Konflikten führt. Die Verkehrstherapie ist deshalb in der Lage, auf einen Teil dieser Probleme zu antworten, weil sich diese auch im Straßenverkehr niederschlagen und weil Personen, die von diesen Problemen bzw. dem Problemverhalten betroffen sind, durch den Entzug oder die Bedrohung der Fahrerlaubnis eine Möglichkeit und eine starke Motivation erhalten, an sich zu arbeiten. Durch die Verkehrstherapie ist eine umfassende und tiefgreifende Methode gegeben, um persönliche Veränderung zu bewirken. Dies ist nicht als eigentliches Ziel der Verkehrstherapie zu verstehen, sondern als ihre normale Auswirkung bei der Person des Betroffenen.

Koch gibt in seinem Vortrag zum 7. Gemeinsamen Symposium der DGVP (Deutsche Gesellschaft für Verkehrspsychologie) und der DGVM (Deutsche Gesellschaft für Verkehrsmedizin) 2011 eine Vorstellung der Probleme, mit denen die europäische Verkehrspolitik konfrontiert ist. So wurde zwar durch das White Paper der Europäischen Union von 2001 und die zugehörige „Road Safety Charter" eine erhebliche Reduktion der Verkehrstoten in Europa erreicht. Dennoch sind auch 2010 noch mehr als 30 000 Menschen im Straßenverkehr getötet worden und 1,5 Millionen Menschen wurden zum Teil schwer verletzt. Die Folgekosten dieser Unfälle betragen ca. 130 Milliarden Euro. Auch wenn diese ökonomisch desaströse Zahl schon betroffen macht, ist das menschliche Leid, das durch all diese Unfälle ausgelöst wird, noch gravierender. Hauptursachen sind die Missachtung von Vorschriften, Selbstüberschätzung sowie Alkohol-, Drogen- und Medikamentenmissbrauch, welche zu Fahrfehlern führen. Richtig konstatiert Koch, Vize-Präsident im Europäischen Verkehrssicherheitsrat (ETSC) und Europaparlament-Abgeordneter, dass der Mensch *„immer noch Risikofaktor Nummer 1"* ist.[5] Die Methode, diesen Problemen zu begegnen, muss daher eine sein, die das angemessene Verhalten des Menschen, also eine funktionierende Selbststeuerung, wiederherstellt. Diese Aufgabenstellung ist eine genuin psychologische bzw. psychotherapeutische, d.h. im Kontext der verkehrsrelevanten Problematik eine verkehrspsychologische bzw. verkehrstherapeutische.

Dabei finden die Verkehrspsychologie und ihre neueste Entwicklung, die Verkehrstherapie, verkehrspolitisch immer noch wenig Berücksichtigung. So schreibt etwa Nickel über das „Joint Meeting on Fitness to Drive" der Europäischen Kommission in Brüssel 2005: *„Eine für die Verkehrspsychologie wichtige Erkenntnis aus dieser Veranstaltung ist die Tatsache einer eklatant mangelhaften Repräsentation (...) europäischer (verkehrs-)psychologischer Forschung. Die Vorstellung der Projekte (...) zeigte sehr deutlich, dass bisher weder die Möglichkeiten der Verkehrspsychologie noch verkehrspsychologische Ansätze (...) angemessen berücksichtigt worden sind. Die überwiegende Mehrzahl der vorgestellten Projekte ist eindeutig medizinisch dominiert."*[6] Und auch 2010 nennt der Wissenschaftliche Beirat beim Bundesminister für Verkehr, Bau und Stadtentwicklung in seinem Gesamtkonzept und seinen Empfehlungen zur Verkehrssicherheit bis 2020 weder die Verkehrspsychologie noch die Verkehrstherapie als wesentliche Bausteine der Verkehrssicherheitsarbeit in der Zukunft.[7] Dies trotz der Verantwortlichkeit oder Mitverantwortlichkeit menschlicher

5 Vgl. Koch, 2012, S. 14.
6 Nickel, 2006, S. 119.
7 Vgl. Ahrens et al., 2010.

Verhaltensdefizite für über 90 % aller Verkehrsunfälle.[8] Möglicherweise liegt das aber auch daran, dass bisher nur eines von 17 Mitgliedern des Wissenschaftlichen Beirats des Bundesverkehrsministers Psychologe bzw. Verkehrspsychologe ist.

Die genannten Probleme, die sich im Straßenverkehr zeigen und mit denen der Verkehrstherapeut konfrontiert ist, wirken sich gesellschaftlich allerdings gravierend aus. Während ca. 88,3 % aller Bundesbürger verantwortungsvoll mit Alkohol umgehen und nie wirklich in die Gefahr des Fahrerlaubnisentzuges geraten, betreiben 9,5 Millionen Bundesbürger (ca. 11,7 %) einen riskanten Alkoholkonsum, davon 2,7 Millionen (ca. 3,3 %) einen schädlichen Konsum und weitere 1,3 Millionen (ca. 1,6 %) sind davon abhängig.[9] Etwa 7,4 % der Gesundheitsprobleme und der verfrühten Todesfälle in der EU (195.000 Personen pro Jahr) sind auf Alkohol zurückzuführen. 10 % der Frauen und 25 % der Männer zwischen 15 und 29 Jahren sterben in der EU aufgrund von Alkohol.[10] Vor allem sind die Jugendlichen zwischen 12 und 21 Jahren betroffen, bei denen sich das Problem mit Alkohol und Drogen deutlich verschärft hat (166 % mehr als im Jahr 2000).[11]

Es war notwendig, dass die Europäische Gemeinschaft auf diese Probleme reagiert. Ein wichtiger Schritt zur Integration der Verkehrspsychologie in die Verkehrssicherheitsaktivitäten in Europa war die III. EU-Führerschein-Richtlinie im Jahre 2006. Darin wurde zum ersten Mal auf der Ebene europäischer Verkehrspolitik die Bedeutung psychologischer Fahreignungskompetenzen herausgestellt:

„Der Führer eines beliebigen Kraftfahrzeugs muss zu jeder Zeit (...) in der Lage (...) sein,

- *die Gefahren des Straßenverkehrs zu erkennen und deren Ausmaß abzuschätzen;*
- *sein Fahrzeug ausreichend zu beherrschen, um keine gefährlichen Situationen zu verursachen und angemessen zu reagieren, wenn solche Situationen eintreten;*
- *die Straßenverkehrsvorschriften zu beachten, insbesondere diejenigen, die Straßenverkehrsunfälle verhüten und für einen flüssigen Verkehr sorgen sollen; (...)*
- *alle Faktoren, die das Fahrverhalten beeinträchtigen (z. B. Alkohol, Ermüdung, Sehschwächen usw.), zu berücksichtigen, damit er im vollen Besitz der für das sichere Führen des Fahrzeugs erforderlichen Fähigkeiten bleibt;*
- *durch rücksichtsvolles Verhalten zur Sicherheit aller Verkehrsteilnehmer, vor allem der schwächsten und am meisten gefährdeten, beizutragen.*“[12]

Diese Kriterien fordern einen Fahrer, der selbstverantwortlich und selbststeuerungsfähig agiert, was durch Personen, die es nicht verhindern können, unter Alkohol

8 Vgl. Schlag & Richter, 2008; vgl. Smiley & Brookhuis, 1987.
9 Vgl. Bundesärztekammer, 2011.
10 Vgl. European Commission – Road safety, 2010, CARE.
11 Vgl. Hein, 2010; weitere Informationen hierzu vgl. Schwäbische Zeitung, 2010; European Commission – Road safety, 2012; Blutalkohol, 5, 2012, S. 247–249; Baum et al., 2010.
12 Europäisches Parlament und Rat, 2006, Anhang II, Absatz II.

oder Drogen oder mit zu großer Aggression oder in ständigem oder wiederholtem Konflikt mit den Regeln am Verkehr teilzunehmen, nicht gewährleistet ist. Verkehrspsychologische Interventionen und insbesondere die Verkehrstherapie sind in diesem Kontext als Verhaltenskorrektiv Erfolg versprechend und stellen somit eine Antwort auf diese politische Notwendigkeit dar. Das Europaparlament formuliert sein Vorhaben allerdings noch ohne direkten Bezug auf die Verkehrspsychologie: *„Die Mitgliedstaaten können angemessene Maßnahmen treffen, um sicherzustellen, dass diejenigen Fahrer, die (...) (die) beschriebenen Kenntnisse, Fähigkeiten und Verhaltensweisen nicht mehr aufweisen, sie wiedererlangen können und weiterhin ein Verhalten aufweisen, das für das Führen eines Kraftfahrzeugs erforderlich ist.“*

Es hat sich gezeigt, dass mehr als 90 % der Verkehrsunfälle durch *„menschliche Fehler und unangepasste, gefahrenträchtige Verhaltensweisen“* verursacht oder mitverursacht sind.[13] Somit ist festzustellen, dass die nötigen Antworten aus einem Bereich kommen müssen, der sich auf *„menschliche Fehler und unangepasste, gefahrenträchtige Verhaltensweisen“* bzw. generell das menschliche Erleben und Verhalten im Straßenverkehr konzentriert: die Verkehrspsychologie. Insbesondere die Verkehrstherapie ist in der Lage, Defizite hinsichtlich Selbstverantwortung und Selbststeuerung in ihrer Ursächlichkeit zu ergründen und angemessen zu behandeln.

2.2 Verkehrspsychologie

Die Verkehrspsychologie ist die Basis für die Verkehrstherapie. Verkehrspsychologen sind mit Verkehrstätern konfrontiert und auch mit der Aufgabe, deren Verhalten zu verändern. Sie sind bereits geraume Zeit in diesem Bereich aktiv und haben eine facettenreiche Wissensbasis für diese Aktivitäten und damit auch für die Verkehrstherapie entwickelt in dem Bestreben, Mobilität sicherer zu machen, richtiges Verhalten im Verkehr zu definieren und überprüfbar zu machen. All dieses Wissen ist notwendig, wenn es darum geht, Verkehrsauffälligen eine konstruktive Veränderung zu ermöglichen.

Die Verkehrspsychologie als empirische Wissenschaft hat gerade in den letzten Jahren sehr viel Aufmerksamkeit und Verbreitung erfahren. An mehreren universitären Instituten gibt es derzeit eine explizite Lehre in Verkehrspsychologie (Dresden, Würzburg, Regensburg, Chemnitz, Bonn, Braunschweig).[14] In Deutschland ist bereits seit einiger Zeit die Bedeutung und das Vertrauen des Gesetzgebers in die Verkehrspsychologie so groß, dass in manchen Gesetzen eigens auf die Verkehrspsychologie

13 Vgl. Schlag & Richter, 2008; vgl. Smiley & Brookhuis, 1987.

14 Universität des Saarlandes, 2014; Technische Universität Braunschweig, 2014; Rheinische Friedrich-Wilhelms-Universität Bonn, 2014.

Bezug genommen wird (vgl. etwa § 71 FeV). Der Sektion Verkehrspsychologie des Bundes Deutscher Psychologinnen und Psychologen (BDP) wurde außerdem eine gesetzlich geregelte Funktion erteilt. Der in § 71 FeV angesprochene „Verkehrspsychologische Berater" ist durch Ausbildung, standardisiertes Vorgehen und Qualitätssicherung ermächtigt, eine gesetzlich geregelte Beratungsfunktion bei defizitärem Verkehrsverhalten wahrzunehmen. Außerdem wird in diesem Gesetz explizit auf freiberuflich erbrachte, verkehrspsychologische „Therapiemaßnahmen für verkehrsauffällige Kraftfahrer" (vgl. ebd.) rekurriert. Weiterhin wurde durch den BDP (ähnlich der medizinischen Facharzt-Qualifikation) das Qualitätszertifikat „Fachpsychologe für Verkehrspsychologie BDP" geschaffen, was durch eine umfangreiche postuniversitäre Ausbildung für Psychologen erreicht werden kann. Durch die Aktivität der Sektion Verkehrspsychologie des BDP und das kompetente, professionelle Agieren der Verkehrspsychologen bei der Bewältigung gesellschaftsnotwendiger Aufgaben wurde ein Standard geschaffen, welcher internationale Anerkennung findet. Darüber hinaus finden aber auch in anderen Ländern bemerkenswerte Entwicklungen im Bereich der Verkehrspsychologie statt.

Die Analyse des Fortbildungscurriculums zum „Fachpsychologen für Verkehrspsychologie BDP"[15] kann die inhaltlichen Kompetenzen und Aufgaben eines Verkehrspsychologen verdeutlichen. So befassen sich die Ausbildungskandidaten, welche bereits einen Hochschulabschluss in Psychologie haben müssen, im Wesentlichen mit

- der Geschichte und den Arbeitsfeldern der Verkehrspsychologie,
- den Grundlagen des Verkehrsverhaltens (u. a. kognitive Funktionen und Verarbeitung, Reaktionszeiten, Motivation und Emotion, Belastung und Beanspruchung, Risikoverhalten, Schätzung von Geschwindigkeiten, Ablenkung, Fahreignung und Fahrtüchtigkeit, Einstellungen zum Verkehr),
- Modellen und Theorien des Verkehrsverhaltens (Unfallentstehung, Epidemiologie, Einzelfall-Analyse, Statistiken, Kollisionsdiagramme, Messung und Beeinflussung des Fahrverhaltens, demografische Risikoverteilung),
- rechtlichen Rahmenvorschriften der Verkehrsteilnahme (verschiedene relevante Gesetze, Grundsätze, amtliche Regelungen, Rechtsverhältnisse, rechtliche Stellung des Sachverständigen, verschiedene Bestimmungen),
- Grundlagen verkehrspsychologischer Eignungsdiagnostik (Aktenanalyse, Fragebögen, Leistungstests, Exploration, Fahrverhaltensbeobachtung, Begutachtungsleitlinien),
- Grundlagen verkehrspsychologischer Intervention (edukative, rehabilitative und therapeutische Interventionsmodelle, Besonderheiten im klinischverkehrspsychologischen Setting),

15 BDP Sektion Verkehrspsychologie, 2002.

- Anwendungsbereichen (verkehrsanlagenbezogene Verkehrspsychologie, pädagogische Verkehrspsychologie, Mobilitäts- und Planungsberatung, Fahrzeuggestaltung, Fahreignungsdiagnostik (hier speziell: Verkehrsmedizin, verschiedene Methoden der Fahreignungsdiagnostik, Problembereiche Alkohol, Drogen, Medikamente, Verstöße gegen rechtliche Vorschriften und spezielle Problembereiche, außerdem Gutachtenerstellung und Qualitätsmanagement), daneben das Anwendungsgebiet Klinische Verkehrspsychologie mit Gruppenmaßnahmen, Einzelmaßnahmen, Interventionsmethoden, Evaluation und Qualitätssicherung),
- weiteren Themen wie Praxisprojekt, Hospitation, Fachteam, Supervision.

Schlag & Richter (2008) haben eine Systematik entwickelt, welche die Vielfältigkeit der verkehrspsychologischen Aufgabenstellung verdeutlicht. Demnach teilt sich diese in sechs Arbeitsgebiete auf:

1. Verkehrspsychologische Diagnostik (z. B. Fahreignungsbegutachtung)
2. Verkehrspsychologische Intervention (drei wesentliche Bereiche: Verkehrspsychologische Beratung, Rehabilitation in Gruppenkursen und Verkehrstherapeutische Ansätze bzw. Verkehrstherapie)
3. Unfallforschung (zur Verbesserung der Verkehrssicherheit für bestimmte Verkehrsteilnehmergruppen, definiert nach Alter oder Arten der Verkehrsbeteiligung, mit Bezug zur Verkehrswege- und Fahrzeuggestaltung; Wahrnehmung, Kognition und Aufmerksamkeit beim Fahren, Risikobereitschaft und Fahrmotive, Interaktion und Sozialpsychologie des Fahrens)
4. Ausbildung und Aufklärung (Verhaltensbeeinflussung durch rechtliche, pädagogische, fahrzeug- und straßenseitige Maßnahmen; schulische und außerschulische Verkehrserziehung, Fahrausbildung, Fahrlehrerausbildung, Verkehrsaufklärung, Kampagnengestaltung und Marketing)
5. Forschung und Beratung (Fragen der räumlichen Mobilität und der Verkehrsplanung, Verkehrspolitik, Mobilitätsmanagement, Verkehrsmittelwahl, psychologische Aspekte der Gestaltung der Verkehrswege und der Verkehrsumwelt, Angebotsqualität und Qualitätsmanagement)
6. Fahrzeuggestaltung (Fragen der Ergonomie und des Umgangs mit fahrzeugseitigen Angeboten, Analyse von Fahraufgaben und der dazu notwendigen Bewältigungsvoraussetzungen und -fähigkeiten, Gestaltung und Design von Fahrzeugen und Fahrerassistenzsystemen, Akzeptanz technischer und organisatorischer Innovationen wie „Road pricing").

Hinzu kommt die Verkehrspsychologie in Bezug auf den Schienenverkehr, die Luftfahrt und die Schifffahrt.

Obwohl das Arbeitsgebiet des Verkehrspsychologen sich infolgedessen überraschend vielfältig darstellt, verbleibt in diesem Moment vor allem die Auseinandersetzung mit der Entstehung von verkehrspsychologischer Diagnostik und Intervention, um die heutige Verkehrspsychologie verstehen und richtig einschätzen zu können. Außerdem kann dadurch ihr Beitrag zur Entwicklung der Verkehrstherapie verstanden werden. Die Verkehrspsychologie liefert die Bestimmungsstücke für richtiges und angemessenes Verkehrsverhalten, problematisches Verkehrsverhalten, Fahreignung sowie Erklärungsmodelle und hat geeignete Rehabilitationsmaßnahmen entwickelt.[16]

2.2.1 Die Geschichte der Verkehrspsychologie

Alles begann mit Wilhelm Wundt, der 1879 sein Laboratorium in Leipzig einrichtete, um psychologische Daten zu sammeln. Es war das erste psychologische Laboratorium weltweit und der Beginn der Psychologie als empirische Wissenschaft. Interessanterweise beginnt hier, mit der (empirischen) Psychologie, auch bereits die Verkehrspsychologie: Wundt hatte als Erster systematisch Reaktionszeiten gemessen und durch die Entwicklung von Reaktion-Ablauf-Skripts erste Eignungsuntersuchungen, etwa bei der Auswahl von Straßenbahnschaffnern und Lokomotivführern, möglich gemacht.[17] Ballantyne gewährt mit seinen Ausführungen einen lebendigen Einblick in die Aufbruchsstimmung jener Zeit: *„E. G. Boring berichtet, dass ein Sechstel der Ergebnisse von Wundts Laboratorium sich mit Reaktionszeitexperimenten beschäftigte. Diese Arbeit war, neben der Messung von Empfindung und Wahrnehmung, das wichtigste Thema der Periode zwischen 1881 und 1895 …“*[18]

Die Folgen der Wundt'schen Forschungstätigkeit für die Entwicklung der wissenschaftlichen Psychologie weltweit werden durch Bringmann & Tweney anschaulich illustriert: *„Nach 1880 überantwortete Wundt schrittweise die Leitung solcher Experimente der physiologischen Psychologie an seine Studenten (...). Während dieser Zeit führten eine Anzahl amerikanischer Studenten (darunter Hall, J. Mck. Cattell, Scripture, Warren und Titchener) Untersuchungen zu Reaktionszeiten (...) durch.“*[19] Dewey beschreibt nun ein beispielhaftes Script für die übliche Kettenreaktion bei Straßenbahnen (vgl. *Bild 1*): *„Wenn man dem Schaffner ein Anhaltesignal gibt, reagiert dieser, indem er die Klingelschnur zieht, der Fahrer reagiert auf den Glockenton durch Anziehen der Zügel und die Pferde reagieren, indem sie stehen bleiben. Reaktion verstehen wir also als Aktion in Antwort auf ein Signal.*

16 Vgl. Klebelsberg, 1982; vgl. Kranich, Kulka & Reschke, 2008.

17 Vgl. Ballantyne, undatiert; vgl. Temming et al., 2009, S. 31 ff.

18 In Boring, 1950, p. 340, zit. n. Ballantyne, undatiert. Übers. d. Verf.; Originaltext: "E. G. Boring reports that one sixth of Wundt's laboratory output was concerned with reaction time experiments. This work, next to sensation and perception, was the most important topic of the period 1881–1895 ..."

19 Zit. n. Ballantyne, undatiert. Übers. d. Verf.; Originaltext: "After the mid-1880s, Wundt gradually handed over the running of such physiological psychology experiments to his students and concentrated his own efforts on his project of Volkerpsychologie. During this period, a number of American students (including Hall, J. Mck. Cattell, Scripture, Warren, and Titchener) carried out investigations of reaction times to lights, bells, colors, and pictures at the Leipzig Laboratory."

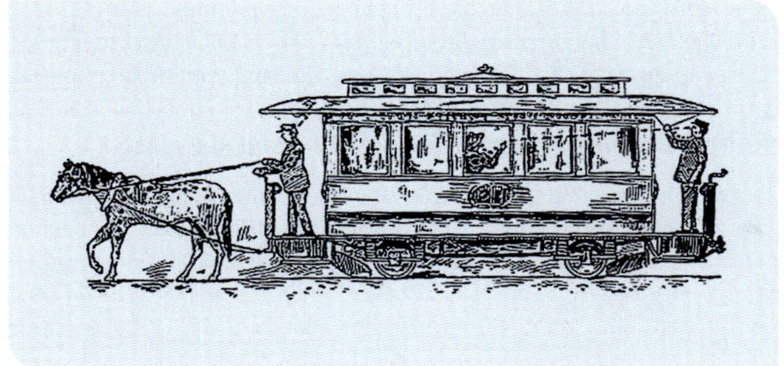

Bild 1 **Straßenbahn-Kettenreaktions-Skript**[21]

Die Zeit zwischen dem Moment des Signals und dem Moment der Aktion wird Reaktionszeit genannt. Gibt es so eine Zeit überhaupt? So schnell wie ein Gedanke – das muss wirklich schnell sein.“[20] Auf diese Weise wurden Reaktionszeiten gemessen und auch bewertet. Die Forschung von Wundt hatte weltweit erhebliche Konsequenzen und regte viele neue Forschungsprojekte an.

Ebenso war das Auswahlverfahren für Straßenbahnfahrer des Wundt-Schülers Münsterberg aus dem Jahre 1910 eine Folge der Wundt'schen Reaktionszeitexperimente. Die „Psychotechnik“-Bewegung des frühen 20. Jahrhunderts, deren wohl bekanntester Protagonist Münsterberg war, mit ihrem Motto „Der richtige Mann am richtigen Arbeitsplatz“, war u. a. Wegbereiterin für die weitere Verbreitung von Eignungsuntersuchungen (z. B. für Lokomotivführer),[22] die der Vorläufer der Fahreignungsuntersuchungen unserer Tage sind. *„Als er im Jahre 1910 die ersten Auswahltests für Straßenbahnfahrer entwickelte, um die drastische Anzahl von Straßenbahnunfällen zu senken, erkannte Münsterberg, dass nicht die technische Verbesserung der Fahrzeuge oder Signalanlagen die dringlichste Aufgabe sei, sondern die Auswahl bzw. Unterscheidung von geeigneten und ungeeigneten ‚Wagenführern'.*“[23] Diese frühe Erkenntnis war der Wegbereiter für die allmähliche Durchsetzung der Eignungsuntersuchungen für Fahrzeugführer.

Heute ist es allerdings nötig, dass die Verantwortlichen in der Verkehrspolitik die bereits von Münsterberg erkannten Zusammenhänge würdigen und umsetzen und Verkehrspsychologen und Verkehrstherapeuten federführend in der Verkehrs-

20 In Dewey, 1896, p. 38, zit. n. Ballantyne, ebd. Übers. d. Verf.; Originaltext: “When you signal to the car conductor to stop, he reacts by pulling the bell-strap, the driver reacts to the sound of the bell by pulling the reins and the horses react by coming to a rest. By reaction, then, we will understand action in response to a signal. The time between the moment of the signal and the moment of the act is known as the reaction-time. Is there any such time? Quick as thought – that must be pretty quick.”

21 Dewey, 1895, nach Ballantyne, undat.

22 Temming et al., 2009, S. 18.

23 Ebd., S. 47.

sicherheitsarbeit einsetzen. Denn man weiß heute sehr genau, dass *„menschliche Fehler und unangepasste, gefahrenträchtige Verhaltensweisen“* – also psychologische Kriterien – die weitaus häufigsten Probleme im Straßenverkehr erklären.

2.2.2 Verkehrspsychologische Interventionsmaßnahmen

Neben den ab 1910 angewendeten Auswahlverfahren für amerikanische Straßenbahnfahrer entwickelte Münsterberg als Professor in Harvard eine psychologische Eignungsprüfung von Schiffsoffizieren, noch vor dem Titanic-Unglück von 1912.[24]

Ab 1915 wurden Kraftfahrer des deutschen Militärs und ab 1917 auch deutsche Lokomotivführer einer psychotechnischen Eignungsuntersuchung unterzogen. Auch nach Münsterbergs Tod 1916 wurde die Fahreignung hauptsächlich in betrieblichen und beruflich orientierten Eignungsprüfstellen mit Schwerpunkten im Bereich der Aufmerksamkeit, der Reaktionsfähigkeit und verschiedener Charaktereigenschaften wie Ordnungsliebe, Sauberkeit und Verantwortungsgefühl erfasst. In den 1930er- und 1940er-Jahren ließen die verkehrspsychologischen Aktivitäten weltweit nach.[25]

Nach dem Zweiten Weltkrieg allerdings wurde das Aufgabengebiet der Verkehrspsychologen umfangreicher. Zum einen gab es eine Vielzahl von Kriegsversehrten, zum anderen stieg die Anzahl der Kraftfahrzeuge in den Nachkriegsjahren innerhalb weniger Jahre von einigen Hunderttausend auf mehrere Millionen an und die Unfallzahlen häuften sich drastisch.[26] Daher wurde der Technische Überwachungsverein (TÜV), welcher ursprünglich als Serviceorganisation für die Industrie tätig war, immer häufiger von den Führerscheinbehörden um fachliche Stellungnahmen zur Eignung von Kraftfahrern gebeten.[27] Im Laufe der Zeit entwickelte sich daraus ein Begutachtungswesen, verteilt auf verschiedene Medizinisch-Psychologische Institute des TÜV in ganz Deutschland.

Bevor allerdings Begutachtungen regelmäßig in Auftrag gegeben wurden, war die Handlungsmaxime des Staates vor allem eine bestrafende. Der Versuch, hierdurch Besserung im Verhalten der Betroffenen (in diesem Fall Alkoholauffällige) zu erreichen, war nicht zufriedenstellend. So stellte Buikhuisen fest, dass, gleichgültig, ob ein Verstoß mittels Geldstrafe, Bewährungsstrafe, Fahrerlaubnisentzug oder Gefängnisstrafe geahndet wurde, die gleiche Person in 32–38 % der Fälle wieder mit einer vergleichbaren Tat auffällig wurde.[28]

24 Vgl. Temming et al., 2009, S. 47 f.
25 Vgl. Häcker & Echterhoff, 1993, S. 711
26 Vgl. ebd.
27 Vgl. Jacobshagen, 1997, S. 73.
28 Vgl. Buikhuisen, 1968, zit. n. Chaloupka-Risser & Zuzan, 2011; vgl. Buikhuisen, 1969, zit. n. Himmelreich, 1998.

Die Überlegung, zwischen geeigneten und nicht geeigneten Fahrzeugführern zu unterscheiden und nur die geeigneten am Straßenverkehr teilnehmen zu lassen, ähnelt der Eignungsauswahl in der Industrie. Bereits die Psychotechnik-Bewegung setzte sich zum Ziel, durch die Analyse von persönlichen Fähigkeiten und faktischen Erfordernissen am Arbeitsplatz *„den richtigen Mann am richtigen Arbeitsplatz"* einsetzen zu können. Also war man diagnostisch in der Lage, zwischen Eignung und Nicht-Eignung zu unterscheiden. Inhaltliche Unterschiede der Eignungsanalyse im Bereich der Arbeitspsychologie und der Verkehrspsychologie sind zwar erkennbar. Aber das methodisch-diagnostische Prinzip psychologischer und medizinischer Analyse konnte ebenso auf die Begutachtung von Fahrauffälligen angewandt werden.

Anfang der 1950er-Jahre beschäftigten sich die Fahreignungsgutachten mit psycho-physischen Defiziten (26 %), Führerscheinaspiranten (vorgezogene Bewerber, ältere Menschen, Menschen mit Prüfungsauffälligkeiten: 25 %), Fahrer mit besonderer Verantwortung (32 %) und Fahrer, die eine oder mehrere Auffälligkeiten oder Vergehen begangen hatten. In den Folgejahren verlagerte sich der Schwerpunkt mit beginnender Massenmotorisierung auf die Überprüfung von verhaltensbedingten und charakterlichen Eignungszweifeln, etwa aufgrund von Verkehrsverstößen mit und ohne Alkohol (seit den 1980er-Jahren). *„Eine Begrenzung der Untersuchungen auf spezifische Anlässe und eine Förderung der Selbstverantwortung leitete Schneider (1979) ein."*[29] *„Mit der Veränderung der Fragestellungen rückten persönlichkeits- und verhaltensbezogene Aspekte gegenüber der rein körperlich-geistigen Eignung immer mehr in den Mittelpunkt des gutachterlichen Entscheidungsprozesses."*[30] Dieser Wandel im Begutachtungswesen hatte zur Folge, dass sehr viel weniger Personen rückfällig wurden als durch bloße Bestrafung. Die groß angelegte Evaluationsuntersuchung ALKOEVA der Jahre 1979–83 konnte nur noch 18,2 % bzw. 18,8 % Rückfällige feststellen.[31]

Bereits 1963 hatte Winkler wesentliche Überlegungen zur Rehabilitation kraftfahrauffälliger Personen angestellt und bot ab den 1970er-Jahren Gruppenkurse für Alkoholfahrer an. Die von ihm entwickelten analytischen Gruppengespräche zur Informationsvermittlung, zur Entwicklung von Problembewusstsein und zur Einstellungsänderung bei den Teilnehmern waren so erfolgreich, dass lt. ALKOEVA nur noch 13,2 % der betroffenen Kraftfahrer mit einem vergleichbaren Delikt rückfällig wurden.[32]

An diesem Punkt geht die rein diagnostische Verkehrspsychologie mit Erfolg in die Verkehrsrehabilitation über. Die verkehrspsychologische Maßnahme der Fahreignungsbegutachtung verbessert die Rückfallzahlen gegenüber der bloßen Bestrafung

29 Vgl. Häcker & Echterhoff, 1993, S. 712.
30 Schubert & Mattern, 2009, S. 17.
31 Vgl. Chaloupka-Risser & Zuzan, 2011, S. 211; Vgl. Pund & Joneleit, 2001, S. 22; vgl. Winkler et al., 1988.
32 Vgl. ebd.

um etwa 50 %! Der Effekt dieser Veränderungsmaßnahme ist damit messtheoretisch sehr groß. Wesentlicher ist jedoch die praktische Bedeutung, dass es nämlich zu sehr viel weniger Unfällen, Verletzten und Verkehrstoten kommt. Daher wurde diese Maßnahme auch im Gesetz verankert.

Der Effekt, den (Alkohol-)Rehabilitationskurse im Vergleich zur bloßen Begutachtung zeigen, ist ebenfalls sehr groß. Pund & Joneleit stellen mit Blick auf die ALKOEVA-Studie eine Rückfallreduktion für das sogenannte Modell LEER, ein Gruppenrehabilitationsmodell für Alkoholtäter, von mindestens 27 % fest.[33] Dieser Erfolg wurde möglich durch den Einsatz psychotherapeutischer Methodik und die Fokussierung auf kritische Themen wie Ursachen von Trunkenheitsfahrten, Dunkelziffer, Rückfallgefahr, Gewohnheitsbildung, Ablehnen von Alkohol, persönliche Zielsetzungen, u. a.[34] Der Kurs LEER wurde damit zum Wegbereiter nicht nur für viele weitere Kursmodelle, sondern auch für die Verkehrstherapie. Aufgrund ihres Erfolges wurden Kursmodelle als drittes mögliches Ergebnis einer Fahreignungsbegutachtung ebenfalls gesetzlich festgeschrieben (vgl. § 70 FeV). Die in der Folge entwickelten Kursmodelle galten und gelten nicht nur Alkoholtätern, sondern auch drogenauffälligen Kraftfahrern, Kraftfahrern, die Probleme mit der Einhaltung der Straßenverkehrsregeln haben, und solchen, die als Fahranfänger wiederholt gravierend aufgefallen sind. Angeboten werden solche Kurse in Deutschland i. d. R. von Schulungsorganisationen. In anderen Ländern werden Driver-Improvement-Kurse im Rahmen verschiedenster Strukturen mit unterschiedlichem Erfolg angeboten. In vielen Folgestudien konnten die in Deutschland angebotenen Kurse sogar meist eine Verbesserung gegenüber ALKOEVA zeigen. Allerdings haben Jacobshagen & Jansen auf die Probleme der Vergleichbarkeit von Untersuchungen hingewiesen.[35] Unterschiede in der Auswahl der Probanden, der abhängigen Variablen, der Extrahierung oder der Kontrolle von Störvariablen, im Untersuchungsdesign, in der untersuchten Stichprobengröße, hinsichtlich des zum Vergleich angeführten Außenkriteriums und vieles mehr machen einen Vergleich der Untersuchungen schwierig.

Dorfer gibt seinerseits einen guten Überblick über unterschiedliche internationale Evaluationsuntersuchungen in Bezug auf verschiedenste therapeutisch-rehabilitative Programme.[36] Aufgrund der Diversität der jeweiligen Untersuchungsansätze kann jedoch kaum von einer Vergleichbarkeit gesprochen werden, was meist auch für die inzwischen in großer Zahl anzutreffenden Evaluationen von Schulungsprogrammen gilt. Die bei Dorfer zitierten Vanlaar (2003), Deyoung (1997), Bartl et al. (EU-Projekt ANDREA, 2002) u. a. sehen einen Erfolg der Maßnahmen vor allem

33 Vgl. Pund & Joneleit, 2001, S. 22.
34 Vgl. Pund & Joneleit, 2001, S. 73 ff.
35 Vgl. Jacobshagen & Jansen, 2009.
36 Vgl. Dorfer, 2004, L'efficacia dei programmi terapeutico-riabilitativi e pedagocici (corsi di driver improvement), S. 279 ff.

dann, wenn Therapie und Führerscheinentzug kombiniert wurden und wenn auf die Zielgruppe, ihr Alter und ihr spezielles Problem auch in der nötigen Weise eingegangen wird. Dies spricht für eine möglichst individuelle therapeutische Würdigung der jeweiligen Problematik.

Gruppenmaßnahmen im Rahmen der Verkehrspsychologie bringen – bei allem Erfolg – auch verschiedene Probleme mit sich. Eines davon ist das Motivationsproblem. Die Teilnehmer wollen häufig primär „ihren Führerschein zurückhaben", sie wollen in diesem Fall nicht unbedingt an sich arbeiten, sich selbst reflektieren oder sich gar persönlich verändern. Dieses Motivationsdefizit kann im Rahmen einer Gruppenarbeit nur oberflächlich thematisiert und kaum kompensiert werden. Einer Veränderung stehen die Gruppengröße, die mangelnde Intimität der Situation und damit ein Mangel an persönlicher Beziehung zwischen behandelndem Gruppenleiter und Teilnehmer entgegen. Die Vorstellung von einer typischen Gruppe mit zehn Teilnehmern, welche einen 20-stündigen Rehabilitationskurs besuchen, beispielsweise aufgeteilt auf fünf Gruppenabende à vier Stunden, zeigt, dass der Kursleiter je Teilnehmer nur maximal zwei Stunden Zeit hat, um sich mit ihm und seiner Problematik zu beschäftigen. Die mögliche Konsequenz ist, dass sich die Teilnehmer nicht wirklich öffnen oder nicht öffnen können, selbst wenn sie es wollten, weil Intimität und Zeit fehlen. Jenseits der persönlichen Öffnung wäre dann das individuelle Problem zu bearbeiten und mit dem Teilnehmer eine richtige, das Problem lösende Veränderung zu finden. Häufig bleibt es auch bei einem Defizit an Selbstkritik, das eigene Problem wird unterschätzt oder nicht als solches erkannt („macht doch jeder", „kann ja mal passieren", „normalerweise verhalte ich mich nicht so", „das war eine große Ausnahme", „das ist mir zum ersten Mal passiert"). Beschönigungen sind bei vielen Betroffenen an der Tagesordnung, allein wegen der Scham, der mangelnden Selbstwahrnehmung ihres eigenen Verhaltensproblems, etwa im Umgang mit Regeln oder mit Alkohol, oder weil sie glauben, sie dürften nicht zugeben, dass sie ein Problem haben, weil sie um Anerkennung fürchten oder darum, deshalb in einer Begutachtung durchzufallen. Erst wenn diese Ängste und Fehleinschätzungen zeitaufwendig überwunden werden, kann eine persönliche Entwicklung des betroffenen Klienten stattfinden.

Viele Rehabilitationsmodelle verfolgen darüber hinaus konzeptionell die Idee, Personen könnten in isolierter Weise ihr Verkehrsverhalten ändern, ohne sich insgesamt persönlich verändern zu wollen oder zu müssen. Sie kommen damit denjenigen Betroffenen entgegen, die im Sinne ihres Motivationsdefizites und der Weigerung, Selbstverantwortung zu übernehmen, eine wenig konstruktive Haltung einnehmen (etwa nach dem Motto: „Wasch mir den Pelz, aber mach mich nicht nass!"). Hier kommt konzeptionell in der Regel eine Mischung aus therapeutischem und pädagogischem Ansatz zum Tragen.[37]

37 Vgl. Kalwitzki et al., 2011.

Die Anwendung therapeutischer Mittel setzt jedoch ein Konzept von Störung bzw. systematischer psychischer Problematik voraus, da therapeutische Mittel auf die Behandlung von systematischen psychischen Problemen abzielen. Dies meint aber stets eine irgendwie geartete dysfunktionale Psyche oder Persönlichkeit als Ganzes.

Geht man also von gesunden Teilnehmern aus, benötigen wir nur pädagogische Mittel, die das richtige Verhalten anerziehen sollen. Dabei fragt sich jedoch, weshalb „gesunde" Personen so wenig Selbststeuerung haben sollten, dass sie das mit einschlägigen Verkehrsvergehen verbundene Risiko der nachhaltigen Selbstschädigung immer wieder eingehen – es passieren in der Regel sehr viele Vergehen, bis eines davon polizeilich auffällig wird. Geht man aber von Fehlverhalten im Straßenverkehr aus, welches auf systematischer psychischer Dysfunktion basiert, greift das isolierte Kurskonzept nicht, bei dem Teilnehmer zwar sehr genau lernen, was man von ihnen erwartet (v.a. in der Begutachtung), jedoch im Kursrahmen kaum ihr Ursprungsproblem lösen können.

Da das Verkehrsverhalten des Menschen Teil seines gesamten Sozialverhaltens ist und der betroffene Klient in der Vergangenheit durch mangelnde Fähigkeit zur Selbststeuerung häufig dysfunktionales, selbstschädigendes Verhalten produzierte (im und außerhalb des Straßenverkehrs), führt ein Ansatz, der problematische Haltungen, Einstellungen und Überzeugungen nicht ausreichend berücksichtigen kann, nicht zum Ziel. Therapeutische Aktivitäten sind nur bei der Annahme einer wesentlichen psychischen Problematik indiziert. Kurs- und Rehabilitationsmodelle, die isoliert das Verkehrsverhalten behandeln wollen, gehen nicht von einer wesentlichen psychischen Problematik der Persönlichkeit aus, denn sonst müsste man diese psychische Problematik (als ganze Persönlichkeit) zum Behandlungsgegenstand machen. Dies hieße jedoch, einen zeitlich relativ eng umgrenzten Gruppenkurs (bei etwa 20–40 Stunden, siehe oben) zu überfordern. Zusätzlich zum konzeptionell unterschiedlichen Ansatz kann der Kursleiter in einer Gruppenkurssituation mit zu geringen zeitlichen Möglichkeiten und daraus folgendem geringen individuellen Bezug einer Klienten-Haltung der mangelnden Übernahme von Selbstverantwortung nur wenig entgegenwirken.

Schubert & Mattern (2009) kommen zu dem Schluss: *„Durch die Evaluationsforschung kann die Hypothese als ausreichend belegt gelten, dass Eignungsdefizite effektiv aufgearbeitet werden können, wenn Veränderungen von der Person selbst gewünscht und durch geeignete individuell therapeutische oder spezifisch rehabilitative Maßnahmen unterstützt werden (z.B. Winkler, Jacobshagen und Nickel, 1991)."*[38] Diese Darstellung und die oben ausgeführten, gesamten Schlussfolgerungen zeigen, dass die Rehabilitationsmaßnahme die Eigenmotivation der betreffenden Person benötigt. Aufgrund des „forced compliance"-Kontextes, also des Umstandes, dass die

38 Schubert & Mattern, 2009, S. 35.

betreffende Person eine Veränderung „wollen muss“, ist zuallererst die Herstellung eigener, intrinsischer Motivation notwendig, um sich für eine eigene, bessere, also problemlosere Zukunft einzusetzen. Des Weiteren ist nötig: die Klärung von Art und Umfang ihres Verhaltensproblems, der psychischen und lebensgeschichtlichen oder persönlichkeitsbedingten Problemhintergründe (Ursachen), deren Veränderung mithilfe psychotherapeutischer Methoden und die begleitete Etablierung der persönlichen Veränderungen in den Lebensalltag und in den Alltag des Verkehrsverhaltens. Eine verkehrstherapeutische Einzelmaßnahme kann jedoch die somit festzustellenden notwendigen Bedingungen herstellen und Inhalte durch individuelles Wahrnehmen, Erkennen, Ergründen, Eingehen und Anwenden der verändernden therapeutischen Maßnahmen inklusive Erfolgskontrolle und Nachsorge behandeln.

2.2.3 Verkehrstherapeutische Behandlungsansätze

Seit vielen Jahren existiert die Idee der individuellen therapeutischen Aufarbeitung und Veränderung von Problemen bei Menschen, welche im Straßenverkehr auffällig geworden sind. Hallbauer vertrat bereits 1937 die Auffassung, dass psychologische Beratung effizienter ist als *„die Selektion von Fahrern durch Standardeignungstests“*.[39] De Silva verfolgte 1938 in seiner „Accident Prevention Clinic“ ein therapieartiges, ganzheitliches Modell, das eine signifikante Reduktion von Verkehrsverstößen bewirkte.[40] Von 1955 bis 1960 erfolgten psychotherapeutische Behandlungen *„von medizinisch-psychologisch negativ begutachteten verkehrsauffälligen Kraftfahrern“* im Medizinisch-Psychologischen Institut des TÜV in Hannover.[41] Winkler hatte 1963 seine therapeutischen Überlegungen im Zusammenhang mit Straßenverkehrsauffälligen schriftlich festgehalten,[42] und aus diesem Konzept entwickelte sich schließlich das Kursprogramm „Modell LEER“. Das Ziel dieses Kursmodells war es, unter Beschränkung der therapeutischen Mittel und durch Hinzunahme pädagogischer Elemente „kontrolliertes Trinken“ zu erlernen und in Zukunft einzuhalten, um auf diese Weise nicht wieder alkoholisiert am Straßenverkehr teilzunehmen. Die Logik ist, dass jemand, der nur wenig Alkohol konsumiert, also nur leicht alkoholisiert ist, immer in der Lage sein wird, verantwortlich zu entscheiden, dass er in diesem Zustand nicht mehr fahren kann. Alkoholisiertes Fahren wird durch Verstärkungsmechanismen, hohe Trinkmengen und zu geringes Problembewusstsein erklärt. Es werden wichtige Fragen nach der Trinkmotivation der Klienten gestellt (Wirkungstrinken? – welche Bedürfnisse werden durch die Alkoholisierung befriedigt? etc.).[43] Trotz belegbarer Erfolge bleibt anzumerken, dass ein nur wenige Stunden umfas-

39 Vgl. Chaloupka-Risser & Zuzan, 2011, S. 201.
40 Vgl. ebd.
41 Vgl. Pund & Joneleit, 2001, S. 15.
42 Winkler, 1963; vgl. auch Chaloupka-Risser & Zuzan, 2011, S. 202.
43 Vgl. Pund & Joneleit, 2001.

sendes Kurskonzept die durch die Gruppensituation „warmgelaufenen" Klienten nicht entscheidend in eine ausreichend substanzielle begleitete Veränderung und Neustabilisierung führen kann, selbst wenn nach Kursende eine schriftliche Verlaufskontrolle stattfindet.

Einen ganz anderen Weg beschreitet seit 1979 Höcher, der in seiner Organisation „IVT-Hö" eine individualpsychologische Langzeittherapie vorschlägt und anwendet. *„Konzipiert wurde sie als Angebot für verkehrsauffällige Kraftfahrer mit schwerwiegenden Alkoholproblemen",*[44] deren Fahrerlaubnis gerichtlich entzogen wurde. Diese Klienten absolvieren in einem Zeitraum von etwa 9–12 Monaten „wenigstens" 100 Stunden individualpsychologische Lebensstil-/Persönlichkeitsanalyse im Einzelsetting. 93,6 % der Teilnehmer werden innerhalb von fünf Jahren nicht wieder mit Alkohol am Steuer auffällig.[45] Die IVT-Hö bietet inzwischen auch mittel- und kurzfristige Intensivtherapien an, die aber weniger erfolgreich sind. Interessant ist die Feststellung von Höcher, dass zwei Drittel aller Rückfälligen im Sinne einer Persönlichkeitsstörung diagnostiziert werden können. Positiv fällt bei dieser Therapievariante auf, dass die gesamte Persönlichkeit und ihre Art und Weise zu erleben und sich zu verhalten in der Therapie diagnostiziert und aufgearbeitet wird. Deshalb ist der Begriff „Psychotherapie" resp. „Verkehrstherapie" auch zutreffend. Höcher prägte den Begriff der „Alkoholneurose", welche sich als Summe der neurotischen „Anpassungsstörung" einer Persönlichkeitsstörung und einer (ggf.) prodromalen Suchtmittelabhängigkeit (alles gem. ICD-10 oder DSM-IV) darstellt. Einer seiner therapeutischen Schwerpunkte liegt darin, mit seinen Klienten deren häufig zu beobachtende „Ich-Schwäche" (welche die Neigung beinhaltet, überfordernde Lebensaufgaben mit Alkohol zu bekämpfen, was in Alkoholmissbrauch mündet) in eine „Ich-Stärke" zu verwandeln.[46] Problematisch ist allerdings die extrem zeit- und kostenintensive Behandlung, welche bei der Individualpsychologie systemimmanent ist. Einem breiten Publikum ist diese Methode daher verwehrt, vor allem wenn von Selbstzahlung auszugehen ist.

Zwei weitere Pioniere im Bereich der Verkehrstherapie sind mit Sohn und Meyer-Gramko zu nennen, welche Ende 1984 gemeinsam eine Einzelmaßnahme mit verkehrstherapeutischer Zielrichtung entwickelten. In umsichtiger Weise haben sie ihre Therapiemaßnahme damals bereits so definiert, dass es nicht nur darum gehe, den Führerschein wiederzuerhalten, sondern ihn auch dauerhaft zu behalten. Damit sind sie weitere Vertreter einer Interventionsform, die eine stabile Verhaltensänderung ihrer Klienten beabsichtigt, indem auf die ganz individuelle Situation bzw. Problematik des Patienten eingegangen wird. Sohn, früherer Vorsitzender des Bundes

44 Vgl. Nicolay, 2000.
45 Vgl. ebd.
46 Vgl. Höcher, 1994.

Niedergelassener Verkehrspsychologen (BNV) und der Sektion Verkehrspsychologie des BDP, hat diese beiden Organisationen und ihr heutiges Selbstverständnis wesentlich geprägt. Er stellt auf seiner Website klar: „*... ich glaube eher nicht an die Erklärungskraft von Persönlichkeits-Theorien, den Nutzen von formalen Diagnose-Schemata, den Erfolg von standardisierten Interventionen.*“[47] Es wird ein Interventionskonzept vertreten, das in Form der „Selbstverständniserklärung der Klinischen Verkehrspsychologen“ allgemeingültig dargestellt wird und 1998 als „Berufspolitische und berufsethische Grundsätze der Klinischen Verkehrspsychologie“ im Rahmen der Sektion Verkehrspsychologie des BDP veröffentlicht wurde.

Diese Grundsätze sind eine Pionierleistung und die meisten der dort aufgestellten Forderungen sind sehr sinnvoll, wie etwa: „*3. (...) Wir machen keine vordergründige ‚Testvorbereitung'. Im Regelfall sind bei unseren Klienten tiefgehende Verhaltens- und Einstellungsänderungen nötig, um einen Rückfall auf Dauer zu vermeiden*“, oder: „*6. (...) Verkehrstherapie kann nur von verkehrspsychologisch und therapeutisch qualifizierten Diplom-Psychologen durchgeführt werden.*“

Diese Grundsätze waren zu ihrer Zeit ein großer Fortschritt. Sie gehen allerdings nicht von einer Gesundheitsstörung der Betroffenen aus. Die Forschungsergebnisse der jüngsten Vergangenheit legen jedoch nahe, dass ein hoher Prozentsatz der Personen, die eine Problematik im Umgang mit Regeln oder Aggressionen im Straßenverkehr haben, diese aufgrund ihrer Persönlichkeit haben, was folglich auch kriteriendiagnostische Relevanz für die Zuordnung zu Störungen besitzt:

- Banse hat u.a. durch die Analyse der Forschung von Junger et al. und Huesman et al. die zentralen Persönlichkeitsparameter von Dissozialität und Aggressivität herausgearbeitet.[48]
- Jänckes Analysen sehen deviantes Fahrverhalten in einem ursächlichen Zusammenhang mit mangelnder Reflexionsfähigkeit und Impulskontrolldefiziten bei Alkoholtätern und Regelmissachtern.[49]
- Witthöft et al. haben bei der Analyse verschiedener Studien zum devianten Fahrverhalten eine Hochrisikogruppe von jungen Männern identifiziert, die zu aggressivem Verhalten neigen, hohe Risiken eingehen, schnell und stark Ärger empfinden und nicht in der Lage sind, diesen angemessen zu kontrollieren.[50]
- Schade zeigte, dass ein relativ geringer Prozentsatz der Fahrer für die Mehrzahl der Verstöße verantwortlich ist. Demnach verursachen nur 11 % der Fahrer 40 % der Verstöße.[51]

47 Vgl. Sohn, 2009.
48 Vgl. Banse, 2012.
49 Vgl. Jäncke, 2012.
50 Vgl. Witthöft, Hofmann, Petermann, 2011.
51 Vgl. Schade, 2005.

- Sommer et al. konnten in ihrer Studie diagnostisch durch Erhebung leistungs- und persönlichkeitsspezifischer Parameter mit der Methode artifizieller neuronaler Netzwerke unfallfreie und mehrfach unfallbelastete Kraftfahrer sehr sicher unterscheiden. Dabei werden 84,62 % der unfallfreien und 93,33 % der Fahrer mit Mehrfach-Unfallbelastung korrekt erkannt.[52]
- EURAC, repräsentiert durch die Arbeiten von Höcher[53] und Nicolay[54], setzte Persönlichkeitsstörungen und andere psychische Störungen mit Auffälligkeiten im Straßenverkehr in Beziehung und erklärte diese damit.

Diese und andere Arbeiten weisen darauf hin, dass eine Entwicklung hin zu einem ganzheitlichen, personenzentrierten Therapieansatz sinnvoll erscheint, und stellen die Frage, ob der Grundsatz der Nicht-Störung heute noch durchgehend haltbar ist.

Darüber hinaus ist zu überdenken, ob das *„Ziel einer verkehrstherapeutischen Maßnahme (...) das Vermeiden von Verkehrsauffälligkeiten“* sein kann. Therapie zur Behandlung systematischer psychischer Problematiken, also Psychotherapie bzw., im verkehrsrelevanten Problembereich, Verkehrstherapie, gleichgültig, ob es sich um eine veritable psychische Störung handelt oder nicht, kann und muss immer und ausschließlich den Patienten und sein Wohlergehen zum Ziel haben. Nur auf diese Weise ist eine intrinsische Veränderungsmotivation herzustellen, nur dann ist auch von „Therapie“ zu sprechen. Es ist notwendig, diese seit 1998 geltenden Grundsätze des BDP den aktuellen Erkenntnissen anzupassen. Verkehrstherapie reicht nach dem hier vertretenen Verständnis deutlich über die in diesen Grundsätzen beschriebenen Ansprüche hinaus, welche aus heutiger Sicht eher als „Grundsätze Verkehrspsychologischer Interventionen“ gekennzeichnet werden könnten.

Ein interessantes „Kursprogramm“ wurde 2003 auch von Scheucher et al.[55] veröffentlicht, die ihrerseits das Verkehrsrehabilitationsprogramm von Pfeiff, „Nüchtern fahren“, aus dem Jahre 1987 weiterentwickelt haben. Das Programm, das die Autorinnen als „Individuelle Kurzzeit-Verkehrstherapie“ bezeichnen, sieht vor, dass die handlungsleitenden und problematischen Gedanken im Umgang mit Alkohol analysiert werden, dass Kognitionen, die ein sicheres Verhalten im Umgang mit Alkohol fördern, entwickelt werden, dass klare, realistische, persönlich bedeutsame Ziele mit dem Klienten vereinbart werden, dass individuelle Lösungen zur Zielerreichung entwickelt werden und dass Lösungsstrategien in der Realität erprobt werden. Die Anwendung dezidiert psychotherapeutischer Methoden wird nicht genannt. Die Ergebnisse zeigen eine Erfolgsrate von 9,15 % Rückfälligen nach sieben Jahren.

52 Vgl. Sommer, Adendasy, Schuhfried, Litzenberger, 2005.
53 Vgl. Höcher, 1994.
54 Vgl. Nicolay, 2000 und 2010.
55 Vgl. Scheucher, Eggerdinger, Aschersleben, 2003.

Die Arbeiten von Höcher und Nicolay, der Höchers tiefenpsychologische Theorien rezipiert und erweitert hat, sind Grundlage für ein neues Projekt, nämlich die 2010 erfolgte Gründung der „Europäischen Akademie zur wissenschaftlichen Fundierung und praktischen Förderung heilkundlicher/kurativer Verkehrstherapie“ (EURAC). Die in Luxemburg ansässige Organisation verfolgt einen psychotherapeutischen Ansatz. Daneben wird hier der Auftrag und das Bedürfnis der Gesellschaft wie auch des einzelnen Betroffenen nach Verkehrssicherheit ernst genommen und das Ziel einer ursächlichen Behebung des Problems beim Verursacher formuliert: *„Die Beseitigung der Ursachen ist eine notwendige Bedingung dafür, dass Fahreignung dauerhaft wiederhergestellt werden kann.“* Das Ziel der heilkundlichen Verkehrstherapie ist nicht die Wiederherstellung der Fahreignung oder das Erreichen der Kompatibilität mit formalisierten Beurteilungskriterien, sondern dies ist vielmehr eine mögliche Folge einer erfolgreichen verkehrstherapeutischen Behandlung.[56] Nicolay als eines der Gründungsmitglieder definiert verschiedenste in ICD-10 und DSM-IV formulierte Krankheits- bzw. Störungsbilder und ihre Auswirkungen und macht Therapievorschläge.[57] Schließlich fordern die Gründungsmitglieder Echterhoff, Höcher, Meyer und Nicolay: *„Heilkundliche Verkehrstherapie ist nur durchzuführen von Fachleuten mit doppelter Qualifikation (Verkehrspsychologie und Psychotherapie).“*[58]

Meyer, eines der Gründungsmitglieder von EURAC, berichtet in einer Abschlussevaluation über die Effektivität der Verkehrstherapie bei Pro-non, einem Zusammenschluss von therapeutisch arbeitenden Verkehrspsychologen: *„Von allen ehemaligen Klientinnen und Klienten von Pro-non werden innerhalb der nächsten 3–5 Jahre nach Wiedererlangung der Fahrerlaubnis höchstens 2,7 % wieder rückfällig.“* Dazu bietet er auch Vergleichszahlen von Personen, die an Gruppenkursen zur Wiederherstellung der Fahreignung teilgenommen haben. Diese werden innerhalb der ersten drei Jahre in 14 % der Fälle und innerhalb der ersten fünf Jahre in 21 % der Fälle wieder rückfällig.[59]

Ein weiterer Ansatz zur Verkehrspsychologischen Therapie aus der Schweiz zeigt eine etwas abgewandelte Vorstellung von Verkehrstherapie. Raithel[60] spricht auf seiner Website davon, dass die von ihm angebotene Therapie keineswegs eine Gesamtveränderung der Person im Sinne einer „heilenden“ Psychotherapie beabsichtigt. Demnach ist vorgesehen, dass in Einzelgesprächen das Gutachten, die individuelle Thematik (wie Drogen, Alkohol oder Geschwindigkeit) sowie alternative Verhaltensweisen erarbeitet werden, um eine realistische Zukunftsvision zu entwerfen. Inhaltlich wird in allgemeiner Weise auf Emotionsregulation, Regelakzeptanz,

56 Vgl. EURAC, Präambel, 2010.
57 Vgl. Nicolay, 2000 und 2010.
58 EURAC-Gründungsprotokoll, 2010.
59 Vgl. Meyer, 2011.
60 Vgl. Raithel, 2012.

Alkoholwirkung und -berechnung, Abstinenz vs. kontrolliertes Trinken, das Sanktionssystem und etwa Geschwindigkeitsberechnung abgehoben. Raithel geht in der Behandlung aber auch auf persönliche Anteile des Problemverhaltens ein, arbeitet mit Problemlösekompetenztraining und Stressbewältigungstraining, erarbeitet mit seinen Klienten adäquate Bewältigungsstrategien in „kritischen Verkehrssituationen" und will die Selbstkritikfähigkeit stärken. Obwohl er keine Gesamtveränderung einer Person anstrebt, geht sein therapeutisches Konzept doch davon aus, dass dem problematischen Verkehrsverhalten psychische Ablaufmuster zugrunde liegen, die er mit verhaltenstherapeutischen Mitteln behandelt. Demnach will er nicht die Gesamtperson ansprechen, sondern das isolierte Verkehrsverhalten und seine innerpsychische Bedingtheit verändern: *„Zum Wohle der allgemeinen Verkehrssicherheit soll eine erneute Verkehrsauffälligkeit verhindert werden."* Damit definiert er als Ziel die „allgemeine Verkehrssicherheit" und nicht die betreffende, sich in Behandlung begebende Person. Die Gesamtheit der Psyche, des Sozialverhaltens eines Menschen, der Mensch als Einheit, wird nicht thematisiert. Mithin dürfte es sich auch nicht um kurative, also heilkundliche Verkehrstherapie handeln, sondern eher um eine verkehrspsychologische Intervention auf verkehrstherapeutischer Basis.[61]

Der Begriff Verkehrstherapie wird bisher uneinheitlich verwendet. Pro-non, BNV, BDP, EURAC, Raithel und viele verschiedene Verkehrspsychologen oder Verkehrstherapeuten mit und ohne verkehrspsychologische Grundausbildung bzw. mit und ohne psychotherapeutische Ausbildung in freier Praxis verfolgen unterschiedlichste Therapieansätze, folgen unterschiedlichsten Therapieschulen. Wie gesehen, sind Gemeinsamkeiten vorhanden, aber es gibt auch große Unterschiede. Einen definierten „state of the art" der Verkehrstherapie gibt es derzeit nicht.

Im Folgenden soll daher nun ein umfassendes Gesamtkonzept der Verkehrstherapie in Theorie und Praxis auf Basis wissenschaftlich belegter Methoden dargelegt werden.

2.3 Psychotherapie

Die Psychotherapie ist neben der Verkehrspsychologie das zweite wesentliche Element der Verkehrstherapie und soll deshalb mit wichtigen Vertretern der wissenschaftlich gut belegten Wirksamkeit der Kognitiven Verhaltenstherapie beschrieben werden. Da allerdings die hier dargestellten Therapiearten einerseits direkt im Original nachgelesen werden können oder dem geneigten Leser ohnehin bereits bekannt sind, erfährt die nachfolgende Darstellung bereits eine Schwerpunktlegung mit Beispielen und Ergänzungen aus dem Rahmen der Verkehrstherapie.

61 Vgl. auch Raithel, 2010.

2.3.1 Grundsätzliches zur Psychotherapie

„Zahlreiche Ergebnisse aus Studien der Therapieforschung belegen, dass Psychotherapie wirkt. Ihre heilende Wirkung zur Behandlung psychischer Erkrankungen wurde seit den Neunzehnhundertsechzigerjahren mit wissenschaftlichen Studien wiederholt nachgewiesen. Neben dem Behandlungserfolg in Form von Gesundung und mehr Lebensqualität, den jeder betroffene Patient bei sich spürt, gibt es auch wirtschaftliche Kennzahlen. Im Durchschnitt spart jeder in die Psychotherapie investierte Euro an anderer Stelle im Gesundheitswesen und der Volkswirtschaft bis zu vier Euro ein. Die Wirksamkeit psychotherapeutischer Behandlungen ist wissenschaftlich gut untersucht und bestätigt worden.“[62]

Damit Verkehrstherapie gut und effektiv funktioniert, sollte sie, wie jede Psychotherapie, in einem geschützten Rahmen stattfinden. Verschwiegenheit ist unabdingbar, das Setting muss für Psychotherapie gut geeignet sein, es ist nötig, Motivation für die Behandlung herzustellen, den Anlass, das Symptom und die Wünsche des Patienten zu verstehen und darauf einzugehen. Des Weiteren ist darauf zu achten, dass die Beziehungsebene zwischen Patient und Therapeut Sicherheit, Wohlwollen und Verständnis („Achtung-Wärme-Sorgen-Prinzip“ i. S. der Grundsätze von Rogers Klientenzentrierter Therapie bzw. der Gesprächstherapie nach Tausch[63]) beinhaltet. Darüber hinaus sollte der Therapeut kompetent und glaubwürdig sein. Diese Liste zeigt die wesentlichen Elemente des therapeutischen Rahmens, kann aber sicher noch ergänzt werden.[64]

Wie wirkt Psychotherapie nun eigentlich? Es gibt wichtige allgemeine Grundprinzipien, die jenseits der Spezifität der Therapiemethode Beachtung finden sollten. So haben Cooper & Axsom 1998 eine Theorie aufgestellt, die erklärt, dass Patienten sich dann im Rahmen einer Therapie anstrengen und persönlichen Einsatz zeigen, wenn sie einen wirklichen persönlichen Nutzen und Effekt daraus für sich erwarten (effort justification).[65] Die Theorie setzt aber voraus, dass sich die Patienten freiwillig dieser Therapie unterziehen. Dies weist darauf hin, dass es im Rahmen der Verkehrstherapie bedeutsam ist, dass sich die betreffenden Patienten intrinsisch motiviert in der Therapie für sich selbst engagieren. Es ist notwendig, dass der Verkehrstherapeut dem Patienten hilft, diese Hürde in der Therapie zu überwinden und die anfänglich extrinsische Motivation („Ich brauche den Führerschein“, „Ich muss eine Begutachtung machen“) in eine intrinsische Therapiemotivation („Das kann mich im Leben wirklich weiterbringen“, „Es geht mir insgesamt besser, wenn ich meine Probleme in der Therapie löse“) wandelt. Nur eine therapeutische Arbeit kann gelingen, die den Patienten selbst und sein Wohl in den Mittelpunkt der Aktivitäten

62 VPP, 2011.
63 Vgl. Tausch & Tausch, 1990, S. 66 ff.
64 Vgl. Wills, 1982, zit. n. Bierhoff, 2006.
65 Zit. n. Bierhoff, 2006, S. 407.

stellt und nicht das Wohl des Staates oder die Erfordernisse der MPU. Wenn der Patient aber versteht, dass es um sein eigenes, persönliches Wohl in dieser Therapie geht, dann ist er bereit, die damit verbundenen Anstrengungen auf sich zu nehmen und den notwendigen Einsatz zu zeigen. Der Patient hat gerade deshalb Erfolg in der Verkehrstherapie, weil er dafür Anstrengung sowie zeitlichen und finanziellen Einsatz (in Bezug auf die psychologische Aufarbeitung, die Veränderungsarbeit) auf sich nimmt. *„Der Klient scheint zu sich selbst zu sagen, dass die große Anstrengung durch einen Therapiefortschritt gerechtfertigt werden muss, sodass im Endeffekt auch tatsächlich ein Therapiefortschritt eintritt.“*[66]

Dieser Effekt basiert einerseits auf dem natürlichen Streben nach Reduktion von kognitiver Dissonanz,[67] andererseits auf dem Bestreben, Selbstwirksamkeit zu erleben und somit die Kontrolle über die Erlebnisse, die Dinge, die im Leben des Patienten geschehen, wieder in seinen eigenen persönlichen Einflussbereich zu bekommen, also Selbststeuerungskompetenz (wieder) zu erlangen. Dazu ist es hilfreich, sich klarzumachen, dass die betroffene Person den Führerschein ja nicht gerne, absichtlich oder gar freiwillig verloren hat. Das, was geschehen ist (die Verkehrsauffälligkeit, die zum Verlust des Führerscheins geführt hat), ist ja gerade deswegen geschehen, *weil* die betreffende Person eben keine ausreichende Selbstkontrolle besessen hat, also ihr Leben, ihre Handlungen nicht selbst ausreichend kontrollieren bzw. steuern konnte.

Dies führt zu kognitiver Dissonanz und zu dem starken Bestreben der Dissonanzreduktion, um somit die Kontrolle über das eigene Leben wieder zuverlässig in eigenen Händen zu halten. Die betreffenden Personen sind in der Regel schockiert über ihr eigenes Verhalten und die Gefährdung (bzw. Gefährdungspotentiale), die sie selbst ausgelöst haben, und sie wollen sicher nie mehr so wenig Kontrolle über sich und ihre Handlungen haben. Damit dies aber nicht nur ein „Wollen“ bleibt, sondern sie selbst mit ausreichender Sicherheit auch in ihrem späteren Leben keinen derartigen Kontrollverlust erleben müssen, sind sie sehr motiviert, die Ursachen für ihr Defizit an Selbstkontrolle bzw. Selbststeuerung kennenzulernen und sich so zu verändern, dass sie zukünftig verlässlich und mit großer Sicherheit für sich selbst nicht wieder ihr eigenes Leben so sabotieren, wie sie es taten.

Nach der Selbst-Bestätigungs-Theorie[68] ist das Selbstkonzept dann bedroht, wenn das eigene Verhalten der eigenen Einstellung widerspricht. *„Die Person strebt aber danach, ihren Selbstwert zu sichern und Schaden vom Selbst abzuwenden. (...) Wenn das Selbst bedroht wird, verfolgt die Person das Oberziel, die Integrität des Selbstkonzepts wiederherzustellen.“*[69] Daher wird die betreffende Person auch bereit sein, sich

66 Ebd.
67 Vgl. McGuire, 1966, zit n. Weiner, 1988, S. 238 ff.
68 Vgl. Steele, 1988.
69 Bierhoff, 2006, S. 406.

für die Wiederherstellung ihrer persönlichen Integrität, ihres Selbstkonzeptes, ihres Selbstwertes und ihrer Selbstkontrolle bzw. Selbststeuerungsfähigkeit im Rahmen einer Verkehrstherapie einzusetzen. Mit dem intensiven *Einsatz* für den Erfolg der Therapie ist aber schon ein wichtiger Grundstein für den *tatsächlichen* Erfolg der Therapie gelegt.

Grencavage & Norcross haben 1990 in einer differenzierten Metaanalyse weitere wichtige Wirkfaktoren der Psychotherapie zusammengefasst. Die Ergebnisse zeigen, dass die Wirkung von Psychotherapie abhängt ist von:

- **Patientencharakteristiken** (6 %):
  - positive Erwartung, Hoffnung und Glaube
  - ein beunruhigter und inkongruenter Klient
  - ein Patient, der aktiv um Hilfe bittet
- dem **Veränderungsprozess** (41 %):
  - die Möglichkeit für Katharsis und „sich Luft zu machen“
  - Erwerb und Einübung von neuem Verhalten
  - Bestimmung eines neuen Verhaltensprinzips
  - Pflege von Einsicht und Bewusstheit
  - Emotionales und interpersonelles Lernen
  - Feedback und Überprüfung an der Realität
  - Vorschläge
  - Erfolg und Erfahrung der Beherrschung
  - Überzeugung
  - Placebo-Effekt
  - Identifikation mit dem Therapeuten
  - Management unvorhergesehener Vorfälle
  - das Therapeutenmodell
  - Desensibilisierung
  - Edukation bzw. Bereitstellung von Information
- den **Qualitäten des Therapeuten** (21 %):
  - generell positive Persönlichkeitseigenschaften
  - kultiviert Hoffnung, verstärkt Erwartungen
  - Wärme, positiver Respekt
  - empathisches Verstehen
  - soziale Anerkennung als Heiler
  - Akzeptanz
- der **Behandlungsstruktur** (17 %):
  - Verwendung von Techniken und Ritualen
  - Fokus auf die „innere Welt“; Entdeckung von emotionalen Problemen

- Orientierung an einer Theorie
- ein heilendes Setting
- teilnehmende Interaktion
- Kommunikation (verbal und nonverbal)
- Erklärung der Rolle der Therapie und des Patienten

- **Elementen der therapeutischen Beziehung** (15 %):
  - Entwicklung einer Allianz, einer Beziehung
  - Verbindlichkeit
  - Übertragung.[70]

Psychotherapie kann schließlich definiert werden als eine Form der sozialen Einflussnahme, „... *die charakterisiert ist durch:*

- *einen professionellen Helfer, dessen Ausbildung und Fertigkeiten vom Patienten und seinem sozialen Milieu anerkannt werden,*
- *einen Patienten, der in der Regel positive Erwartungen an die Hilfe des Therapeuten hat,*
- *eine beschränke Anzahl (mehr oder weniger in Anlehnung an bestimmte fachliche Regeln) strukturierter Kontakte, bei denen der Therapeut versucht, Veränderungen beim Patienten zu bewirken. Die Mittel, die dazu eingesetzt werden, bestehen vor allem aus verbalen Instruktionen, Überzeugungsversuchen und der gezielten Förderung von Lernprozessen.*“[71]

2.3.2 Kognitive Verhaltenstherapie

„Die Verhaltenstherapie ist eine auf der empirischen Psychologie basierende psychotherapeutische Grundorientierung. Sie umfasst störungsspezifische und -unspezifische Therapieverfahren, die aufgrund von möglichst hinreichend überprüftem Störungswissen und psychologischem Änderungswissen eine systematische Besserung der zu behandelnden Problematik anstreben. Die Maßnahmen verfolgen konkrete und operationalisierte Ziele auf den verschiedenen Ebenen des Verhaltens und Erlebens, leiten sich aus einer Störungsdiagnostik und individuellen Problemanalyse ab und setzen an prädisponierenden, auslösenden und/oder aufrechterhaltenden Problemänderungen an. (...)“.[72] So formuliert Margraf die Definition für Verhaltenstherapie.

Diese inhaltlichen Kriterien treffen auch auf die Verkehrstherapie zu. Die empirische Psychologie ist ihre Grundlage. Verkehrstherapie umfasst störungsspezifische und störungsunspezifische Therapieverfahren, die unter Einbeziehung von Wissen zu Störungen bei Alkohol- und Drogenproblemen, aber auch zu Problemen im

70 Grencavage & Norcross, 1990, S. 373; Übers. d. Verf.
71 Hoffmann, 2005, S. 3.
72 Margraf, 2000, S. 3.

Umgang und mit der Einhaltung von Regeln und mit Aggression eine systematische Besserung der zu behandelnden Problematik anstreben. Die Maßnahmen verfolgen konkrete und operationalisierte Ziele auf verschiedenen Ebenen des Verhaltens und Erlebens und leiten aus einer Störungsdiagnostik und einer individuellen Problemanalyse systematische und individuelle Maßnahmen zur Verbesserung im Bereich prädisponierender, auslösender und/oder aufrechterhaltender Bedingungen ab.

„Die Verhaltenstherapie ist ein moderner Psychotherapieansatz, der neben den tiefenpsychologisch orientierten Verfahren Eingang in die Krankenversorgung gefunden hat, weil seine Wirksamkeit bei vielen psychischen Krankheiten und Problemen hinreichend belegt ist. Ihre Strategie ist eingebettet in eine kontinuierliche Analyse der Problemlage und der Motivation des Patienten sowie der Beziehung zwischen ihm und dem Therapeuten. Zu gegebener Zeit, wenn die Bedingungen des einzelnen Falles hinreichend geklärt scheinen, erfolgt die Therapieplanung, bei der in Kooperation mit dem Patienten möglichst klare Zielsetzungen für die Therapie festgelegt werden und eine Indikation für spezifische Verfahren getroffen wird. Der letzte Schritt beinhaltet dann die Durchführung der Therapie (sprich: die Anwendung der ausgewählten Techniken) sowie den Versuch, erzielte positive Veränderungen zu stabilisieren.“[73]

Die behandelten Krankheiten heißen im Bereich konkreter Verhaltensprobleme Missbrauch oder schädlicher Konsum von Alkohol oder Drogen, Abhängigkeit von diesen Substanzen oder möglicherweise Persönlichkeitsstörung u. a. Im Bereich der prädisponierenden, auslösenden oder aufrechterhaltenden Bedingungen dieser und anderer Verhaltensprobleme ist etwa an Angststörungen oder Störungen aus dem depressiven Formenkreis, bedingt etwa durch eine Problematik maladaptiver Schemata, oder an eine Anpassungsstörung zu denken, die jeweils zu einer Selbststeuerungsproblematik geführt haben. Wobei es in der Verkehrstherapie weniger um Krankenversorgung geht als um Behandlung dieser Störungen mit dem Ziel der Erreichung von zuverlässiger Selbststeuerungsfähigkeit. Hier haben sich u. a. kognitive Therapieverfahren als hilfreich erwiesen.

Durch den Materialismus[74] waren Entwicklungen wie die des Behaviorismus möglich – also die (zunächst) mechanistische, physiologische, materialistische Betrachtung des Menschen (vgl. 1. Welle der Verhaltenspsychologie, vertreten durch Forscher wie Pawlow, Watson, Skinner, Thorndike u. a.). Aber die Verhaltenspsychologie hat schon bald erkannt, dass der Geist bzw. die Persönlichkeit des Menschen im Sinne einer Verhaltensauswahl und -steuerung eingreift. Therapeutische Konzepte haben Denken, Erleben und Verhalten in einen Zusammenhang gebracht und so wirksame Methoden der Verhaltensbeeinflussung und -steuerung geschaffen (2. Welle

73 Hoffmann, 2005, S. 4.
74 Vgl. Schorr, 1984, S. 15.

der Verhaltenspsychologie und -therapie der „Kognitiven Wende", vertreten etwa durch Forscher wie Ellis, Beck oder Meichenbaum). Etwa gleichzeitig hat man die therapeutischen Grundhaltungen des „Achtung-Wärme-Sorgen-Prinzips" der klientenzentrierten Therapie formuliert, die heute aus kaum einer Psychotherapieform mehr wegzudenken sind. Die Berücksichtigung und Steuerung der Emotionen sollte nun auch in der Verhaltenstherapie eine zunehmend große Rolle spielen. Auch hat man beispielsweise akzeptiert, dass Kindheit und Jugend einen enormen Einfluss auf Erleben und Verhalten des Menschen haben. Konzepte wie das der Schematheorie[75] zeigen, dass das erwachsene Erleben und Verhalten ganz erheblich durch die Erlebnisse und die gelernten Strukturen der frühen Lebensgeschichte geprägt und einer wirksamen therapeutischen Beeinflussung zugänglich sind. Es erfolgt damit eine Integration anderer psychotherapeutischer Ansätze und Sichtweisen zu neuen Therapiekonzepten in der 3. Welle der Verhaltenspsychologie bzw. -therapie.

Hier werden nun besonders die lange seitens der Verhaltenstherapie vernachlässigten Emotionen, ihre Bewusstmachung, ihre Regulation und ihre Befriedigung in den Mittelpunkt gestellt.[76] Als neues Mittel der Emotionsregulation werden neben den bekannten therapeutischen Veränderungskonzepten schließlich achtsamkeitsbasierte psychotherapeutische Ansätze angewendet.[77]

Es zeigt sich also, dass die wissenschaftliche Verhaltenspsychologie und Verhaltenstherapie neben Konditionierungsprinzipien auch innere Prozesse, Erlebnisse, deren Repräsentationen in uns, Gedanken, Emotionen, Glaubenshaltungen, Einstellungen, Überzeugungen, Werthaltungen, ihr Entstehen im Verlauf unserer Lebensgeschichte und die Persönlichkeit als den Ort, in dem dies alles stattfindet, als wesentlich erkannt hat. Somit wird deutlich, dass das äußere beobachtbare Verhalten seine Bedingtheit, also seine Wurzeln, in der individuellen Psyche findet. Es ist daher sinnvoll, dass die Verkehrspsychologie diese Erkenntnisse im Bereich der Rehabilitation nun zielgerichtet und umfassend umsetzt. Das Ergebnis ist die Entwicklung der Verkehrstherapie auf Basis der modernen kognitiven Verhaltenstherapie.

2.3.2.1 Konditionierungstheorien

Im gesamten Kontext des in der Verkehrstherapie problematisierten Verhaltens findet sehr viel Konditionierung statt. Aus neutralen Reizen werden konditionierte Signale an Körper und Psyche. So könnte beispielsweise das Glas Bier nach dem Feierabend für eine Person wichtig werden, weil sie nach dem Genuss dieses Bieres Entspannung fühlt. Mit fortschreitender Übung dieses Ablaufes (nach der Arbeit Bier trinken) wird diese Person bereits dann schon Entspannung spüren, wenn sie den ersten Schluck

75 Vgl. Young & Klosko, 2008.
76 Vgl. Hauke, 2006, und Young et al., 2008, S. 38.
77 Vgl. Heidenreich & Michalak, 2006, und Gmerek, 2009.

vom Bier genommen hat, ohne den tatsächlichen physiologischen Effekt, dass der Alkohol im Verdauungstrakt über das Blut vom Körper aufgenommen wird und im Gehirn seine Wirkung entfaltet. Mit mehr Übung wird diese Person bereits dann Entspannung fühlen, wenn das Bier gebracht wird und vor ihr auf dem Tisch steht. Noch mehr Übung führt dazu, dass bereits das sich Niederlassen auf dem Stuhl im Kreis der Stammtischkollegen und das Bestellen des Bieres für Entspannung sorgt. Bei noch mehr Übung wird dann bereits das Öffnen der Gaststättentüre Entspannung hervorrufen und den Biergeschmack gefühlt auf die Zunge bringen. Durch weitere Übung wird für den Patienten schon allein der Gedanke daran, dass bald Feierabend ist, dass er dann mit dem Auto zu seiner Stammkneipe fahren wird, dort seine Freunde treffen wird, sich am Tisch niederlassen wird, ihm dann der Wirt ein schönes kühles Bier bringen wird, das in einem durch die Kühle beschlagenen Glas vor ihm stehen wird, welches er dann nehmen und trinken wird, und dass er sich dann gut fühlen wird, Entspannung hervorrufen – noch während ihn der Chef bei der Arbeit wegen seiner Tagträumerei ermahnt.

Was hier geschieht, ist natürliches, übungsbedingtes, nicht therapeutisches „chaining“ (Verkettung): Ein neutraler Reiz wird (durch Belohnung mit einem primären Verstärker, Übung und Kontiguität) zum konditionierten Reiz, der wieder den nächsten neutralen Reiz zum konditionierten Reiz macht, etc. Infolgedessen wird das Belohnungszentrum im Gehirn dieser Person auf diese bestimmte, angenehme Empfindung „geeicht“. Andere Dinge werden demgegenüber nicht so leicht jenen Entspannungsgrad bei der betroffenen Person hervorrufen wie das kühle, frische Bier, das er sich nur vorzustellen braucht. Damit allerdings diese Entspannungskonditionierung funktioniert, wird dieser Mensch immer wieder das Entspannungserlebnis mit dem Bier suchen (Übung). Und weil das so gut funktioniert, so angenehm ist, so einfach verfügbar ist und ihm auch noch Kontakt mit ähnlich entspannten Menschen einbringt, wird er, weil er selbst häufig angespannt ist und keine Alternative weiß, immer mehr Zeit in dieser Situation verbringen und sie immer häufiger aufsuchen und länger darin verharren – und immer mehr trinken.

Es ist notwendig, dass der Verkehrstherapeut mit solcher Art von Verhaltensaufbau umgehen und intervenierend Einfluss nehmen kann. Bedeutsam ist etwa die Löschung des Verhaltens durch aversive Stimuli oder (besser) Ausbleiben weiterer Verstärkung, also durch das konsequente Meiden der Trinksituation und des Alkohols.[78] Dabei ist zu bedenken, dass Bestrafung das bestrafte Verhalten zwar unterdrückt, es aber nicht wirklich löscht.[79] Deshalb ist das Erlernen von Alternativverhalten notwendig. Intermittierende Verstärkung, also das nur noch seltene Konsumieren von Alkohol (als positiver Verstärker), weil man nicht darf, bei gleich häufigem Aufsuchen der

78 Vgl. Reinecker, 2005, Bestrafung; vgl. Hautzinger, 2005.
79 Vgl. Estes, 1944.

früheren Trinksituation, wäre verhaltenstheoretisch problematisch, weil dadurch das frühere Verhalten noch tiefer konditioniert würde, also die Verhaltenswahrscheinlichkeit (Trinken) erhöht würde, wenn man wieder darf. Deshalb ist der Wechsel des Umfeldes von entscheidender Bedeutung, da hier ein neues Lernen unbelastet von früheren Konditionierungen stattfinden kann und das alte Verhalten durch mangelndes Praktizieren allmählich an Valenz (also an Bedeutung) verliert.

Ebenso ist es kritisch zu betrachten, wenn Patienten weiterhin sogenanntes alkoholfreies Bier konsumieren, denn dieses reiht sich nahtlos in die gelernte Verhaltenskette ein. Ohne die faktisch-physiologische Verstärkung durch Alkohol zu bieten, bewirkt es dennoch eine Aktivierung des Belohnungszentrums durch die Ausschüttung des Neurotransmitters Dopamin.[80] Alkoholfreies Bier hat die gleiche Farbe wie normales Bier, es sieht so aus, es riecht so, es wird in ähnlichen Gläsern und ähnlichen Mengen serviert wie normales Bier; es erlaubt das gleiche Anstoßen in der gleichen feucht-fröhlichen Runde in der gleichen Bar mit den gleichen Gesprächen – ohne weitere Erklärungen, ohne nein zu sagen und ohne die Notwendigkeit, Position zu beziehen, sein Problem zu offenbaren oder wirkliche Veränderungen im Leben vorzunehmen. Es löst die gleichen Erinnerungen an schöne Trinkerlebnisse und schöne Gefühle aus wie „normales" Bier. Es erlaubt einem, genauso weiterzumachen wie zuvor. Dadurch geschieht keine Verhaltenslöschung, sondern die Konditionierung bleibt erhalten, und die Tendenz, sich die konkrete physiologische Verstärkung durch die Alkoholwirkung im Belohnungszentrum wiederzuholen (also „normales" Bier zu trinken), sobald das möglich ist (man wieder „darf"), steigt. Auf diese Weise tritt keine Veränderung der psychischen Verhaltensdisposition ein.

Vordergründig mag man mit alkoholfreiem Bier zufrieden sein, denn es wird somit auf der Verhaltensebene eine Veränderung durch Alkoholverzicht festgestellt. Allerdings sind die Ursachen der starken Entspannungsnotwendigkeit (oder ein anderer zu erreichender Effekt, denn aus diesem Grunde wird das Bier ja überhaupt erst zur positiven Verstärkung für die betroffene Person, weil dessen subjektive Vorteile – psychisch – für die Person wichtiger sind als dessen Nachteile, die mit dem Konsum in Kauf genommen werden) dadurch aber nicht gelöst. Dieses Beispiel zeigt, dass es eben nicht nur um die Problemlösung auf der Verhaltensebene geht, sondern um die Veränderung auf der Ebene der dysfunktionalen psychischen Konzepte (d.h. hinderliche problematische Überzeugungen, Oberpläne oder Schemata).

Was hier thematisiert wird, ist nicht nur eine Konditionierung des Verhaltens, sondern auch des Belohnungszentrums im Gehirn. Dieses befindet sich in medialen Vorderhirnbündel und besteht unter anderem im nucleus accumbens (NA) und im ventralen Tegmentum (VTA). In Letzterem kommen Signale aus verschiedenen

80 Vgl. Oberlin et al., 2013.

Körperregionen an, die zeigen, wie sehr verschiedene Grundbedürfnisse oder konditionierte Bedürfnisse gestillt werden. Vom VTA wird diese Information mithilfe des Dopamins an den NA weitergeleitet und Glücksgefühle entstehen unter anderem auch in der Projektion in den präfrontalen Cortex.

Das Belohnungszentrum reagiert normalerweise auf die unterschiedlichsten Reize mit Befriedigung, Lust, Freude, Zufriedenheit, Erfüllung, Wohlbefinden etc. Wird allerdings eine bestimmte Substanz zu häufig zugeführt, entsteht ein Überangebot von Dopamin in NA und VTA. Folglich reagiert das Gehirn in den angesprochenen Zentren mit der notwendigen Reduktion der Dopaminrezeptoren, da ein Dopaminungleichgewicht ungünstige psychische und körperliche Auswirkungen haben kann (hinsichtlich „Schizophrenie", „Motivation", „Bewegung" oder „Parkinson"). So erleben die betreffenden Personen eine schleichende Veränderung dahingehend, dass sie sich zunehmend nur noch dann gut fühlen, wenn sie die gewohnte Substanz zu sich nehmen, und immer weniger gut, wenn sie diese nicht zu sich nehmen. Die Aktivität im Belohnungszentrum, also die dortige Dopaminkonzentration, wird (ohne Präsenz des süchtig machenden Stoffes) allmählich geringer, und die betreffenden Personen fühlen sich zunehmend unbefriedigter, „leerer" und weniger glücklich. Dies erklärt die Entstehung negativer Folgen des übermäßigen Konsums wie etwa einer Depression (o. Ä., vgl. „schädlicher Konsum" ICD-10). Hintergrund ist somit die allmählich zunehmende Konditionierung des Belohnungszentrums auf eine bestimmte, süchtig machende Substanz, wie etwa den Alkohol oder verschiedenste Drogen.

Therapeutisch ist es sehr sinnvoll, auf diese Art von Konditionierung des Belohnungszentrums hinzuweisen und einzugehen. Es ist nötig, dass der Patient sein Belohnungszentrum und dessen Konditionierung durch den in problematischer (eben in missbräuchlicher oder abhängiger) Weise konsumierten Stoff kennen und steuern lernt. Der Patient muss sein Belohnungszentrum rekalibrieren bzw. „normalisieren", indem er sich wieder durch die Erfahrung von „normalen" Reizen dazu bringt, Zufriedenheit, Freude und Wohlgefühl zu empfinden, dass das Belohnungszentrum also nicht nur dann Wohlbefinden signalisiert, wenn z. B. „Bier" oder „Kokain" konsumiert wird. Dazu ist der Verzicht auf Bier bzw. Alkohol und Drogen allgemein von sehr großer Bedeutung, jedenfalls für längere Zeit (ein Jahr Verzicht ist vergleichsweise kurz, wenn man bedenkt, wie lange das Belohnungszentrum gebraucht hat, um die konditionierte Reaktion auf den jeweiligen Stoff in vollem Umfang zu entwickeln). Eine weitere Möglichkeit besteht in der Neukonditionierung des Belohnungszentrums mit dem Ziel, dass der Patient mit dem übermäßig konsumierten Stoff nicht mehr angenehme, positive, entspannende Eindrücke, Gedanken und Gefühle verbindet, sondern Ekel vor Alkohol, Drogen o. Ä. zu empfinden lernt oder entsprechend konditioniert wird.[81]

81 Vgl. Schorr, 1984, S. 100.

Die Verkehrstherapie findet in dieser Zeit des Verzichts statt und arbeitet auf, welche Defizite der Patient ohne den gewohnten Problemstoff erlebt, warum er diese Defizite erlebt, in welcher Situation diese Defiziterlebnisse auftauchen und mit welchen Gefühlen und Gedanken sie verbunden sind. Auf diese Weise erhält man exzellente Hinweise auf den psychischen Ursprung der Hinwendung zum Suchtstoff. Ob der Verzicht auf die konditionierte Substanz in Zukunft vorübergehend oder dauerhaft (mit Zufriedenheit, also „Abstinenz") notwendig ist, hängt von der Tiefe des Alkohol-/Drogenproblems bzw. der Konditionierungstiefe ab, also der Frage, ob eine Missbrauchs- oder eine Abhängigkeitsproblematik entstanden ist, mit welchen Ausprägungen und wo sich der Patient auf diesem progressiven Kontinuum der substanzinduzierten Problematik befindet.

Konditionierung funktioniert im Verhalten weitgehend ohne bewusste psychische Beteiligung. Aber das (beispielsweise) starke Entspannungsbedürfnis (also die positiven Erwartungen an den Konsum, weswegen all die negativen Auswirkungen des Konsums toleriert werden), das überhaupt die Konditionierung etwa auf den Reiz „Bier" möglich machte, das stellt eine psychisch relevante (Problem-)Dimension dar, die im Bewusstsein bearbeitet werden kann. Wenn der oben genannte Mensch also weiterhin so viel Stress erlebt, dass Entspannung so oft und so wenig kontrollierbar notwendig ist, dass er sich damit selber schadet (etwa mit übermäßigem Alkoholkonsum und Alkoholfahrten infolgedessen), dann stimmt in seinem Leben etwas nicht. Er hat dann wahrscheinlich ein Problem mit seiner Selbststeuerung, das ihn dazu bringt, Dinge zu tun, die er gar nicht tun will. Dieses zu intensive Erleben von Stress kann mit der problematischen Art seines Denkens zusammenhängen.

2.3.2.2 Kognitiv-behaviorale Therapien

Die „Kognitiv-behavioralen Therapien" (die Kognitive Therapie nach Beck, die Rational-Emotive Therapie nach Ellis und Meichenbaums kognitive Bewältigungstrainings)[82] basieren auf den philosophischen Wurzeln der Antike. Bekannt geworden ist die Lehre von Epiktet (etwa 50–135 n. Chr.): *„Nicht die Dinge selbst beunruhigen die Menschen, sondern die Vorstellungen von den Dingen"*, und: *„Verwechsle nicht die Dinge mit deinen Vorstellungen"*.[83] Seine *„Zweifel an der inhaltlichen Validität und der therapeutischen Effektivität der Psychoanalyse führten etwa Albert Ellis zur Entwicklung eines neuen Verfahrens, das er zunächst ‚Rationale Therapie' (‚rational therapy') nannte"*.[84] Da aber emotionale Aspekte im Rahmen seiner Theorie eine wesentliche Bedeutung besitzen und in der Abgrenzung zur bisherigen behavioristischen Tradition, ergänzte er den Namen in „Rational-Emotive Therapie" (RET), später

82 Vgl. Grawe et al., 1994, zit. n. de Jong-Meyer, 2000, S. 513.
83 Vgl. de Jong-Meyer, 2000, S. 509.
84 Schorr, 1984, S. 143 f.

„Rational-Emotive Verhaltenstherapie“ (REVT) oder „Rationale Psychotherapie“: *„Die rationale Psychotherapie (...) leitet sich von der Hypothese ab, dass die bedeutsamsten menschlichen Emotionen und Handlungen einschließlich neurotischer Gefühle und neurotischen Verhaltens sich von grundlegenden Annahmen, Überzeugungen oder Philosophien ableiten, die das Individuum bewußt oder unbewußt vertritt.“*[85]

Diese Therapiemethode fußt auf der Erkenntnis, dass nicht die Situation A, die ein Mensch erlebt, direkt die erlebten Konsequenzen in seiner Psyche (Gefühle) und seinem Verhalten (z.B. Trinken) hervorruft, sondern, dass diese Konsequenz (C) durch seine Annahmen, Überzeugungen und Gedanken (B) im Zusammenhang mit der erlebten Situation erst erzeugt wird. Durch Methoden der Disputation (D) werden neue Erkenntnisse (E) generiert und so die nachteiligen Gedanken durch konstruktive, hilfreiche, realistische und insbesondere selbstakzeptierende Gedanken ersetzt.

Ellis nennt zunächst elf, später zwölf markante *„irrationale Ideen, die psychische Störungen verursachen und aufrechterhalten“*.[86] So führt etwa die *„Meinung, dass man sich nur dann als wertvoll empfinden dürfe, wenn man in jeder Hinsicht kompetent, tüchtig und leistungsfähig ist“*, zu verschiedenen problematischen Konsequenzen. Eine davon ist, dass sich die betreffende Person nicht in sich selbst als wertvoll empfindet (was auch eine mögliche Ursache, ein „Core Belief“ sensu Beck sein kann). Eine andere ist, dass sich diese Person in extremer Weise bemühen und anstrengen wird, berufliche und soziale „Leistung“ zu zeigen (etwa Perfektionismus und Aufopferung), um auf diese Weise das Gefühl haben zu können, wertvoll und liebenswert zu sein. Diese Haltungen (B) führen einerseits zu Erfolgserlebnissen und positiven Gefühlen (C), was deren Aufrechterhaltung zum Teil begründet (operante Konditionierung). Andererseits führt dieser Zwang zum Leistungsparadigma rasch zu Überforderung, Druck und möglicherweise „Burnout“, verbunden mit sehr negativen Gefühlen wie Traurigkeit, Selbstzweifel, Einsamkeit, Wut und verschiedenen Ängsten. Dadurch ergibt sich eine zweite Konsequenz, die des Verdrängungswunsches, weil diese negativen Gefühle programmatisch immer wieder auftauchen. Da sie allerdings aufgrund des unbewussten „Grundprogramms“ der Person bisher nicht veränderbar waren, stellt sich die weitere Konsequenz des Erlebens von Hilflosigkeit und schließlich möglicherweise das Syndrom der „erlernten Hilflosigkeit“ ein. Aufgrund der hohen subjektiven Bedeutsamkeit dieses Prozesses ist in der Folge möglicherweise mit einer Depression zu rechnen.[87]

Die Unausweichlichkeit dieser Gefühle und ihrer Konsequenzen mündet schließlich möglicherweise in dem einzigen Mittel, das in dieser unkontrollierbar scheinenden innerpsychischen Welt wenigstens zeitweise Abhilfe schafft: Alkohol oder Drogen.

85 Ellis, 1959, S. 301, zit. n. Schorr, 1984, S. 144.
86 Zit. n. Schorr, 1984, S. 148.
87 Vgl. Seligman, 1975, zit. n. Weiner, 1988, S. 208 ff.

Die Entwicklung eines Alkohol- oder Drogenproblems ist durch häufigen Alkohol- oder Drogenkonsum in steigenden Mengen wahrscheinlich und mit diesem die Wahrscheinlichkeit für das Auftreten von Straßenverkehrsteilnahmen unter Alkohol- oder Drogeneinfluss. Von diesen wird schließlich eine polizeilich auffällig, und durch den nachfolgenden Führerscheinentzug motiviert, sucht die betreffende Person eventuell einen Verkehrstherapeuten auf, der mit ihr gemeinsam ihr Problem aufarbeiten und einer Lösung zuführen wird. Das notwendige Mittel dazu ist die Veränderung ihrer irrationalen Grundhaltungen, die diese Störung verursacht haben, und das Erlernen und Anwenden einer konstruktiven, realitätsangemessenen, angenehmen oder/und hilfreichen Haltung.

Die Möglichkeit, die sich durch die kognitiv-behaviorale Therapie für die bewusste Selbststeuerung ergibt, ist außergewöhnlich. Dem Patienten wird ein Weg aufgezeigt, seine Art zu denken selbst zu steuern. Auf diese Weise erhält er die Möglichkeit, seine Hilflosigkeit, damit seine Depression und damit seine substanzbedingte Problematik hinter sich zu lassen (und infolgedessen auch die Alkohol- oder Drogenfahrten). Die dadurch erlebte konstruktive und hilfreiche Veränderung seiner Persönlichkeit und seiner Verhaltensweisen wandelt den „Fluch“ des Führerscheinentzugs in den „Segen“ einer positiven Entwicklung der Gesamtperson, die ohne den Führerscheinentzug und die darauf folgende Verkehrstherapie nicht eingetreten wäre.

Der Patient lernt, dass er die Möglichkeit hat, destruktiv, nachteilig oder problematisch zu denken und dadurch destruktive und unangenehme Gefühle zu erleben, welche zu problematischen Handlungen führen. Wegen dieser problematischen Handlungen sitzt er nun beim Therapeuten. Er lernt aber auch, dass er die Möglichkeit hat, selbst „der Chef in seinem Kopf“ zu sein, seine Gedanken selbst zu steuern und auszuwählen. Jede Situation lässt verschiedene Beurteilungen und Sichtweisen zu, und der Patient kann nun für sich einschätzen lernen, ob die eigene, bisher praktizierte Sichtweise angenehm ist, ob sie realitätsangemessen ist, ob sie erfolgreich ist – oder ob es für ihn angenehmere, realistischere, erfolgreiche Betrachtungsweisen derselben Situation geben kann.

Gedanken und Schlussfolgerungen können in ganz unterschiedlicher Weise störungsbildend oder störungsunterstützend sein. Wichtige dysfunktionale Gedanken, Haltungen, Schemata oder Core-Beliefs hat auch Beck in seiner Kognitiven Therapie formuliert.[88] Mithilfe unterstützender Methoden wie Selbstbeobachtung und Gedankenprotokollen, dem „Selbstverbalisationstraining“,[89] dem „sokratischen Dialog“,[90] dem „Gedankenstopp“ oder imaginativer Strategien (und vielen weiteren Methoden) kann das Auswählen und Anwenden der hilfreichen Gedanken gelernt werden.

88 Vgl. z.B. Beck, 1976; für eine integrative Darstellung de Jong-Meyer, 2000, S. 509 ff.
89 Sensu Meichenbaum, vgl. ebd.
90 Vgl. Jensen, 2012.

Die Kognitive Therapie nach Beck wird bei Depressionen, Ängsten, Panikstörungen und Zwangserkrankungen als sehr effektiv eingeschätzt.[91] Für die Verkehrstherapie ist die zuverlässige Selbststeuerungsfähigkeit zentral. Daher erfolgt die Bewusstmachung und Überprüfung der Gedanken und Haltungen, die in Richtung hilfreicher und selbstwertstabilisierender Grundannahmen verändert werden sollen. Diese psychische (innere) Lösung der Grundproblematik erfährt eine wertvolle Ergänzung im Verhaltensbereich durch das Training sozialer Kompetenzen[92] und durch konstruktive Veränderung des Belohnungszentrums im Gehirn, z. B. durch (direkte oder verdeckte) Konfrontationserfahrungen. Die weiteren Inhalte und Vorgehensweisen der in diesem Kapitel beschriebenen Therapiemethoden sind zwar wesentlich für die Verkehrstherapie, jedoch in der einschlägigen Fachliteratur gut beschrieben, weshalb – aus Gründen der Übersichtlichkeit und Lesbarkeit des vorliegenden Textes – auf die entsprechenden Kapitel dort verwiesen wird.[93]

2.3.2.3 Selbstmanagementtherapie

2.3.2.3.1 Grundprinzipien

Wie beschrieben, ist die bewusste Selbststeuerung für Patienten der Verkehrstherapie ein Problem, denn wenn sie dazu in der Lage wären, hätten sie mit hoher Wahrscheinlichkeit keine Auffälligkeit begangen und die vielfachen Probleme, die daraus folgen, vermieden. Das ist der Regelfall. Ausnahmen sind möglicherweise einmalige, zufällige oder aus ganz außergewöhnlichen Situationen heraus entstandene Vergehen mit Unfallfolge. Absichtsvoll herbeigeführte Auffälligkeiten, die etwa als „Rebellion“ bei jungen Menschen oder als „Hilferuf“ zu deuten sind, sind anders zu bewerten. Die damit verbundene Selbstschädigung weist ihrerseits aber ebenfalls auf eine psychische Problematik hin. In der Regel ist jedoch das festgestellte Defizit an Selbststeuerungs- oder „Selbstmanagementkompetenz“ ein wichtiges Merkmal der betroffenen Personen. Daher ist der Ansatz der Selbstmanagementtherapie ein entscheidendes Mittel zur Stärkung dieser Kompetenz.

Belohnungen, also das „Sich-sofort-besser-fühlen-Wollen“, sind ein wichtiges Thema bei Patienten in der Verkehrstherapie. Häufig haben sie wenig Frustrationstoleranz oder eine Tendenz zur Unannehmlichkeitsvermeidung. Die Theorie zum „Delay of gratification“ nach Mischel,[94] die auf der Theorie zum „locus of control“ von Rotter basiert,[95] zeigt, dass die Fähigkeit zum Belohnungsaufschub ein wesentliches Element der Kontrolle und Steuerung des Selbst darstellt. Sofortige Bedürf-

91 Vgl. de Jong-Meyer, 2000, S. 520 f.
92 Vgl. z. B. Hinsch & Pfingsten, 1998.
93 Vgl. Linden & Hautzinger, 2005; Margraf, 2000; Fliegel et al., 1994; u. a.
94 Mischel 1958, 1974 und 1976, zit. n. Amelang & Bartussek, 1985, S. 402 ff.
95 Rotter 1966, vgl. Amelang & Bartussek, 1985, S. 386 ff.

nisbefriedigung benötigt keine kognitive Kontrolle, Belohnungsaufschub hingegen schon. Besonders das Modell der Selbstregulation von Kanfer & Karoly (1972) betont die kognitive Kontrolle. Demnach erfolgt Verhalten in Konsequenz von

1. Selbstbeobachtung und Selbstregistrierung,
2. Selbstbewertung und Vergleich mit Standards und
3. Selbstbelohnung und Selbstbestrafung.

„Selbstkontrolle ist ein Spezialfall von Selbstregulation insofern, als sich das Individuum im Ablauf des Verhaltens in einer Konfliktsituation befindet: Konsequenterweise definiert Logue (1994) Selbstkontrolle auch als die Entscheidung und das Verhalten einer Person für positiver bewertete, aber aufgeschobene Ereignisse (Konsequenzen (...)).“[96]

Viele Patienten der Verkehrstherapie befinden sich in der Situation, dass sie früher ihrer sofortigen Bedürfnisbefriedigung häufig Vorrang gegeben haben. Sie haben sich bei Problemen betrunken, statt sie (durch persönlichen Einsatz) aufwendig zu lösen. Sie haben eine persönliche Unfähigkeit nicht durch lang andauerndes Lernen des richtigen Verhaltens überwunden, sondern sich lieber z.B. einen Joint angezündet, und sie haben hinter dem langsam fahrenden Autofahrer vor ihnen nicht geduldig gewartet, sondern ihren Impulsen nachgegeben und ihn z.B. mit Schimpfen im Überholverbot überholt – und das in der Regel nicht einmal, sondern Hunderte von Malen, bis sie schließlich polizeilich auffällig wurden.

Selbstkontrolle bzw. Selbststeuerung ist also ein sehr wichtiges Entwicklungsziel für diese Personen; damit wird die Selbstmanagementtherapie ein wesentliches Mittel auf diesem Weg dorthin. *„Wenn man nun einen Spezialbereich des Selbstmanagements, nämlich Ansätze der Selbstkontrolle herausgreift, so zeigen sich diese Verfahren speziell dann indiziert, wenn es um Problemstellungen geht, in denen konflikthafte Kontingenzen eine für das Problem stabilisierende Funktion aufweisen. Typische Beispiele dafür sind Probleme im Bereich des Essverhaltens, des Alkoholkonsums, der Abhängigkeit, aber auch sexuelles Verhalten, pathologisches Spielen usw. Kennzeichnend dafür ist, dass diese Verhaltensweisen in der Regel kurzfristig positive, langfristig aber höchst problematische Konsequenzen haben. (...) Aufgabe der therapeutischen Anwendung ist es dann, die bedeutsamen langfristigen Konsequenzen näher an das zu kontrollierende Verhalten heranzurücken.“*[97]

Die betreffenden Personen haben oft den Glauben an die Effektivität oder Wirksamkeit eigenen Handelns verloren oder noch nie besessen. Das äußert sich meist darin, dass diese Patienten allem und jedem die Schuld geben, z.B. für den Verlust des Führerscheins, dafür, dass sie viel getrunken oder Drogen genommen haben, oder

96 Reinecker, 2000, S. 526 f.
97 Reinecker, 2000, S. 537.

dafür, dass sie die Regeln nicht einhalten konnten oder aggressiv werden mussten, weil sich eine andere Person etwa dumm und inkompetent verhalten habe („das muss man doch verstehen ..."). Das Konzept der Selbstwirksamkeit (self-efficacy (Bandura)) basiert ebenso auf dem Rotterschen Konzept des „locus of control", das den Grad des Glaubens an die Bedeutung und Wirksamkeit des Handelns der eigenen Person widerspiegelt.[98] Die Selbstmanagementtherapie hat daher die Aufgabe, den Ort der Kontrolle über das eigene Leben wieder in den Patienten hineinzusetzen, ihm also den Glauben zu vermitteln und entsprechende Selbstwirksamkeitserfahrungen zu ermöglichen, die ihm zeigen, dass er sein Leben, sein Verhalten, sein Schicksal und sein Glück selbst in der Hand hält und durch seine Einstellung, seine Art zu denken, zu fühlen und zu handeln sehr wohl konstruktiv beeinflussen kann.

Der Patient braucht nun Kompetenzerfahrungen in sehr vielen oder allen seinen Lebenssituationen, nicht nur im sozialen Bereich; daher ist das Training sozialer Kompetenzen für ihn wichtig und effektiv, aber nicht ausreichend. Dazu ist es hilfreich, dass Personen sich selbst kennen lernen, ihre Gedanken und Gefühle, ihre Wünsche und Ziele, ihre Motive und Beweggründe erleben und benennen lernen. Auf diesem Weg kommen sie sich selbst nahe, sie lernen über sich zu sprechen und erfahren, dass ihre Sichtweise, ihre Wünsche, ihre Gefühle gehört und berücksichtigt werden, und sie lernen auch, diese einzufordern, wenn sie nicht gehört werden. Oder sie lernen zu warten und es auszuhalten, wenn ihre Wünsche und Bedürfnisse nicht gleich befriedigt werden. All das baut Selbstkompetenz auf und kann vom Patienten selbst in jeder Minute seines Lebens trainiert werden. Auch weil der Patient lernt, sich selbst verdeckt anders als früher zu steuern (coverant control)[99], spricht man von „Selbst"-Managementtherapie.[100]

2.3.2.3.2 Behandlungsplan

Der Behandlungsplan der Selbstmanagementtherapie definiert den chronologischen Ablauf der Psychotherapie durch ein Sieben-Phasen-Modell im Sinne einer Idealvorstellung.[101] Die nachfolgende Darstellung wird in weiten Teilen auf die konkrete Situation eines Alkoholfalles und den Ablauf in der Verkehrstherapie bezogen und dementsprechend erläutert.

1. Eingangsphase: Schaffung günstiger Ausgangsbedingungen

Im Erstgespräch geht es zunächst um Beziehungsaufbau, die Schaffung der „therapeutischen Allianz", in welcher der Therapeut als professioneller Helfer agiert, nach

98 Rotter 1966, vgl. Amelang & Bartussek, 1985, S. 386 ff.
99 Vgl. Reinecker, 2005, Selbstverstärkung, S. 263 ff.; vgl. Roth, 2005, Verdeckte Konditionierung, S. 303 ff.
100 Weiterführende Literatur: Reinecker, 2000; Kanfer et al., 2006.
101 Vgl. Kanfer et al., 2006, S. 111 ff.

dem Grund der Kontaktaufnahme fragt und die Anliegen des Klienten mit diesem gemeinsam vorläufig konkretisiert. Es wird klargestellt, dass der Klient in der Therapie notwendigerweise an sich selbst arbeiten muss, und zwar mit Selbstkritik und der Übernahme von Verantwortung, um eine Veränderung zu erreichen. Im Wesentlichen geht es um den Aufbau von Vertrauen, das dadurch entsteht, dass der Klient in der Situation mit dem Therapeuten zunächst erzählen kann, was ihn herführt, was ihn bedrückt, was ihm passiert ist und was seinen Wunsch und sein Interesse an einer Therapie begründet, und warum er gerade jetzt und zu diesem Therapeuten kommt. Auch Fragen stellen zu können und Unsicherheit reduzierende Informationen zu erhalten, ist ein wesentlicher Punkt zu Beginn der Therapie. Hierdurch wird ebenso Vertrauen aufgebaut und der Therapeut in der Expertenrolle bestätigt. Dabei ist es wichtig, dass der Klient sich als wertvoll dadurch wahrnimmt, dass ihm aufmerksam zugehört und er in seinem So-sein wertgeschätzt wird. Dazu gehört auch das Anbieten einer frisch zubereiteten Tasse Kaffee oder Tee, ein bisschen Smalltalk, Lachen und Augenkontakt, also die aktive Zuwendung des Therapeuten zum Klienten.

Wenn klar ist, was sich der Klient vom Therapeuten wünscht, dann ist dies zu konkretisieren. Genauer betrachtet handelt es sich beim Therapieeinstieg zunächst um die Feststellung der Präsentationssymptome (also hier z. B. den Führerscheinverlust aufgrund einer Fahrt unter Alkoholeinfluss), den zu klärenden Überweisungskontext und die damit verbundene Eigenmotivationsklärung, also den *Anlass*, der dazu führt, dass eine Person zur Therapie erscheint. Die Person formuliert dann ihr *Anliegen*, ihre Ziele, und ihre Gedanken, wie ihr die Sitzungen helfen könnten, diese Ziele zu erreichen. Dieses Anliegen wird dann gemeinsam konkretisiert zum *Auftrag*. Im nächsten Schritt klärt der Therapeut, was er tun kann bzw. glaubt, tun zu müssen, und versucht den Klienten dafür zu gewinnen. Damit entsteht ein Therapiekontrakt, der explizit in Stichpunkten ausformuliert ist und Ziele beinhaltet, die im Therapieverlauf immer wieder neu mit konkreten Inhalten gefüllt und damit immer weiter spezifiziert werden. Mit diesem Therapiekontrakt wird der Klient zum Patienten.

Zum Erstgespräch gehört aber auch, eine erste Personenskizze mit Alter, Familienstand, Beruf, Freizeitaktivität und anderen wichtigen Daten der Person. Das beinhaltet das Erstellen einer Anamnese, welche das aktuelle Leben, Stressoren, Probleme, soziales Umfeld, Grundängste, Copingstile (Bewältigungsstrategien), ggf. bewusst erlebte Schemata und wichtige Emotionen bzw. die Emotionsregulierung mit einbeziehen kann. In einem zweiten Schritt sind psychodiagnostische Verfahren angezeigt, die eine sehr genaue Erkenntnis über die Person, ihre Persönlichkeit, ihre persönlichen Stile, ihre Probleme, Symptome und Störungen ermöglichen. Diese erste Phase der Therapie kann eine oder mehrere Stunden in Anspruch nehmen. In den ersten zwei Stunden ist es gerade bei der Verkehrstherapie hilfreich, dem Patienten nicht direkt zu widersprechen, um die Vertrauensbildung nicht zu erschweren.

Diese ist wegen des „forced compliance"-Kontextes (also der von einigen Patienten gefühlte, externale Zwang zur Veränderung, welcher zunächst Reaktanz hervorruft) im gesamten Feld der verkehrspsychologischen bzw. verkehrstherapeutischen Rehabilitation nicht einfach zu erreichen und braucht sorgfältige Pflege.

2. Motivierungsphase

Immer wieder ist auch – wie in jeder Psychotherapie – Motivationsarbeit nötig, besonders zu Anfang, damit der Patient versteht, dass eine notwendige Veränderung nicht oberflächlich geschehen kann und dass eine Haltung wie „Wasch mir den Pelz, aber mach mich nicht nass" nicht zielführend sein kann. Patienten kommen meist mit einer Externalisierungshaltung, die – wiederum typisch für neurotisches Verhalten – in einer Opferhaltung die Ursachen für ihre „Misere" außerhalb ihrer Person sieht: „Alle anderen sind schuld", z. B. die Polizei, die Führerscheinstelle, aber auch der Psychologe oder – antizipierend – der Gutachter in der MPU, und darüber hinaus kommen alle in Beziehung stehenden Personen infrage, etwa der Partner, Kollegen, Nachbarn etc. Deshalb ist es u. U. immer wieder nötig, hier die Ursächlichkeit in der Person des Patienten zu besprechen und sich gemeinsam vor Augen zu führen. Denn nur, wenn der Patient seine eigene Verantwortung erkennt und akzeptiert, dass diese *in seinen Händen liegt*, hat er auch die Möglichkeit, konstruktiv, also verändernd, *zu handeln* und sich dementsprechend zu entwickeln.

Hier muss der Verkehrstherapeut mit Widerstandsphänomenen unterschiedlichster Art umgehen, die vom Patienten als Vermeidung des Ansprechens wichtiger Themen, als nur begrenztes Sich-Öffnen, als Vermeidung, an sich zu arbeiten, aber auch als Vermeidung einzelner Therapiestunden bis hin zur Vermeidung der Therapiefortsetzung gezeigt werden. Die dabei gelegentlich aggressive Haltung des Patienten darf der Therapeut nicht auf sich beziehen. Dies alles sind normale Phänomene, sie führen aber mitunter dazu, dass die Therapie nur wenig erfolgreich sein kann oder dass der Patient nur wenige Stunden der Therapie in Anspruch nimmt bzw. zulässt und eine notwendige Arbeitshaltung nicht entsteht. Diese Abwehrmechanismen sind konkret anzusprechen. Es ist auch hilfreich, auf die kognitive Dissonanz hinzuweisen, die der Patient erlebt bzw. produziert hat, indem er sich z. B. durch einen viel zu intensiven Umgang mit Alkohol selbst erhebliche (gesundheitliche, soziale, berufliche, finanzielle und andere) Probleme bereitet hat, ohne in der Lage gewesen zu sein, sie zu vermeiden. Er hat sich also ganz erheblich selbst geschadet, und obwohl das nicht wollte, konnte er es aber auch nicht verhindern. Im Sinne des Selbstmanagementkonzeptes ist die Selbststeuerung also gescheitert und diese Klärung im therapeutischen Gespräch führt logisch zu einer intrinsischen Änderungsmotivation.

Um zu klären, was genau der Patient ändern möchte, ist es zunächst notwendig, ihn gut kennenzulernen, damit seine Person, seine Familie, seine Einflüsse, seine Werthaltungen und Ziele und deren Bedeutung nachvollziehbar werden. Bei der Darstellung wesentlicher Erlebnisse kann deutlich werden, unter welcher emotionaler Belastung der Patient steht und was ihm helfen kann – die Therapie wird also bereits hier konkretisiert. Außerdem motiviert das Sich-verstanden-Fühlen den Patienten, sich weiter und tiefer auf die Therapie einzulassen.

Hier wird auch die Auffälligkeit bzw. der Umstand, der zum Führerscheinverlust geführt hat und den aktuellen Leidensdruck begründet, verstehend thematisiert und, wenn es der Patient konstruktiv verarbeiten kann, die erste Konfrontation mit der Alkoholbeziehung des Patienten gesucht, indem polizeilich festgestellte Werte von Alkoholkonzentrationen im Blut gedeutet und mit dem Patienten gemeinsam kritisch aufgearbeitet werden. Der Patient fühlt sich dadurch in seinem Anliegen und in seiner Alkoholbeziehung erkannt und verstanden, was ihn wiederum motiviert, sich für die Therapie weiter zu öffnen.[102]

3. Verhaltensanalyse und funktionales Bedingungsmodell

Missbrauch von Alkohol liegt dann vor, wenn dessen Konsum für die Person so wenig kontrollierbar ist, dass sie auch in solchen Situationen konsumieren muss, in denen dies absolut nicht angezeigt und somit selbstschädigend ist (vgl. DSM-IV, z.B.: *„Wiederholter Alkoholkonsum in Situationen, in denen dies zu körperlicher Gefährdung führen kann, z.B. fährt ein Auto oder bedient eine Maschine unter Beeinträchtigung durch Alkoholkonsum“*[103]). Unter der Annahme, dass die polizeilich festgestellte Alkoholfahrt nicht die einzige jemals erlebte, problematische Lebenssituation, verursacht durch Alkohol, war, handelt es sich also zumindest um ein massives Alkoholproblem, basierend auf einem Defizit an Selbststeuerungskompetenz. Dies ist mit dem Patienten – gegebenenfalls in der Gegenüberstellung von Gebrauch und Missbrauch – zu erarbeiten. Dadurch wird in der therapeutischen Situation der persönliche Bezug vertieft und der Patient erhält erste Einblicke in sein Problemverhalten.

Damit deutlich wird, welche Inhalte und Ziele konkret im Rahmen der Therapie zu thematisieren sind, muss ein funktionales Bedingungsmodell erstellt werden, das die Ursprünge der problematischen Alkoholbeziehung erklärt. Dies ist gemeinsam mit dem Patienten auf Basis der erhobenen Befunde und nach der Auswertung psychodiagnostischer Verfahren zu erarbeiten. Eine erste Herangehensweise an dieses Thema besteht möglicherweise in dem Erstellen einer Positiv-Negativ-Liste in Bezug auf den Alkoholkonsum.

An diesem Punkt wird aber auch deutlich, dass zur Vorbereitung dieser Analyse eine Konkretisierung der vom Patienten bisher geführten Alkoholbeziehung erfolgen sollte. Es muss herausgearbeitet werden, welche Substanzen (etwa welche alko-

102 Weiterführende Literatur: Miller & Rollnick, 2009.
103 Hiller/Zaudig/Mombour, 1997, hier: Kriterien für Alkoholmissbrauch (*kursiv* im Original).

holischen Getränke) er konsumiert, wann und wie er begonnen, in welchem Rahmen, in welchem Umfang und mit welchem Verlauf er was konsumiert hat. Auch wenn Drogen konsumiert wurden, ist das zu thematisieren, da auch diese (möglicherweise als Ersatz) mit dem Ziel einer psychoaktiven Wirkung eingesetzt wurden. In diesem Zusammenhang erhält man viele Hinweise bezüglich der Analyse der Hintergründe und der Funktion des konsumierten Stoffes.

Allerdings erlebt man häufig, dass die Alkoholbeziehung für die Patienten so schambesetzt ist, dass sie erst viel später in der Therapie bereit sind, die eigentlichen Trinkmengen und Häufigkeiten einzugestehen. Daher ist es mitunter sinnvoll, die Alkoholbeziehung (also Trinkmengen, -regelmäßigkeiten, -häufigkeiten, -maxima etc.) bzw. die damit verbundene Lebenslaufanalyse erst später im Therapieverlauf zu erarbeiten, um die gesammelten Erkenntnisse und Veränderungen zusammenzufassen, nämlich dann, wenn die Vertrauensbeziehung zwischen Patient und Therapeut am größten ist. Gelegentlich erlebt man, dass Patienten erst in der Stunde vor der Begutachtung (MPU) „richtig auspacken", also auch die extrem schmerzhaften oder mit Scham besetzten Inhalte und Erlebnisse ansprechen können, weil sie Sorge haben, dass sie in der Begutachtung durchfallen, wenn sie nicht die Wahrheit sagen. Das ist allerdings hilfreich für die Selbsterkenntnis und die Zukunftsstrategie des Patienten im Umgang mit Alkohol. Gegebenenfalls schließen sich daher weitere Therapiesitzungen nach der Begutachtung an.

Wenn – im „normalen" Therapieverlauf – die Positiv-Negativ-Liste erstellt wurde, kann der Patient beginnen, seine eigenen Motive und Interessen, also die von ihm gesuchten Vorteile durch den Umgang mit der Substanz zu benennen. Die vorherige psychodiagnostische Persönlichkeitsanalyse ermöglicht dann die Konkretisierung der persönlichen Konsummotive und deren Bedingungsgefüge. Eine horizontale Verhaltensanalyse macht dabei die in der Positiv-Negativ-Gegenüberstellung gefundenen Effekte und ihren Sinn für die Persönlichkeit nachvollziehbar. Der vom Autor entwickelte „Kognitiv-Emotionale Lebenslauf" (KELL) hilft zu verstehen, wie aus dem Lebensverlauf, den dabei erzeugten Kognitionen, Überzeugungen und Grundhaltungen das Leben prägende Emotionen wurden und wie daraus die für den Alkoholkonsumenten wesentlichen handlungsleitenden Motive (z.B. Flucht, die sich auch im Aufsuchen der psychoaktiven Wirkung von Alkohol bemerkbar macht) entstehen. Eine weitere, z.B. vertikale Verhaltensanalyse[104] (und/oder die Definition aktiver, maladaptiver Schemata im Sinne der Schematheorie[105]) ermöglicht es, in einem vorherigen oder nachfolgenden Schritt die kognitiv-emotionale Grundstruktur, die Grundwerte aus der Kindheit und Jugend und die heute wahrnehmungs- und verhaltenssteuernden Grundüberzeugungen bzw. Schemata konkret zu benennen.

104 Vgl. Caspar & Grawe, 1982.
105 Vgl. Young & Klosko, 2008.

4. Phase der Zielkonkretisierung

Mit den Verhaltensanalysen sind die Therapieziele nun exakter zu fassen und therapeutische, verhaltens- und erlebensändernde Intervention zielgenau auf die Erkenntnisse abzustimmen.

Da in diesem Moment der Therapie bereits sehr viel durch und mit dem Patienten aufgearbeitet und reflektiert wurde, hat dieser nun in der Regel eines seiner großen, zu Anfang gesetzten Ziele erreicht: Er will sich selbst und die Gründe für sein Handeln verstehen können. Dies löst häufig eine wichtige, die Therapie und die Veränderung unterstützende Haltung von Selbstannahme und Verständnis seiner selbst aus, weil er versteht und ihm auch vermittelt wird, dass sein Verhalten auf Basis seiner Erlebnisse und seiner Hintergründe nachvollziehbar ist. Die auf diese Weise erfolgte Validierung seiner Person[106] ermöglicht dem Patienten das Ablegen weiterer Abwehrmechanismen und das Loslassen von Selbstablehnung, was als versöhnlich erlebt wird. Auch das Thema „Selbstvergebung" kann anschließend für den Patienten ein wesentlicher Schritt sein, sich von seinem früheren fehlerhaften Verhalten zu distanzieren.[107]

Unter Einbeziehung dieses Erlebens werden nun die Therapieziele nochmals konkretisiert, wobei der Patient aufgrund des erreichten Effektes möglicherweise noch einmal neu motiviert werden muss, hier weiterzugehen und an den ursächlichen Bedingungszusammenhängen zur Schaffung neuer, stabiler Verhaltensmöglichkeiten und -tendenzen zu arbeiten. Mit der Erkenntnis der beim Patienten aktiven, maldadaptiven Schemata,[108] Grundannahmen bzw. Überlebensregeln,[109] also der früh eingeprägten Glaubenssätze und Werthaltungen, und der Gewohnheit des emotionalen Grundzustandes sind also konkrete Ansatzpunkte gegeben, verändernd tätig zu werden. Der Patient kann an diesem Punkt entscheiden, was er erreichen möchte; daran anschließend sind mit ihm gemeinsam die Therapieziele zu überprüfen und gegebenenfalls zu konkretisieren. Meist wird dabei eine übergreifende Lebenszielidee oder -vision mit einbezogen.

5. Anwendung therapeutischer Verfahren

Nun kommen wesentliche Verfahren zur Anwendung, die eine Veränderung vor allem in den Wahrnehmungs-, Interpretations- und Verhaltensautomatismen, generiert durch die internen Schemata, Grundüberzeugungen und Oberpläne des Patienten, zum Ziel haben. Anwendung finden dabei kognitive Verfahren wie die Rational-Emotive Therapie nach Ellis, die Kognitive Therapie nach Beck, Selbst-

106 Vgl. Linehan nach Stiglmayr, 2008.
107 Vgl. Tausch, 1992.
108 Vgl. Young & Klosko, 2008.
109 Vgl. Sulz et al., 2011.

verbalisationsverfahren sensu Meichenbaum, Rollenspiele, Selbststeuerungstherapie, Eigenverträge, Problemlösetraining,[110] Bewusstmachung, Neinsagen üben, Gedankenstopp, Entspannungsverfahren, Stimuluskontrolle, Vermitteln von Coping-Mechanismen, Talenteliste zur Operanten Verstärkung, auch, wenn angezeigt, eine gestufte Reizkonfrontation in sensu und in vivo, aber auch Achtsamkeitsübungen oder Übungen der Sozialen Kompetenz.[111]

Große Bedeutung hat auch das von Young und Mitarbeitern[112] dargestellte Behandlungsprinzip der Schematherapie. Für manche Patienten ist das Prinzip der begrenzten nachträglichen elterlichen Fürsorge (limited reparenting) von Bedeutung, wodurch sie die Möglichkeit erhalten, ihr Bindungsverhalten zu verändern, neue emotionale Erfahrungen zu machen, frühere Erfahrungsdefizite zu kompensieren und neue Erkenntnisse zu integrieren. Allerdings sind unterschiedliche und auch andere Therapieverfahren je nach Fall sinnvoll, was wiederum die Bedeutung umfassender Diagnostik und des Bedingungsmodells hervorhebt.

6. Evaluation therapeutischer Fortschritte

Um die Therapiemotivation hoch zu halten oder wiederherzustellen, wird der Patient in den Sitzungen immer wieder gebeten, darzustellen, was er bzw. was sich in seinem Leben seit Beginn der Therapie bereits verändert hat. Gelegentlich auch unterstützt durch den Therapeuten finden sich etwa ab der 8.–12. Sitzung durchaus beeindruckende Auflistungen bzw. Neuerungen im Leben des Patienten. Diese sind zu validieren, aber immer wieder auch vom Therapeuten kritisch zu hinterfragen, und es ist stets zu klären, ob der Patient auch genau weiß, wie er diese Veränderungen bisher erreicht hat. Das ist notwendig, damit der Patient das Wissen und Gefühl der Kontrollierbarkeit seiner Entwicklung und seines Verhaltens bekommt sowie die wichtige Überzeugung: „Ich kann mich und mein Leben selbst steuern, zu meinem Vorteil, so, wie ich es möchte und richtig finde."

Es ist überaus wichtig, dass der Patient mit dieser Veränderung in seinem Leben immer wieder Erfahrungen sammelt, die im Rahmen der Therapie zu besprechen und zu bewerten sind und die Steuerung und Anpassung von zukünftigem Erleben und Verhalten ermöglichen. Hier spricht man von Stabilisierung. Allerdings ist nicht automatisch davon auszugehen, dass jede Veränderung, die der Patient erfährt oder in seinem Leben übernimmt, ausschließlich positive Wirkungen hat. Es werden sich, besonders durch die Umwelt, auch nachvollziehbare Widerstände ergeben, die darauf beruhen, dass die gewohnte Person, also der Patient, sich jetzt nicht mehr in der gewohnten Weise verhält. Erst wenn der Patient die Vor- und Nachteile seiner

110 Vgl. Kaiser & Hahlweg, 2000.
111 Vgl. Fliegel et al., 1994; vgl. Kanfer et al., 2006.
112 Young, Klosko, Weishaar, 2008, S. 397 ff.

Veränderung in verschiedensten Lebenssituationen ausführlich erlebt hat, wird er in der Lage sein zu entscheiden, in welcher Weise er sein neues Denken, Fühlen und Verhalten beibehalten möchte. Erst dadurch ergibt sich eine neue persönliche Zufriedenheit und mit ihr die nötige Stabilität der Person und die beabsichtigte Zukunftssicherheit.

Hilfreich sind zur Evaluation auch immer wieder psychodiagnostische Verfahren, die – je nach Zeitpunkt der Präsentation – beim Patienten häufig schon die Erkenntnis generieren: „Das hätte ich früher anders gesehen", oder bei zweimaliger Verfahrenspräsentation einen objektivierbaren Unterschied zwischen früherer und späterer (gegen Therapieende) durchgeführter Fragebogenbearbeitung durch den Patienten ergeben. Im Rahmen der Verkehrstherapie gibt es außerdem eine zweifache automatische Evaluation, die einerseits dadurch gegeben ist, dass sich der Patient nachfolgend seinem Leben wieder stellen muss. Besteht er andererseits die Fahreignungsbegutachtung, so wird ihm von einem externen, unabhängigen Gutachter attestiert, dass er sich konstruktiv verändert hat.

Jenseits der Begutachtung ist jedoch die Legalbewährung bzw. die Bewährung im Lebensalltag das wichtigere Kriterium, also die Frage, ob der Patient nach der Verkehrstherapie wieder in einschlägiger Weise im Straßenverkehr auffällig werden wird. Nur wenn im Rahmen der Therapie die Alkoholproblematik in der Weise erfolgreich gelöst ist, dass die im Patienten und seinem Leben liegenden Ursachen für den Alkoholmissbrauch gelöst oder kompensiert wurden und somit nicht mehr bestehen, darf erwartet werden, dass er Alkohol nicht mehr aus diesem Grund in missbräuchlicher Weise konsumieren und sich damit schaden wird.

Die angemessene Behandlung beinhaltet darüber hinaus auch die Fokussierung auf die Sekundärstörung (Alkoholbeziehung) und mithin die Kontrolle der Eigendynamik der Alkoholgewöhnung und früherer Gewohnheiten im Umgang mit Alkohol. Das beinhaltet die Entwicklung neuer Verhaltensweisen und Kompetenzen, die ihn im Umgang mit sich in zuverlässiger Weise erfolgreicher und zufriedener sein lassen als früher. Da er sich nun zuverlässig selbst steuern kann, wird er auch im Straßenverkehr nicht mehr einschlägig auffallen.

7. Phase der Erfolgsoptimierung

Die Erfahrungen verschiedenster Art müssen vom Patienten in sein Alltagsleben integriert werden und die emotionalen Erlebnisse werden sich im Laufe der Zeit in Abhängigkeit von den gemachten Erfahrungen in sein Gesamtverhalten integrieren, es stabilisieren und im Sinne eines neuen Status quo einspielen. Es entstehen im Normalfall neue Gewohnheiten und das soziale Umfeld hat sich geändert, was nun, gegen Ende der Therapie, nicht mehr als Problem, sondern als Fortschritt empfunden wird. Insgesamt hat der Patient neue Kompetenzen erlernt und verfügt über ein positiveres emotionales Grundempfinden, konstruktivere Erlebnis- und Verhaltenskonzepte und hat damit eine neue Zufriedenheit erreicht. Dies ist eine außerordentlich bedeutsame Entwicklung und eine Notwendigkeit zum Ende der Therapie, denn wenn der Patient nun ohne sein selbstschädigendes Verhalten zufriedener, kompetenter und erfolgreicher ist als vorher, dann wird er mit hoher Wahrscheinlichkeit nicht mehr in das alte, schwierigere, konfliktreichere, gefährlichere und weniger befriedigende Leben zurückfallen.

Die Zukunft breitet sich als weites Feld vor dem Patienten aus, eine Zukunft, in der er aufgrund seiner therapeutischen Veränderung und Stabilisierung keine den früheren Problemen ähnlichen Situationen mehr erleben will. Es ist hilfreich, den Patienten über den Inhalt dessen, was er gelernt und verändert hat, darüber, ob er seine Ziele erreicht hat, und über die Therapie im Allgemeinen resümieren zu lassen – auch hierin zeigt sich der Therapieerfolg. Schließlich gehört zum Sich-Lösen von seiner Problematik auch, dass er sich selbst sein früheres So-sein vergeben kann. Indem er sich von seinem früheren Verhalten vergebend distanziert, macht er sich den zukünftigen, richtigen Weg hinsichtlich Haltung, Denken, Fühlen und Handeln zu eigen.[113]

Weitere rückfallprophylaktische Sitzungen oder etwaige katamnestische Nacherhebungen (*„als abschließende Evaluation des Therapieerfolgs in sinnvollem zeitlichen Abstand zum Therapieende“*[114]) sind für viele Patienten wichtig, aber auch für den Therapeuten zur Klärung der Effizienz seines Vorgehens. Sie signalisieren dem Patienten auch weitere Verbundenheit, persönlichen Halt und unterstützen die Kontinuität seiner Entwicklung.

Die Begutachtung markiert nicht notwendigerweise das Therapieende. Zwar ist es das Ziel, dass das wesentliche Problem, also die Grundstörung (z.B. soziale Phobie) und die Sekundärstörung (Alkohol, Drogen, Regelmissachtung, Aggression etc.), zu diesem Zeitpunkt so weit gelöst sind, dass Selbststeuerung zuverlässig möglich ist und somit keine erneute Auffälligkeit zu erwarten ist. Allerdings haben manche Patienten das Bedürfnis, die Therapie bis zur völligen Beschwerdefreiheit fortzusetzen. Außerdem ist die weitere Auffälligkeitsfreiheit noch nicht belegt und wird sich erst *beweisen* bzw. *bewähren*, wenn der Führerschein wieder da ist, wenn der Patient sich nicht mehr kontrolliert fühlt und nun frei *wäre*, seinen früheren Einstellungs- und Verhaltensgewohnheiten wieder Raum zu geben.

Daher ist es von Bedeutung, den Patienten auch dann noch weiter zu begleiten, wenn die Fahrerlaubnis wieder in seinem Besitz ist. Im Bereich der Verkehrsteilnahme und in anderen Lebenssituationen wird er mit dem Führerschein neue Erfahrungen

113 Vgl. Tausch, 1992.
114 Kanfer et al., 2006, S. 114.

sammeln, bei deren Verarbeitung er Hilfe benötigen könnte. Mit Erreichen der Fahreignung ist aber noch nicht unbedingt die völlige Überwindung der vorliegenden psychischen Problematik verbunden. Darüber hinaus werden manche psychische Störungen – unter anderem Persönlichkeitsstörungen und viele traumabedingte Störungen – therapeutisch länger begleitet. Abhängigkeitsstörungen erfordern nach der Therapie Nachsorge und Rückfallprophylaxe-Sitzungen oder eine Selbsthilfegruppe. Eine weitere Behandlung hängt aber nicht zuletzt davon ab, wie motiviert der Patient ist und welchen finanziellen und zeitlichen Einsatz er zeigen kann.

2.3.2.4 Schematherapie

Bei manchen psychischen Problemen bzw. Störungen genügt es nicht, Gedanken, Haltungen und Überzeugungen im Sinne der kognitiv-behavioralen Therapien kennen und steuern zu lernen, um in stabiler und zuverlässiger Weise emotionale Bedürfnisse befriedigen zu können. Jeffrey Young hat sich bei der Entwicklung seiner Schematherapie an den Ansätzen der Kognitiven Therapie von z. B. Beck und Ellis orientiert und diese weiterentwickelt. Die 11 (bzw. 12) irrationalen, störungsverursachenden Ideen nach Ellis und die Grundhaltungen, die Beck ebenfalls „Schemata" nannte, stellen eine wichtige Basis für seine Theorie dar. Die Behandlung dieser Grundannahmen oder Schemata, die falsch und destruktiv sein können, wurde durch Young aber modifiziert, erweitert und vertieft.

Durch die Integration psychodynamischer Konzepte in die Kognitive Verhaltenstherapie und die Rezipierung von Konzepten aus der Objektbeziehungstheorie, der Bindungstheorie, der Klientenzentrierten Psychotherapie, aus dem Stressmanagementtraining, der Transaktionsanalyse, der Hypnotherapie und der Gestalttherapie hat Young eine integrative Therapiemethode entwickelt. Die Schematherapie ermöglicht es, die Ursachen für die Grundstrukturen einer Persönlichkeit (Schemata) zu entschlüsseln und deren Auswirkungen im Erleben und Verhalten diesen Schemata zuzuordnen.

Das Ziel der Therapie ist die Lösung oder „Entschärfung" von destruktiven Grundstrukturen, die Young „frühe maladaptive Schemata" nennt, also früh erworbene, schlecht angepasste Schemata bzw. Schemata, die eine schlechte Passung (zwischen dem Betroffenen und seiner Umwelt) und daher immer wieder Defizite bei der Befriedigung emotionaler Bedürfnisse bewirken. Er verwendet statt „Schemata" ebenfalls die Bezeichnung „Lebensfallen", weil diese defizitären Grundstrukturen (maladaptive Schemata) dafür verantwortlich sind, dass Personen sehr oft gleichartige Probleme erleben, welche sich vor allem emotional negativ und daneben auf Beziehungen und deren Qualität auswirken.[115]

115 Vgl. Young & Klosko, 2008.

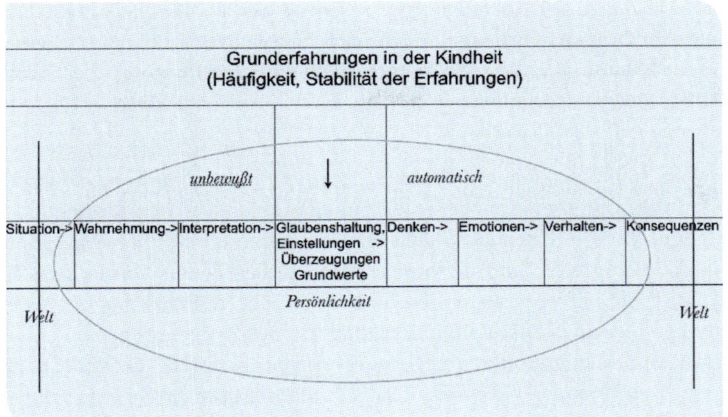

Bild 2 **Integratives Schemamodell: Ein Schema entsteht aus häufigen, relativ stabilen Grunderfahrungen in der Kindheit und prägt neben Wahrnehmung („Brille") und Bewertung von Situationen auch Denken, Fühlen und Tun mit ihren Konsequenzen.**

Der Begriff des Schemas stammt ursprünglich von Piaget, der die Begriffe Schema und Struktur als Abstraktion und als kategorisierende Zusammenfassung von Handlungsweisen gebrauchte.[116] Ein Schema stellt also so etwas wie ein Grundprogramm dar, das als Basis für Denkstrukturen dient, welche wiederum Emotionen auslösen und die ihrerseits zu beobachtbarem Verhalten führen. Diese Handlungen haben spezifische Konsequenzen in der Welt, in der die Person lebt. Auch werden Wahrnehmungen und deren Interpretation durch das Schema bzw. die verschiedenen Schemata der Person organisiert und vorgegeben. Das Schema beinhaltet auch quasi die Brille, durch die die betreffende Person die Welt und die in ihr geschehenden Ereignisse, Situationen und die ihr begegnenden Personen und deren Verhaltensweisen sieht („die Sichtweise"). Dieses so entstehende subjektive Bild bestimmt die Reaktion der betreffenden Person (in Gedanken, Emotionen und Handlungen) und eben nicht die objektive Realität. Auf diese Weise ist die Person durch ihr subjektives Erleben und Verhalten in die Welt eingebettet (vgl. *Bild 2*). Das Schema sorgt weiterhin dafür, dass nicht jeder Vorgang von Grund auf erlebt, durchdacht, bewertet und eingeordnet werden muss, bevor man eine gedankliche, emotionale bzw. Verhaltensreaktion zeigt, sondern durch Schemata sind Menschen in der Lage, ihr Leben durch automatisierte, aber meist unbewusste Abläufe zeit- und ressourceneffizient zu leben. Schemata sind also natürliche und sinnvolle Bestandteile des menschlichen Daseins.

Im Bereich der Verkehrstherapie ist der schematherapeutische Ansatz deshalb äußerst hilfreich, weil viele Personen, die eine Verkehrstherapie in Anspruch nehmen, über destruktive, also „maladaptive Schemata" verfügen. Diese bewirken, dass zentrale

116 Vgl. Montada, 1987, S. 450.

emotionale Bedürfnisse dieser Personen nicht befriedigt werden. Deren Konsequenz ist häufig die Ausbildung der Probleme, welche sich im Symptom des Führerscheinverlustes zeigen: substanzbezogene Störungen (Alkohol bzw. Drogen), aber auch Probleme mit der Regelkonformität und mit aggressiven Auffälligkeiten.

Manche dieser Schemata sind problematisch und erzeugen letztlich schwierige Wahrnehmungen, Interpretationen, Gedanken, Emotionen und Handlungsneigungen, verbunden mit weiteren oder wiederkehrenden problematischen Konsequenzen (Lebensfallen). Da die Schemata unbewusst und automatisch ablaufen, ist es schwierig, darauf zuzugreifen und sie therapeutisch zu bearbeiten. Das ist jedoch häufig nötig, auch bei manchen Patienten im Rahmen der Verkehrstherapie, weil etwa die Entwicklung eines Alkoholproblems (oder eines Drogenproblems, einer Regelkonformitätsproblematik oder einer Aggressionsproblematik) meist deshalb geschieht, weil diese Personen schemabedingt sehr häufig destruktive emotionale Erlebnisse haben, ausgelöst durch destruktive Gedanken, welche auf Basis der Schemastruktur, also der inneren, basalen Grundprogramme bzw. Grundüberzeugungen, relativ konstant vorhanden sind. Diese Grundprogramme entstehen meist in der Kindheit.

Young definiert Grundrechte eines Kindes und geht davon aus, dass vor allem deren Verletzung in der Kindheit, also die Nichterfüllung emotionaler Grundbedürfnisse als Kind, zur Ausbildung von destruktiven oder eben maladaptiven Schemata führt. Diese Grundbedürfnisse sind:

1. *„Sichere Bindungen zu anderen Menschen (schließt Sicherheit, Stabilität, nährende Zuwendung und Akzeptiertwerden ein)*
2. *Autonomie, Kompetenz und Identitätsgefühl*
3. *Freiheit, berechtigte Bedürfnisse und Emotionen auszudrücken*
4. *Spontaneität und Spiel*
5. *Realistische Grenzen setzen und selbst die Kontrolle innehaben.*“[117]

Die Anpassung an die Lebenswelt während der Kindheit hat zur Konsequenz, dass sich beim Kind verschiedene Haltungen und Einstellungen als Antwort auf die erlebten Gegebenheiten herausbilden. Dies sind nicht nur negative, sondern vor allem konstruktive, hilfreiche, effiziente Grundstrukturen, die das normale Leben erst ermöglichen. Da diese Entwicklung in sehr vielen Lebensbereichen geschieht, werden die gelernten Haltungen schließlich unbewusst und automatisch gelebt und in der Regel ein Leben lang beibehalten. Diese Haltungen werden schließlich zu Schemata, indem sie die Person steuern, also ihre Art, die Umwelt, Situationen oder Personen wahrzunehmen und zu interpretieren bzw. zu bewerten, was zu spezifischen Konsequenzen führt. So stellen Schemata die persönliche Eigenart oder das persönliche

117 Young et al., 2008, S. 38 f.

„So-sein“ dar, und werden meist als „ich-synton“ empfunden. Sie können allerdings auch als fern der eigenen Persönlichkeit empfunden werden, als eigentlich nicht zu ihr passend, also „ich-dyston“ sein. Wenn Erlebnisse und Empfindungen bei aktuellen Lebensvorgängen (normalerweise nicht bewusst, sondern im Sinne einer automatischen Reaktion auf Auslösebedingungen) Bilder und Szenen von Verletzungen und sehr problematischen Erlebnissen bzw. Gegebenheiten aus Kindheit und Jugend triggern und das emotionale Erleben und Verhalten negativ oder destruktiv beeinflussen, kann eine Veränderung dieser Schemata nötig oder hilfreich sein, um wieder die Fähigkeit zu erlangen, eigene Bedürfnisse befriedigen und sich darum selbst zuverlässig steuern zu können. Das Ziel ist dann, dass nicht die (unbewusste) Erinnerung an frühere Erlebnisse das Verhalten in heutigen Situationen (eben nicht situationsangemessen) steuert, sondern dass Patienten in die Lage versetzt werden, im Hier und Jetzt nach den Erfordernissen der Realität verantwortlich zu entscheiden und sich zu verhalten, ohne sich selbst zu schaden. Der Patient wird also durch die Therapie in die Lage versetzt, selbstdestruktives Verhalten (Trinken, Drogenkonsum, Regelmissachtung, impulsiv-aggressives Überreagieren, was zu den beobachteten verkehrsrelevanten Auffälligkeiten geführt hatte) nicht mehr zu zeigen, zugunsten eines emotional gesunden, selbstverantwortlichen Verhaltens.

Weil die maladaptiven Schemata im Lebensverlauf immer wieder ähnliches problematisches Erleben und Verhalten erzeugen und eine bestimmte emotional-destruktive Grundfärbung herstellen, was die betreffende Person ohne Hilfe nur wenig beeinflussen kann, kann diese Person (wiederum unbewusst) drei verschiedene Wege wählen, damit umzugehen: Sie kann sich dem Schema fügen und nimmt so wieder eine Kind-Position ein; sie kann sich gegen das Schema wehren und nimmt damit eine rebellische Haltung ein („Gegenangriff“); oder sie kann alle Situationen meiden, die dieses Schema in ihr aktivieren („Flucht“). Alle drei Lösungen sind unbefriedigend, erzeugen aber typische Erlebniszustände, wie etwa Hilflosigkeit, empfindliches Aggressivsein oder Sichverschließen.

Die Analyse der dem Verhalten zugrunde liegenden Überzeugungs- und Einstellungsstrukturen, also des im Verlauf von Kindheit und Jugend in der Ursprungsfamilie (oder der in dieser Zeit vorherrschenden Situation des Aufwachsens) gelernten, damaligen „richtigen“ Verhaltens ist äußerst erhellend und fruchtbringend. Wenn etwa ein Patient – nennen wir ihn Herr S. – durch Beobachtungs- bzw. Modelllernen das rigide, bestrafende, uneinsichtige und diskussionsunfähige Verhalten seines Vaters in sein passives Verhaltensrepertoire aufgenommen hat, so wird er es aufgrund vieler leidvoller Erfahrungen mit eben diesem Verhalten ablehnen (Verhaltensmodus „Gegenangriff“). Die Kehrseite der Medaille ist, dass Herr S. im Alltag durchaus immer wieder das passiv erworbene Verhalten z. B. in Form von Uneinsichtigkeit und Bestrafungsneigung zeigen wird und dass er, weil er Diskutieren nicht ausreichend gelernt hat, dazu neigen wird, seine Gefühle, Bedürfnisse und Wünsche nicht zu äußern. Das gelernte Verhalten wird sich in der einen oder der anderen Weise in seinem Leben zeigen – das Schema, etwa die Bestrafungsneigung, ist in seinem Leben aktiv. Außerdem wird er die Neigung haben, seine häufigen destruktiven Gefühlslagen, denen gegenüber er hilflos ist, anders zu kompensieren – beispielsweise durch Alkohol. Der Konsum wird aufgrund der Häufigkeit und Intensität des erlebten Problems ebenfalls häufig stattfinden, was zur Reduzierung der subjektiv erlebten Wirkung (Habituation durch Gewöhnung) führen wird. Die steigenden Trinkmengen werden schließlich zu einem sekundären Problem, nämlich einem Alkoholproblem führen. Dessen Lösung wird nur durch die schematherapeutische Bearbeitung seiner individuellen Hintergrundproblematik erreicht werden können.

Für Herrn S. ist es daher sehr wichtig zu lernen, die Verletzung, die mit dem Verhalten seines Vaters verbunden war, zu benennen und ihr nachzuspüren. So kommt er zu der Erkenntnis, dass er sich eigentlich ein anderes Verhalten seines Vaters gewünscht hätte, dass eigentlich ein anderes Verhalten seines Vaters richtig gewesen wäre und dass er sich nicht mehr sein Leben lang nach diesem früheren falschen Verhalten seines Vaters richten will und muss und sich davon abgrenzen kann. Er wird im Rahmen der Therapie lernen, seine emotionalen Verletzungen zu identifizieren und zu formulieren, was er von seinem Vater gebraucht hätte, nämlich dass dieser ihn versteht und ihm zuhört, Zeit mit ihm verbringt, seinen Fehlern mit Geduld gegenübersteht, statt ihn ständig zu bestrafen. So wird er in der Lage sein, die Bühne des Schemas „Bestrafungsneigung“ zu verlassen und durch konsequente, aufmerksame, „achtsame“ Selbstbeobachtung die Verhaltensautomatik dieses Schemas zu schwächen und zu relativieren, um eine neue Verhaltensgewohnheit aufzubauen, die jenseits der Bestrafungsneigung und Rigidität des väterlichen Modells existiert, nämlich die Fähigkeit zum verstehenden Diskurs im Sinne eines „gesunden Erwachsenen“.[118]

Dazu hilfreich ist die Grundhaltung des Schematherapeuten, der im Sinne des „limited reparenting“, also der begrenzten „Nachbeelterung“, dem Patienten Hilfestellung indirekter oder direkter Art gibt, um die Konflikte in seinem Leben konstruktiv durch Anwenden „gesunder“ Schemastrukturen dauerhaft zu lösen. Das Ziel ist letztlich der innere Frieden, die Möglichkeit, die schädlichen Erinnerungen loszulassen und abzuschließen. Auf diese Weise kann die im Gehirn fortdauernde Aktivität, die sich vor allem dann in der Amygdala konzentriert, wenn Konflikte noch aktiv sind, abgeschlossen werden. Das Gehirn ist dann im Gedächtnisbereich weniger aktiv, was als friedvoll erlebt wird. Daher ist es sehr hilfreich, seinen Eltern vergeben zu können, wenn man durch die Therapie in der Lage war, die eigenen inneren Konflikte mit ihnen zu lösen und näher zu sich selbst zu finden. Dann ist auch kein Trinken und kein Drogenkonsum mehr nötig, um Frieden zu finden und man ist in der Lage,

118 Vgl. Young et al., 2008.

Regeln einzuhalten oder das übertrieben impulsiv-aggressive Verhalten loszulassen, weil die Belastung aus der Kindheit nicht mehr spürbar, also geheilt ist. – Herr S. wird dies insbesondere dann erreichen, wenn er das, was er in der Therapie gelernt hat, auch in Zukunft durch eine neue Art des Mit-sich-Umgehens praktiziert: die der Achtsamkeit.

2.3.2.5 Achtsamkeit und Akzeptanz

Herr S. möchte sein Lebensprinzip („Schema") stabil verändern: von „rigide bestrafen" zu „Verstehen und Kommunikation". Dieses Unterfangen kommt einem Autofahrer gleich, der ein Auto steuert, das durch einen kleinen Fehler an der linken Vorderradaufhängung die Neigung hat, ohne weitere Einwirkung automatisch nach links zu ziehen: Der Linksdrall des Fahrzeugs muss von einem aufmerksamen Fahrer durch kompetentes Steuern kompensiert werden. Der Fahrzeugführer muss sein Fahrzeug steuern (Selbststeuerungs- bzw. Selbstmanagement-Therapie) und dessen Kurs bzw. sein Steuerungsverhalten stets dahingehend überprüfen, ob die richtige Richtung eingehalten wird, und entsprechend häufig korrigierend eingreifen. Dies erfordert – neben der Reparatur des Fehlers (etwa durch schematherapeutische Methoden) – sehr viel mehr Selbstaufmerksamkeit als früher über die eigenen Antriebe und spontanen Tendenzen in Fühlen und Verhalten und verlangt nach Überprüfung und Korrektur im gewünschten Sinne, also einem achtsamen Umgang mit sich und der Welt. Diese neue Lebenshaltung des In-sich-hinein-Spürens und Sich-Steuerns – im Sinne einer Selbststeuerungsmechanik wie der „TOTE-Einheit" („Test-Operate-Test-Exit") – ist erforderlich, bis das neue, sinnvolle Verhalten zur Gewohnheit und automatisch gelebt wird. Somit kann das alte, destruktive Verhalten als überwunden gelten. Achtsamkeit ist ein entscheidendes Hilfsmittel bei dieser Arbeit, kann aber auch zur dauerhaft praktizierten, neuen Art des Umgehens mit sich und der Welt werden.[119]

Kabat-Zinn definiert Achtsamkeit als eine besondere Form der aktiven Aufmerksamkeitslenkung, die absichtsvoll das Leben im gegenwärtigen Moment fokussiert und versucht, Erlebnisse, Verhalten, Gedanken, Bilder und Emotionen nicht zu bewerten. Er sieht das als Mittel gegen das automatische, gewohnheitsmäßige Funktionieren, was verhindert, dass Menschen sich des gegenwärtigen Augenblicks, ihres Verhaltens und ihrer Erfahrungen voll bewusst werden. Statt automatisierter und starrer emotionaler Denk- und Handlungsmuster wird so flexibles Handeln möglich, das der aktuellen Situation und Realität angepasst ist.[120] Akzeptanz ist – anders als bisherige Psychotherapieformen – eben nicht auf Veränderung ausgerichtet, sondern hat das Ziel, Erfahrungen bzw. Erlebnisse nicht abwehren oder verdrängen zu müssen, sondern aushalten zu lernen. Dies fördert die Selbstkompetenz und

119 Vgl. Heidenreich & Michalak, 2006.
120 Kabat-Zinn, 1990, S. 21, zit. n. Gmerek, 2009, S. 16 f.

ermöglicht Selbsteffizienzerfahrungen. Außerdem bewirkt die Fähigkeit, schwierige oder unangenehme Situationen auf diese Weise meistern zu können und nicht davor fliehen zu müssen, mehr persönliche Stabilität, Gelassenheit und Zufriedenheit. Insbesondere bei problematischem Umgang mit Drogen oder Alkohol ist der Erwerb dieser Fähigkeit von großer Bedeutung.

Achtsamkeit ist eigentlich ein Grundprinzip spiritueller Erfahrung und meint eine bewusste Aufmerksamkeitslenkung, ohne Absicht und ohne Wertung, wie es vielleicht die Buddhisten sagen würden, oder das bewusste Leben im gegenwärtigen Augenblick im Vertrauen auf die liebende Gegenwart Gottes, was eher der christlichen Sichtweise entspricht. – Die Fähigkeit, destruktive Konzepte von sich und der Welt oder maladaptive Schemata hinter sich zu lassen, erfordert es, sich nicht mehr (automatisch) von früheren, destruktiven Erlebnissen und deren Nachwirkungen leiten zu lassen und auch die Fähigkeit, seine eigenen, daraus entstandenen Vorurteile und destruktiven Erwartungen zugunsten der nicht wertenden Aufmerksamkeit für das Hier und Jetzt hinter sich zu lassen. Ebenso ist eine achtsame Haltung unabdingbar für ein erfolgreiches Selbstmanagement, denn der Patient kann Selbstwirksamkeit nur erleben, wenn er aufmerksam und nicht wertend den aktuellen Moment bewusst erlebt. Selbststeuerung erfordert es, dass der Patient die Faktizität des Gegebenen als Basis für sein Handeln wählt. So gelingt die Übernahme von Selbstverantwortung. Achtsamkeit und Akzeptanz sind ein überaus wichtiges Hilfsmittel dafür.

Neben der Behandlung von Substanzkonsumstörungen sind Achtsamkeit und Akzeptanz bei der Behandlung von Depressionen, Angststörungen und Persönlichkeitsstörungen hilfreich.[121] Während erstere im Rahmen der Verkehrstherapie als Sekundärstörungen zu betrachten sind, können letztere Störungsgruppen als primäres Problem, Hintergrundproblem oder Grundstörung fungieren.

Diese Grundstörungen haben etwa Substanzkonsumstörungen zur Folge oder Probleme mit der Regelkonformität oder der Aggressivität, welche sich mitunter als Impulskontrollstörung oder eine andere Form einer Persönlichkeitsstörung erweist.

2.3.3 Weitere therapeutische Konzepte zur Anwendung in der Verkehrstherapie

Oben wurde gezeigt, dass individualpsychologische Ansätze im Rahmen der Verkehrstherapie erfolgreich sein können. Nicolay[122] fokussiert dabei neben Persönlichkeitsstörungen auch andere psychischen Störungen. Daneben bietet die Gesprächstherapie wesentliche Basiskonzepte für das Therapeutenverhalten.[123]

121 Vgl. Gmerek, 2009, S. 26 ff.; vgl. Heidenreich et al., 2006.
122 Vgl. Nicolay, 2000 und 2010.
123 Vgl. Tausch & Tausch, 1990.

Für Patienten mit dissozialen und aggressiven Verhaltensstörungen ist in der Verkehrstherapie insbesondere das schematherapeutische Vorgehen geeignet. Da im Kontext der Verkehrstherapie manchen Problemen Persönlichkeitsstörungen zugrunde liegen, welche sich in Impulskontrollstörungen sowie aggressivem oder kriminellem Verhalten zeigen, kann die Schematherapie besonders hier als Erfolg versprechende Therapiemaßnahme gelten. Als Alternativen nennt Schmidt[124] verschiedene Behandlungsansätze zur Verbesserung der Emotionsregulation und der Impulskontrolle, so etwa das Problemlösetraining (D'Zurilla & Goldfried, 1971) und das Stressimpfungstraining (Meichenbaum & Deffenbacher, 1988). Im Bereich der Borderlinestörung erweist sich das Skills-Training der Dialektisch-Behavioralen Therapie (DBT nach Linehan, 1993, 2004)[125] als effektiv.

Oft haben Patienten der Verkehrstherapie Anzeichen einer teilweisen oder ausgeprägten Alexithymie (Gefühlsblindheit). Das bedeutet, dass sie häufig nicht in der Lage sind, ihr Inneres (v. a. Emotionen, aber auch Gedanken, innere Prozesse) ausreichend wahrzunehmen. Daraus folgen Schwierigkeiten, über innere Zustände zu sprechen, sich damit zu entlasten oder ihr Bedürfnis, ihre Gefühle und Wünsche zu benennen. Stattdessen trinken, kiffen oder „explodieren" sie. Gibt man diesen Patienten mit einem Training der Wahrnehmung und Äußerung ihrer Gefühle und Bedürfnisse die Möglichkeit, sich selbst und diesen Gefühlen, Bedürfnissen oder Wünschen Rechnung zu tragen oder damit gehört zu werden, damit ihnen Rechnung getragen wird, dann ist destruktives oder selbstdestruktives Verhalten nicht mehr nötig. Im Bereich negativer Emotionen des Ärger-Aggressions-Bereichs ist darüber hinaus als umschriebenes Therapiesystem das von Goldstein et al. (1998)[126] konzipierte Aggression Replacement Training (ART) erfolgreich.

124 Vgl. Schmidt, 2012.
125 Vgl. ebd.; vgl. Stiglmayr, 2008.
126 Vgl. ebd.

3 Verkehrstherapie

Der Führerschein hat in unserer Gesellschaft eine sehr große Bedeutung. Man könnte vermeintlich davon ausgehen, es handle sich dabei schlicht um die Möglichkeit, von A nach B zu gelangen. Rein faktisch ist das auch so. Aber emotional nicht.

Die Bedeutung, die dem Führerschein zugemessen wird, ist außergewöhnlich groß. „Der Führerschein ist der Anfang von allem“, heißt es oft, er steht für „Erwachsen sein“, für „Unabhängigkeit“, für „sich nichts mehr sagen lassen müssen“, für „Freiheit“, für „ich kann tun und lassen, was ich will“, für „ich kann mich sehen lassen“, „ich kann mich an Frauen ranmachen, eine abholen, mit ihr ausgehen“, für „mit seinem Auto protzen können“, „jemand sein“, „das Leben genießen“, „ich kann Freunde mitnehmen“, „meine Hilfe anbieten“ etc.

Betroffene haben bei drohendem oder tatsächlichem Führerscheinverlust daher eine emotionale Krise. Man schämt sich, man fühlt sich unfrei, man kann sich mit niemandem verabreden, man kann möglicherweise nicht zu seiner Arbeit kommen oder den Partner z. B. durch Einkaufsfahrten im Haushalt entlasten. Man fühlt sich daher wie ein „halber Mensch“, fühlt sich abgeschnitten von der Gesellschaft, „klein“ oder sogar „tot“; das Selbstwertgefühl leidet ganz erheblich, man kann sich nicht zeigen; und wenn man sein Auto noch vor der Türe stehen hat, muss man unangenehme Fragen über sich ergehen lassen, warum man es denn nicht benutze. – All das ist für Betroffene sehr problematisch.

Der Führerschein – dieses schlichte Stück Plastik – hat große emotionale Bedeutung! Gerade deshalb passen die meisten Menschen so gut darauf auf. Diejenigen, die nicht gut auf ihren Führerschein aufpassen, haben gute Gründe dafür.

Die Art und Weise, wie Fahrerlaubnisinhaber mit ihrem Führerschein umgehen, also wie sie Auto, Motorrad, Lkw oder Bus fahren, hat – jenseits des Wertes, den dieser für sie hat – vor allem mit ihrer Persönlichkeit zu tun. Die Persönlichkeit ist die Grundlage für die eigene Art des Erlebens und das Verhalten ist die Konsequenz daraus. Das Verhalten im Straßenverkehr ist nur ein kleiner Teil des gesamten Sozialverhaltens, also des Verhaltens anderen Menschen gegenüber, und des persönlichen Regelverständnisses und der Bereitschaft, diese Regeln einzuhalten, also der Regelkonformität. Wie sich Menschen verhalten, ist allerdings geprägt von ihren Haltungen, Überzeugungen, Einstellungen und „inneren Programmen“, ihren Schemata, dem subjektiven Verständnis von Richtig und Falsch und davon, wie sehr etwas emotional berührt und wie gut die betroffene Person damit umgehen kann.

Warum würden Menschen sonst den Partner, den sie lieben, schlecht behandeln? Weil sie so, wie sie sind, nicht anders können. Warum sonst geschehen Verbrechen? Weil Menschen das ignorieren, von dem sie wissen, dass es richtig ist, weil sie sich in ihrer subjektiven Welt im Recht fühlen. Warum haben Menschen immer wieder die gleichen Probleme, kommen immer wieder zu spät, lassen sich immer wieder mit dem falschen Typ von Partner ein, vergessen immer wieder wichtige Termine, verlieren oder verlegen häufig wichtige Dinge, geben Geld aus, das sie nicht haben, erkennen immer zu spät, wenn jemand sie mag, bekommen den Mund nicht auf, wenn sie etwas sagen möchten, machen Dinge, die sie nicht sollten, oder tun Dinge nicht, die sie tun sollten, immer und immer wieder? – *Nicht*, weil sie *Lust* dazu haben! Es macht keinen Spaß, ständig die gleichen Probleme zu haben. Auch *nicht*, weil es *richtig* wäre, sich so zu verhalten, denn sie wissen, dass sie diese Fehler machen und sind enttäuscht von sich selbst. Und auch *nicht*, weil es vermeintlich *erfolgreich* wäre, denn mit ihrem eigenen, destruktiven Verhalten behindern sie ihren Erfolg immer und immer wieder. – Sie tun das, weil sie nicht anders können und nicht wissen, wie sie es ändern sollen. Es handelt sich dabei um innere Grundstrukturen, die äußeres, beobachtbares Verhalten bedingen, Schemastrukturen, Grundprogramme, gelerntes, aber nicht mehr bewusst wahrnehmbares und damit nicht bewusst steuerbares Verhalten, basierend auf problematischen, maladaptiven Haltungen.[127] Die innere Grundstruktur ist das Problem, das beobachtbare Verhalten ist nur die Konsequenz daraus!

Wenn nun jemand im Straßenverkehr immer wieder Dinge tut, von denen er genau weiß,

1. sie sind nicht richtig,
2. sie sind möglicherweise sehr gefährlich und
3. sie können ihm große Probleme bereiten,

dann hat das vor allem mit seiner Persönlichkeit, seinem Charakter, seinem So-sein zu tun. Personen verlieren den Führerschein i.d. R. nicht wegen einer einmaligen Tat. Die Dunkelziffern verraten, dass sich Personen, die von der Polizei in ihren Vergehen oder Auffälligkeiten entdeckt werden, in der Regel bis dahin schon sehr oft auf diese Weise im Straßenverkehr verhalten haben.[128]

Die Angst vor Strafe bewirkt dauerhaft keine Veränderung, wenn die persönliche Grundproblematik so tief sitzt, dass eine erfolgreiche Selbststeuerung nicht mehr zuverlässig möglich ist (bzw. umso weniger, je größer die Grundproblematik ist). Das ist im normalen Alltag oft unauffällig, im Straßenverkehr führt es die betroffene Person aber immer wieder in gravierende Probleme hinein.

127 Vgl. Young & Klosko, 2008.
128 Vgl. Stephan, 2010; TÜV, „Zahlen und Fakten“; Widmer, 2012.

Es handelt sich also meist nicht um zufällige, einmalige, außergewöhnliche Verhaltensweisen, sondern um systematisches Fehlverhalten, bedingt durch innere Konzepte, Motive und Überzeugungen der betroffenen Person. Wenn diese Person es wünscht, dann kann sie in der Verkehrstherapie sich und ihre inneren Strukturen sehr gut kennen lernen und diese und ihr Erleben und Verhalten in einer Weise verändern lernen, dass das systematische Fehlverhalten aufhört, weil sich durch die Therapie das innere System ihrer Persönlichkeit, ihre Schemata, ihre Haltungen, ihre Überzeugungen, ihre daraus erwachsenden Gefühle und Verhaltensneigungen, stabil verändert und sie sich deshalb zuverlässig selbst steuern kann. Nicht nur, aber *auch* im Straßenverkehr! Denn nur für den Führerschein wird man sich selber nicht substanziell verändern, sondern für sich selbst.

Herr S. hat in der Therapie wesentliche Erkenntnisse gesammelt und Veränderungen vorgenommen. Er hat – stellvertretend für sehr viele Betroffene – den Wunsch geäußert, dass er verstanden und nicht nur bestraft werden will. Bestrafung und das Desinteresse an seiner Meinung, seiner Haltung, an seiner Sicht der Dinge haben bei ihm nur immer weiter zu destruktivem Verhalten, zu Drogen-, Alkohol- und Aggressionsdelikten geführt. Er hat in der Therapie erkannt, dass er sehr viel eher in der Lage ist, sein destruktives Verhalten nicht mehr zu zeigen, wenn er sich verstanden und angenommen weiß. Er hat gelernt, seine soziale Umwelt in konstruktiver Weise zu interpretieren, indem er in seinem therapeutischen Prozess alte, destruktive Glaubenshaltungen hinterfragt, an der heutigen Realität geprüft und losgelassen hat. Mit seinen destruktiven Haltungen hat er mit hoher Wahrscheinlichkeit auch sein destruktives Verhalten überwunden und durch konstruktive Haltungen und Verhalten ersetzt. Man kann daher mit Recht annehmen, dass er keine Verkehrsauffälligkeit mehr begehen wird.

Die Verkehrstherapie wird in den meisten Fällen diesen Weg gehen, um Verhaltensänderung zu erreichen. Sie will verstehen und hören, was Patienten mit ihren Vergehen eigentlich sagen wollten. Die allermeisten wollten nämlich nicht sich und andere gefährden und ihr Leben durch ihr destruktives Verhalten zerstören. Der Weg der Bestrafung, der durch Gesetze und die Justiz vorgegeben ist und der zum Ziel hat, durch die abschreckende Wirkung der Strafe weiteres einschlägiges Fehlverhalten zu verhindern, führt – wie bei Herrn S. – oft nur zu noch mehr destruktivem Verhalten und nicht zu der gewünschten konstruktiven Veränderung.

Die Untersuchungen von Buikhuisen & van Weringh[129], Jones et al.[130] und Bartl[131] bestätigen diese Auffassung: Abschreckung durch Strafe verfehlt ihre Wirkung häufig. Gruppenschulungen und besonders individuelle Verkehrstherapien sind

129 Buikhuisen & van Weringh, 1968.
130 Jones et al., 1997.
131 Bartl, 2012.

dagegen sehr viel erfolgreicher, wie die verkehrspsychologische Forschung zeigen konnte. So berichten etwa Kalwitzki et al.[132] nur noch 7–10 % Rückfallrisiko nach verkehrspsychologischen Nachschulungen. Born[133] hilft, den Effekt der Einzeltherapie im verkehrspsychologischen Setting ebenfalls quantitativ einzuschätzen: *„dreieinhalb Prozent der […] therapierten Alkoholtäter wurde binnen dreier Jahre wieder auffällig, bei [einem Kurs] waren es mehr als doppelt so viele [7,9 %], und bei ungeschulten Personen war es sogar jeder siebte Fahrer, der mit seiner neuen Fahrerlaubnis wieder auffiel und sie i. d. R. wieder abgeben musste."*

3.1 Verkehrstherapie als Synthese von Verkehrspsychologie und Psychotherapie

Die Verkehrstherapie, so wie sie im vorliegenden Text verstanden wird, ist eine Neuentwicklung. Es handelt sich dabei um die Synthese von Verkehrspsychologie und Psychotherapie, auch verbal. Daher erscheint es sinnvoll, sich dem Thema schrittweise zu nähern, gewissermaßen dialektisch: als These, Antithese und schließlich als Synthese der beiden Disziplinen.

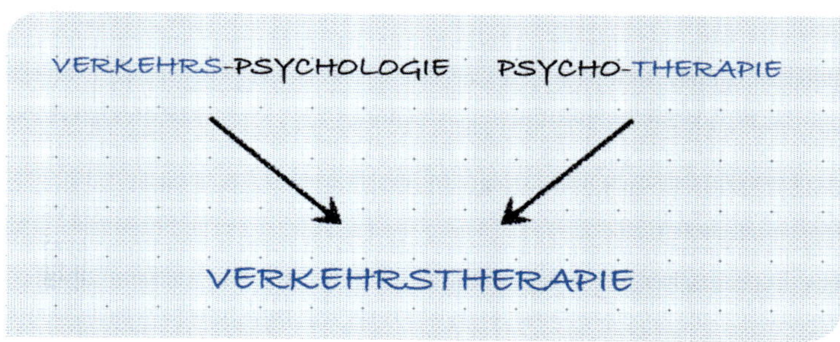

Bild 3 Verkehrstherapie als Synthese von Verkehrspsychologie und Psychotherapie

Die Rede von der Psychotherapie als Antithese der Verkehrspsychologie erscheint verfehlt, beschreibt aber das Verhältnis beider wissenschaftlicher Disziplinen zumindest in Teilbereichen. Während die Verkehrspsychologie etwa eine Veränderung des Verhaltens der betreffenden Person als notwendig erkennt und somit von außen, also extrinsisch, vorschreibt, um die Fahreignung wieder zu erreichen, weiß die Psychotherapie, dass diese Veränderung nur intrinsisch motiviert gelingen kann. Die Quadratur des Kreises beinhaltet demnach die gleichzeitige Berücksichtigung beider Ansätze mit dem Ziel der Integration in ein gemeinsames Modell, die Verkehrstherapie, der es gelingt, gründlich und umfassend dafür Sorge zu tragen, dass

132 Kalwitzki et al., 2011.
133 Born, 2005, S. 40.

der menschliche Faktor im Straßenverkehr, der für immerhin 90 % der Probleme im Straßenverkehr verantwortlich oder mitverantwortlich ist, „entschärft" wird.[134]

Seit den 1960er-Jahren wird im Bereich der Verkehrspsychologie von therapeutischer Methodik berichtet.[135] In den folgenden Jahrzehnten wurden Schulungsmodelle entwickelt und vervollkommnet. Dabei zeigte sich immer deutlicher, dass ein therapeutischer Ansatz sinnvoll ist, und verkehrspsychologische Modelle unter der Verwendung psychotherapeutischer Methoden wurden mit unterschiedlichen Schwerpunkten und unterschiedlicher Substanz immer häufiger angeboten.

Viele dieser Ansätze verwendeten den Begriff der „Verkehrstherapie", „ohne dass es sich um ein gemeinsames und ausformuliertes Konzept handelte".[136] Mit dem vorliegenden Werk wird nun ein systematisch ausformuliertes Konzept der Verkehrstherapie vorgelegt, welches auf der Grundlage der etablierten Disziplinen Verkehrspsychologie und Psychotherapie, genauer der Kognitiven Verhaltenstherapie, entwickelt wurde und auf ihnen basiert.

Ergänzend sei daher der Begriff der „verkehrspsychologischen Therapie"[137] diskutiert und angemerkt, dass es bislang ein Defizit hinsichtlich der Formulierung explizit verkehrstherapeutischer Veränderungsmethoden gibt. Die sogenannte verkehrspsychologische Therapie wäre allerdings besser als „verkehrspsychologische Intervention" angesprochen, da die umfassende Betrachtung der Person, wie in der Psychotherapie nötig, fehlt. Es wird insbesondere das Verkehrsverhalten und dessen Bedingungen fokussiert und die Sitzungen werden nicht als „Heilbehandlung" verstanden.[138]

Aus dem Bereich der Psychotherapie finden verschiedene Methoden in verkehrspsychologischen Schulungs- und Rehabilitationsprogrammen Verwendung.[139] Soweit diese in einer Gruppenkonstellation wesentliche Themen zur verkehrsrelevanten Auffälligkeit und deren Ursachen bearbeiten, beinhaltet das auch problematische Aspekte: Da im Gruppensetting Probleme der Teilnehmer-Motivation und der ungenügenden Offenheit kaum ausreichend gelöst werden können, sind diese Kurse nicht bei jeder betroffenen Person zielführend. Therapeutische Prozesse werden in diesem Rahmen aufgrund geringer individueller Zentrierung nur wenig in Gang gesetzt und die geringe Dauer der Kurse bietet zu wenig Möglichkeit der begleiteten Veränderung und Erfahrungsbildung. Ein substanzielles Problem, das betroffene Personen bereits jahrelang oder sogar jahrzehntelang im Bereich ihrer Einstellung und ihres

134 Vgl. Schlag & Richter, 2008, S. 29.
135 Vgl. Winkler, 1963.
136 Born et al., 2009, S. 2.
137 Vgl. Born et al., 2009; vgl. Raithel, 2012.
138 Vgl. Stephan et al., 2009, S. 313 ff.
139 Vgl. Schülken et al., 2006 und Kalwitzki et al., 2011.

Verhaltens leben, wird in wenigen Wochen im Rahmen eines Gruppenkurses kaum ausreichend gelöst werden können.

Die typischen Defizite von Gruppenschulungsmaßnahmen und zum Teil auch der rein verkehrsbezogenen Einzelintervention sind also

- die geringe Tiefe der Bearbeitung der individuellen Problematik,
- der Zeitmangel,
- die mangelnde Offenheit im Gruppenkontext oder
- die mangelnde Fokussierung auf die gesamte Persönlichkeit,

des Weiteren

- die mangelnde intrinsische Änderungsmotivation,
- die zu geringe individuelle Problemfokussierung,
- die zu geringe Möglichkeit der begleiteten individuellen Veränderung und der begleiteten individuellen Erfahrungsbildung im Rahmen des Alltagsverhaltens,
- die mangelnde Differenzierung und Bearbeitung von Verhaltensproblematik und psychischer Grundproblematik.

Das Wissen um diese Defizite ermöglicht nun die Weiterentwicklung der rehabilitativen Maßnahmen zu einer neuen Methode, welche in der Lage ist, diese Defizite zu überwinden.

Mit der Methode der individuellen Verkehrstherapie kann den Problemen im Bereich der Motivation, der Dauer der Aufarbeitungs-, Veränderungs- und Stabilisierungsarbeit, den Schuldabschiebungs-/Beschönigungstendenzen bzw. der Übernahme von Selbstverantwortung und Klärung sowie Lösung der Funktion des bisherigen selbstschädigenden Verhaltens und anderen Problemen in umfassender Weise begegnet werden. Der Patient muss (und darf) sehr viel über seine eigene Problematik im Umgang mit Regeln, Alkohol oder Drogen verstehen und die dieser zugrunde liegende psychische Hintergrundproblematik aufarbeiten. Auf dieser Basis kann er (mit seinem Verkehrstherapeuten) seine inneren Grundhaltungen, seine Wahrnehmungen, Interpretationen, Denkstrukturen und die daraus entspringenden Emotionen und Verhaltenstendenzen verändern und sich weiterentwickeln, damit er im Straßenverkehr nicht wieder einschlägig auffällig wird.

Diese – auf Erkenntnissen der in der Persönlichkeit liegenden Ursachen basierende und damit folgerichtige – Veränderung der persönlichen Ursachen ermöglicht es ihm, neue, zufriedenstellende Erfahrungen zu machen, ein neues Gesamtverhalten auszuformen und somit eine neue Stabilität und die notwendige Zukunftssicherheit zu entwickeln.[140] Letzteres ist das entscheidende Kriterium. Denn nicht die Begut-

140 Vgl. Bundesanstalt für Straßenwesen (Hrsg.), 2000, S. 41.

achtung und deren Bestehen ist das Ziel – sie ist nur ein (unwesentlicher) Zwischenschritt. Das Kriterium ist, dass der Patient (die betreffende Person mit dem Symptom der Verkehrsauffälligkeit) nicht wieder zu seinem und zu anderer Leute Schaden auffällig werden wird – oder aus der Perspektive des Patienten: nicht wieder diese Selbst- und Fremdgefährdung zu verursachen und die daraus folgenden Schwierigkeiten zu erleben. Die dazu nötige Selbststeuerungsfähigkeit muss er deshalb (wieder) erlangen. Wenn er dies auch wirklich (intrinsisch) möchte, dann ist die individuelle Verkehrstherapie die Methode, um diesem Ziel möglichst nahe zu kommen.

Damit ist zunächst und in erster Linie dem betroffenen Menschen gedient. Aber auch der behördlichen Forderung und dem politischen Auftrag nach Sicherheit im Straßenverkehr ist so bestmöglich Rechnung getragen. Entscheidend ist zu verstehen, dass der Patient nicht *wegen* Gesetzen, Behörden, der Politik und auch nicht wegen seines Führerscheins (also wegen äußerer Entitäten) eine substanzielle und dauerhafte Veränderung in seinem Leben herbeiführen kann, sondern *nur* aufgrund innerer Entitäten, nämlich weil er selbst dadurch zufriedener, leichter, einfacher, unproblematischer, angenehmer und erfolgreicher lebt. Er (und die von ihm in Anspruch genommene Maßnahme) muss eine *intrinsische* Motivation zur Veränderung und der Arbeit an sich entwickeln. Eine extrinsische Motivation wie der Wiedererwerb des Führerscheins ist nicht ausreichend tragfähig. Es ist deshalb missverständlich, von einem „rechtlich-normativ definierten Ziel“ der Verkehrstherapie zu sprechen,[141] denn damit ist ein für den Betroffenen externales Ziel angesprochen, welches er nur extrinsisch motiviert und somit nur vordergründig verfolgen kann. Eine tiefe und substanzielle persönliche Veränderung wird sich beim Patienten damit kaum einstellen.

Die angewandte, verkehrspsychologische Maßnahme benötigt eine intrinsische Patientenmotivation, um wirksam zu sein. Diese mit dem Patienten gemeinsam zu prüfen und ggf. herzustellen, ist eine wesentliche Aufgabe im Rahmen der Verkehrstherapie. Dies geschieht auch mit verkehrspsychologischem Fachwissen, z.B. über Bremswege, Reaktionszeiten, Rückfallzahlen, Unfallstatistiken, Dunkelziffern, Überholwege, Fahrzeiten, Trinkmengen und Promilleberechnung, Drogenabbau, Wirkungs- und Entwicklungsverläufe etwa eines Alkoholproblems und sehr vielen und zum Teil äußerst differenzierten Wissenseinheiten mehr.[142] Aber nicht die Erfüllung von Gesetzen und Verordnungen ist das Ziel der Verkehrstherapie, sondern der Mensch, die betroffene Person und ihr ureigenes Bedürfnis nach Sicherheit, Schädigungsfreiheit – ihrer selbst und anderer –, nach der Freiheit von Schuld, Zufriedenheit und innerer Ausgeglichenheit und nach Selbstbestimmung und Selbststeuerung. Dies kann sie nur erreichen, wenn sie in die Lage versetzt wird, sich zuverlässig

141 Anders als Born et al., 2009, S. 2, es fordern.
142 Vgl. z.B. TÜV, „Zahlen und Fakten“.

und selbstverantwortlich zu steuern. *Dies* muss die Motivation für die Person sein, an sich zu arbeiten – also eine intrinsische Motivation –, und auch die ihres Therapeuten. Sonst dient dieser nicht dem vor ihm sitzenden Menschen, sondern nur dem staatlichen System, was zwar als Intervention auf verkehrspsychologischer Basis zu bezeichnen wäre, aber nicht als Therapie. Dazu wird die Behandlung erst, wenn man den Menschen als Ziel und Maßstab nimmt, welcher verkehrspsychologische Hilfe in Anspruch nimmt.

Die Gefahr, den Führerschein zu verlieren, hat den Patienten früher nicht genügend davon abhalten können, das selbst- und fremdgefährdende Verhalten, mit dem er letztlich in verkehrsrelevanter Weise auffällig wurde, in der Regel häufig und über lange Zeit immer wieder zu praktizieren. Sie stellt somit keine ausreichende intrinsische Motivation dar. Die Fahreignung, als zeitlich relativ überdauernde Disposition, war nicht gegeben, daher wurde der Führerschein entzogen bzw. die Verkehrsteilnahme unterbunden. Die von der Polizei festgestellte Straftat oder Verkehrsauffälligkeit muss verstanden werden als repräsentativer Ausschnitt der Lebensrealität der betroffenen Person.

Das Rechtsmedizinische Institut der Universität Köln schätzt, dass nur jede sechshundertste Trunkenheitsfahrt (> 0,8 Promille) entdeckt wird.[143] Diese Zusammenhänge gelten aber auch für Regelverstöße: „*Radaranlagen stehen nur an einem Bruchteil des Straßennetzes. Auf jede entdeckte schwere Geschwindigkeitsübertretung kommen bei einem Raser schätzungsweise 10 000 Verstöße, bei denen er nicht erwischt wurde*", urteilt Stephan.[144] Bei diesen Zahlen handelt es sich um Durchschnittswerte einer bestimmten Kohorte von Personen, die aufgrund mangelnder Selbststeuerungsfähigkeit sehr viel höhere Risiken eingehen als der „normale" Autofahrer. Wenn dieses Merkmal der Verkehrsauffälligkeit bei dieser Personenkohorte (wie die meisten biologischen Merkmale[145]) als normalverteilt angenommen werden kann, dann werden die genannten Daten (600 resp. 10 000) als Durchschnittswerte für die meisten Personen dieser kritischen Gruppe gelten. Es ist unter der Normalverteilungsannahme aber auch davon auszugehen, dass es in dieser kritischen Gruppe vergleichsweise wenige Personen gibt, die sich sehr selten auffällig verhalten, und wenige, die sich sehr viel häufiger als der Durchschnitt dieser Personen auffällig verhalten haben, bis sie polizeilich entdeckt wurden.

Das impliziert, dass sich die betroffene Person sehr wahrscheinlich über einen langen Zeitraum in der beschriebenen Weise fehlverhalten hat und lediglich das eine Mal oder wenige Male dabei „erwischt" worden ist, was letztlich zur aktuellen Symptomatik des Führerscheinproblems geführt hat. Wenn also der durchschnittliche Alkoholtäter

143 Vgl. ebd., S. 7.
144 Stephan, 2010.
145 Vgl. Rost, 1996, S. 25.

bereits 600-mal alkoholisiert gefahren ist, bis er einmal erwischt wird, dann ist nur bei sehr wenigen dieser Personen davon auszugehen, dass sie ständig alkoholisiert gefahren sind. Die Mehrzahl dieser Personen fährt meist nüchtern und (für ihr Gefühl) nur selten alkoholisiert, also vielleicht einmal pro Woche. Wenn das aber so ist, dann fährt die betroffene Person pro Jahr etwa 53-mal stark alkoholisiert und das seit zehn Jahren! Die Theorie des Heinrichs-Dreiecks legt nahe, dass die betroffene Person bei vielen dieser Fahrten auch kritische und gefährliche Verkehrssituationen verursacht, bei denen es nur aus Zufall nicht zum Unfall kam. Die betroffene Person hat, in dem Wissen über die Gefährlichkeit ihres Verhaltens, über diesen Zeitraum hinweg sehr häufig die Motivation gehabt, diese selbstgefährdende Verhaltensweise zu beenden, aber sie hat es nicht geschafft. Die Ursache kann eine psychische Problematik sein. So gesehen ist die vorliegende Führerscheinproblematik, die sich in der auffälligen Vorgeschichte konkretisiert, ein „Präsentationssymptom" für eine psychische Hintergrundproblematik und die sekundäre Verhaltensproblematik im psychotherapeutischen Sinne.

Der Entzug der Fahrerlaubnis ist daher häufig das Symptom für mangelnde Fahreignung. Diese wiederum ist unter anderem auf eine defizitäre Selbststeuerungs-

Tabelle 1 **Die Bedeutung der Verkehrspsychologie und der Psychotherapie für die Verkehrstherapie**

Die Verkehrspsychologie	**Die Psychotherapie**
■ befasst sich mit dem Verhalten im (Straßen-, Schienen-, Luftfahrt-, Schiffs-) Verkehr	■ verfügt über das Wissen, dass der Ursprung des Verhaltens in Haltungen, Gedanken und Emotionen der individuellen Psyche und ihrer Lebensgeschichte zu finden ist
■ verfügt über konkrete Daten aus der Verkehrsrealität	■ verfügt über störungsspezifisches Wissen und das Wissen über die diesbezügliche Diagnostik
■ schafft Bewusstheit über das Problemverhalten (z. B. bezüglich der Dunkelziffern oder, dass nur wenige Personen stark alkoholisiert Auto fahren, oder über die Wahrscheinlichkeit eines Rückfalls) und überwindet so die Tendenz zu Verdrängung und Beschönigung (Bewusstmachung)	■ verfügt über das notwendige Behandlungswissen bezüglich der psychischen Probleme und Störungen, die sich hinter dem im Straßenverkehr beobachteten Verhaltensproblem befinden (Veränderungsarbeit)
■ befasst sich mit den notwendigen Voraussetzungen für Fahreignung und deren Diagnostik	■ schafft Selbststeuerungsfähigkeit, welche die Voraussetzung für Fahreignung darstellt

fähigkeit zurückzuführen. Verkehrstherapie stellt die Fahreignung wieder her, indem sie einerseits Methoden der Verkehrspsychologie nutzt. Diese helfen bei der Bewusstmachung des Verhaltensproblems im Straßenverkehr durch konkrete Daten, Statistiken, Wahrscheinlichkeitsberechnungen und spezifisches Fachwissen, welches das Verhaltensproblem (z.B. im Bezug auf Drogen, Alkohol, Regelbeachtung und Aggression, Fahreignung, Bewährungs- und Stabilisierungserfordernisse u.a.) und die Notwendigkeiten im Straßenverkehr betrifft. Andererseits verwendet sie Methoden der Psychotherapie, um diese Selbststeuerungsfähigkeit als (inneres) psychisches Konstrukt und als Voraussetzung regelkonformen (äußeren) Verhaltens wiederherzustellen. Das bedeutet, dass die individuellen psychischen Mechanismen fokussiert und bewusst gemacht werden. Zur Erreichung von Selbststeuerungsfähigkeit hilft ebenso störungsspezifisches Wissen und das Wissen um die Behandlung der jeweiligen individuellen Problematik.

3.2 Fahreignung

Abgeleitet aus der Nomenklatur der quantitativen Sozialforschung kann man das beobachtete Steuerungsverhalten oder Fahrverhalten als gegliedert in drei Teilbereiche betrachten:

- Die Primärvarianz ist das beabsichtigte Verhalten, mit dem der Fahrer, Pilot, Zug- oder Schiffsführer absichtsvoll konstruktiv das Fahrzeug führt;
- die Sekundärvarianz ist das Verhalten das beim Führen des Fahrzeugs systematisch auftretende Fehler oder Probleme betrifft;
- schließlich die Fehlervarianz, die unsystematisch auftretende Fehler oder Probleme bezeichnet, welche das Fahrverhalten beeinflussen.

Bei der Aufgabe der Steuerung eines Fahrzeugs ist es das Ziel, möglichst viel Primärvarianz zu erreichen, wozu die vorhandenen Fehlermöglichkeiten, hinsichtlich systematischer Fehler und Probleme (also Sekundärvarianz) kontrolliert oder besser ausgeschlossen werden. Viele dieser Probleme können durch verkehrspsychologische Diagnostik und Rehabilitation erkannt und behoben werden. Die Fehler- oder Zufallsvarianz ist dagegen zu minimieren.

Die Fähigkeit, ein Fahrzeug zu führen, ist inhaltlich etwas anderes als die Fahreignung. So unterscheidet das Straßenverkehrsgesetz in § 2 Abs. 4 die Fahreignung (*„Geeignet zum Führen von Kraftfahrzeugen ist, wer die notwendigen körperlichen und geistigen Anforderungen erfüllt (...)“*) von der Befähigung zum Führen von Kraftfahrzeugen in § 2 Abs. 5 StVG. Diese wird insbesondere durch ausreichende Kenntnisse der Vorschriften, der Verhaltensweisen zur Gefahrenabwehr, der erforderlichen technischen Kenntnisse und ihre praktische Anwendung beim Führen eines Kraftfahrzeuges als gegeben betrachtet.[146] Das Ergebnis dieses Zusammenwirkens ist die Tauglichkeit zum Führen eines Kraftfahrzeuges, welche sich in kompetentem Fahrverhalten zeigt. Sinnvoll ist es, die Fahreignung zu differenzieren in relativ überdauernde körperliche und geistige Fähigkeiten (ähnlich den sogenannten „traits"), die das Führen von Kraftfahrzeugen ermöglichen, und in zeitlich und situational unterschiedliche körperliche und geistige Zustände („states"). Letztere kann man in Anlehnung an Chaloupka-Risser auch als momentane „Fahrtüchtigkeit" bezeichnen.[147]

Es kann also festgestellt werden:

- **Fahrtüchtigkeit** meint die momentane körperlich-psychische Leistungsfähigkeit beim Führen eines Kraftfahrzeuges (states), beeinflusst von spontan und unvorhergesehen variierenden psychischen oder körperlichen Parametern. Sie bezeichnet das Vorhandensein der momentanen psychisch-körperlichen Voraussetzung für das Zeigen von Fahreignung. So würde es sich etwa bei Kopfweh, Hungergefühlen, ablenkenden Gedanken und Gefühlen oder Müdigkeit um Aspekte handeln, die die Fahrtüchtigkeit beeinträchtigen. Man ist als Fahrer gefordert, diese Beeinträchtigung der Fahrtüchtigkeit durch verantwortliche Selbststeuerung (ein Aspekt der Fahreignung) zu minimieren.
- **Fahreignung** meint zeitlich und situational relativ überdauernde Persönlichkeitseigenschaften (traits), die es ermöglichen, ein Fahrzeug sicher zu führen oder allgemeiner: seine Aufgabe gut zu erfüllen. Deren Vorhandensein ist eine Voraussetzung, um die erworbene Fahrfähigkeit zeigen zu können, und konstituiert sich durch Eigenschaften wie die Motivation, gut und sicher zu fahren, die Fähigkeiten, sich selbst konstruktiv zu steuern (Selbststeuerungsfähigkeit), Verantwortung für sein Handeln zu übernehmen und die Folgen eigenen Verhaltens weitgehend korrekt abschätzen zu können, relative emotionale Stabilität, die Bereitschaft zur Regelkonformität sowie grundsätzlich angemessenes geistig-psychisches und körperliches Funktionieren. Das bedeutet, dass sichergestellt sein muss, dass Probleme, Störungen oder Krankheiten, die die Selbststeuerungsfähigkeit beeinträchtigen können, nicht vorhanden sind, wie etwa signifikante Alkohol- oder Drogenprobleme, bedeutsame Aggressionsprobleme oder andere überdauernde erhebliche psychische oder körperliche Probleme.[148]
- **Fahrfähigkeit** (oder **Fahrfertigkeit**[149]) meint das, was man durch Ausbildung, Training und Übung gelernt hat, also das Wissen, die Erfahrung und die Fertigkeiten im Bezug auf die prinzipielle Beherrschung des Fahrzeuges oder des Verkehrsraumes, in dem sich das Fahrzeug bewegt, oder den richtigen Umgang mit Fahrzeug und Verkehrsraum. Diesen Aspekt kann man auch als das eigentliche

146 Beck-Texte, 2011, S. 2; vgl. Chaloupka-Risser, 2011, S. 179 f.
147 Vgl. Chaloupka-Risser, 2011, S. 180 ff.; vgl. auch Berghaus & Brenner-Hartmann, 2008, S. 131 ff.
148 Vgl. Schubert et al., 2002, S. 5 ff.; vgl. Berghaus & Brenner-Hartmann, 2008, S. 133.
149 Vgl. Berghaus & Brenner-Hartmann, 2008, S. 133 f.

„Können" bezeichnen. Die Voraussetzung dafür, dieses Können zeigen zu können, ist die prinzipielle Fahreignung und die aktuelle Fahrtüchtigkeit.

- **Fahrtauglichkeit** schließlich ist das Ergebnis des Vorhandenseins von Fahrtüchtigkeit, Fahreignung und Fahrfähigkeit zum gegebenen Zeitpunkt. Sie ist als körperlich-geistig/psychische Eigenschaft die Voraussetzung für angemessenes und korrektes Verhalten im Verkehr (**Fahrverhalten**).

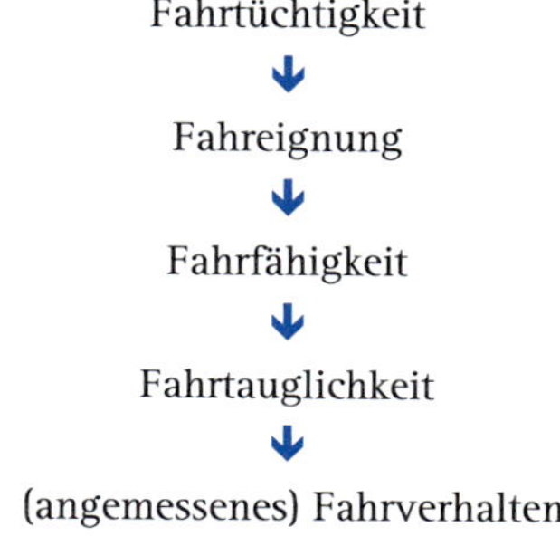

Um ein angemessenes Fahrverhalten zu erreichen, ist die Fahreignung entscheidend. Ist sie gegeben, werden negative Einflüsse auf die Fahrtüchtigkeit minimiert. Außerdem ermöglicht das Vorhandensein von Fahreignung das Zeigen der erworbenen Fahrfähigkeiten und wird so zur Schlüsselkategorie für die Fahrtauglichkeit.

Fahreignung ist einer der wesentlichen Inhalte verkehrspsychologischer Arbeit und der zentrale Inhalt der Verkehrstherapie. Die psychotherapeutische Fokussierung auf die Person ist ein Hilfsmittel zur Erreichung dieses primären verkehrspsychologischen Ziels. Nur der Verkehrspsychologe kann im Rahmen des Therapiefortschritts evaluieren, ob dieses Ziel erreicht wurde.

Während die Fähigkeit zur Fahrzeugführung durch Ausbildung, Wissen und Erfahrung besteht, beziehen sich die Begriffe der Fahrtüchtigkeit und der Fahreignung auf die Frage, ob diese Fähigkeit auch gezeigt werden kann. Alle drei Kompetenzen sind notwendig, um ein Fahrzeug sicher zu führen – oder, allgemein gesprochen, um eine Aufgabe gut erledigen zu können. Während etwa Dortmund im Hinspiel gegen Madrid in Madrid mit 3:0 verliert und kein vernünftiges Spiel zustande bekommt, gewinnt die gleiche Mannschaft mit den gleichen Spielern, die über die gleichen Fähigkeiten verfügen, im Heimstadion bravourös und virtuos spielend mit 2:0. Der Unterschied besteht nicht in der Fähigkeit der Spieler oder der Mannschaft, denn diese ist sowohl bei dem einen als auch bei dem anderen Spiel grundsätzlich etwa gleich. Der Unterschied besteht in der Eignung im Hinblick auf die grundsätzliche Stärke und Stabilität des Selbstvertrauens (trait) der Spieler. Zusätzlich bestimmt die aktuelle „Tüchtigkeit", welche durch situational (state) unterschiedliche Selbstsicherheit oder Unsicherheit der Mannschaft oder der einzelnen Spieler geprägt wird, ob diese ihre grundsätzlich als vorhanden angenommene Fähigkeit zeigen können oder nicht.

Während dieser Unterschied bei einem Fußballspiel in der Regel keine ernsthaften negativen Konsequenzen mit sich bringt, kann er bei einem Kraftfahrzeugführer (z.B. einem Schiffsführer oder einem Motorradfahrer) zu erheblichen Konsequenzen für Leib und Leben führen. Aus diesem Grunde tut man gut daran, die Determinanten dieser Unterschiede zu eruieren, zu minimieren, zu kompensieren oder zu eliminieren, und zwar möglichst vor der Katastrophe.

Das gewünschte richtige und adäquate Verhalten beim Steuern eines Fahrzeugs kann man als Primärvarianz des Verhaltens bezeichnen. Sie geht zurück auf die Wirkung der unabhängigen Variable der Fahrtauglichkeit, die bedingt ist durch das aktuelle Vorhandensein ihrer Teilaspekte Fahrfähigkeit, Fahreignung und deren Teilbereich Fahrtüchtigkeit. Gleichzeitig findet sich im Steuerungsverhalten auch ein nicht erwünschter Anteil wieder, der das Ausmaß der Primärvarianz vermindert oder stört. Dieser unerwünschte Anteil ist zum Teil völlig unsystematisch und unvorhersehbar in seinen Wirkungen auf das Fahr- oder Steuerungsverhalten und muss daher hingenommen werden. Er nennt sich Fehlervarianz. Ein anderer Teil dieser störenden und die Primärvarianz vermindernden Verhaltensanteile ist aber systematischer Natur und kann daher genauer bestimmt werden. Er nennt sich Sekundärvarianz und besteht in der Wirkung defizitärer Eignung oder Tüchtigkeit. Das Ziel ist es, diesen Anteil und seinen negativen Einfluss auf das gewünschte Verhalten (beim Autofahren wie beim Fußballspielen oder beim Arbeiten) zu minimieren. Das ist möglich, indem man die diesbezüglichen Ursachenvariablen kennen lernt und in der Folge eliminiert oder kontrolliert.

Bei der Fahraufgabe gibt es viele verschiedene Variablen, die als unerwünschte Sekundärvarianz die gewünschte Primärvarianz einschränken. Diese können relativ stabiler Natur sein oder auch situationsabhängig zeitlich begrenzt auftreten. So kann sich etwa Telefonieren negativ auf die nötige Aufmerksamkeitsleistung auswirken, aber auch zu intensives gedanklich-emotionales „Grübeln" oder der scheiternde Versuch, den richtigen Radiosender einzustellen, können sich negativ auf die Fahrleistung auswirken. Manche dieser Variablen kann man aufgrund eigener Einsicht kontrollieren, manche davon muss man dagegen eliminieren. Ein Schiffsführer, der wenig räumliches Vorstellungsvermögen hat, wird beim Anlegen in einem Hafen möglicherweise Probleme haben, während er sonst ein hervorragender Offizier ist. Eine Antwort darauf könnte sein, einen Rudergänger mit deutlich besserem räumlichem Vorstellungsvermögen im Hafen agieren zu lassen. Ein Autofahrer, der aufgrund seiner Alkoholisierung eine mangelhafte Auge-Hand-Koordination und verspätete Reaktionen zeigt, darf kein Auto mehr führen. Diese Verhaltensalternativen sind Möglichkeiten, Sekundärvariablen zu eliminieren oder zu kontrollieren.

Bei der Verkehrstherapie geht es ebenfalls um ein systematisches Problem, welches Sekundärvarianz zulasten der Primärvarianz bildet, eines, das im Leben des Betroffenen immer wieder auftaucht und nach bestimmten Regeln funktioniert. Das kann im Bezug auf Alkohol oder Drogen sein, aber auch hinsichtlich mangelnder Regelkonformität oder Aggressivität oder auch anderer psychischer Aspekte, die zur wiederkehrenden Selbstschädigung führen und dazu, dass man Verhalten zeigt, welches die Selbststeuerung beeinträchtigt. Die Folge ist, dass der Betreffende beim Steuern eines Fahrzeugs nicht die vollständige Aufmerksamkeit und Konzentration aufbringen kann, die notwendig ist. Dies kann zu Unfällen oder gefährlichem Fahrverhalten führen, weil er seinem systematischen psychischen Problem Rechnung tragen muss (etwa „Unannehmlichkeitsvermeidung"), welches von systematischem, problematischem Verhalten gefolgt ist (etwa „Drogenkonsum"). Manche dieser systematischen Probleme können Krankheiten genannt werden. Manche werden (noch) nicht Krankheiten genannt, aber sie sind trotzdem systematisch, sodass ein systematischer Lösungsansatz gefunden werden muss, der sich in der Verkehrstherapie anbietet.

Diese Problematik betrifft alle Prozesse, die systematisch ablaufen müssen, und kann daher auf den Straßenverkehr, den Flug- und den Schiffsverkehr und alle verantwortlichen Positionen in der Arbeitswelt angewandt werden.

3.3 Verkehrstherapie – Konkretisierung und Definition

Verkehrstherapie ist sicher nicht für jeden Menschen geeignet oder notwendig, der seinen Führerschein verliert oder von dessen Entziehung bedroht ist. Die bisherigen Ausführungen machen klar, dass es um eine Grundstörung bzw. Grundproblematik, entstanden aus der Lebensgeschichte, situiert in der Psyche, der Persönlichkeit oder dem Charakter, geht. Diese konnte durch vielfache destruktive Auswirkungen auf das äußere, beobachtbare Verhalten auch irgendwann von der Polizei festgestellt werden. Die Personen, für die das nicht gilt, werden auch nicht von Verkehrstherapie profitieren, denn diese haben in Wirklichkeit kein Fahreignungsproblem.

Wenn man von Verkehrstherapie spricht, spricht man daher nicht Menschen an, die

- lediglich eine Begutachtung bestehen wollen,
- aufgrund anderer Überzeugung gültige gesetzliche Regelungen ablehnen,
- faktisch zum ersten Mal ein Vergehen, eine Ordnungswidrigkeit, eine Straftat begangen haben und dabei polizeilich entdeckt wurden, weil es für diese Einmaligkeit wahrscheinlich andere Erklärungen als eine Grundstörung gibt,
- ohne ihr Wissen unter die Wirkung von Alkohol oder Drogen gesetzt wurden und infolgedessen polizeilich auffällig wurden,
- irrtümlich angezeigt, aufgegriffen, beschuldigt oder bestraft wurden,

- wegen eines außergewöhnlichen Ereignisses für einen kurzen Moment vorübergehend nicht „Herr ihrer Sinne" waren (Naturkatastrophe etc.) und die in diesem Zustand auffielen, wobei sie ihre Selbststeuerungskompetenz jedoch sofort danach wiedererlangten, sodass von einer Grundstörung nicht auszugehen ist.

Die Gründe dafür sind einfach:

- Menschen machen Fehler, und zwar sehr oft und sehr viele,
- alle Menschen sind unterschiedlich,
- alle Verkehrsteilnehmer verhalten sich immer wieder falsch im Verkehr und halten sich mal nicht an die Regeln,
- manchmal wissen sie nicht, dass sie sich mit einem bestimmten Verhalten selbst schaden,
- Menschen sind keine Maschinen und müssen es auch nicht sein.

Daher sind z. B. gelegentliche moderate Tempoüberschreitungen oder -unterschreitungen o. Ä. völlig normal.

Von wem spricht man also, wenn man über Verkehrstherapiepatienten spricht?

- Man meint Menschen, die den Tatbestand, der zum Verlust der Fahrerlaubnis geführt hat, schon sehr häufig ohne Anwesenheit der Polizei begangen haben in dem Wissen, dass ihr Verhalten falsch ist. Auf diese Weise hat schon häufig eine potenzielle oder tatsächliche Gefährdung durch diese Person stattgefunden, was dem Betroffenen ebenfalls bewusst ist, was er bisher aber nicht änderte, weil er es (alleine) nicht kann und es deshalb häufig verdrängt.
- Es geht also um Menschen, die, wenn sie ehrlich vor sich selbst sind, ein ernsthaftes Problem haben, das sich immer wieder (auch) im Straßenverkehr zeigt, wodurch ihr (und i. d. R. auch anderer Leute) Leben schwierig, belastend und (potenziell) gefährlich wird, und welche sich in dieser Hinsicht nicht genügend selbst steuern können.
- Es geht um Menschen, die ernsthaft an sich arbeiten wollen, sodass ihnen das, was sie (häufig) gemacht haben, nicht wieder passiert, die sich also ändern wollen.
- Es geht also nicht um den Führerschein, sondern um die betroffene Person und den Rest ihres Lebens, ihre Zukunft und darum, dass sie diese symptomatisch festgestellten Probleme nicht wieder haben wird.
- Es geht also um Menschen mit Problemen, die Relevanz für den Straßenverkehr besitzen, d. h. Personen mit einem Alkoholproblem, einem Drogenproblem, einem Medikamentenproblem, einem deutlich nachteiligen sozialen Verhaltensproblem, einem Problem mit Aggressionen oder anderen übermäßigen und daher nicht zu kontrollierenden Emotionen, einem erheblichen Problem aufgrund einer sonstigen belastenden Krankheit oder schwierig zu verarbeitender, belastender Erlebnisse etc.

Wenn wir das Bedürfnis dieser Menschen ernst nehmen wollen, nie wieder so auffällig zu werden wie in ihrer Vergangenheit und nie wieder solche Probleme zu haben, sich also wirklich zu verändern, für sich selbst und nicht für den Führerschein, die Ämter, die Polizei, die Ehefrau, die Gutachter und auch nicht für den Therapeuten, dann müssen wir mit aller notwendigen Kompetenz die psychische Grundproblematik und die Sekundärproblematik im Verhalten behandeln. Diese Behandlung heißt Verkehrstherapie. Das Präsentationssymptom ist dabei die verkehrspsychologisch relevante Auffälligkeit. Das Leiden der Patienten ist das Leiden am Führerscheinverlust und an all den damit verbundenen Problemen und Defiziten, und es ist das Leiden am eigenen Versagen, am Versagen ihrer Selbststeuerungskompetenz. Die professionelle Antwort als kompetenter Therapeut ist das Angebot der richtigen, der verkehrstherapeutischen Behandlung dieser Patienten.

Personen entwickeln dann Drogen-, Alkohol- oder Regelprobleme, wenn sie – trotz aller damit verbundenen Nachteile – auch entscheidende persönliche Vorteile, einen Zweck, mit diesem Verhalten verbinden (subjektiv und meist unbewusst). Diese basieren auf der persönlichen Dynamik eines Patienten, welche eruiert und verändert werden muss. Zum Beispiel führt das Schema des Misstrauens (eines der maladaptiven Schemata nach Young) zu häufigen schlechten Gefühlen, wie etwa Frustration, Ärger oder Einsamkeit. Manche Personen können damit nicht sehr gut umgehen, etwa, weil sie über zu geringe Bewältigungsmöglichkeiten verfügen. In der Folge wird eine Verdrängung der stabilen negativen Gefühle durch Alkohol als angenehm und vorteilhaft erlebt. Die Konsequenz aus dem häufigen Alkoholkonsum (wegen der stabil-destruktiven geistig-emotionalen Situation und in Ermangelung alternativer Erlebens- und Verhaltensweisen) ist die Entwicklung eines Alkoholproblems, was letztlich zum Fahren unter Alkohol führt. Die Verkehrstherapie kann durch Analyse, Veränderung und Entwicklung des motivierten Patienten Abhilfe schaffen, damit die mit dem Alkoholkonsum verbundenen persönlichen Vorteile nicht mehr benötigt werden.

Dies ist zu konkretisieren: *Der Patient* (die betroffene Person, welche in Erkenntnis sowohl ihrer Probleme als auch ihrer Selbstverantwortung an sich arbeiten möchte) hat den Wunsch der Veränderung seines Verhaltens; das bedeutet meist, dass er die seinem Verhalten zugrunde liegenden psychischen Hintergründe aufarbeitet und verändert. Der Therapeut unterstützt ihn dabei. Er ist der Experte für das notwendige psychologische, insbesondere das verkehrspsychologische Fachwissen und die verkehrstherapeutische Methodik, der Patient ist der Experte für sich selbst, als Ziel wird Selbstverantwortlichkeit und Selbststeuerungsfähigkeit angesehen.[150] Der Blick des Therapeuten von außen ist deshalb wichtig, weil er Zusammenhänge erkennt (mit objektivierter Unterstützung der Psychodiagnostik), die dem betroffenen Patienten nicht bewusst sind. Neurotisches, problematisches Verhalten muss den Betroffenen aber bewusst (gemacht) werden, da es nur so veränderbar wird.

150 Vgl. Hermans, 1976.

Die Methode der „Verkehrstherapie“ begründet sich darin, dass letztlich der Straßenverkehr nur dann funktioniert, wenn kompetente, selbstverantwortliche und selbststeuerungsfähige Personen darin agieren bzw. daran teilnehmen. Die Begrifflichkeit einer „Therapie des Verkehrs“ ist deshalb sinnvoll, weil einerseits Personen den Großteil des bewusst steuernden Anteils des Straßenverkehrs selbst stellen. Andererseits sind es auch die Personen, also der menschliche Faktor, welcher für mehr als 90 % aller Probleme im Straßenverkehr ganz oder teilweise verantwortlich ist.[151] Sie sind es, welche das tatsächliche oder potenziell gefährdende verkehrsrelevante Verhalten gezeigt haben und in die Lage versetzt werden, dies stabil nicht mehr zu tun.

Es wird angenommen, dass auch die Verursacher keine Probleme im Straßenverkehr haben wollen, diese aber das Ergebnis misslungener Selbststeuerung darstellen. Die Modellvorstellung sieht daher vor, die psychische Hintergrundproblematik, welche für die früher in der Regel häufig wiederholte misslungene Selbststeuerung verantwortlich war, zu behandeln. Dies geschieht mit psychotherapeutischen Mitteln auf der Basis von verkehrspsychologischem Fachwissen, dessen Synthese die Verkehrstherapie darstellt.

Zusammenfassend zeigen die bisherigen Erörterungen also: Verkehrstherapie ist eine Synthese aus Verkehrspsychologie und Psychotherapie. Ihr Ziel ist der Patient und sein Bedürfnis nach erfolgreicher Selbststeuerung im Verkehr. Um dies zu erreichen, ist die Überwindung der primären psychischen Grundproblematik und der sekundären Verhaltensproblematik gleichermaßen notwendig, denn diese haben die auffällige verkehrsrelevante Problematik bedingt. Dies führt zu erheblich mehr Selbststeuerungskompetenz und damit zu einer Verbesserung des gesamten Lebens des Patienten, weshalb er bestrebt sein wird, diese Veränderungen dauerhaft beizubehalten. Dies führt aber auch zu einer Verhinderung weiterer einschlägiger Auffälligkeiten im Straßenverkehr.

Verkehrstherapie wird daher folgendermaßen definiert

- Verkehrstherapie besteht in der selektiven Anwendung psychotherapeutischer Methoden in Folge verkehrspsychologisch relevanter Symptomatik, unter Einbeziehung verkehrspsychologischer Erkenntnisse und verkehrsrehabilitativer Methodik.
- Ihr Ziel ist die betroffene Person, die entscheidende Verbesserung ihrer Selbststeuerungskompetenz durch Analyse und Eliminierung bzw. Kompensierung der in der Person liegenden Ursachen für das festgestellte Defizit an Selbststeuerungskompetenz.
- Logische Folge ist die „Verbesserung“ des gesamten Lebens der betroffenen Person – psychisch und verhaltensmäßig,
- aber auch ihres Erlebens und Verhaltens im Straßenverkehr.

151 Vgl. Schlag und Richter, 2008.

Unter „Verbesserung des Verhaltens im Straßenverkehr“ wird die Verminderung des erlebten, des potenziellen oder des tatsächlichen Gefährdungsverhaltens verstanden.

Verkehrstherapie wird von solchen Personen in Anspruch genommen, die sicherer fahren und zufriedener leben wollen als vorher. Dies bedeutet, dass nicht das Bestehen einer Begutachtung das Ziel der Behandlung und der Behandelten ist, sondern dass der Patient eine derart gestiegene Selbststeuerungskompetenz erlangt, dass er insgesamt zufriedener ist und sich selbst als weniger problematisch erlebt, was zur Folge hat, dass er mit höherer Wahrscheinlichkeit als vor der Therapie nicht wieder im Straßenverkehr auffällig werden wird.

Daher sind einerseits Personen betroffen, welche vordergründig mit einer notwendigen Begutachtung konfrontiert sind, was – wie der Führerscheinverlust und das/die Vergehen – ein mögliches Präsentationssymptom darstellt. Entscheidend ist, dass sie verstehen und als Ziel ihrer Therapie formulieren, nach dieser Begutachtung nicht wieder auffällig zu werden, also einen selbstverantwortlichen, personenzentrierten Ansatz zu verfolgen. Andererseits sind auch Personen betroffen, die völlig unabhängig von einer Begutachtung ein von ihnen selbst erkanntes Problem in ihrem (Straßenverkehrs-)Verhalten aufarbeiten und beseitigen wollen.

Die Patientenschaft des Verkehrstherapeuten setzt sich also zusammen aus:

- Personen, die erkennen, dass es primär um ihre Zukunft und ihre stabile Veränderung geht und dass das Bestehen einer Begutachtung sekundär und nur eine Konsequenz daraus ist,
- Personen mit substanziellen Erlebens- und Verhaltensproblemen, welche eine schädliche bzw. gefährdende Relevanz besitzen für den Schiffs-, Luftfahrt-, Schienen- oder Straßenverkehr, an dem sie verantwortlich teilnehmen, die an einer wirklichen und stabilen Verhaltensänderung arbeiten wollen, um sich im zukünftigen Leben kompetenter selbst steuern zu können,
- Personen, die etwa nach einem Unfall (o. Ä.) wieder frei von diesbezüglichen Folgebelastungen (Traumata) leben (und fahren) wollen,
- Personen, die etwa durch eine Hirnschädigung oder eine andere Erkrankung ihr Zutrauen zu sich selbst (auch hinsichtlich ihres richtigen Verhaltens im Straßenverkehr) wiederfinden wollen,
- Personen, welche durch ihren Altersfortschritt unsicher bezüglich ihrer Fahrweise geworden sind oder die lernen müssen, sich dem Altersfortschritt in ihrem Verkehrsverhalten anzupassen oder sogar ohne Fahrerlaubnis zu leben, wenn die motorisierte Verkehrsteilnahme zu gefährlich ist.

Verkehrstherapie ist also eine psychotherapeutische Methode, durch welche die der verkehrsrelevanten Ausgangssymptomatik zugrunde liegende psychische Hintergrundproblematik aufgearbeitet und so substanziell und tiefreichend verändert wird, dass sich die Problematik des beobachtbaren Verhaltens auflöst. Der Patient erlebt somit einen persönlichen Vorteil und Entwicklungsfortschritt durch die Lösung, Heilung, Behebung oder Kompensation seiner mehrfachen Problematik. Das Ergebnis ist eine neue persönliche Zufriedenheit mit seiner Veränderung und seinem im Rahmen der Verkehrstherapie stabilisierten, neuen Erleben und Verhalten. Ziel ist es, dass in ihm ein neues psychisches Gesamtsystem entsteht, welches zukünftig keinen Rückfall in früheres selbst- und fremdschädigendes Verhalten erwarten lässt, weil er die früheren Vorteile seines (selbstgefährdenden, also meist unbewusst destruktiven) Verhaltens heute durch eine Veränderung und somit eine größere persönliche Kompetenz ersetzt hat. Dies ist der sicherste denkbare Schutz davor, dass die betroffene Person nicht erneut mit ihren früheren verkehrsrelevanten Problemen auffällig wird, weil das diesem zugrunde liegende Hintergrundproblem und das Problemverhalten aufgrund der Verkehrstherapie nicht mehr existiert.

Diagnostisch ist hier an sehr viele Formen sowohl der psychischen (subklinischen) Problematik als auch (klinisch relevanten) Störung oder Erkrankung zu denken, wie Angststörungen, soziale Phobien, Anpassungsstörungen, Depressionen, Persönlichkeitsstörungen, schädlicher Konsum von Alkohol oder Drogen, Abhängigkeitsstörungen u. Ä. Dies ist im Folgenden genauer zu erörtern.

3.4 Der Begriff der Störung oder Krankheit

Wie bereits dargestellt, kennzeichnet der Begriff der Verkehrstherapie eine *Methode*, um die persönlichen Verhaltensprobleme, mit denen Verkehrspsychologen normalerweise konfrontiert sind, zu lösen. Der Begriff der Verkehrstherapie findet aber auch deshalb Verwendung, weil er inhaltlich auf das *Ziel* einer „Linderung“, „Kompensation“ oder gar „Heilung“ von psychischen Problematiken oder Störungen ausgerichtet ist, falls das für das Erreichen der Selbststeuerungsfähigkeit und mithin der Fahreignung notwendig ist. Er hat also eine zweifache Bedeutung.

Die betroffenen Personen haben eine beobachtbare Verhaltensproblematik. Diese ist häufig bedingt durch eine nicht beobachtbare, aber zu erschließende psychische Grundproblematik. Beide Probleme belasten die Person. Verkehrstherapie hilft ihnen, beide Probleme abzumildern, zu kompensieren, loszulassen und, wenn möglich, zu heilen – und deshalb nicht wieder auffällig zu werden. Erlauben wir uns erst, diesen Personen substanziell mit den Mitteln der Verkehrstherapie zu helfen, wenn wir eine Diagnose stellen können?

Zeichen aller gesunden, lebendigen Strukturen sind Selbstorganisation und Autoregulation. Selbststeuerung ist, wie das Verfolgen von Zielen, geleitet durch Erfolg

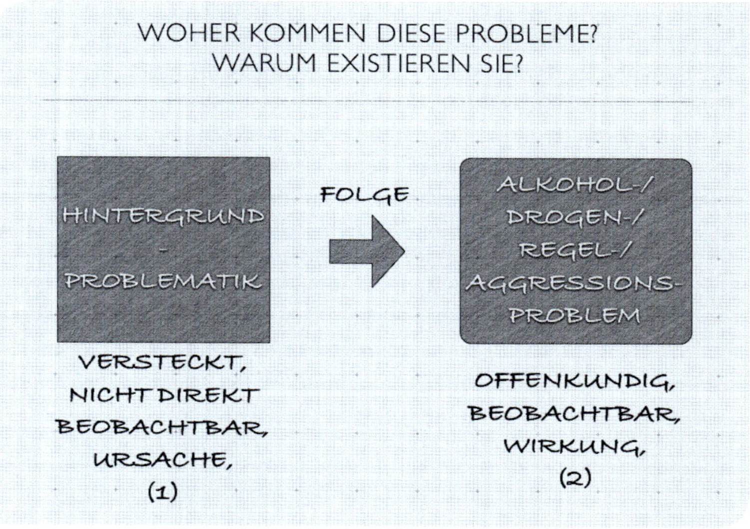

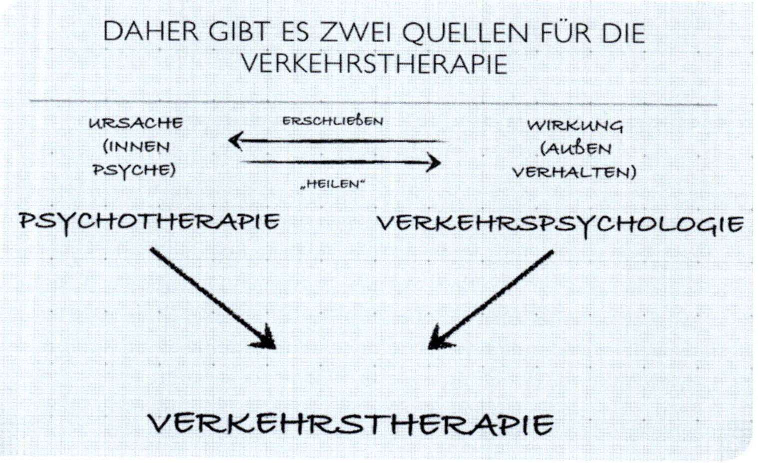

Bilder 4 und 5 Verkehrstherapie stellt sich als Synthese von Verkehrspsychologie und Psychotherapie dar: Ursache der äußerlich beobachtbaren Verhaltensweisen, von denen ein problematischer Teil im Straßenverkehr auffällig wurde, sind innere, also psychische Dispositionen, Bedingungen, Ursachen. Wir können hier von „Hintergrundproblematik" oder „Grundstörung" sprechen (1). Diese innere Grundlage des äußeren Verhaltens (2) wird durch verkehrspsychologische Mittel anhand der Analyse der Auffälligkeit(en) und der sekundären Verhaltensproblematik (z. B. der Alkoholbeziehung) bestmöglich erschlossen. Sie wird aber, wenn sie einmal erschlossen ist, durch psychotherapeutische Mittel kompensiert oder geheilt. Verkehrstherapie ist die Integration beider Methoden.

und Misserfolg. Eine Regulation erfolgt durch die Reaktion.[152] Erhebliche Selbststeuerungsdefizite weisen bei allen lebendigen Strukturen also darauf hin, dass sie nicht gesund sind. Bedeutet dies aber gleichzeitig, dass sie schon krank sind? Psychotherapie auf Basis der Verkehrspsychologie – also Verkehrstherapie – wird formell nur auf psychische oder psychosomatische Störungen oder Krankheiten angewandt. Allerdings muss es zunächst gestattet sein zu fragen, wo und wann denn eine „Krankheit" beginnt. Die Kompendien für Diagnosekriterien ICD und DSM liefern hier Orientierungshilfen. Jedoch zeigen die laufenden Veränderungen und Entwicklungen bei beiden, dass es – formell – heute Erkrankungen gibt, die es früher nicht gab. So hat die APA (American Psychiatric Association) die 265 im DSM-III definierten Diagnosen im DSM-IV-TR auf 365 Diagnosen erweitert, ein Zuwachs um 38 %.[153] Dieser Trend setzt sich im neuen DSM-V weiter fort.[154] Es stellt sich die Frage, ob zwischen 1980 (DSM-III) und 2000 (DSM-IV-TR) tatsächlich 38 % neue Krankheiten entstanden sind, die es zuvor nicht gab. Sind die Patienten, die heute als psychisch gestört angesehen werden, früher nicht psychisch gestört gewesen und war deren Behandlung früher keine Psychotherapie, während diese heute als indiziert angesehen wird?

Es ist dann von psychotherapeutischer Behandlung zu sprechen, wenn Störungen durch Diagnosen, etwa im DSM-V bzw. ICD-10, definiert sind. Es ist wichtig und richtig, dass sich die Frage der Notwendigkeit von Psychotherapie und mithin von Verkehrstherapie am Menschen, an der betroffenen Person und ihrer Problematik, orientiert. Für den Verkehrstherapeuten, der die (verfehlte bzw. individuell gestörte) Logik der Psyche mittels psychotherapeutischer Methodik behandelt, ist diese bei der Behandlung zentral.

Die Posttraumatische Belastungsstörung etwa ist erst seit 1980 als Krankheit anerkannt.[155] Die vor diesem Zeitpunkt davon betroffenen Personen hätten früher bereits Psychotherapie gebraucht. Sie waren aber – laut der damaligen Kriterienkataloge – nicht krank bzw. gestört und ihre Symptome wurden in Frage gestellt, obwohl sie phänotypisch durchaus daran erkrankt waren. So waren viele amerikanische GIs massiv gestört durch das Erlebnis des Vietnamkrieges und konnten sich nach ihrer Heimkehr nur noch durch Drogen, Alkohol oder Absonderung ins Milieu der Outlaws und Rocker am Leben halten. Die richtige psychotherapeutische Behandlung dieser Störung hätte man damals nicht „heilkundliche Psychotherapie" genannt und den betroffenen Personen möglicherweise nicht zugestanden, obwohl sie notwendig und fachlich richtig gewesen wäre. Heute tut man das bei Diagnose einer Posttraumatischen Belastungsstörung nach ICD-10 F 43.1.

152 Vgl. Lazzari, 2011.
153 Vgl. Angell, 2011.
154 Vgl. Klahre, 2013.
155 Vgl. Qirjako, 2007, S. 21.

An diesem Beispiel zeigt sich also: Einerseits ist es möglich, dass wir anerkennen, dass sich bestimmte Formen von Störungen erst im Zeitverlauf als solche erweisen. Damit ergibt sich die Möglichkeit der angemessenen Heilbehandlung. Andererseits ist evident, dass eine Störung immer eine Störung ist oder war und dass ihre Behandlungsbedürftigkeit nicht davon abhängt, wann sie als solche definiert wird. Die Tatsache, dass eine Heilbehandlung stattfindet, braucht daher vor allem die phänotypisch präsente psychische oder Verhaltensproblematik, also das Belastungserleben im Einzelfall, das Verhaltenssymptom bzw. die Symptome, welche auf eine zugrunde liegende psychische Problematik hinweisen (vgl. *Bilder 4 und 5*). Ob diese phänomenologisch-individuell vorhandene Belastung aber in einem formalen Kriterienkatalog abgebildet ist, sagt unter Umständen nichts über die psychotherapeutische Behandlungswürdigkeit der Störung aus und mithin über das Praktizieren von Psychotherapie in der Einzelfallarbeit mit diesem Patienten. Das gilt für die Posttraumatische Belastungsstörung genauso wie für viele andere Störungen.

Eine behandlungswürdige Symptomatik existiert aber in der Regel dann, wenn auch eine Diagnose gestellt werden kann. Dabei geht es um die subjektiv vorhandene Belastung und deren Auswirkung im Leben des Patienten. Diese muss behandelt werden. Wir behandeln als Psychotherapeuten bzw. Verkehrstherapeuten in psychotherapeutischer Weise nicht Diagnosen, sondern Menschen, also Individuen und ihre Problematik. Diese ist im Rahmen der Verkehrstherapie – wie dargestellt – in der Regel so substanziell vorhanden, dass die zuverlässige Selbststeuerungsfähigkeit versagt, was über lange Zeit zu problematischem, potenziell oder faktisch selbstschädigendem Verhalten geführt hat.

Personen, die Verkehrstherapie in Anspruch nehmen, zeigen u. a. auch das Präsentationssymptom Führerschein- bzw. Verkehrsproblem und haben, wenn die Ursache dafür eine oder mehrere Verkehrsauffälligkeiten oder Straftaten sind, mit hoher Wahrscheinlichkeit ein erhebliches Problem der Selbststeuerung. Wie beschrieben, ist logischerweise und aufgrund der hohen Dunkelziffern anzunehmen, dass das Fehlverhalten, das zu dieser Problemlage geführt hat, bereits sehr oft geschehen ist, und jedes Mal hat sich die betreffende Person selbst (und andere) gefährdet oder ihren Führerschein riskiert, mit all den sich daraus ergebenden negativen Konsequenzen. Dieses Defizit an Selbststeuerung hat Ursachen, welche häufig (arbiträr, also abhängig vom jeweils geltenden Diagnosekriterienkatalog) als Diagnose angesprochen werden können. Daher ist nicht die Diagnose das Kriterium für die Anwendung von Verkehrstherapie, sondern das Vorhandensein eines erheblichen Selbststeuerungsdefizites!

Die meisten Menschen fahren schon mal zu schnell, viele werden dabei auch „geblitzt" und das führt bei deutlich weniger Menschen dann auch zu Konsequenzen, etwa einer Geldstrafe oder einem kurzzeitigen, vorübergehenden Fahrverbot und einer Punktestrafe. Sehr viele Führerscheinbesitzer haben schon mal Punkte im Verkehrszentralregister erhalten (zum 1.1.2012 waren von geschätzten 54 Mio. Besitzern einer deutschen Fahrerlaubnis etwa 9 Mio. im Verkehrszentralregister mit Verstößen eingetragen, also etwa 16,7 %[156]). Nur sehr wenige Fahrerlaubnisinhaber müssen wegen zu vieler Punkte im Verkehrszentralregister ihren Führerschein abgeben (2011 waren das 4.220 Personen, also 0,0078 % der Fahrerlaubnisinhaber[157]). Weshalb greifen diese Personen nicht vorher ein und vermeiden einen Fahrerlaubnisentzug, indem sie ihr Verhalten rechtzeitig korrigieren? – Die von den Betroffenen häufig geäußerte Theorie, dass situationsbedingte oder besondere Umstände des Einzelfalls dafür maßgebend waren, ist wenig stichhaltig, weil die einzige verbindende Variable zwischen den mehrfachen Verkehrsverstößen, die sich schließlich zum Führerscheinentzug summiert haben, die verursachende Persönlichkeit selbst ist. Außerdem gelten bestimmte Bedingungen für sehr viele Menschen, etwa „Zeitdruck", von denen nur sehr wenige dann auch Punkte sammeln; das bedeutet, dass „Zeitdruck" nicht der Grund dafür ist, sondern vor dem Hintergrund der agierenden Persönlichkeit betrachtet werden muss. Sehr viel wahrscheinlicher können die betreffenden Personen sich selbst nicht ausreichend steuern, um die Häufung von Verkehrsvergehen zu verhindern bzw. den Führerscheinverlust zu vermeiden, denn: Sie würden es verhindern, wenn sie könnten! Es offenbart sich damit ein erhebliches Selbststeuerungsdefizit, das seine Begründung in der Persönlichkeit des Betroffenen findet. Dies ist eine behandlungswürdige Problematik.

Banse hat durch die Analyse verschiedener Forschungsarbeiten (z.B. Herzberg & Schlag, Huesman et al. und Junger et al.) darauf hingewiesen, dass problematisches Verhalten im Straßenverkehr mit einem Persönlichkeitsparameter zusammenhängen kann, den er „Dissozialität" nennt.[158] Diese persönliche Neigung ist bei betroffenen Personen zum Teil schon sehr früh festzustellen und sie steht im Zusammenhang mit unterschiedlichen Formen von Regelverstößen. Schade zeigt in seiner Analyse, dass das Unfallrisiko deutlich mit der Anzahl der Eintragungen im Verkehrszentralregister korreliert.[159] Hier erweist sich die „Risikoneigung" als entscheidender Faktor. Banse sieht es als wünschenswert und aussichtsreich an, wenn diesen Personen neben dem Fahrerlaubnisentzug spezifische Behandlungsmaßnahmen angeboten würden.[160] Diese wären entsprechend der dargestellten Grundsätze in der Verkehrstherapie gegeben, indem Verhaltensproblematik und psychische Disposition therapeutisch behandelt werden, um erfolgreiche Selbststeuerung zu erreichen. Die Wiedererlangung des Führerscheins aufgrund der durch die Behandlung erreichten persönlichen

156 Vgl. Kraftfahrt-Bundesamt, 2012 a.
157 Vgl. Kraftfahrt-Bundesamt, 2012 b, S. 82.
158 Vgl. Banse, 2012, S. 25.
159 Vgl. Schade, 2005.
160 Vgl. Banse, 2012, S. 27.

Veränderung kann als unterstützender positiver Nebeneffekt die Therapiemotivation zwar nicht begründen, aber steigern.

Bottaccioli referiert weiterhin Daten des National Institute of Mental Health der USA. Demnach sind ca. 46 % aller erwachsenen Amerikaner einer der vier Diagnosen einer Angststörung, einer Gemütsstörung, einer Impulskontrollstörung oder einer Substanzkonsumstörung zuzuordnen.[161] Es ist durchaus vorstellbar, dass darunter auch jene sind, welche im Straßenverkehr auffällig werden – in jedem Land. Diese Personen werden zum Teil auffällig und können dann im Rahmen einer Verkehrstherapie behandelt werden, damit sie nicht wieder auffällig werden. Allerdings kann daraus nicht geschlossen werden, dass alle Menschen, die eine psychische Störung haben, unfähig sind, Auto zu fahren, da individuell unterschiedliche Kompensationsmöglichkeiten vorliegen. Des Weiteren ist hierbei deutlich zu unterscheiden zwischen vergleichsweise leichten Störungen, wie etwa einer Sozialen Phobie oder einer Anpassungsstörung, und schwereren Störungen, wie etwa einer Persönlichkeitsstörung oder einer Schizophrenie. Darüber hinaus liegen bei jeder einzelnen Störung erhebliche interindividuelle und somit fahreignungsrelevante Unterschiede vor. Eine Verkehrstherapie ist nur dann sinnvoll, wenn neben einer behandlungswürdigen psychischen Problematik ein erhebliches Verkehrsproblem oder Gefährdungspotenzial vorliegt, wenn eine Behandlung Erfolg versprechend ist und wenn es von der betroffenen Person gewünscht wird.

Gleichzeitig kann festgestellt werden, dass die betreffende Person *alleine* nicht in der Lage ist bzw. war, ihre Neigung zum Fehlverhalten zu korrigieren, denn wenn sie es wäre, hätte sie sich schon verändert, um Fahrverbote oder den Führerscheinverlust, Geldstrafen, Polizeikontakt, Sanktionen des sozialen Umfeldes, durch den Partner oder den Arbeitgeber und weitere Folgen der Unmöglichkeit, selbst Auto zu fahren, zu verhindern. Diese Personen *wissen* sehr genau, dass ihr Verhalten schwierig, problematisch, gefährlich und verboten ist. Folglich *muss* dieses (selbst-)destruktive (Verkehrs-)Verhalten zwingenderweise durch eine andere intrapsychische Dimension als die des Wissens ausgelöst werden. Diese Personen verhalten sich nicht auf diese Weise, weil sie es nicht besser oder anders wissen, sondern weil sie es nicht anders können oder nicht anders wollen; weil ihre emotionalen Strukturen und deren intrapsychische Bedingungselemente sie zu einem solchen Verhalten führen. Eine Veränderung des verursachenden intrapsychischen Bedingungsgefüges ist mit verkehrstherapeutischen Mitteln möglich. Das bedeutet, dass die Ursachen erkannt und mit psychotherapeutischen Mitteln in der einen oder anderen Weise behoben werden müssen, wenn es das Ziel ist, dass die betreffende Person möglichst stabil nicht mehr auffällig werden will. Diese Schlussfolgerung gilt bei Fragen der Regelkonformität genauso wie bei Alkohol-, Drogen- oder Aggressionsproblemen.

161 Vgl. Bottaccioli, 2011.

Bei der Behandlung dieser Probleme im Rahmen der Verkehrstherapie kann eine Diagnose hilfreich sein. Sie ist aber nicht unabdingbar und auch nicht immer hilfreich, weil für die richtige Behandlung primär das Bedingungsmodell und die Verhaltensanalyse ausschlaggebend sind. Außerdem wurde deutlich, dass Krankheit oder Störung nicht nur das ist, was durch die Diagnosekriterien des ICD oder DSM definiert ist. Wir behandeln in der Verkehrstherapie, wie in der Psychotherapie, faktisch-phänomenologisch vorhandene individuelle Probleme, nicht nominell formelle Diagnosen. Dem Verkehrstherapeuten geht es nicht um die Brandmarkung aller Verkehrsauffälligen als „psychisch krank". Diese Sichtweise unterscheidet ihn von reinen Psychotherapeuten, von Krankenkassen und dem Gesundheitssystem. Es geht ihm nicht vorrangig um die Fragen „Krankheit oder nicht?", „Bezahlung durch Kassen oder nicht?", „Approbation oder nicht?", die der Erkenntnis der Notwendigkeit des beschriebenen Vorgehens unnötigen ideologischen Ballast verleihen.

Es geht um die oben dargestellte Form der Hilfe durch Aufarbeitung und Veränderung mit psychotherapeutischen Mitteln sowie auf der Basis verkehrspsychologischen Fachwissens. Das ist inhaltlich ein psychotherapeutisches Vorgehen; ob damit immer formelle Kriterien in Entsprechung zum ICD oder DSM verbunden sind, muss für den Verkehrstherapeuten nicht direkt relevant sein. Außerdem kann die Vermittlung eines Störungsbegriffes und die Anwendung und Zuschreibung desselben auf eine Person, die bei einem Verkehrstherapeuten Hilfe sucht, diese Person bedrücken, ihr Angst bereiten und auf Unverständnis stoßen. Was dieser Patient aber sicherlich versteht, ist, dass es für sein vielfaches Fehlverhalten Ursachen geben muss, die in seiner Person liegen und die es aufzuarbeiten und zu verändern gilt. Nur dann kann diese Person im Rahmen der Therapie etwas dagegen tun. Notwendig ist der Mut zur Selbsterkenntnis, aber im therapeutischen Kontext vor allem phänomenologisch und nicht primär denominativ-kategorisch. Es geht nicht darum, neue „Kranke" zu schaffen, es geht um (nicht direkt beobachtbare) massive psychische Probleme bzw. psychische Strukturen als Ursache von (direkt beobachtbarem) erheblichem Fehlverhalten. Notwendig ist das Verständnis des gesamten Bedingungssystems innerhalb der Person und dessen von der Person als konstruktiv und hilfreich erlebte Veränderung, auf phänomenologischer und auf der Verhaltensebene. Allerdings *können* die meisten individuellen Probleme, die dem Verkehrstherapeuten in seiner Praxis begegnen, durchaus ebenfalls als Diagnosen angesprochen werden.

Diagnosekriterien sind so gestaltet, dass sie auf alle Menschen anwendbar sind. Daher soll die Frage von Störung oder Krankheit nicht primär im Hinblick auf deutsche Beurteilungskriterien diskutiert werden, sondern allgemeingültig. Das ist konform mit dem Ansatz der Verkehrstherapie, die den Menschen und sein Bedürfnis nach zukünftiger Schädigungsfreiheit in den Fokus rückt und eben nicht sein Bedürfnis nach dem Führerschein. Zunächst sei daher festgestellt, dass Alkohol- und Drogenprobleme (neben Abhängigkeit) als „Schädlicher Konsum" im ICD-10 oder

„Missbrauch" im DSM-IV und DSM-V dargestellt werden[162] und eindeutig auf einen Patientenkreis des Verkehrstherapeuten anzuwenden sind. Wie Berke[163] schreibt: Ein Alkoholproblem zu haben heißt, Probleme ohne Alkohol zu haben oder Probleme wegen Alkohol zu haben. *„Niemand bekommt wegen eines feuchtfröhlichen Ausrutschers Schwierigkeiten."* Nun aber ist konkret im Hinblick auf das Vorhandensein einer verkehrstherapeutisch relevanten und behandlungswürdigen Störung durch Müller festgestellt und durch Kunkel bestätigt worden: *„Es kann als allgemein akzeptiert gelten, dass der gesellschaftlich übliche Alkoholkonsum – in der Regel auch bei besonderen Trinkanlässen – nur zu Spitzenwerten zwischen 0,8 und 1,1 Promille, allenfalls in besonderen Fällen auch bis 1,3 ‰ führen kann."*[164] *„Je mehr die festgestellte BAK (AAK) die 1,3-Promillegrenze überschreitet, desto näher liegt der begründete Verdacht, dass bei dem Betroffenen eine Alkoholproblematik gegeben ist. Dabei ist Alkoholproblematik nicht mit Alkoholabhängigkeit gleichzusetzen, legt aber die Vermutung eines Missbrauchs im psychotherapeutischen Sinne nahe."*[165] Und weiter: *„So gesehen ist das einmalige Erreichen/Überschreiten der 1,6-Promillegrenze auch ohne aktive Verkehrsteilnahme als Beleg für einen gesundheitsschädigenden bzw. missbräuchlichen Umgang mit dem Alkohol anzusehen. [...] Es muss in einem solchen Fall ein vom üblichen Konsumverhalten (stärker) abweichendes (‚abnormes') Trinkverhalten (entsprechend den Kriterien des DSM IV) vorgelegen haben [...]."* Die verkehrstherapeutische Heilbehandlungswürdigkeit ist also in jedem Fall gegeben, der eine Alkoholisierung von 1,6 ‰ oder darüber aufweist (ab 1,3 ‰ jedoch bereits wahrscheinlich), da nach DSM zumindest Alkoholmissbrauch angenommen werden muss. Laut Definition von Stephan et al. im Kommentar zu den Begutachtungsleitlinien zur Kraftfahrereignung ist Alkoholmissbrauch dann gegeben, wenn

- dieser problematische Umgang sich über einen längeren Zeitraum erstreckt hat (Monate, evtl. auch Jahre),
- die physiologische Barriere überschritten wurde (kein Abbruch infolge Übelkeit/Erbrechen),
- die psychologische Sperre ebenso überschritten wurde (kein Genuss-, sondern Wirkungstrinken),
- die soziale Norm überschritten wurde (wenn also erheblich mehr Alkohol pro Trinkepisode als von der überwiegenden Mehrheit im Tagesdurchschnitt konsumiert wird).[166]

Die Kriteriensammlung des ICD-10 sieht ihrerseits vor, dass ein schädlicher Konsum von Alkohol oder Drogen dann gegeben ist, wenn sich deutliche körperliche und/

162 Vgl. APA, 2011.
163 Berke, 1999, S. 14.
164 Vgl. Müller, 1976, und Kunkel, 1985, zit. nach Stephan et al., 2002, S. 81.
165 Ebd.
166 Vgl. Stephan et al., 2002, S. 82.

oder psychische Schädigungen durch den Konsum der psychotropen Substanz einstellen, *„z. B. eine depressive Episode nach massivem Alkoholkonsum"*, und: *„Die Diagnose erfordert eine tatsächliche Schädigung der psychischen oder physischen Gesundheit des Konsumenten."*[167] Dass die betreffenden Patienten sich tatsächlich psychisch oder physisch massiv geschadet haben, wird deutlich, wenn man sie im Rahmen der Therapie eine Liste der Vor- und Nachteile von Alkoholkonsum verfassen lässt. Die Auflistung der Alkoholwirkungen zeigt, dass sich die Patienten sehr wohl darüber bewusst sind, dass sie sich selbst mit Alkohol psychisch und auch physisch erheblichen Schaden zugefügt haben. Auch die Depression oder die Anpassungsstörung, mit der viele Patienten zur Therapie kommen, ist zum Teil als Folge des Alkoholmissbrauchs zu werten.

Von vielen „Alkoholpatienten" eines Verkehrstherapeuten werden die Kriterien für eine Alkoholabhängigkeit erfüllt sein. Diese Personen besitzen bei 1,6 ‰ eine deutlich erhöhte Giftfestigkeit im Bezug auf Alkohol. Sie haben im Laufe der Zeit immer mehr Alkohol getrunken und somit immer mehr Zeit mit dem Konsum, dem Beschaffen von Alkohol oder dem Erholen von den Konsumfolgen verbracht und solchermaßen immer mehr ihrer früher wichtigen Interessen oder Aktivitäten außerhalb des Alkoholkonsums vernachlässigt. Diese drei Kriterien innerhalb des gleichen einjährigen Zeitraumes genügen für die Feststellung einer Alkoholabhängigkeit nach ICD-10. Mithin handelt es sich bei der therapeutischen Aktivität des Verkehrstherapeuten bei solchen Alkoholfällen regelmäßig auch um eine kurative Heilbehandlung.

Sowohl Alkoholmissbrauch als auch Alkoholabhängigkeit sind als Störung behandlungsbedürftig, finden sich aber als Kategorien ebenfalls in den in Deutschland gültigen Beurteilungskriterien wieder. Diese unterscheiden zwischen vier Kategorien der alkoholbedingten Störung. Sie beziehen sich sinngemäß auf

1. Abhängigkeit,
2. Substanzmissbrauch nach DSM-IV bzw., aus verkehrspsychologischer Sicht, Notwendigkeit des Alkoholverzichts,
3. Alkoholgefährdung und
4. unkontrollierte Koppelung von Substanzkonsum und Verkehrsteilnahme.

Die Kategorien 1 und 2 sind im Rahmen der Beurteilungskriterien ähnlich (aber nicht vollständig analog) zu den Störungskategorien definiert, die Kategorien 3 und 4 davon unabhängig. Während sich die Störungskategorien der Diagnosekriterienkataloge ICD und DSM als Definitions- und Behandlungsgrundlage sehen, definieren die Beurteilungskriterien einen bei Begutachtung zu erreichenden und für die Fahreignung relevanten Zielzustand der bewältigten Ursprungsproblematik.

167 Dilling et al., 2005, S. 92.

Je gravierender die Problematik, umso deutlicher wird auch eine fachlich kompetente Unterstützung bei der Veränderung gefordert.[168]

Dies gilt respektive für die meisten „Drogenfälle“, „Aggressionsfälle“ und „Regelkonformitätsfälle“. Auch diese Probleme können sehr oft als Diagnosen im Sinne von DSM oder ICD angesprochen werden. Probleme im Drogenkreis, z. B. des Konsums von Cannabis, sind analog der Alkoholproblematik meist als schädlicher Konsum im Sinne der ICD oder als Drogenmissbrauch im Sinne des DSM zu klassifizieren. Allein der Umstand, dass Fahrten unter Drogeneinfluss in derartigen Fällen sehr häufig passiert sind bzw. sein müssen, bis eine davon schließlich auffällig wird, zeigt die mangelnde Selbststeuerungsfähigkeit des Patienten und die Selbstschädigung durch die Gefahr, in die er sich häufig gebracht hat. Die tatsächliche Selbstschädigung (sensu ICD-10: „schädlicher Konsum“) liegt immer dann vor, wenn diese Personen über lange Zeit hinweg mit hoher Regelmäßigkeit Cannabis oder härtere Drogen konsumiert haben, da aufgrund der vielen Zeit, die sie für das Beschaffen, den Konsum und das Erholen vom Konsum aufgewendet haben, nur noch wenig Zeit und Fähigkeit für eine erfolgreiche Lebensgestaltung bleibt. Berufliches, privates und Partnerschaftsleben und der konstruktive Umgang mit Lebensproblemen sind hier beeinträchtigt. Die Personen werden durch den Konsum i. d. R. selbstunsicher und paranoid und häufig sind die Kriterien einer depressiven Episode (ICD-10, F 32) erfüllt. Darüber hinaus sind oft auch Probleme mit dem Einhalten von Regeln oder im Umgang mit Aggression und Impulsivität durch psychische Störungen begründet, die häufig dem Formenkreis der Persönlichkeitsstörungen zuzuordnen sind.[169]

Die Probleme, die ein Mensch hat und mit denen er nicht zurechtkommt, sind die Ursache – der sich daraus ergebende Alkoholmissbrauch, die Impulsivität und Aggressivität bzw. „Dissozialität“ (sensu Banse) oder die beobachtete Drogenproblematik ist lediglich die Antwort auf diese Grundstörung. Dabei ist allerdings festzustellen, dass zwar eigentlich alle Menschen irgendwelche, zum Teil auch sehr belastende Probleme haben, aber nur vergleichsweise wenige Menschen darauf mit der Entwicklung eines Verhaltensproblems (also z. B. riskanter Konsum, Missbrauch oder Abhängigkeit von Alkohol) antworten, im Falle von Alkohol z. B. „nur“ 9,5 Mio. Menschen oder 11,7 % der deutschen Bevölkerung. Was unterscheidet also Menschen, die auf ihre Probleme mit der Entwicklung eines Alkoholproblems antworten, von den 88,3 % (!), die dies nicht tun?[170]

Betroffene Personen haben ein systematisches Problem in der Interaktion mit ihrer Umwelt, wovon das problematische Verhalten im Straßenverkehr ein Teil ist. Innere,

168 Vgl. Schubert et al., 2013, S. 119 ff.
169 Vgl. Nicolay, 2000 und 2010.
170 Vgl. Bundesärztekammer, 2011.

also psychische Parameter (hier: c + d) führen dazu, dass das subjektiv phänomenologische Problem xy entsteht:

$$c + d = xy$$

xy stellt sich schließlich als ein Problem dar, das von der betreffenden Person durch Alkoholkonsum (z) beantwortet wird:

$$c + d = xy \rightarrow z$$

Zu integrieren sind weitere, möglicherweise fehlende, die Parameter c und d abmildernde Bewältigungsstrategien (e):

$$c + d - e = xy \rightarrow z.$$

Folglich können wir es mit zwei möglichen Problemkonstellationen zu tun haben: Entweder xy ist zu groß, was an c oder d liegt oder an deren Zusammenwirken, oder die Bewältigungsstrategien (e) sind zu gering ausgeprägt. Beides kann schließlich zu (wiederholtem) Alkoholkonsum (z) führen. An beidem kann und sollte im Rahmen der Verkehrstherapie gearbeitet werden.

Beides kann für sich eine Grundstörung darstellen: Ein Defizit an Bewältigungsstrategien findet sich beispielsweise bei Personen mit einer Sozialen Phobie (ICD-10 F 40.1), bei einer depressiven Episode (F 32) oder auch bei einer der verschiedenen Persönlichkeitsstörungen (z. B. Ängstlich (vermeidende) Persönlichkeit, F 60.6, oder Emotional instabile Persönlichkeit, F 60.3).[171]

Eine innerpsychische Problematik (xy) kann sich durch verschiedene Parameter ergeben. Denkt man etwa an die Schematheorie,[172] so könnte in einem beispielhaften Fall das Zusammenwirken mehrerer Faktoren als verursachend angenommen werden. Wenn also z. B. die Bedingungen in der Ursprungsfamilie des Patienten derart waren, dass dieser ein minderwertiges Selbstkonzept (a) entwickelt hat, so wird er in der Folge das Schema der Suche nach Anerkennung (b) entwickeln, um dieses Selbstwertgefühl für sich zu erreichen. Das ist eigentlich eine kluge kindliche Strategie, die als Mittel, um diese Anerkennung zu erreichen, die Schemata der Aufopferung für andere (c) und das Erfüllen sehr hoher (unerbittlicher) Standards (Perfektionismus) (d) anwendet. Als Problem xy ergibt sich daraus ein sehr hoher Kräfteverschleiß (xy), dem die Person, in Ermangelung von kompensierenden Bewältigungsstrategien (e), durch intensiven Alkoholkonsum (z) zu begegnen versucht, woraus sich schließlich im Laufe der Zeit (t) eine Aggravation und die Entwicklung der Sekundärstörung „Alkoholmissbrauch“ (z‘) ergibt. In diesem Fall also:

$$a \rightarrow b \rightarrow c + d - e = xy \rightarrow z + t = z'.$$

171 Vgl. Dilling et al., 2005, S. 139 ff., 157 f., 227 ff.
172 Vgl. Young & Klosko, 2008.

Die hier dargestellte phänomenologisch individuelle Problematik kann durch die „Logik der Psyche", also die Psychologie, verstanden werden und findet – differenzierter – im Rahmen der Therapie ihren Niederschlag als „Funktionales Bedingungsmodell", aus dem dann verhaltensändernde Maßnahmen abgeleitet werden können. Dies ist ein essenzieller Teil der Therapie und für den Patienten von wesentlicher Bedeutung. Sehr viel weniger wichtig für den Patienten und die Lösung seines Problems ist demgegenüber, wie man das Problem diagnostisch einordnet, wie man es nennt und welche diagnostische Codierung es erhält. Falls gewünscht, kann man jedoch den in dem Beispiel genannten sehr hohen chronischen Kräfteverschleiß und die damit verbundene anhaltende und belastende Herabgestimmtheit als „Dysthymie" (ICD F 34.1) bezeichnen. Für den Fall aber, dass die extreme Selbstüberforderung durch Aufopferung und Perfektionismus zu einem häufigen Erleben von Scheitern an den eigenen Ansprüchen und so zu einem fortwährenden Erleben von Hilflosigkeit führt, verbunden mit einem pessimistischen Attributionsstil (welcher aufgrund des früh entwickelten und daher stabilen minderwertigen Selbstkonzepts wahrscheinlich ist), ist im Sinne von Seligman[173] durchaus mit einer Depression zu rechnen (z. B. ICD F 32).

Es gibt demnach drei verschiedene Möglichkeiten, „formell" eine Psychotherapie auf verkehrspsychologischer Basis, mithin eine „heilkundliche Verkehrstherapie" und damit eine Heilbehandlung zu rechtfertigen:

1. die Grundstörung,
2. Kompensationsstörungen im Bereich der Bewältigungskompetenzen und
3. die daraus resultierenden Sekundärstörungen im Verhalten (z. B. schädlicher Konsum psychoaktiver Substanzen).

Alle diese sind inhaltlich und auch formell zumeist als „Störungen" mit Krankheitswert ansprechbar und einer Heilbehandlung zugänglich zu machen. Diese ist im verkehrspsychologischen Kontext die Verkehrstherapie.

Der Verkehrstherapie geht es also nicht um ein rechtlich-normatives Ziel der Behebung von Eignungszweifeln, sondern um das individuell-persönliche Ziel der Behebung, Kompensation oder Heilung fahreignungsbeeinträchtigender Persönlichkeits- und Verhaltensaspekte.

Viele Patienten der Verkehrstherapie weisen ein klinisches Störungsbild auf. Es gibt aber auch Patienten, bei denen diese Zuordnung nicht zwingend notwendig ist. Diese Unterscheidung ist, wie dargestellt, einerseits fließend, andererseits arbiträr und drittens häufig eher anderen Ordnungskriterien unterworfen als an psychischen Funktionsdefiziten orientiert. Es ist jedoch von untergeordneter Bedeutung, ob die

173 Vgl. Brunstein, 1993, S. 200.

festzustellende Störung dem klinischen Bereich oder dem subklinischen Bereich zuzuordnen ist. Der Verkehrstherapeut interessiert sich zwar auch sekundär für die Heilung der Störung an sich. Vor allem muss aber *das festgestellte Defizit an Selbststeuerungsfähigkeit*, welches mit jeder psychischen Problematik, mit der der Verkehrstherapeut konfrontiert ist, verbunden ist, gelöst werden, damit der Patient wieder seine Fahreignung erreicht und nicht wieder auffällig wird. Tiefe und Dauer der Therapie müssen daher so ausreichend sein, dass durch die Behandlung der ganzen Person ihre psychische Grundproblematik und ihr daraus folgendes Verhaltensproblem stabil konstruktiv verändert sind. Das heißt, dass die psychische, aber auch die Verhaltensproblematik so weit gelöst sein müssen, dass zuverlässige Selbststeuerungsfähigkeit erreicht wurde. Aus diesem Grunde handelt es sich bei Verkehrstherapie stets um eine heilkundliche, kurative therapeutische Maßnahme.

Letztlich muss aber der Betroffene entscheiden, welche Variante der Verkehrsrehabilitation er wählt, um das im Straßenverkehr erlebte bzw. verursachte Problemverhalten zu lösen. Falls es sich dabei nicht um eine krankheitsrelevante Störung handeln sollte, können verkehrspsychologische Kursangebote, Beratungen oder Interventionen hilfreich sein. Die ursächliche Selbststeuerungsproblematik kann allerdings vor allem durch Verkehrstherapie behandelt werden.

Die im vierten Kapitel erläuterten Fälle veranschaulichen das hier Dargestellte beispielhaft.

3.5 Theorie der Entstehung von Verkehrsauffälligkeiten

Die bisherigen Ausführungen haben gezeigt, dass das beobachtbare Verhaltensproblem durch eine psychische Grundproblematik bedingt ist. Dieser Zusammenhang (*Bilder 4 und 5*) stellt die Basis der in den vorherigen Kapiteln dargelegten Theorie zur Verkehrstherapie dar. Wenn es allerdings darum geht, den betroffenen Patienten kompetent zu helfen, ist es nötig, diesen grundsätzlichen Zusammenhang noch weiter aufzuschlüsseln, also deren individuelle Problematik konkret kennenzulernen und zu definieren. So erhalten wir die Grundmatrix und ihre einzelnen Bestandteile, welche zusammenwirken müssen, damit Verkehrsauffälligkeiten entstehen und schließlich entdeckt werden. Die Analyse der relevanten Bestandteile erfolgt rückwärts, vom Endpunkt zum Ursprung der Problematik eines als Beispiel gewählten Alkoholfalles.

Doch sei zunächst die grundsätzliche Situation einer beispielhaft angenommenen Person als Ausgangspunkt der Darstellung in Erinnerung gerufen: Diese Person möchte ein „gutes Leben“ führen, zufrieden, angenehm, sicher, ungestört, selbstbestimmt, dabei Belastungen wie (Dis-)Stress, finanzielle, Arbeits- oder Beziehungsprobleme vermeidend. Das heißt auch, sie möchte keine Fahrt unter (deutlichem) Alkoholeinfluss begehen. Ihr Kopf, ihre Logik, ihre Vernunft sagt ihr daher, dass sie das nicht tun soll.

Trotzdem fährt sie unter Alkohol, und sie wird irgendwann damit polizeilich auffällig. Also hat diese Person nun Probleme mit der Polizei, dem Gericht, den Ämtern, in ihrer Arbeitssituation, aber auch in ihrer privaten Situation und mit dem Partner. Außerdem hat sie finanzielle Belastungen, ausreichend (Dis-)Stress und sie darf ihr Auto nicht mehr benutzen.

Daher möchte sie so etwas nie wieder tun. Allerdings ist das auch schon vor dieser Alkoholfahrt so gewesen. Warum ist es ihr nicht gelungen, diese Alkoholauffälligkeit zu vermeiden? Sicher hätte sie es vermieden, wenn sie ausschließlich rational bestimmt gehandelt hätte; die Vernunft bzw. die Logik des Geistes hätte immer die Vermeidung der Alkoholfahrt gewählt. Daraus ist aber zu schließen, dass andere Dimensionen innerhalb dieser Person mächtiger waren als Logik, Geist und Vernunft – ihre bewusste Selbststeuerungsfähigkeit erweist sich damit als defizitär.

Die beobachtete Verkehrsauffälligkeit ist – im Normalfall – ein repräsentativer Teil des Verhaltens, das die betroffene Person bereits sehr oft im Straßenverkehr gezeigt hat. Alkoholfahrten, Drogenfahrten, aggressives Verhalten inner- und außerhalb des Straßenverkehrs sowie Regelmissachtungen geschehen sehr viel öfter, als sie geahndet werden. Schätzungen gehen davon aus, dass nur eine von 600 Alkoholfahrten[174] und nur einer von 10 000 Geschwindigkeitsverstößen[175] in Deutschland polizeilich auffällig wird. Einen ähnlichen Umstand thematisiert „Heinrichs Gesetz“, das auf der Grundlage umfassender Unfallanalysen besagt, dass ein Unfall mit schweren Verletzungen am Arbeitsplatz mit einer sehr hohen Dunkelziffer von Unfällen ohne Verletzungen korreliert.[176] Es dürfte also nur äußerst selten der Fall sein, dass das polizeilich entdeckte Vergehen auch tatsächlich zum allerersten Mal geschehen ist. Folglich wird in der Verkehrstherapie vom Regelfall ausgegangen.

In der Vorgeschichte der Person liegt mit sehr hoher Wahrscheinlichkeit ein häufiges vergleichbares Verhalten vor, d. h. eine über längere Zeit stattgefundene, immer wieder aufgetretene Selbstgefährdung dieser Person durch ihr eigenes Verhalten. Auch wenn die Person im alkoholisierten Zustand nicht mehr wusste, dass sie nicht alkoholisiert fahren wollte – am nächsten Tag wird ihr ihr gefährliches Verhalten bewusst und damit auch ihr Vorsatz, eigentlich ein von solchen Sorgen unbelastetes, „gutes Leben“ (siehe oben) führen zu wollen. Die Motivation ist in diesem Moment also sehr stark, keine solche Alkoholfahrt mehr zu begehen.

174 Vgl. TÜV, undatiert.
175 Vgl. Stephan, 2010.
176 Vgl. Rieder & Bepperling, 2011.

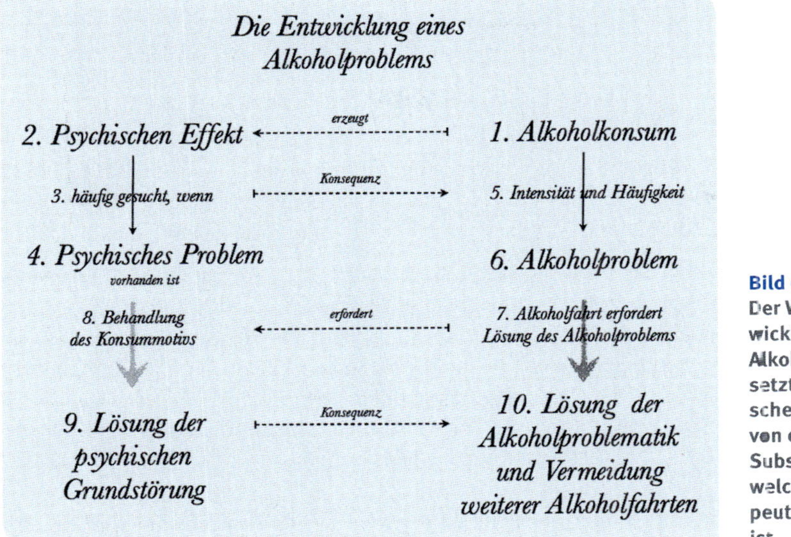

Bild 6
Der Weg der Entwicklung eines Alkoholproblems setzt ein psychisches Problem von erheblicher Substanz voraus, welches therapeutisch zu lösen ist.

Diese Alkoholfahrt wird eine Einmaligkeit und mithin normalerweise unentdeckt bleiben, wenn sich die betreffende Person selbst steuern kann und somit auch die Kontrolle über ihren Alkoholkonsum hat. Konsumiert sie aber so oft und so viel Alkohol, dass sie in Promillebereiche gerät, in denen sie ihre Selbststeuerungsfähigkeit verliert, dann könnte es sein, dass sie wieder (deutlich) alkoholisiert Auto fährt. Das setzt in der Regel hohe Trinkmengen voraus. Hohe Trinkmengen wiederum ereignen sich nur, wenn die betreffende Person die Wirkung des Alkohols sucht, also spüren will, und wenn dieses Bedürfnis größer und mächtiger ist als das Wissen um all die Nachteile des Alkohols. Weil dieses Bedürfnis häufig vorhanden ist (und das Wissen um die Nachteile dominiert), konsumiert diese Person häufig Alkohol, wodurch die Wirkung nachlässt, was zu einer Erhöhung der Trinkmengen führt, damit die Wirkung wiederum gespürt werden kann. Dadurch entwickelt sich im Laufe der Zeit ein Alkoholproblem (*Bild 6*).

Alkoholkonsum bringt ganz erhebliche Nachteile mit sich. Diese sind den Konsumenten deshalb bekannt, weil sie die Negativeffekte und die negativen Konsequenzen des Alkoholkonsums erleben. Sie sind umso größer, je höher die Trinkmenge ist. Wenn sich ein Alkoholproblem (also entweder Schädlicher Konsum, Missbrauch oder Abhängigkeit i. S. v. ICD bzw. DSM) entwickelt, erlebt die betreffende Person sehr oft und sehr intensiv die Nachteile des Alkoholkonsums. Die Tatsache, dass sich dieses Alkoholproblem jedoch trotzdem entwickelt, zeigt, dass diese Person subjektiv Vorteile oder erwünschte Wirkungen durch den Alkoholkonsum hat oder

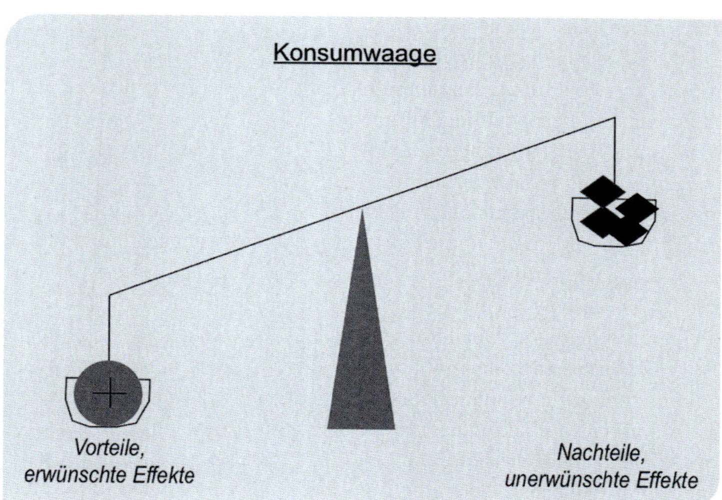

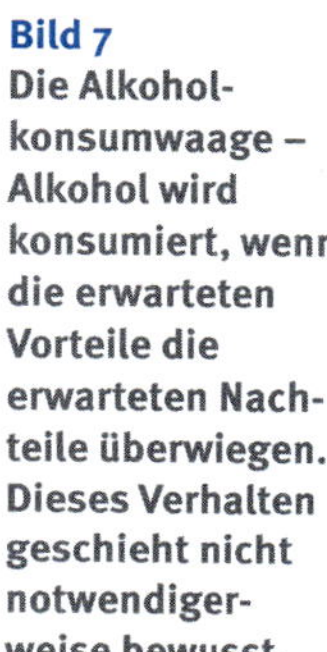
Bild 7
Die Alkoholkonsumwaage – Alkohol wird konsumiert, wenn die erwarteten Vorteile die erwarteten Nachteile überwiegen. Dieses Verhalten geschieht nicht notwendigerweise bewusst.

spürt, welche trotz all der Nachteile immer wieder verhaltensrelevant werden, also zum Konsum führen (*Bild 7*). Dies geschieht durch die Wirkungsabnahme infolge Gewöhnung mit steigender Intensität von Trinkmenge und Häufigkeit.

Die genannten Vorteile sind erklärbar durch die psychischen Bedingungen, die in der betreffenden Person vorherrschen. Aufgrund der Intensität des Aufsuchens der Alkoholwirkung, welche so groß ist, dass sich ein Alkoholproblem entwickelt hat, kann davon ausgegangen werden, dass diese Wirkung für die Person subjektiv eine sehr große Bedeutung hat – zur Kompensation psychischer Zustände. Diese sind für die Person subjektiv nicht (einfacher) zu kompensieren als mit Alkohol, sonst würde sie es tun, anstatt sich selbst immer wieder den vielen negativen Auswirkungen hoher Trinkmengen auszusetzen oder sich dadurch zu gefährden. Diese psychischen Zustände sind deshalb als problematisch für die Person zu erkennen, und Alkohol stellt die vorübergehende Lösung oder Flucht vor diesen Problemen dar. Jene sind damit als psychische Hintergrundproblematik und Ursache zu bezeichnen. Diese ist in der Regel unbeobachtbar und nicht bewusst, aber bewusstseinsfähig und der Grund für die beobachtbare und in der Regel bewusste, aber möglicherweise verdrängte Verhaltensproblematik, also in diesem Fall die Alkoholproblematik (*Bild 8*).

Diese psychische Grundproblematik (bzw. Hintergrundproblematik bzw. Grundstörung, wie zum Beispiel eine Dysthymie oder eine soziale Phobie) hat wiederum Ursachen, die abhängig von der Art der Störung an unterschiedlichen Punkten der Lebensentwicklung anzusiedeln sind. Meistens handelt es sich um überwertige, destruktive Schemata, welche in Kindheit und Jugend grundgelegt wurden (*Bild 8*). Aber die psychische Hintergrundproblematik kann auch z.B. in einer Anpassungsstörung,

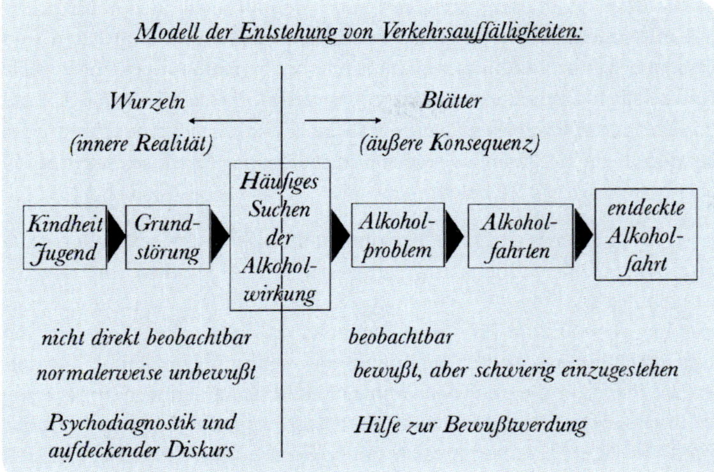

Bild 8 Verkehrsauffälligkeiten sind begründet in der Persönlichkeit, in ihrem beobachtbaren Verhalten und in ihrer zu erschließenden psychischen Disposition (hier dargestellt am Beispiel eines „Alkoholfalles"; die Darstellung gilt aber gleichermaßen für einen „Drogenfall").

einer prolongierten Trauerreaktion oder in einer Posttraumatischen Belastungsstörung bestehen. In diesem Fall sind die Ursachen eher im Erwachsenenleben zu finden.

Therapeutisch ist die Verhaltensproblematik (bezüglich Alkohol, Drogen, Regeln oder Aggressionen) möglichst ohne Beschönigungen zu erarbeiten. Dazu müssen häufig Verdrängungsmechanismen beim Patienten überwunden werden bzw. es muss ihm Zeit gegeben werden, sein damit verbundenes Schamgefühl zu überwinden. Das Verhaltensproblem kann aufgrund seiner Intensität bereits eine nachteilige Eigendynamik entwickelt haben, welcher therapeutisch zu begegnen ist. Es ist hilfreich, die psychische Grundstörung und oft auch deren Ursache diagnostisch und therapeutisch bewusst zu machen. Der Zusammenhang von Grundstörung und Verkehrsauffälligkeit muss mit dem Betroffenen klar herausgearbeitet werden. Zur Veränderung ist die Behandlung dieser inneren Ursprungsproblematik sinnvoll (*Bilder 6 und 8*).

3.6 Die verkehrstherapeutische Behandlung

Dem beobachtbaren Verhalten eines Menschen liegt stets ein psychisches Substrat zugrunde, welches dieses Verhalten bedingt. Im Kontext der Verkehrstherapie ist im Regelfall davon auszugehen, dass Patienten bereits viele Male ihr gefährdendes Verhalten im und/oder außerhalb des Verkehrs gezeigt haben, dieses aber bis zur polizeilichen Feststellung unerkannt blieb.

Es ist also im Regelfall eine Neigung zur Selbstgefährdung zu beobachten, und mithin kann man von einem erheblichen Defizit an Selbststeuerungskompetenz ausgehen.

Dieses Defizit hat Ursachen in der Person und muss deshalb behandelt werden. Die Ursachen sind mit schematherapeutischen Methoden effektiv aufzuarbeiten und unwirksam zu machen. Darüber hinaus ist im Sinne der Selbstmanagementtherapie die Erhöhung der Selbststeuerungskompetenz zu erreichen. Das benötigt in der Regel ein therapeutisch zu erarbeitendes größeres Maß an Selbsteffizienzerwartung beim Patienten, das über mehr Kontrolle der eigenen Impulse und Antriebe zu erreichen ist.

Folglich ist es notwendig, dass sich diese Personen mit sich selbst auseinandersetzen und die Determinanten ihres Fühlens und Verhaltens, also ihr Denken, ihre Haltungen und ihre Schemastrukturen, gut kennenlernen. Das ist mittels Psychodiagnostik und mit Methoden der Rational-Emotiven Therapie, der Beck'schen Therapie, der Selbstverbalisationstherapie oder der Schematherapie sehr gut möglich. Dazu ist es hilfreich, dass die Patienten ihre Gefühle wahrnehmen, benennen und ausdrücken lernen. Diese zunehmende Ichwerdung führt zur Fähigkeit, seine Wünsche, Gefühle, Bedürfnisse und Probleme zu äußern, was trainiert werden muss. Trainings sozialer Kompetenz und Stresskompetenztrainings sind daher sinnvoll.

Psychoedukation ist, wie in jeder Therapie, ein weiterer bedeutsamer Punkt. Die Patienten müssen in die Lage versetzt werden, ihr Alkohol-, Drogen-, Aggressions-, Impulskontroll- oder Regelkonformitätsproblem sehr gut zu verstehen. Daher findet eine ausgeprägte Psychodiagnostik zur Klärung der jeweiligen Problematik Anwendung, und es wird Fachwissen über die relevanten Inhalte vermittelt. Weiterhin sind die Patienten auch über die Konditionierung, insbesondere ihres Belohnungssystems, zu informieren. Dieses Wissen hilft dabei, sich im Verhalten neu zu orientieren und die Veränderungen durch den Verzicht auf sein Problemverhalten einordnen, aushalten und steuern zu lernen.

Sie müssen weiterhin dessen Determinanten, Ursprünge, Auslöser und auch neues, konstruktives Verhalten kennenlernen. Dieses steuern zu lernen ist elementar und bedingt durch die Anwendung neuer, konstruktiver Wahrnehmungs-, Bewertungs- und Denkstrukturen, welche zu neuen, hilfreicheren und zielführenderen Emotionen und Handlungsneigungen führen werden. Dabei helfen möglicherweise Strategien und Vorgehensweisen aus der Schematherapie zur Lösung von Grundkonflikten und zur Erarbeitung des Erlebens und Verhaltens von „gesunden Erwachsenen". Der Therapeut unterstützt dabei auf vielfältige Weise, insbesondere durch „limited reparenting" (also begrenzte Nachbeelterung) im Sinne der Schematherapie.

Intrinsische Motivation ist eine notwendige Bedingung für das Gelingen jeder Psychotherapie. In der Verkehrstherapie ist dies eine besondere Herausforderung, da Motivation immer wieder durch Rückbesinnung auf die eigene bisher defizitäre Erlebens- und Verhaltensstruktur des Patienten neu hergestellt werden muss. Das Zurückwerfen auf die Selbstverantwortung für das eigene Leben hilft dem Patienten, die neurotische Verantwortungsexternalisierung zu überwinden. Die Erfolge im neuen Erleben und Verhalten, aber auch die Rückmeldung aus seiner sozialen Umwelt helfen dabei, konsequent und motiviert an sich zu arbeiten.

Schließlich ist es notwendig, sicherzustellen, dass die erreichte Weiterentwicklung durch die Therapie auch in Zukunft erhalten bleibt. Wichtig ist dabei, dass die Patienten im Rahmen der Therapie lernen, achtsam, also bewusst und ohne Bewertung, im Augenblick zu leben. Mit dieser Grundhaltung sollen sie auch nach der Therapie die Errungenschaften derselben im Lebensalltag praktizieren und nicht mehr in alte Haltungs-, Denk-, emotionale oder Verhaltensgewohnheiten abrutschen. Weiterhin ist es etwa wesentlich, die Trigger, also die Hinweisreize, welche einen Rückfall auslösen könnten, zu kennen und diese einerseits bewusst nicht mehr aufzusuchen und andererseits zu lernen, bewusst anders, also konstruktiver als früher, auf diese Reize zu reagieren. Ein wichtiges Hilfsmittel zur Lösung dieser konditionierten Habituation kann das Prinzip der Achtsamkeit sein, welches auch unter Einbeziehung von „cue exposure"-Techniken die Verbindung zwischen Reiz und konditionierter Reaktion lösen kann.[177]

3.6.1 Die Person des Verkehrstherapeuten

Das hier beschriebene Verständnis der Verkehrstherapie erfordert seitens des Behandlers eine zweifache Qualifikation: Die eine ist die des Verkehrspsychologen.

Ein Verkehrspsychologe hat eine umfangreiche Ausbildung absolviert, die ihm Kenntnisse in relevanten Aspekten des Mobilität begründenden Verkehrs verleiht. Hier ist vor allem der Straßenverkehr zu nennen. Daneben stellen auch Schienen-, Luft- und Schiffsverkehr wesentliche, aber speziellere Arbeitsbereiche des Verkehrspsychologen dar. Außerdem kennt er die Eignungsvoraussetzungen für die sich im Verkehr stellenden Aufgaben. Drittens ist er mit gesetzlichen Regelungen vertraut, die in diesem Kontext anzuwenden sind. Diese langfristige und differenzierte Ausbildung ist der eines psychologischen Facharztes vergleichbar und mündet in Deutschland derzeit im „Fachpsychologen für Verkehrspsychologie (BDP)".

Wertvolle Erfahrung sammelt der Verkehrstherapeut als verkehrspsychologischer Sachverständiger bzw. Gutachter für Fragen der Fahreignung. Als Fahreignungsgutachter lernt man ganz unterschiedliche Dinge einzuschätzen, etwa, welche Anforderungen an die Betroffenen gestellt werden, und auch, warum das so ist. Außerdem bildet sich Erfahrung in vielen speziellen Aspekten, z.B. wie sich Betroffene verhalten, wie groß die Tendenz zur Beschönigung ist und auch, wie man Trinkmengen berechnet oder wie viel Nanogramm von einer bestimmten Droge

177 Vgl. Gmerek, 2009, S. 18 f.

als „viel“ bezeichnet werden muss und wie lange es dauern kann, bis eine massiv konsumierte Droge nicht mehr im Urin nachweisbar ist. Darüber hinaus sind ihm die Kriterien, nach denen eine Fahreignungsbegutachtung durchgeführt wird, und auch deren Sinn und Zweck bekannt. Schließlich geht es in der Verkehrstherapie auch am Rande um das Thema Fahreignungsbegutachtung. Und der Klient, der durch seinen Therapieentschluss zum Patienten wird, kam möglicherweise zunächst deshalb zur Verkehrstherapie. Also ist es notwendig, hier Antworten geben zu können und auch dem Symptom (des nicht mehr vorhandenen Führerscheines und dem Wunsch, diesen wiederzuerlangen) Rechnung zu tragen. Außerdem besteht in der erfolgreichen Begutachtung für Fahreignung ein geeignetes Mittel, durch das Verkehrstherapeuten automatisch den Wert ihrer ansonsten „unsichtbaren“ Arbeit greifbar machen können. Dazu ist ein Beispiel hilfreich:

> Eine Frau kommt zum Arzt wegen Knoten in der Brust, sie ist sehr besorgt. Um die Patientin zunächst im Rahmen der fachlichen Erfordernisse kennen zu lernen, wird der Arzt verschiedene diagnostische Verfahren anwenden. Dies wird die Frau akzeptieren, denn sie will ja schließlich Hilfe. Als ihr der Arzt nun sagt, dass die Brust wohl abgenommen werden muss, ist sie erschüttert. Es dauert eine Weile, bis sie sich von dieser Nachricht erholt hat. Dann kommt es zur Operation, zur Chemotherapie, zur Bestrahlung und zur Nachsorge. Der Brustkrebs ist für diesen Zeitpunkt nach allen Regeln der Wissenschaft besiegt.
>
> Jedoch: Die Frau kam ja nicht zum Arzt, um sich die Brust abnehmen zu lassen – sie kam wegen ihrer Beunruhigung und wollte Hilfe. Sie wollte, dass das Problem nicht mehr da ist. Sie hat sich dann den Behandlungen gestellt, weil sie wusste, dass es so am besten ist. Nun ist sie froh, dass der Krebs weg ist. Aber sie ist auch daran interessiert, dass die Wunde gut verheilt, dass evtl. die Brust nachgeformt wird oder dass sie eine entsprechende Prothese, wenn auch nur für den Büstenhalter, bekommt. Dies ist ein Teil der Heilbehandlung, der kurativen Maßnahme!
>
> Wenn der Arzt an diesem Punkt sagen würde: „Nein, wir sind nur für die medizinische Diagnostik und den Eingriff zuständig“ (wie es der Verkehrstherapeut sagen könnte, indem er sich rein auf die Behandlung von Grundstörung und Sekundärproblematik im Verhalten konzentriert), und er würde die Frau ohne weitere Hilfe nach der OP stehen lassen, würden man ihn mit Recht für einen schlechten Arzt halten.

Daher muss sich auch der Verkehrstherapeut, wenn die Behandlung der Störungsbilder des Patienten erfolgt, um die Frage der Symptomkorrektur (Führerschein und Begutachtung, analog zum Aufbau der nachgeformten Brust nach der Operation im obigen Beispiel) kümmern. Er wird dadurch zu einem besseren Therapeuten!

Die verkehrspsychologische Begutachtung wird in den „Begutachtungsleitlinien zur Kraftfahrereignung“ der Bundesanstalt für Straßenwesen, im dazugehörigen „Kommentar“[178] und in den Beurteilungskriterien[179] ausgeführt. Ihre genauen Erfordernisse werden im „Grundriss Fahreignungsbegutachtung“[180] erklärt. Die relevanten Inhalte für den verkehrspsychologischen Gutachter und das Gespräch, das er in der Begutachtung zu führen hat, lassen sich im Wesentlichen in fünf Bereiche zusammenfassen:

1. das im Verkehr gezeigte Problemverhalten, die Auffälligkeit(en),
2. die zugehörige, relevante Verhaltensstörung (dargestellt als Alkoholbeziehung, Drogenbeziehung, Regelproblematik, Aggressionsproblematik o. Ä.),
3. die hintergründigen Motive und Ursachen für diese Problematik,
4. die Veränderung,
5. die Stabilisierung durch neue Erfahrungen und Zukunftsplanung.

Der gutachterliche Sachverständige hat außerdem Anspruch auf regelmäßige Weiterbildung durch seinen Träger, um neu aufkommende Fragen zu diskutieren und wissenschaftlich auf dem neuesten Stand zu bleiben. Verkehrstherapeuten, die Gutachter sind oder waren, sind besser auf ihre Tätigkeit als Verkehrstherapeut vorbereitet, weil sie ihr Klientel, ihre Patienten und ihren Aufgabenbereich besser kennen.

Diese differenzierte Ausbildung, das in ihr erworbene Wissen und auch die Erfahrung als Fahreignungsgutachter bleibt dem Psychotherapeuten normalerweise verborgen. Daher sollte ein Verkehrstherapeut nach Möglichkeit beides sein: Verkehrspsychologe mit fundierter Ausbildung und viel Erfahrung und Psychotherapeut. Für die Verkehrstherapie ist umfassendes psychotherapeutisches Fachwissen erforderlich. Daher sollte der Verkehrstherapeut ein gut ausgebildeter Psychotherapeut sein, vorzugsweise mit mehrjähriger, intensiver Ausbildung, in der er neben der Erarbeitung von Fachwissen auch Selbsterfahrung, Praktika und eine umfangreiche Supervision absolviert hat. Verkehrspsychologen, die in wenigen Wochenendseminaren psychotherapeutisches Teilwissen erwerben, wachsen kaum in die Rolle des Psychotherapeuten hinein! Dies kann vor allem eine mehrjährige Ausbildung leisten. Auch Psychotherapeuten, die sich – ohne ausgebildete und erfahrene Verkehrspsychologen zu sein – verkehrstherapeutisch engagieren wollen, werden den Anforderungen, meist nicht gerecht werden können. Da aber beide Ausbildungen für sich sehr umfangreich und zeitintensiv sind, erscheint zur Ausbildung des neuen Berufsbildes des Verkehrstherapeuten auch die Neuentwicklung einer eigenen einzigen mehrjährigen Ausbildung zum Verkehrstherapeuten mit allen relevanten und notwendigen Wissensinhalten zweckmäßig.

178 Vgl. Schubert et al., 2002.
179 Vgl. Schubert et al., 2009, und Schubert et al., 2013.
180 Vgl. Brenner-Hartmann et al., 2011.

Als Therapierichtung wird im Folgenden die Kognitive Verhaltenstherapie expliziert und ausgeführt, weil sie in ihrer Wirkungsweise und Effizienz als wissenschaftlich überprüft und sehr wirkungsvoll gilt,[181] und nicht zuletzt auch deshalb, weil der Autor selbst Verhaltenstherapeut ist. Daneben erscheint jede wissenschaftlich belegte und beforschte Art der Psychotherapie geeignet, die sich mit heilender Behandlung der beiden Aspekte Grundstörung und gestörtes Verhalten befasst.

Der Verkehrstherapeut sollte – wie jeder Therapeut – darüber hinaus jemand sein, der die Arbeit mit Menschen schätzt und eine respektvolle und authentische Haltung einnimmt. Oft zeigt sich die wertschätzende und liebevolle Haltung dem Patienten gegenüber als wichtiger Schlüssel. Dies beinhaltet auch, dass man gemeinsam die Unangemessenheit seines früheren Verhaltens erarbeitet. Hier erweisen sich Klarheit, Geduld und Souveränität als wichtige Tugenden. Patienten sind für ihr oftmals defizitäres Verhalten bereits häufig (auch außerhalb des Verkehrs) bestraft worden, deshalb sind für sie Annahmeerfahrungen durch den Therapeuten wichtig.

3.6.2 Der Verkehrstherapiepatient

Zu Beginn ein kleiner Exkurs:

Wie lang, schätzen Sie, ist der Bodensee?

Die Strecke zwischen Bregenz in Österreich am Ostufer und Ludwigshafen in Deutschland am Westufer beträgt etwa 63 km.[182] Hätten Sie es gewusst?

Noch eine Frage (versuchen Sie doch mal zu raten, indem Sie die Antwort, also alles nach diesem Absatz, abdecken): Wenn man zwischen Bregenz und dem 46 km entfernten Konstanz ein Seil spannen würde und es so festziehen würde, dass es nicht mehr durchhängt, sondern die beiden Punkte wie eine Gerade verbinden würde – dann würde dieses Seil in der Mitte aufgrund der Erdkrümmung unter der Wasseroberfläche verschwinden („Seewölbung“).

Wie tief würde die Mitte des Seils unter der Wasseroberfläche liegen? Sind es Millimeter, Zentimeter oder gar Meter?

Es sind ca. 41,56 Meter![183]

Hätten Sie das gewusst?

Falls Sie bereits vorher die Antwort gelesen haben: Was hätten Sie geschätzt, wenn Sie die Antwort nicht gekannt hätten (eine Frage, die den Rückschaufehler betrifft)?[184]

181 Vgl. Hoffmann, 2005, S. 4.
182 Vgl. Pieper, 1991, S. 12.
183 Vgl. ebd.
184 Vgl. Ludwig, 2000.

Hat Ihre Schätzung deutlich unter 42 Metern gelegen?

Wenn ja, dann liegt das wahrscheinlich daran, dass wir uns, hier auf der Erde, falsche Vorstellungen machen, weil nur unsere Erfahrung unseren Horizont definiert. Intuitiv stellen wir uns vor, wir würden etwa in Bregenz am Ufer stehen und mit den Augen das weit entfernte andere Ufer am Horizont suchen. Aber auf der Erde sehen wir die Erdkrümmung nicht. Wir sind zu nahe dran!

Erst wenn wir die ganze Sache von außen, also von einer Erdumlaufbahn etwa, betrachten, erkennen wir die Erdkrümmung und wir erhalten eine realistischere Einschätzung.

Auch die Patienten der Verkehrstherapie haben häufig eine falsche Selbsteinschätzung: Sie sind zu nahe an sich selbst dran. Erst der Verkehrspsychologe, der von außen die Person, ihr Verhalten und ihre Psyche betrachtet, hat die nötige Distanz, um die Situation des Patienten realistisch einschätzen zu können. Das ist einerseits der Gutachter, andererseits aber auch der Verkehrstherapeut.

Im verkehrstherapeutischen Kontext sind 80–90 % der Patienten männlichen Geschlechts, nur etwa 10–20 % sind weiblich. Es sind in der Regel sehr freundliche und bemühte Menschen, die Hilfe suchen. Sie sind konfrontiert mit Problemen, die durch ihr defizitäres Verkehrsverhalten entstehen. Häufig stellt die Konsequenz den drohenden oder bereits eingetretenen Fahrerlaubnisentzug dar und sie wollen möglichst schnell diese Probleme loswerden. Sie haben zum Beispiel eine Alkoholfahrt mit hoher Promillezahl begangen oder sie sind unter Drogeneinfluss Auto gefahren bzw. man vermutet eine Drogenmissbrauchsproblematik aufgrund anderer Delikte. Andere wiederum haben durch wiederholte Regelmissachtungen oder durch Aggressionsdelikte im oder außerhalb des Straßenverkehrs Zweifel an ihrer Fahreignung begründet. Sie alle leiden stark an dieser Situation.

Es gibt Fälle unterschiedlicher Schweregrade, beinahe alle Patienten aber haben ein erhebliches Problem. Die meisten bemühen sich aufgrund ihrer Not um ein sehr korrektes Verhalten, nun, nach ihrer Auffälligkeit. Eine Minderheit ist eher reserviert, schwierig und verschlossen. Häufig trifft man auf die Situation, dass Patienten zwar ihr Vergehen als problematisch erkennen, ansonsten aber keine persönlichen Fehler eingestehen. Eine weitere Fehlhaltung vieler Patienten gegenüber der Therapie ist der Glaube, dass sie den Therapeuten überzeugen müssten, dass sie „völlig in Ordnung“ seien und keine wesentlichen Fehler hätten. Sie haben anfangs Sorge, sonst den Führerschein nicht mehr wiederzuerlangen, wenn der Therapeut eine schlechte Meinung von ihnen hat.

Da ist zum Beispiel Herr J., der sechs Alkoholauffälligkeiten hatte, keine davon allerdings im Straßenverkehr, mehrere Vollräusche, zum Teil mit Gewaltdelikten verbunden, und zwei gemessene Blutalkoholkonzentrationen von mehr als 2,6 Promille. Er verwehrt sich in den ersten Sitzungen äußerst resolut gegen den Gedanken, er habe ein Alkoholproblem, denn er trinke schließlich nicht täglich. Daher spielt er mit dem Gedanken, die Therapie abzubrechen.

Der Verkehrstherapeut ist gefordert, sehr sensibel und verständnisvoll mit solchen Problemen umzugehen. Es kann notwendig sein, die Fehlhaltung des Patienten im Gespräch rasch aufzulösen. Mancher Patient kann aber erst im Verlauf der Therapie das Vertrauen aufbauen, das es ihm erlaubt, sich zu öffnen und seine Fehlerhaftigkeit einzugestehen. Man hat diesen Menschen häufig beigebracht, sie seien mit ihren Fehlern nicht akzeptabel, und sie wurden deshalb häufig bestraft. Sie fürchten eine weitere Bestrafung seitens des Therapeuten für ihre Fehler, denn sie glauben, sie hätten sich durch ihre Vorgeschichte ohnehin bereits viel zu oft als fehlerhaft erwiesen. Eine noch größere Fehlerhaftigkeit (z. B. ein Alkoholproblem oder eine psychische Problematik) einzugestehen, ist ihnen daher in diesem Moment unmöglich. Eine wichtige Grundlage der Verkehrstherapie ist daher der Aufbau von Vertrauen und therapeutischer Beziehung zum Patienten. Dies benötigt Zeit und gelingt nur, wenn man dem Patienten glaubhaft vermittelt, dass Schweigepflicht besteht, dass man kein Agent des Amtes oder einer Begutachtungsstelle ist und dass es in der Therapie wirklich um ihn als Person geht und nicht primär um den Führerschein. Diese Zentrierung um ihre Person, weg von externen Notwendigkeiten, hilft vielen Patienten, sich zu öffnen, und viele entwickeln dadurch eine Bereitschaft und Motivation, an ihren eigentlichen Problemen zu arbeiten, die hinter ihren Auffälligkeiten stecken.

Viele Klienten haben auch die Tendenz, ihr Fehlverhalten zu externalisieren. Sie sind häufig nicht bereit anzuerkennen, dass sie selbst ein Problem haben, und berichten zunächst oftmals davon, dass man ihnen Unrecht angetan habe, dass es ein Zufall gewesen sei, dass sie von der Polizei entdeckt wurden, und dass sie das, womit sie auffällig wurden, nur einmalig getan hätten. Viele betonen auch eine etwaige Zwangslage im Vorfeld o. Ä. Sie beschönigen also und weisen die Schuld bzw. die Verantwortung für ihre Vergehen von sich – damit aber leider auch die eigene Handlungs- und Veränderungskompetenz. Oft muss ein Patient erst verstehen und eingestehen lernen, dass er das, womit er polizeilich auffällig wurde, bereits sehr oft getan hat und dass die Auffälligkeit möglicherweise nur einen Ausschnitt aus seiner Lebenswirklichkeit darstellt. Dadurch wird klar, dass der Patient tief und substanziell an sich arbeiten muss, wenn er nicht mehr auffällig werden will, um sich und sein Verhalten zu verändern. Denn sonst wird er mit der gleichen Wahrscheinlichkeit die gleichen Vergehen wie früher auch in Zukunft begehen.

In einigen Fällen ist es bereits bis dahin ein steiniger und anstrengender Weg, der mit manchem Patienten zu gehen ist, welcher sich aggressiv, beschuldigend, misstrauisch, vorwurfsvoll und verärgert gegenüber dem Therapeuten zeigt. Der Therapeut muss sehr gut lernen, sich abzugrenzen, auf sich zu achten und selbst seine Gedanken und Gefühle richtig zu steuern. Bei manchen Patienten muss die Therapie auch seitens des Therapeuten abgebrochen werden. Dies ist bisweilen notwendig, um sich vor zu viel unreifer, neurotischer oder krimineller Energie zu schützen. So ist etwa der Autor selbst mehrfach von ehemaligen Patienten bedroht worden. Das zeigt, dass die Patienten in der Verkehrstherapie zum Teil nicht nur psychisch krank, sondern auch sozial degeneriert sind. Therapeuten sollten gerade im Umgang mit solchen Risikogruppen gesetzlich besser geschützt werden. Polizei und Rechtsanwälte sind im Umgang mit solchen Menschen oft keine Hilfe, weil es sich dabei häufig um Patienten mit einer gravierenden Persönlichkeitsstörung handelt, die sich sehr gut und unproblematisch nach außen darzustellen wissen, weshalb man ihre Problematik schwer erkennt. Nichtfachleute sind beispielsweise mit der Einschätzung einer Psychopathie überfordert. Derartige Menschen können nach außen sehr charmant und selbstbewusst wirken, erweisen sich aber als betrügerisch-manipulativ und leben mit sehr wenig Empathie und Affekt ein verantwortungsloses, kriminelles Leben.[185]

Manche Patienten brechen die Therapie auch ihrerseits nach wenigen Sitzungen ab. Sie fliehen vor einer Konfrontation mit sich selbst und ihren Problemen. Viele dieser Patienten sind nicht bereit, substanziell an sich zu arbeiten. Sie sind in diesem Moment sicher mit einer weniger „invasiven" Methode, wie einem MPU-Vorbereitungsbuch, einer Gruppenschulungsmaßnahme oder auch einer verkehrspsychologischen Einzelintervention „besser bedient" als mit einer Verkehrstherapie. Allerdings kann das auch bedeuten, dass gerade Personen, die in einer gefährlichen, sozial schädlichen Weise psychisch gestört sind, mithilfe etwa einer MPU-Vorbereitung die Begutachtung bestehen, ohne sich wirklich und in der notwendigen Weise persönlich verändert zu haben. MPU-Vorbereitungen oder Hilfestellungen, um die Begutachtung zu bestehen, ohne sicherzustellen, dass eine echte Veränderung stattgefunden hat, erweisen sich in solchen Fällen möglicherweise als gefährlich und sind nicht zielführend. Auch die Möglichkeit, durch einen Wohnsitz im Ausland eine neue Fahrerlaubnis zu erwerben, kann sich als politischer Leichtsinn erweisen. So konnte ein ehemaliger Patient des Autors, der in Deutschland mehr als zehn Vergehen begangen hatte, die gefährliche Risikoneigung und Regelmissachtung zeigten, und der nicht an sich arbeiten wollte, durch eine Wohnsitzänderung nach Österreich dort eine Fahrerlaubnis erwerben.

Obwohl man im Kontext der Verkehrstherapie immer wieder auf derart gestörte Patienten trifft, ist die große Mehrheit der Patienten froh über die Therapie und kann in deren Verlauf auch zugeben, dass es gut ist, dass sie aufgefallen sind, um endlich ihr Problem bearbeiten und lösen zu können. Denn obwohl sie meist schon lange um ihre eigene Problematik wissen und darunter leiden, wären sie ohne die sich im Straßenverkehr gezeigte Notwendigkeit kaum selbst zum Therapeuten gegangen.

---

185 Vgl. Alpers & Eisenbarth, 2008, S. 8 ff.

Patienten sehnen sich sehr oft nach Selbstwertgefühl und Anerkennung. Sie wollen ein anerkanntes, funktionierendes Mitglied der Gesellschaft sein und nicht durch ihr Verhalten immer wieder dafür sorgen, dass ihnen diese Anerkennung verwehrt wird. Viele Patienten wissen nicht, wie sie es anstellen sollen, anerkannt zu werden, sie haben eine falsche Sichtweise ihrer selbst und der Welt um sie herum. Diese Einstellungsprobleme und auch die daraus folgenden Verhaltensprobleme nehmen sie nur sehr defizitär wahr. Sie sind es schon sehr lange gewöhnt, ihre eigenen Dysfunktionalitäten zu ignorieren, zu negieren, wegzudiskutieren oder durch impulsives oder aggressives Demonstrieren scheinbarer Stärke jede Kritik oder Gegenrede zu unterminieren.

Die Sehnsucht nach Anerkennung liegt in ihrer Lebensgeschichte begründet und bedeutet neben mangelndem Erleben von Wertschätzung in ihrem sozialen oder gesellschaftlichen Umfeld vor allem auch, dass sie selbst sich nicht genügend wertschätzen. Sie haben Probleme, sich selbst anzuerkennen und ihre eigenen Wünsche, Bedürfnisse, Talente und Sehnsüchte, also ihr So-Sein, wertzuschätzen. Aus diesem Denken entstehen Verhaltensweisen, die der betreffenden Person nicht entsprechen und die sie nicht vertreten kann. Sie tut das aber, um Anerkennung oder Aufmerksamkeit zu bekommen. Dies ist auch die Basis für ihre Neigung zu unangepasstem, oft unkorrektem Verhalten. Der Grund dafür ist, dass diese Menschen zu wenig über sich selbst wissen und sich selbst zu wenig wahrnehmen und wertschätzen. Sie stehen zu wenig zu sich selbst, haben beigebracht bekommen, dass sie als Menschen nicht genügen, und meinen deshalb, sich ständig in übertrieben willfähriger oder übertrieben rebellischer Weise von sich selbst entfernen zu müssen. Anerkennung von außen sagt ihnen, dass sie sich richtig verhalten. Mangelnde Anerkennung lässt sie Frustration und Hilflosigkeit empfinden. Ohne Unterstützung finden sie keinen Ausweg aus diesem Dilemma, keinen Zuwachs an innerem Selbstwertgefühl, sie bleiben abhängig von außen und auffällig.

Entscheidend ist, dass der Klient versteht, dass er sich durch sein Verhalten selber geschadet hat:

- Er hat die Fahrerlaubnis verloren und muss nun seinen Alltag ohne diese gestalten.
- Er hat viel Geld bezahlt und muss noch mehr bezahlen.
- Er hat viele Unannehmlichkeiten, wie Gespräche mit der Polizei, mit den Ämtern, möglicherweise mit dem Arbeitgeber, mit der Bank, mit dem Partner, Freunden, Bekannten, Nachbarn und Kollegen.
- Er erlebt sich als jemand, der einen massiven Fehler begangen hat, also als defizitär.
- Er hat viele unangenehme Gefühle und Gedanken.
- Manche verlieren ihre Familie oder den Arbeitsplatz oder beides.

Dass sie sich mit ihrem Problemverhalten möglicherweise massiv selbst schädigen und dass es nicht erlaubt ist, war allen Klienten bereits vor ihrer Tat klar. Um sie zur Erkenntnis zu bewegen und zu motivieren, substanziell und nachhaltig an sich im Sinne einer Veränderung zu arbeiten, also sich in Therapie zu begeben, lautet die entscheidende Frage daher:

„Warum konnten Sie nicht verhindern, dass Ihnen der Führerschein entzogen wurde?"

Häufig antworten die Klienten mit einer Vermeidung des Eingeständnisses des eigenen Unvermögens und stereotyp mit dem Verweis auf äußere Entitäten (der oder jener habe Schuld ...) oder Zufall. Durch Psychoedukation – wie etwa Informationen zur Dunkelziffer von Alkoholfahrten von 1 : 600[186] und die als noch höher anzunehmende von Drogenfahrten oder Tempoverstößen[187] – oder durch zunehmende Vertrautheit in der Gesprächssituation kann verstanden bzw. eingestanden werden, dass es sich hierbei meist nicht um einen einmaligen Zufall gehandelt hat und dass man Dinge tat, die man niemals (in dieser Massivität) tun wollte. Dann wird dem Patienten klar, dass er die Kontrolle über das eigene Verhalten nicht vollständig bzw. nicht in ausreichendem Maße hat und dass bisher unbekannte, destruktive verhaltensbestimmende Motive in seiner Person wirksam sind. An diesem Punkt erleben die Klienten häufig Betroffenheit und es setzt ein nachhaltiger Prozess der Reflexion ein. Damit beginnt die Psychotherapie und der Klient wird zum Patient.

Genauso wichtig wie die Frage nach den Ursachen ist die Frage nach den zukünftigen Möglichkeiten von Verhalten, mit dem sich der Klient nicht mehr selbst schädigt:

„Wie gelingt es Ihnen, dass Sie in Zukunft die Fahrerlaubnis nicht mehr verlieren?"

Manche Leute antworten hier ebenfalls ohne die ausreichende Reflexionstiefe mit subjektiven Überzeugungen im Sinne von: „Das passiert mir nie mehr, das ist sicher." Dabei herrschen jedoch keine konkreten Vorstellungen über das „Wie" vor. Häufig wird der sogenannte „eiserne Wille" beschworen oder darauf verwiesen (wieder im Sinne einer Selbstentlastung), dass man künftig diese oder jene Leute meiden, einfach nicht mehr trinken, keine Drogen mehr konsumieren oder sich eben an die Regeln halten wolle. Ein wirklicher Lösungsansatz ist dadurch aber nicht gegeben, weil es sich in Wirklichkeit um zwei Probleme handelt: das psychische Problem, das die Ursache für (z.B.) Alkoholkonsum ist, und das sich durch fortwährenden übermäßigen Alkoholkonsum ergebende Alkoholproblem. Dies wird im Gespräch verdeutlicht und es wird klar, dass der Klient nur durch ein intensives Arbeiten

186 Vgl. TÜV, „Zahlen und Fakten – Eine Dokumentation der Medizinisch-Psychologischen Institute des TÜV", S. 7.
187 Vgl. Stephan, 2010.

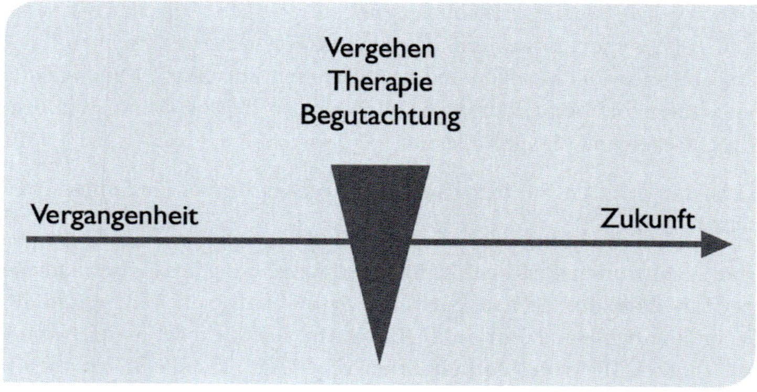

Bild 9
Verbreitete, aber nachteilige Betrachtungsweise: Vergehen, Therapie und Begutachtung als störende Faktoren in einem Leben, das schnellstmöglich auch zukünftig so sein soll wie früher

an sich selbst, eben an den Ursachen, die Chance hat, sich und dabei insbesondere seine Motivstruktur besser kennenzulernen, um diese ändern zu können, damit er zukünftig nicht mehr auffällig wird.

Das Erkenntnisziel besteht also zunächst darin: Will er nicht mehr auffallen, muss er sich verändern (stabil und nachhaltig). Und: Will er die Begutachtung bestehen, muss er sich stabil und nachhaltig verändert haben.

Es geht aber nicht oder nur indirekt um die Begutachtung. Das Entscheidende an der gesamten Maßnahme ist die stabile Veränderung des Patienten! Das ist vielen Patienten schon vor Beginn der Therapie klar und viele verstehen im Verlauf der ersten Sitzungen, dass die Zukunft anders werden muss als die Vergangenheit. Vorher allerdings ist die Auffälligkeit, all die Nachteile, die sich in deren Folge eingestellt haben, die Begutachtung und sogar die Behandlungsmaßnahme ein weiteres Problem, welches sie so schnell wie möglich loswerden wollen – in ähnlicher Weise, wie sie sonst mit ihren Problemen umgehen: entweder möglichst rasche Flucht oder möglichst effektive Verdrängung. Das ist so, weil sie ihr Leben so weiterleben wollen, wie sie es in der Vergangenheit gelebt haben, und keine Alternative kennen (siehe *Bild 9*).

Weil die stabile Veränderung und eine gute Zukunft das eigentliche Ziel der Behandlung sind, müssen die Patienten anerkennen, dass das vergangene Leben oft nicht wirklich gut war. Warum sonst hätten sie so viel getrunken, dass ihre Giftfestigkeit oder Toleranz erhöht ist oder dass sie mit mehreren Alkoholfahrten auffällig wurden? Warum sonst hätten sie so intensiv Drogen konsumieren sollen, dass sie ein Drogenproblem entwickelten und deshalb schließlich auffällig wurden? Ein wirklich gutes Leben macht es auch nicht nötig, dass man sich mit Aggressions- oder Regelverstößen selbst derart schädigt, dass man schließlich die Fahrerlaubnis verliert. Darüber hinaus hatten und haben all diese Problemverhaltensweisen nicht nur problematische Ursachen, sondern auch belastende Konsequenzen im Leben dieser

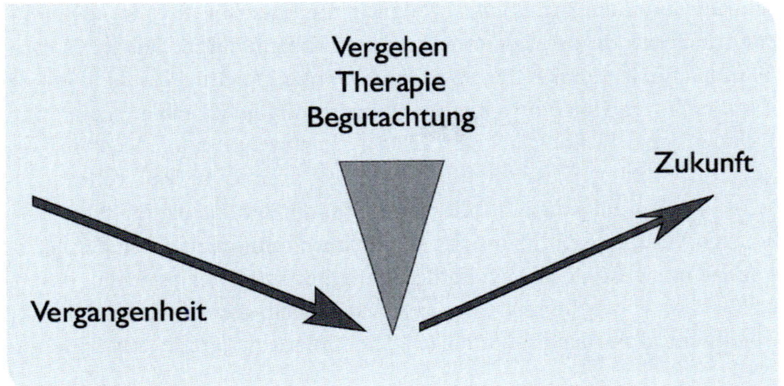

Bild 10
Vorteilhafte Sichtweise bezüglich Auffälligkeit, Therapie und Begutachtungsnotwendigkeit: Die Chance auf ein neues, gutes Leben

Personen. Daher ist das Vergehen eher der Schlusspunkt einer Negativentwicklung, und durch Begutachtung und Therapie besteht eine Chance zur Entwicklung eines neuen, „guten Lebens". Dies erfordert jedoch eine persönliche Veränderung, die nur durch diese Erkenntnis motiviert werden kann (siehe *Bild 10*).

Da die Verkehrstherapie eine Psychotherapie ist, muss das Verhaltensproblem, das therapiert werden soll, auch benannt werden. Deshalb ist es zunächst notwendig, mit dem Patienten zu erörtern, was denn nun eigentlich sein Problem sei und was ihn dazu gebracht habe, Verkehrstherapie in Anspruch zu nehmen. Daher liegt einer der Schwerpunkte in der ersten Sitzung auf der Erarbeitung des Wunsches des Patienten an den Therapeuten. Natürlich antworten manche Patienten zunächst mit dem Wunsch nach dem Führerschein, denn der Führerscheinverlust ist für sie ja ein leidvoll erlebtes Präsentationssymptom. Es ist die Aufgabe des Therapeuten, dann klarzumachen, dass er nicht der Herr über den Führerschein ist. Er kann aber fragen, was der Patient denn glaube, was zum Wiedererhalt der Fahrerlaubnis von seiner Seite nötig sei, und ob der Führerschein alles sei, worum es in den Sitzungen gehen solle.

Das führt nun weiter zu der Frage, warum der Führerschein weg ist, woraufhin der Patient meist den Vorgang des Führerscheinentzugs skizziert. Erste Fragen des Therapeuten helfen dem Patienten aber dann rasch, sein Problem zu verstehen und ein entsprechendes Bedürfnis zu formulieren. Dieses hat er für gewöhnlich verdrängt, denn in der Regel haben die Personen, die ein Alkohol- oder Drogenproblem haben, die persönliche Neigung, Verdrängung oder Flucht massiv als Bewältigungsstrategie („coping") einzusetzen und eben Alkohol und Drogen als Unterstützung dafür zu verwenden, weshalb sie sich ihrer selbst oft wenig bewusst sind. Man muss also häufig mit einer Verdrängungstendenz rechnen, mit der man als Therapeut umgehen muss. Ein Nichtäußern von persönlichen Problemen ist daher eher dieser Verdrängungsneigung zuzuordnen als den wahren Gegebenheiten.

Die Fragen zur persönlichen Auffassung bezüglich der Ursachen für die Auffälligkeit(en) und der Ursachen für das damit verbundene Problemfeld im Leben des Patienten, wie „Warum trinken/tranken Sie überhaupt Alkohol?“ oder „Warum nehmen/nahmen Sie Drogen?“, erhellen ein wenig die Zusammenhänge. Die hier geäußerten Erkenntnisse sind oft oberflächlich, aber der Einstieg in eine substanziellere Analyse. Schließlich zeigen sich durch diesen Reflexionsprozess psychische und Verhaltenssymptome neben der Verkehrsauffälligkeit, Probleme, die der Patient im Leben hat, welche er als seine Verhaltensprobleme definieren und somit dazu zu stehen lernt. Schließlich handelt es sich um eine Psychotherapie, bei welcher der Patient definiert, an welchen Problemen er arbeiten möchte, welches Problem er gelöst haben möchte (wobei der Therapeut nicht der Problemlöser ist, sondern derjenige, der Hilfe zur Selbsthilfe gibt).

Dazu ist es allerdings nötig, dass der Therapeut den „forced compliance“-Zusammenhang auflöst, ein Problem, das in der Psychotherapieforschung als „Überweisungskontext“ bekannt ist und das zu thematisieren und konstruktiv zu lösen ist. Der Patient ist meist von einer Person „in die Therapie geschickt“ worden, es wurde ihm empfohlen, sich therapeutische Hilfe zu holen. Ob das der Hausarzt ist oder der Lebenspartner, ein guter Freund oder die Eltern, meist ist der Patient durch diesen „Auftrag“ extrinsisch motiviert und es ist die Aufgabe des Therapeuten, durch Motivationsarbeit im Rahmen der Therapie daraus eine intrinsische Motivation zu machen. Das ist bei der Verkehrstherapie nicht anders, auch wenn es hier die vordergründige Führerscheinproblematik ist bzw. die Person, die man im Zusammenhang damit kennenlernt. Auch hier handelt es sich zunächst um eine extrinsische Motivation, die den Patienten zum Therapeuten bringt, aus der Patient und Therapeut eine intrinsische Motivation generieren müssen, damit Psychotherapie möglich oder eine Heilbehandlung an sich sinnvoll ist und intrinsisch motiviert angenommen wird, damit auch deren Ergebnisse schließlich von der betroffenen Person angenommen werden.

Im Grunde handelt es sich dabei um die gleichen Zusammenhänge wie bei der ärztlichen Heilbehandlung: Hat etwa ein Patient Rückenprobleme, dann geht er zum Arzt, der ihn an einen Spezialisten überweist. Dort möchte er Hilfe bekommen, damit er keine Schmerzen mehr hat, *damit er und sein Leben wieder „normal“ funktionieren. Er kommt nicht mit der Absicht, sein Leben radikal zu verändern, er will nur keine Probleme mehr haben.* Vielleicht ergibt sich die Notwendigkeit einer Operation, einer schmerzhaften Behandlung, der Versteifung zweier Wirbel oder anderer therapeutischer Maßnahmen. *Von all dem hat der Patient keine Ahnung, wenn er die Arztpraxis betritt, und es ist auch nicht sein Wunsch, eine Operation oder eine tiefgreifende, vielleicht schmerzhafte Behandlung durchmachen zu müssen.* Er will einfach keine Probleme mehr haben. *Es ist die Aufgabe des Arztes, durch Diagnostik zu definieren, was das Problem ist und wie es sinnvoll behandelt werden kann, und er ist es auch, der diese Heilbehandlung umsetzt. Allerdings genügt die Operation allein nicht, um alles wieder „gut" zu machen. Der Patient muss auch lernen, dass er sich in Zukunft anders verhalten muss, es ist also eine Veränderung nötig, eine Verhaltensänderung.* Etwa, dass er Gewichte nicht mehr durch eine Rückenbeugung, sondern durch eine Kniebeuge hebt. *Nur diese Veränderung gibt dem Patienten genügend Sicherheit, dass das durch Fehlverhalten entstandene Problem* (Bandscheibenvorfall aufgrund von häufigem falschem Heben) *nicht wiederkommen wird.*

Das Gleiche gilt für Patienten der Verkehrstherapie:

Der betroffene Patient kommt aufgrund von Führerscheinproblemen zum Rechtsanwalt oder zur Beratungsstelle, diese schickt ihn zum Verkehrstherapeuten. Er möchte dort Hilfe bekommen, damit er den Führerschein wiedererhält, *damit er und sein Leben wieder normal funktionieren. Er kommt nicht mit der Absicht, sein Leben radikal zu verändern, er will nur keine Probleme mehr haben.* Es zeigt sich die Notwendigkeit einer substanziellen Behandlung, durch Aufarbeitung seiner Vorgeschichte, seines Verhaltensproblems und dessen Ursachen und durch eine folgerichtige und angemessene Veränderung mit psychotherapeutischen Mitteln inklusive einer Stabilisierungsphase. *Von all dem hat der Patient keine Ahnung, wenn er die Therapeutenpraxis betritt, und es ist auch nicht sein Wunsch, eine tiefgreifende, vielleicht schmerzhafte Behandlung durchmachen zu müssen.* Er will einfach keine Probleme mehr haben. *Es ist die Aufgabe des Therapeuten, durch Diagnostik zu definieren, was das Problem ist und wie es sinnvoll behandelt werden kann, und er ist es auch, der diese Heilbehandlung umsetzt. Allerdings genügt die „Operation" allein nicht, um alles wieder „gut" zu machen. Der Patient muss auch lernen, dass er sich in Zukunft anders verhalten muss, es ist also eine Veränderung nötig, eine Verhaltensänderung.* Etwa, dass er Probleme nicht mehr durch Trinken verdrängt, sondern durch Gespräche zu lösen versucht. Dazu muss er möglicherweise lernen, Probleme als solche zu erkennen und genügend Selbstsicherheit erlernen, um sie anzusprechen und seine damit verbundenen Ängste überwinden. Diese sind aufzuarbeiten und zu lösen. *Nur diese Veränderung gibt dem Patienten genügend Sicherheit, dass das durch Fehlverhalten entstandene Problem* (Führerscheinprobleme aufgrund von häufigem Alkoholkonsum, der zu Alkoholfahrten führte) *nicht wiederkommen wird.*

Verkehrstherapie stellt sich somit als kurative Heilbehandlung dar, ebenso wie die Behandlung bei einem Arzt. Auch die medizinische Heilbehandlung beinhaltet – wie die Psychotherapie bzw. die Verkehrstherapie – neben diagnostischen und kurativen Inhalten edukative Aspekte, informatorische und beratende Inhalte. Psychoedukative Aspekten und beratende Inhalte sind daher normaler Teil der Heilbehandlung im Rahmen der Verkehrstherapie und sind wie in jeder Heilbehandlung zu tolerieren. Dass man dem Patienten also beispielsweise die Erkenntnisse über die Entwicklung einer Alkoholbeziehung edukativ vermittelt oder ihn über Kriterien bei der MPU informiert, bedeutet nicht, dass die gesamte Behandlung plötzlich nicht mehr als Therapie zu sehen ist. Im Gegenteil: Das Wissen über die MPU kann den Patienten motivieren, inhaltlich und ernsthaft an sich zu arbeiten, also im Sinne einer psychotherapeutischen Aufarbeitung und Veränderung wirksam sein!

3.6.3 Relevante Inhalte

Viele Patienten zeigen sich schon zu Beginn motiviert, an sich zu arbeiten. Sie haben verstanden, dass sie mit der eigenen Art der Teilnahme am Straßenverkehr immer wieder Probleme erzeugen und wollen dies ändern. Häufig ist zunächst auch der Wunsch nach dem Führerschein. Das ist berechtigt, denn der Verlust des Führerscheins stellt die für die Patienten wichtige Symptomatik dar und ruft subjektives Leiden hervor. In anderen Fällen kann das Leiden aus verschiedenen sonstigen Problemen beim Autofahren (z. B. Ängsten) herrühren. Es ist zunächst wichtig, diesem Leiden nachzuspüren und es als Symptom für ein tiefer liegendes Problem zu verstehen und genauer zu erfassen.

Der Führerschein wurde deshalb verloren (oder ist in Gefahr), weil die betreffende Person ein fahreignungseinschränkendes Problem hat, das durch Problemverhalten offenkundig wurde. Es ist von einer bestimmten Art, hat eine bestimmte Ausprägung, Tiefe und Umfang. Daneben hat dieses Problem selbst auch bestimmte Ursachen, ohne die es nie entstanden und das Problemverhalten nie aufgetreten wäre. Schließlich erfordert diese Problematik aufgrund ihrer Ausprägung und der dazugehörigen Ursachen eine signifikante, also bedeutsame, hilfreiche Veränderung, die substanziell genug ist, um zukünftige Auffälligkeiten auszuschließen. Dies ist dann der Fall, wenn das Problem und seine Ursachen beseitigt sind. Die Veränderung muss darüber hinaus in sehr vielen verschiedenen Alltags- und Lebenssituationen erlebt und bewertet werden. Nur so kann die betreffende Person entscheiden, ob sie die innere und äußere Veränderung beibehalten kann und will und ggf. wie diese Veränderung zukünftig ihr Leben prägen soll. Dieses schrittweise Vorgehen wird im Folgenden am Beispiel einer Alkoholfahrt erläutert, ist aber in gleicher Weise auf Drogenvergehen bzw. einen Drogenfall, einen Fall von mangelnder Regelkonformität oder einen Fall von überhöhtem Aggressionspotenzial zu beziehen.

Der Patient ist zu Beginn der Therapie vor allem durch die Auffälligkeit, also hier das Symptom des Fahrerlaubnisentzuges, und den Vorgang beeindruckt, welcher dazu geführt hat oder führen könnte. Es ist daher sinnvoll, diese Betroffenheit zu nutzen und die polizeiliche Auffälligkeit schildern zu lassen. Anfangs wird das in oberflächlicher Weise geschehen, im Verlauf der Sitzungen aber ist eine immer detailliertere Ablaufbeschreibung möglich. Die Auffälligkeit wird als immanenter Teil und Signal für das Problem verstanden, als Ausschnitt aus der Lebenswirklichkeit, anhand dessen das Problem und die Person auch (besser) verstanden werden kann. Daher ist das **Problemverhalten**, das auffällig wurde, also etwa die Alkoholfahrt, sehr genau zu analysieren. Es ist nötig, den Tag und die Entstehung des Vergehens und die tatsächlichen sowie die emotionalen Abläufe genau zu kennen, um auf diese Weise das Zustandekommen von unangemessenem Alkoholkonsum und der Fahrt „psycho-logisch" verstehen zu können. Eine Orientierung bieten hier die „W-Fragen", also beispielsweise:

- Was ist passiert?
- Wie verlief der Tag?
- Weshalb kam es so weit?
- Wie ist es konkret passiert?
- Welche Personen waren beteiligt?
- Wer handelte wie?
- Wie war die geistige, emotionale, körperliche Befindlichkeit?
- Wie war der Plan bzw. existierte ein Plan?
- Wie waren die Konsummengen?
- Wie verlief die Fahrt?
- Wie lange war diese (km und Zeit)?

Und schließlich:

- Warum und wozu hat sich die betreffende Person so verhalten, wie sie es tat?

Hier zeigt sich auch, ob eine Person in der Lage ist, sich selbst ohne Beschönigung zu betrachten. Dies ist möglicherweise an den genannten Konsummengen (wobei hier auch die mangelnde Fähigkeit zur Reflexion mangels Fachwissen zu bedenken ist), an geschilderten Abläufen und Ursachenzuschreibungen oder an dem Eingeständnis oder Nichteingeständnis zu erkennen, wie oft die betreffende Person eine vergleichbare Situation bereits erlebt bzw. selbst verursacht hat, ohne dass sie polizeilich auffällig wurde (vgl. Dunkelziffern). Es ist das gesamte Geschehen und sein Zustandekommen sehr genau zu erarbeiten, ggf. auch die Tage oder der Abend zuvor, emotionale Zustände etc. Dabei geht es nicht um ein Verhör, sondern um ein gemeinsames bzw. empathisches Erarbeiten dieser Fragen! Wichtige Aspekte zeigen sich erst bei sehr genauer, einfühlsamer Analyse. Diese hilft die kaum bewusste Verhaltensmotivation, die Alkoholbeziehung, das verursachende Problem und die Art und Weise des Zustandekommens zu verstehen. Normalerweise spiegeln sich hier bereits Alkoholproblem und verursachendes Problem wider (vgl. emotionaler Zustand am Tattag etc.).

Beim Alkoholkonsumenten geben die im Blut gefundenen Werte einigen Aufschluss über das vorherige Konsumverhalten und es besteht die Möglichkeit, dadurch das notwendigerweise anzunehmende Konsummuster mit dem Patienten gemeinsam zu analysieren. Auch der Bericht des blutabnehmenden Arztes und der Polizei ist von Bedeutung, weil hier Aussagen über den Zustand des Patienten während seiner Alkoholisierung getroffen werden. Wenn der Klient beispielsweise 1,8 Promille Blutalkoholkonzentration (im Weiteren: BAK) hatte, aber von dem Arzt angegeben wird, dass dieser bei der Blutabnahme äußerlich nicht oder nur leicht merkbar unter Alkoholeinfluss stand, so ist das ein wesentlicher Hinweis darauf, dass der Patient mit 1,8 Promille die Grenze seiner Giftfestigkeit bzw. Gewöhnung noch nicht erreicht hatte. Er muss in einem längeren Zeitraum zuvor (nicht nur am Tag der Auffälligkeit) häufig hohe Alkoholmengen konsumiert haben. Aus dem gleichen Grund ist es von Bedeutung, ob bei der Alkoholfahrt ein Unfall geschah oder eine Gefährdung anderer Verkehrsteilnehmer. Auch daran ist zu erkennen, ob der Patient durch die Alkoholisierung bereits erheblich beeinträchtigt war oder nicht. In diesem Zusammenhang ist ebenfalls die Länge der gefahrenen Strecke in diesem Zustand wichtig. Eine Person, die, wie eine der Patientinnen des Autors, mit über 2 Promille 200 km Autobahn fahren konnte, um dann bei der Polizei nach dem Weg zu fragen, ist offenbar sehr viel mehr an Alkohol gewöhnt als jemand, der mit 0,8 Promille sein Auto gar nicht mehr findet oder nach 100 m in den Graben fährt.

Dies deutet bereits auf die Alkoholgewöhnung hin, also die durch Konsum-Training erworbene Gifttoleranz oder Giftfestigkeit im Umgang mit Alkohol, und damit auf die **Alkoholbeziehung**, die ebenfalls mit dem Patienten aufzuklären ist. Verschiedene Indizien zeigen, wie intensiv die Alkoholbeziehung des Klienten vor seiner Auffälligkeit gewesen sein muss, auch die daraus ableitbare und mit dem Patienten zu diskutierende Konsumfrequenz und -menge, nicht nur in den letzten Jahren, sondern von Anfang an. Hierzu muss man wissen, dass eine einmal erworbene Gewöhnung (je größer das Trinktraining, desto höhere Trinkmengen und BAKen können vom Körper verkraftet werden, deshalb spricht man auch von Giftfestigkeit oder Gewöhnung) in der Regel nicht reversibel ist, also bestehen bleibt. Daher kann die Fähigkeit, 1,6 Promille zu erreichen, auch dann gegeben sein, wenn die betreffende Person in Jugend und jungem Erwachsenenalter häufig hohe Trinkmengen konsumierte und so ihre Giftfestigkeit erhöhte, auch wenn sie in den letzten zehn Jahren nur noch wenig Alkohol trank. Daher sind die Höhen und Tiefen, die Regelmäßigkeiten und manche wichtige Rauscherlebnisse, die auf ihre Trinkmengen hin analysiert werden, genauso von Bedeutung wie die Trinksituationen, das jeweilige soziale Umfeld und die Art des konsumierten Alkohols. Alles, was die Alkoholbeziehung klarer und nachvollziehbarer werden lässt, ist wichtig, denn hier spielen bereits psychische Befindlichkeiten, Situationen, Gedanken und Überzeugungen etc. hinein, die Hinweise auf die Motivstruktur geben können.

Dabei ist es aber nicht etwa so, dass sich der Therapeut quasi als Detektiv, d.h. unterstellend und aufdeckend, verhalten müsste, sondern eher einfühlsam konfrontativ. Viele Patienten haben an diesem Punkt der Therapie bereits die Entscheidung getroffen, sich zu öffnen, an sich zu arbeiten und sich zu verändern, weil sie durch die Erlebnisse und Erkenntnisse selbst oft massiv betroffen und beeindruckt sind. Auf jeden Fall ist es sinnvoll, mit der Erarbeitung der konkreten Alkoholbeziehung so lange zu warten, bis davon auszugehen ist, dass ein maximales Vertrauensverhältnis vorliegt und daher ausreichende Offenheit herrscht. Viele Patienten schämen sich sehr und es ist durchaus normal, dass sie ihre eigene Alkoholbeziehung viel zu wenig kennen und sich ihrer nicht bewusst sind. Wenn sie dann im Laufe der Gespräche erkennen, dass sie jahrelang im Übermaß (oft viel mehr und häufiger, als sie sich selbst bzw. einer anderen Person zunächst eingestehen würden), in selbstschädigender Weise Alkohol konsumiert haben und sich damit Chancen genommen, Beziehungen gefährdet oder zerstört, ihren Lebensweg verbaut und sich Erfolge selbst versagt haben, dann wird das Motiv, sich zu verändern, stärker, insbesondere, weil sich durch die Therapie die Möglichkeit bietet, die richtige Veränderung, die die Patienten selbst schon lange beabsichtigten, aber nicht umsetzen konnten, auch durchzuführen. Die Therapie wird also häufig als Chance zu einem Neuanfang begriffen. Aus diesem Grund ist es bei der Analyse der Alkoholbeziehung sehr wichtig, möglichst genau und in Vereinbarkeit mit allen vorhandenen objektiven und statistischen Fakten zu rekonstruieren, wie diese war bzw. gewesen sein muss. In diesem Rahmen wird es meistens nötig, viel alkoholspezifisches Fachwissen zu vermitteln, um einen nachvollziehbaren Verlauf der Alkoholbeziehung zu erhalten.

Des Weiteren ist mit einer Tendenz der Patienten zu rechnen, nicht die richtigen Trinkmengen anzugeben, sondern diese zu unterschätzen (Beschönigungstendenz). Dies kann verschiedene, auch nicht bewusste Ursachen haben:

1. Aufgrund der zunehmenden Giftwirkung kann das Gedächtnis zuletzt getrunkene Alkoholmengen schlechter speichern als zu Beginn der Trinksituation konsumierte.
2. Der Entscheidung zum Alkoholkonsum geht in der Regel (kurz und nicht immer bewusst) die Abwägung voraus, ob man seine geistigen Kräfte heute noch benötigt. Wenn ja, wird (häufig, aber nicht immer) nicht oder nur wenig getrunken, wenn nein, erfolgt die Entscheidung: „Ich brauche mein Hirn heute nicht mehr, daher kann ich trinken." Es wird also mit der Trinkentscheidung auch die Entscheidung zum „Abschalten" der (jenseits der Verhaltensroutinen am Biertisch bzw. in der Trinksituation nötigen) geistigen Aktivitäten und damit auch der Gedächtnistätigkeit getroffen. Meist steht hinter dem Wort „Abschalten" ja auch die Absicht, bestimmte Vorkommnisse zu vergessen oder geistige Überaktivierung herabzusetzen, „nichts mehr zu merken" etc. Ab dieser Entscheidung wird also quasi der innere Recorder auf „Pause" gestellt. Daher ist die spätere Erinnerung wegen fehlender „Mitschnitte" aufgrund der vorherigen Entscheidung zum Abschalten schwierig.
3. Das soziale Motiv der Vermeidung von Anerkennungsverlust bzw. die Angst vor Ablehnung durch Eingeständnis zu hoher und damit sozial nicht mehr anerkannter

Trinkmengen. Patienten schämen sich ihres Alkoholproblems häufig sehr viel mehr, als es den Anschein hat (vor allem Frauen)!

4. Die statistische Tendenz zur Mitte (Vermeidung der Extreme bei der geistigen Rekonstruktion): Die Einschätzung der eigenen Trinkmengen fällt regelmäßig viel niedriger aus, weil die tatsächlich konsumierten Trinkmengen als unwahrscheinlich hoch angesehen werden.
5. Zustandsabhängiges Gedächtnis: Z.B. werden im fröhlichen Gemütszustand fröhliche Gedächtnisinhalte leichter abgerufen als sonst. Im alkoholisierten Gedächtniszustand werden solche, die unter Alkoholisierung entstanden sind, leichter erinnert; aber nüchtern werden Gedächtnisinhalte, die alkoholisiert entstanden sind, schlechter abgerufen als solche, die nüchtern entstanden sind.
6. Zustandsabhängige Wahrnehmung: Als Alkoholisierter nimmt man z.B. eher Leute wahr, die auch vergleichbar alkoholisiert sind, und generalisiert falsch: Man schätzt deren Anzahl höher ein, als sie tatsächlich ist. Das führt zu der irrigen Annahme: „Jeder trinkt viel, nicht nur ich“, bzw.: „Mein Alkoholkonsum ist normal“.
7. Natürlich werden frühere Erlebnisse aber auch ganz einfach von späteren überlagert und damit schlecht voneinander unterscheidbar und undeutlich (Interferenz).
8. Die Situationen, in denen hohe Alkoholmengen konsumiert wurden, sind häufig geprägt von emotional besonderen, zum Teil außergewöhnlichen und hoch aktivierten Zuständen. In der ruhigen Atmosphäre der späteren Aufarbeitung sind diese Erlebnisinhalte aber schlecht zugänglich, daher auch die Trinkmengen (Aspekt der Aktivierung und Aspekt des zustandsabhängigen Gedächtnisses).
9. Systematische Urteilsfehler und Heuristiken, wie Ankereffekt oder Rückschaufehler, können Erinnerungen verzerren.[188]
10. Die durch die Patienten erlebte „Kognitive Dissonanz“ zwischen ihrem defizitären und auffälligen Verhalten und ihrem unproblematischen und korrekten Selbstbild (das möglicherweise auch nur zum Selbstschutz aufrechterhalten wird), kann ebenso zu einer Unterschätzung der Trinkmengen führen.[189]

Diese Mechanismen werden gegebenenfalls erklärt, damit der Patient sich nicht mit der Unterstellung konfrontiert glaubt, er würde (absichtlich und aus niederträchtigen Motiven) die Unwahrheit sagen, was die Vertrauensbeziehung zwischen Therapeut und Patient belasten könnte. Die meisten dieser psychischen Mechanismen sind absolut nachvollziehbar. Nur äußerst selten ist es nötig, einen Patienten mit absichtlicher Beschönigung zu konfrontieren. Meist argumentieren die Patienten in voller Überzeugung, aber in Unwissenheit ihrer eigenen psychischen Mechanismen, mit zu

188 Vgl. Tversky & Kahnemann, 1974; vgl. Ludwig, 2000.
189 Vgl. Bem, 1972, und Festinger, 1957, in Weiner, 1988, S. 238 ff.

geringen Trinkmengen und -häufigkeiten. Die genaue Analyse der Alkoholbeziehung ist aber unvermeidbar, weil es um die Frage geht, wie der Patient in Zukunft mit Alkohol umgehen kann oder sollte. Außerdem beinhaltet die Intensität und Tiefe des Alkoholproblems Hinweise darauf, wie gravierend das psychische Ursprungsproblem sein muss. Nur die hier erfolgende Konfrontation ermöglicht es, dass Patienten ein Betroffenheitserlebnis haben, um die existierende Beschönigungstendenz zu entmachten. Ausschließlich ein realistisches Bild der gehabten Alkoholbeziehung öffnet die Erinnerung für frühere, tatsächliche Lebensprobleme (und umgekehrt) und erlaubt die Feststellung etwa eines Alkoholmissbrauchs oder eines Alkoholismus, also eine diagnostische Fixierung des vorliegenden Problems, die der Patient glauben können muss. Denn nur so wird er sich nach den gewonnenen Erkenntnissen richten und nur in Abhängigkeit davon kann er eine realistische Zukunftsplanung hinsichtlich des Umgangs mit Alkohol vornehmen. Dies ist eine entscheidende Voraussetzung, um zukünftige Alkoholfahrten vermeiden zu können. Es ist hier also sensibel, aber auch klar und eindeutig vorzugehen.

Oft haben die Patienten vor der Therapie noch nicht selbstständig mit Alkohol aufgehört, wohl aber die Alkoholbeziehung, den Konsum, eingeschränkt, weil sie durch die Vorkommnisse, also ihre Alkoholfahrten, die Polizeikontrolle, den Führerscheinentzug und all die damit verbundenen Folgen verwirrt, belastet oder sogar erschüttert sind. Wenn dies nicht der Fall ist, wird thematisiert, weshalb die Person trotz der Vorkommnisse weiterhin (und möglicherweise in unveränderter Weise) Alkohol konsumiert. Häufig wird dann im Verlauf der ersten Sitzungen vorgeschlagen oder vom Klienten selbst erkannt, dass es gut ist, ggf. zunächst vorübergehend auf Alkohol zu verzichten, weil dann die Therapie erst angemessen stattfinden kann und weil er für die bevorstehende Begutachtung ggf. eine Zeit (oft ein ganzes Jahr oder mehr, abhängig von der Intensität des vorliegenden Alkoholproblems) des Alkoholverzichtes einhalten sollte und diesen Verzicht durch forensisch gesicherte Laborbefunde (Urin- oder Haaranalysen) glaubhaft machen soll.

Auch in Fällen, wo für die Begutachtung nur eine deutliche Reduzierung der Alkoholbeziehung notwendig wäre (vgl. Bundesanstalt für Straßenwesen, 2000), ist daher ein mindestens vorübergehender Alkoholverzicht hilfreich. Den meisten Patienten gelingt ein Alkoholverzicht, zumindest vermitteln sie diesen Eindruck. Hier muss allerdings angemerkt werden, dass Alkoholkonsumenten bisweilen zwar von Alkoholverzicht sprechen, diesen aber nicht konsequent einhalten (oder aber etwa alkoholfreies Bier konsumieren, aber nicht wissen, dass dieses dennoch Alkohol enthält). Dies wird aber im Therapieverlauf geklärt. Alkoholkonsum zu beenden oder konsequent deutlich zu vermindern, ist schwer und erfordert zunächst Selbstdisziplin, dann aber die Klärung der Ursachen und die Behebung der Konsummotive im Rahmen der Therapie. Ansonsten wird diese Veränderung auf Dauer nicht durchzuhalten sein, und es wird sich ein Rückfall oder eine allmähliche Wiederangleichung an frühere Alkoholkonsumgewohnheiten einstellen, während oder nach Ablauf der Therapie. Ein (zumindest vorübergehender) Alkoholverzicht während der Therapie ist aber auch deshalb nötig, weil Alkohol bei den i. d. R. vorliegenden Missbrauchsproblemen eine wichtige subjektive Funktion erfüllt. Erst wenn diese Funktion nicht mehr erfüllt wird, ist der Patient in der Lage, sein persönliches Verhaltens-, Einstellungs- oder emotionales Problem bzw. Defizit klar zu erkennen und daran zu arbeiten.

Die **Analyse der Motivzusammenhänge** ist als nächster bedeutsamer Therapieinhalt zu nennen, und es ist vielleicht sogar der wichtigste. Dies betrifft die Auseinandersetzung mit den Ursachen, dem Warum und der Lebensgeschichte, die diese Persönlichkeit hervorgebracht hat. Hier wird durch Gesprächs- und Testdiagnostik die Primärstörung analysiert. Die Auffälligkeit im Straßenverkehr ist ein Symptom für diese Primärstörung und Folge der Entwicklung einer Sekundärstörung, also Alkohol-, Drogen-, Regel- oder Aggressionsproblematik, welche in verkehrsrelevanter Weise auffällig wurde. Diese verkehrsrelevante Auffälligkeit ist zumeist ein Symptom, eine punktuelle Beobachtung der Lebensrealität des Patienten, die deshalb repräsentativen Charakter hat, weil sie im Normalfall (!) schon sehr oft stattgefunden hat, *ohne* bei der Polizei bekannt zu werden. Dies darf und muss aufgrund der Dunkelziffern für Verkehrsauffälligkeiten, wie sie etwa Stephan[190] zusammengetragen hat, angenommen werden.[191]

Es stellt sich die oben bereits formulierte Frage, warum die Person Alkohol konsumierte, und zwar derart viel, dass ein Alkoholproblem (in Form von schädlichem Konsum, Missbrauch, Suchtgefährdung oder tatsächlich eingetretener Sucht) entstand. Denn gleichzeitig mit dem Konsum war klar, dass Alkohol (aufgrund des Abhängigkeitspotenzials, der körperlichen, geistigen und sozialen Schädigung und der defizitären Verhaltenssteuerung) ab einer gewissen Konsumintensität und -häufigkeit sehr schädlich ist, viel Geld und Zeit verbraucht, einen erfolgreichen Lebenswandel behindert und mit sehr vielen potenziellen Schwierigkeiten verbunden ist. Darüber hinaus kann die Realitätsentfremdung im Rauscherleben für sich selbst genommen bereits negative Gefühle auslösen, ins Bewusstsein bringen oder verstärken. Hier wird klar, dass diese Form der Selbstschädigung einen Grund haben muss, mithin handelt es sich um einen Missbrauch (artfremder Gebrauch, also Gebrauch zur Erfüllung eines Zwecks mit Selbstschädigung – im Gegensatz zum „Gebrauch" zur Genusssteigerung). Die hier vom Patienten gewonnenen Erkenntnisse sind essenziell für die Veränderungsplanung.

In diesem Bereich werden sehr viele verschiedene Methoden angewandt, wie die vertikale und horizontale Verhaltensanalyse (SORK-Modell) und die Lebenslaufanalyse.

190 Vgl. Stephan, 2010.
191 Vgl. auch TÜV, „Zahlen und Fakten".

Hilfreich sind aber auch psychodiagnostische Testverfahren wie das „Freiburger Persönlichkeits-Inventar“ (FPI-R),[192] welches einen allgemeinen Persönlichkeitsüberblick und damit wertvolle Hinweise bietet. Wenn Persönlichkeitsstörungen vermutet werden, hat sich das „Persönlichkeitsstil- und -störungsinventar“ (PSSI)[193] bewährt. In Fällen von Psychopathie oder bei Hinweisen auf Aspekte einer problematischen Persönlichkeit hat sich das „Psychopathic Personality Inventory-Revised“ (PPI-R) als äußerst hilfreich erwiesen, auch deshalb, weil es sonst nicht zu erhaltende Einblicke gewährt, welche mit schädlichem oder (selbst-)destruktivem Verhalten in Zusammenhang stehen.[194] Die „Symptom-Check-Liste“ (SCL 90)[195] zur Identifizierung aktueller persönlicher Probleme ist darüber hinaus sehr hilfreich.

Allerdings muss man damit rechnen, dass Patienten gerade zu Beginn der Therapie noch nicht die nötige Offenheit bzw. das nötige Vertrauen zur Therapiesituation und zum Therapeuten besitzen, um ihre Probleme auch realitätsgemäß anzugeben. Die SCL-90 ist daher, wie die anderen Fragebögen, in vielen Fällen nur zur Hypothesenbildung heranzuziehen. Es ist empfehlenswert, durch weitere Testverfahren die Erkenntnisbasis zu verbreitern. Falls der Patient sehr motiviert ist und die notwendige Zeit investieren möchte, kann das „Strukturierte Klinische Interview für DSM-IV, Achse I und II“ (SKID)[196] wertvolle Hinweise bieten. Unkomplizierter und vor allem effizienter in der Anwendung sind dagegen die „Internationalen Diagnosen-Checklisten für DSM-IV“,[197] die eine rasche Einordnung der vorliegenden Störung aufgrund der bis dahin erhobenen Symptome bieten. Schließlich sind alle psychodiagnostischen Verfahren geeignet, welche eine möglichst genaue Klärung der spezielleren Problematik ermöglichen.

Die Ursachen dieser auf diese Weise festgestellten Störungen oder Problematiken liegen allerdings an diesem Punkt noch im Dunkeln. Eine wertvolle Hilfe bietet bei dieser Aufgabe, neben dem diagnostischen Gespräch, das „Young-Schema-Questionnaire“ (YSQ-S3).[198] Auch eine vertikale Verhaltensanalyse hat hier ihren Platz. Mit ihrer Hilfe ist es möglich, ausgehend vom aktuellen Verhalten, Verhaltensregeln, Pläne und Grundannahmen zu identifizieren, nach denen die Persönlichkeit des Patienten „funktioniert“. Grundannahmen sind geistige Grundstrukturen, also etwa „innere Grundgesetze“, die aus der Kindheit stammen und in den Kontext, der zu dieser Zeit erlebt wurde, aufgenommen wurden und deren Einhaltung seitdem als notwendig empfunden wird.[199] Die gewonnenen Erkenntnisse können in Form eines

192 Vgl. Fahrenberg et al., 2001.
193 Vgl. Kuhl & Kazén, 2009.
194 Vgl. Alpers & Eisenbarth, 2008.
195 Vgl. Franke, 2002.
196 Vgl. Wittchen et al., 1997.
197 Vgl. Hiller et al., 1997.
198 Vgl. www.schematherapy.com/id55.htm; vgl. Parfy, 2005; vgl. „Testbogen“ in Young & Klosko, 2008, S. 32 ff.
199 Vgl. „Überlebensregeln“, Sulz, 2011; vgl. CIP-Akademie, 2012.

individuellen Bedingungsgefüges oder Störungsmodells zusammengefasst werden, welches zwischen den Entstehungsbedingungen der Störung und den aufrechterhaltenden Bedingungen der Störung differenziert.

Ein beispielhaftes Bedingungsmodell beschreibt der Fall eines Mannes, Herr R., der durch die ständigen Streitereien seiner Eltern und die häufige Abwesenheit seines Vaters in der Kindheit zu wenig Aufmerksamkeit und Zuwendung erhielt. Seine Wahrnehmung der Welt war geprägt von dem Bild und dem Verhalten, das die Eltern ihm gegenüber und einander gegenseitig zeigten. Es mündete in Misstrauen („Ständiges Streiten tut mir weh!"), mangelndem Selbstwertgefühl („Es geht nie um mich, sondern nur um die und ihre Streitereien. Deshalb kann ich nicht so wichtig sein.") und Einsamkeitsgefühlen („Keiner interessiert sich dafür, wie es mir geht, keiner kümmert sich wirklich um mich."). Daher hat er sich bereits sehr früh angewöhnt, „besonders lieb" zu sein, um dadurch wenigstens Aufmerksamkeit und Zuwendung zu bekommen. Später in seinem Leben wurde aus dieser Suche nach Anerkennung (mit dem Ziel, sein Selbstwertgefühl zu erhöhen) eine übergroße Hilfsbereitschaft, Selbstvergessenheit und Selbstaufopferung und ein starker Perfektionismus. Er setzte sich unter hohen Druck, höchste Verhaltens- und Leistungsmaßstäbe zu erfüllen. Dies bescherte ihm ein gutes Gefühl, das er fälschlicherweise für Selbstwertgefühl hielt, aber er war stets sehr verletzt, wenn man sein aufopferungsvolles und perfektes Verhalten nicht belohnte. Er lernte, sich für „großartig" zu halten, was er dank seiner hohen Leistungsmaßstäbe und seines beständigen Einsatzes für andere auch war. Allerdings entstand daraus kein echtes Selbstwertgefühl, weil er sich selbst durch sein Verhalten ständig zuletzt würdigte, sich zurücksetzte und sich und seine eigentlichen Bedürfnisse daher nicht berücksichtigte. Seine eigene Art, mit sich selbst, den anderen Menschen und der Welt umzugehen, mehrte nicht sein Selbstwertgefühl, aber sein Gefühl, großartig zu sein. Er empfand sich also aufgrund seines Leistungs- und Aufopferungsverhaltens als liebenswert. Immer dann, wenn er sich nicht aufopferte, nicht das maximal Mögliche leistete oder wenn sein Einsatz nicht gewürdigt wurde, war er frustriert und er ärgerte sich sehr, weil er nicht das für ihn notwendige Gefühl erhielt, liebenswert zu sein. In diesen Fällen neigte er dazu, sich oder andere in seinem Denken, in seinen Gefühlen und in seinem Verhalten zu bestrafen. Verhalten, das ihm nicht das Gefühl gab, liebenswert zu sein, schien ihm bestrafenswert, weil es ihn sein Defizit an Selbstwertgefühl spüren ließ.

Neben Großartigkeit und Bestrafungsneigung (beides Schemata im Sinne der Schematheorie) erlebte er aufgrund seines Lebensstils einen sehr hohen Kräfteverschleiß, der ihn oft unausgeglichen und erschöpft sein ließ. Diese Unausgeglichenheit, das Großartigkeitsdenken und die Bestrafungsneigung führten in seinem Leben immer wieder zu Beziehungsproblemen, im Kleinen und im Großen. Er erlebte sich deshalb sehr oft als jemand, der scheitert, obwohl er sich stets so sehr bemühte. Das machte ihn schließlich hilflos und mehrte seine depressiven Neigungen, denn es bestätigte in seinem Herzen das, was er mit seinem Verhalten überwinden wollte bzw. wovor er mit seinem Verhalten zu fliehen hoffte: dass er sich nicht wertvoll genug fühlte. Es war immer wieder wie eine Bestätigung seiner ursprünglichen destruktiven Sichtweise über sich selbst.

Im Verlauf seiner Jugend entdeckte er, dass es Spaß machte, mit seinen Freunden Bier zu trinken. Er war dann lockerer, sah alles nicht mehr so verbissen und legte nicht mehr jedes Wort auf die Goldwaage. Er bekam Anerkennung von seinen Freunden, wenn er trinken und laut lachen konnte. Ob er sich nun aufopferte, war ihm in diesem Moment egal, weil er die für ihn nötige Anerkennung seiner Freunde bekam. Seine hohen Leistungsstandards sagten ihm auch, er müsse viel oder sogar am meisten trinken. Wenn er das tat, fühlte er sich wohl, weil ihm alles gleichgültiger war. Er fühlte sich aber trotzdem großartig und angenommen, zumindest im Kreis dieser Freunde. In diesem Zustand konnte er auch seinen Unmut äußern, den er sonst aufstaute, um im normalen Alltag niemanden zu verletzen, damit man sich nicht von ihm abwendete. Auch spürte er seinen Kräfteverschleiß nicht mehr, noch fühlte er Beziehungsprobleme, weil es mit seinen Freunden, mit denen er zusammensaß, angenehm war und weil er auch den Mut hatte, Frauen anzusprechen. Das Selbstbild eines gescheiterten Versagers wich in diesem Zustand dem Selbstbild eines mutigen, erfolgreichen und anerkannten Mannes. Alkohol rettete ihn – jedes Mal wieder.

Aufgrund häufiger, starker Alkoholisierung konnten Alkoholfahrten nicht vermieden werden. Schließlich wurde Herr R. mit einer Alkoholfahrt mit mehr als 2 Promille auffällig. Das Bedingungsmodell zeigt nun all die maladaptiven Schemata,[200] die bei diesem Mann festzustellen waren, und deren Interaktion zur Verursachung und Aufrechterhaltung des Alkoholproblems (siehe *Bild 11*). Allerdings gestattete ihm sein Perfektionismus lange nicht, diese persönlichen Problembereiche einzugestehen. Mit fortschreitender Therapie war ihm aber diese Selbsterkenntnis möglich und für ihn mit einer Erleichterung verbunden, auch weil sie die Erkenntnis einer konstruktiven Veränderungsmöglichkeit beinhaltet. Die relevanten Problembereiche waren:

- Verlassenheit
- Misstrauen
- Mangelhaftigkeit, Minderwertigkeit, Scham
- Suche nach Anerkennung
- Selbstaufopferung
- Unerbittliche Standards (Perfektionismus)
- Großartigkeit
- Bestrafungsneigung
- Mangelnde Selbstkontrolle.

200 Vgl. Young et al., 2008, S. 42 ff.

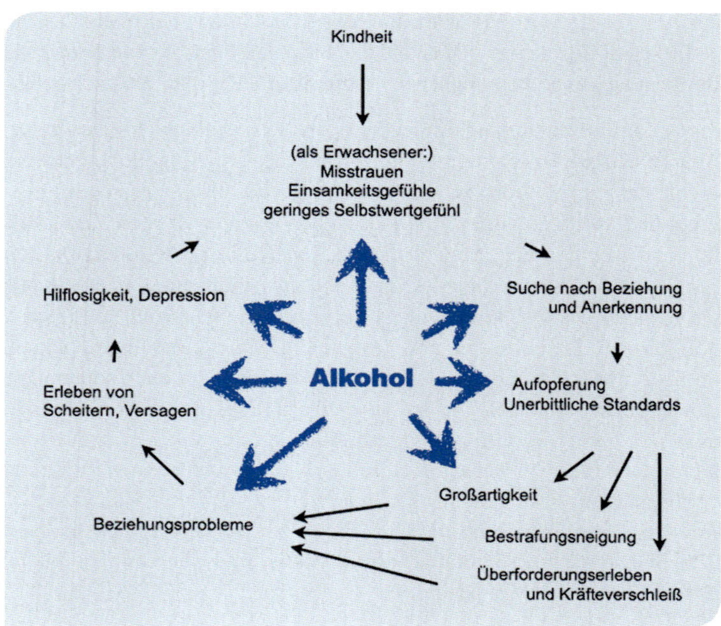

Bild 11 **Funktionales Bedingungsmodell, das die komplexe Funktion von Alkohol im Leben des Herrn R. zeigt. Die Selbstmedikation mit Alkohol bekämpft die relevanten Lebensprobleme und korrigiert sie vorübergehend, kuriert sie aber nicht (Aufrechterhaltung durch operante Konditionierung).**

Ziel dieser diagnostischen Arbeit ist ein tiefes Verständnis der Person, ihres Gewordenseins und So-Seins und ihres daraus resultierenden Verhaltens. Es handelt sich dabei weniger um eine klassifikatorische Diagnostik als um eine inhaltlich problemorientierte Diagnostik.[201] Vorgegangen wird dabei nach dem „Experimentellen Modell" der therapieorientierten Diagnostik,[202] das es erlaubt, verschiedenste psychodiagnostische Methoden anzuwenden, um letztlich dieses tiefe Verständnis der Persönlichkeit zu erreichen. Dabei können neben diagnostischer Gesprächsführung psychometrische Tests und ein „Kognitiv-Emotionaler Lebenslauf" helfen, die individuelle Problematik und das Entstehen der inneren Glaubenshaltungen, „Programme" oder Überlebensregeln und schließlich der Verhaltensproblematik in ihrer jeweiligen Ausprägung (Alkohol, Drogen, Aggression oder mangelnde Regelkonformität) nachvollziehbar zu machen. Da Ursachen neurotischen Verhaltens der betreffenden Person i. d. R. unbekannt sind, geht es hier um Bewusstmachung. Durch das Stellen der richtigen Fragen werden neue Denkprozesse, Erkenntnisse und Entwicklungen erzeugt oder angestoßen. Dies gelingt insbesondere durch Validieren der Patientenperson und durch die Patienten-Therapeuten-Beziehung als Basis dieses wichtigen, veränderungsanstoßenden Prozesses.

201 Vgl. Plaum, 1992, S. 124 ff.
202 Vgl. ebd, S. 153.

Die **Veränderung** ist das Ziel jeder Analyse und damit die Hauptsache im Verlauf der Therapie. Sie fußt auf einer möglichst genauen Erarbeitung der Zusammenhänge um das identifizierte Problemverhalten und dessen Ursachen. Nun ist es möglich, etwa schematherapeutisch an diesen Ursachenzusammenhängen zu arbeiten, um – falls angezeigt – beispielsweise eine innere Versöhnung mit den Eltern zu erreichen, und so dysfunktionale Schemata[203] durch Veränderung der Glaubenshaltungen zu funktionalisieren und vorteilhaft neu zu rekonstruieren. Entscheidend ist, dass der Patient lernt, sich nicht mehr von als falsch erkannten Verhaltensmaximen bzw. „inneren Programmen" und daraus resultierenden destruktiven Gefühlen leiten zu lassen. Er muss aktiv die richtige, hilfreiche und seinen persönlichen Zielen entsprechende Haltung, Einstellung und Denkstruktur wählen, welche konstruktive emotionale Strukturen mit verhaltensleitender Relevanz auslösen. Eine erfolgreiche Selbststeuerung bzw. Selbstmanagement benötigt eine umfangreiche Selbsterkenntnis und ein bewusstes, nicht länger automatisch destruktives Umgehen mit sich und den Situationen, in denen sich der Patient im Lebensalltag befindet.

Selbststeuerung als zentrales Ziel der Verkehrstherapie wird durch verschiedene einzelfallbezogene Maßnahmen erreicht. Ein Schlüsselelement ist aber das Verlassen alter, destruktiver Überzeugungsstrukturen und daraus folgender, meist unbewusster Selbstverbalisationen zugunsten neuer, konstruktiver, hilfreicher und heilsamer Überzeugungsstrukturen, die einerseits gedacht und gefühlt werden können und die die Art der Wahrnehmung der sozialen Umwelt und der darin vor sich gehenden Ereignisse prägen. Andererseits werden diese neuen Überzeugungsstrukturen zu neuen Verhaltensbereitschaften und Handlungsweisen führen, die hilfreicher und konstruktiver sind als die bisherigen. Das Problem ist, dass der Patient diese Zusammenhänge nach einiger Zeit durchaus versteht, aber trotzdem über häufig gelebte, spontane, automatisierte Formen des destruktiven Denkens, Sprechens, Fühlens und Handelns verfügt.

Hier kann die Methode des Selbstvertrages helfen, konsequent neue, hilfreiche und heilsame Denkstrukturen und Selbstverbalisationen anzuwenden, also eine kompetente Selbststeuerung zu erreichen. Wenn etwa im Therapieverlauf deutlich wird, dass sich die selbstentwertende Schemastruktur konkret darin äußert, dass sich ein Patient verbal unbewusst häufig selbst beleidigt, schlecht über sich redet oder ein negatives Bild von sich selbst äußert („Das ist ja wieder mal typisch für dich!", „So was kann auch nur mir passieren" o. Ä.), dann ist es hilfreich, dies im Gespräch zu thematisieren. Dies wird dazu führen, dass der Patient erkennt, dass er sich damit schadet, dass diesen Worten eine selbstentwertende Haltung zugrunde liegt und dass er deshalb häufig schlechte Gefühle hat, gegen die er dann wieder ankämpfen muss, zum Beispiel mit Alkohol oder Drogen. Weil er das aber nicht will, wird er sehr bereit

203 Vgl. Young et al., 2008.

sein, seine innere Haltung und seine Selbstverbalisationen konstruktiver, weniger selbstschädigend und in heilsamer Weise zu gestalten. Diese Erkenntnisse lässt man den Patienten selbst notieren, nachdem sie in angemessener Weise erarbeitet wurden, z.B. „Ich mag mich“ oder „Ich spreche in positiver Weise von mir“. Danach lässt man ihn darunter mit Ort und Datum unterschreiben, darüber setzt man das Wort „Vertrag“. Nun hat der Patient einen Vertrag mit sich selbst geschlossen. Die Konsequenz daraus ist selbstwertstabilisierend, denn: Verträge hält man ein! Das versteht jeder Patient. Er wird also fortan die Inhalte dieses Vertrages zur neuen Maxime seines Denkens, Redens und Handelns machen.

Dieser Selbstvertrag wird dem Patienten mitgegeben und er wird angeregt, diesen zuhause an einem Ort aufzuhängen, wo er ihn oft sieht, oder ihn stets mit sich zu führen, damit er häufig daran erinnert wird. Die häufige automatische Erinnerung bekämpft und entmachtet im Laufe der Zeit die alten automatischen Strukturen in Einstellung, Denken und Sprechen. Sanktionen oder weitere präzisierende Bestandteile von therapeutischen Verträgen, wie sie etwa von Kanfer bzw. Fliegel[204] oder Hautzinger[205] beschrieben wurden, sind in diesem Falle nicht vonnöten, da der Patient selbst ein großes Interesse an der Verwirklichung des Vertrages hat. Der Vertrag führt nämlich zu guten Gefühlen im Leben und er ermöglicht dem Patienten eine konstruktive Selbststeuerung in jedem Augenblick durch Prinzipien der Achtsamkeit,[206] die ihm ebenfalls in einem weiteren Schritt zu vermitteln sind. Dadurch erfährt er eine steigende Selbstkompetenz („self-efficacy“), was wiederum zur Einhaltung dieses Selbstvertrages führt.

Neben diesem hier vorgestellten Selbstvertrag sind bei den verschiedenen therapeutischen Aufgaben unterschiedlichste, dem Einzelfall angemessene Methoden denkbar. In manchen Phasen der Therapie oder bei manchen Patienten ist es eher angebracht, am Verhalten im Hier und Jetzt zu arbeiten. Dabei haben sich die kognitiven Therapien[207] als erhellend und wirksam erwiesen. In Kombination mit verschiedenen therapeutischen Hilfsmitteln, z.B. einer Gefühlsliste, wird die destruktive Gewalt mancher Denk- und Überzeugungsstrukturen deutlich, aber auch, wie man diese in hilfreicher Weise ändern kann. Grundsätzlich werden die gesprächstherapeutischen Grundhaltungen „Achtung, Wärme, Sorgen“[208] im Patientenkontakt verfolgt, um durch Annahmeerfahrungen zunehmende Authentizität beim Patienten zu erreichen. Viele andere Methoden, wie etwa Validierung,[209] aber auch reparenting,[210]

204 Vgl. Fliegel et al., 1994, S. 64 ff.
205 Vgl. Hautzinger, 2005, S. 318 ff.
206 Vgl. Heidenreich & Michalak, 2006.
207 Vgl. Fliegel et al., 1994.
208 Vgl. Tausch et al., 1990.
209 Vgl. Linehan, 2007.
210 Vgl. Young et al., 2008, S. 231 ff.

werden darüber hinaus mit Erfolg angewandt. Schließlich geht es darum, die emotionalen Defizite und problematischen Emotionen in den Griff zu bekommen und im Sinne von Kanfer[211] mehr Selbststeuerung zu ermöglichen. Durch validierende Reflexionsprozesse[212] und das Erleben der Veränderung im Lebensalltag (im Sinne von Hausaufgaben) wird Selbstkompetenzerleben und damit die Steigerung des Selbstwertgefühles möglich.

Sehr schnell wird dem Patienten im Rahmen der Verkehrstherapie klar, dass das Problemverhalten in Ursachen, Systemzusammenhängen, Einstellungen, Selbstverbalisation, Gewohnheiten etc. hineinverwoben ist und dass die anvisierte Veränderung des Alkohol-, Drogen-, Aggressions- oder Regelproblems bedeutet, sich selbst in vielerlei Hinsicht zu hinterfragen und neu zu definieren. Der Mensch wird als System verschiedener aufeinander bezogener, hierarchisch gegliederter Bestandteile unterschiedlichster Bedeutung verstanden. Das hat zur Folge, dass die Veränderung beispielsweise der Alkoholbeziehung sehr viele und unterschiedliche Konsequenzen mit sich bringt, sodass eine Vielzahl von Veränderungen wiederum daraus folgt. Im Rahmen einer **Stabilisierungsphase** muss der Patient daher lernen, mit den eigenen Veränderungen zurechtzukommen und in ihrem Sinne konsequent zu bleiben. Manche Erfahrungen durch die Veränderungen sind positiv, hilfreich und werden als unmittelbar wertvoll erlebt. Andere Erfahrungen, wie etwa die Reorganisation des sozialen Umfeldes, sind zunächst meist nicht ganz einfach für den Patienten. Erst im Laufe der Zeit können die Erfahrungen – auch im Rahmen der Therapiegespräche – integriert werden. Zufriedenheit entsteht, wenn die Veränderungen als richtig erlebt werden und der Patient durch sie eine Erleichterung und Steigerung der persönlichen Lebenskompetenz erfährt. Dies benötigt jedoch Zeit für neue Erfahrungen und ein aktives Engagement des Patienten. Er wird die Aspekte, die er früher z.B. mit Alkohol erreichte, heute durch kompetenteres Verhalten erreichen oder sie werden für ihn gar nicht mehr attraktiv sein, weil er neue Ziele (oder überhaupt Ziele) für sich definieren kann. Die so entstandene Zufriedenheit ist als Prädiktor für zukünftige Alkoholabstinenz oder das Einhalten einer unproblematischen Alkoholbeziehung sehr wichtig (also einer zuverlässigen Entfernung vom früheren Problemverhalten); denn wenn sich der Patient heute durch seine Veränderung aktiv und konstruktiv steuern kann und Zufriedenheit erlebt, dann wird er nicht mehr in das alte, selbstschädigende und gefährliche Lebensmuster zurückfallen. Dies ist sowohl für den Patienten als auch für den Gutachter im Rahmen einer bevorstehenden Begutachtung ein entscheidendes Kriterium. Der Gutachter ist gefordert, durch seine Gutachten eine prognostische Stellungnahme abzugeben, die auf die Frage antwortet: „Wird der Betreffende wieder unter Alkoholeinfluss ein Kraftfahrzeug führen?“ Hat sich der

211 Vgl. Kanfer, Reinecker, Schmelzer, 2006.
212 Vgl. Stiglmayr, 2008.

Klient durch seine Therapie in der beschriebenen Weise verändert, wird er mit hoher Wahrscheinlichkeit nicht mehr rückfällig werden. Der Gutachter wird dann in der Lage sein, für ihn eine günstige Prognose zu erstellen, weil er mit einer hohen Wahrscheinlichkeit voraussagen kann, dass der Betreffende nicht mehr unter Alkoholeinfluss am Straßenverkehr teilnehmen wird (auch wenn mancher Patient noch stabilisierende Begleitung im Sinne einer Rückfallprophylaxe benötigt). Diese positive Zukunft ist letztlich für den Betroffenen das entscheidende Kriterium! Demzufolge sieht der inhaltliche Plan, den der Verkehrstherapeut verfolgt, folgende fünf Punkte vor:

- Analyse der Auffälligkeit(en)
- Alkoholbeziehung (Drogenbeziehung, Regelkonformitäts- oder Aggressionsproblem)
- Motivanalyse
- Veränderung
- Stabilisierung.

Diese Therapieinhalte entwickeln sich zwar logisch einer aus dem anderen, aber es empfiehlt sich, die Reihenfolge der Erarbeitung der wesentlichen Punkte im Rahmen der Therapie individuell zu optimieren.

3.6.4 Das Verkehrstherapiemanual

Grundsätzlich wird der Mensch als selbstverantwortlich gesehen und als motiviert, diese Selbstverantwortlichkeit durch eigene Kompetenzen auszuüben. Die Methode der Selbststeuerung bzw. des Selbstmanagements wird als Mittel verstanden, diese Fähigkeit zur Selbstverantwortlichkeit (wieder)herzustellen. In Anlehnung an Fliegel et al.[213] und Kanfer[214] wird die Selbststeuerung als therapeutische Haltung und Tendenz aufgefasst, mit der *„dem Individuum Fähigkeiten zu planvollem, zielgerichtetem Handeln und aktivem, bewusstem Problemlösen“*[215] zugesprochen werden. Die Verkehrstherapie beinhaltet, dass dem Patienten diese Fähigkeiten vermittelt werden, dass sie in ihm entdeckt oder wiederentdeckt werden und dass die Entitäten in ihm selbst, seine Haltungen, Einstellungen, Oberpläne und Schemata, welche das Denken und schließlich das Fühlen und das Handeln prägen, konstruktiv verändert werden. Diese konstruktive Veränderung hat zum Ziel, dass sich der Patient selbst zu steuern bzw. „zu managen“ lernt, indem er sich seiner Motivationen, Antriebe, seiner Art wahrzunehmen und das Wahrgenommene zu interpretieren, seiner Haltungen, Denkstrukturen, seiner emotionalen Strukturen und seiner Handlungstendenzen bewusst ist und (frühere) destruktive von heutigen, neuen, konstruktiven Tendenzen unterscheiden lernt. Die therapeutische Maßnahme führt schließlich zu Wahlmöglichkeiten im Erleben und Verhalten und zur Entscheidungsfähigkeit für

213 Vgl. Fliegel et al., 1994.
214 Vgl. Kanfer et al., 2006.
215 Vgl. Fliegel et al., 1994, S. 58.

die nach dem persönlichen Ermessen des Patienten besten, hilfreichsten oder konstruktivsten Verhaltensweisen, um seine kurz- und langfristigen Lebensziele erreichen zu können und sich nicht selbst sabotieren zu müssen. Schließlich soll der Patient mit der Therapie eine (größere) Lebenskompetenz erwerben, oder wie Kanfer erklärt: *„Das Endziel der psychiatrischen Behandlung besteht darin, dem Patienten zu helfen, Unabhängigkeit von der therapeutischen Umgebung zu erlangen und die Kontrolle des eigenen Verhaltens selbst zu übernehmen."*[216]

Der Verkehrstherapiepatient hat sein Ziel eines Lebens ohne eine Anhäufung selbst gemachter Probleme (im und außerhalb des Verkehrs) durch Selbstsabotage verfehlt und ist daher motiviert, in Zukunft nie wieder derartige Probleme zu haben, seien es solche, die aus der Primärproblematik (psychisches Grundproblem) entstehen, oder solche, welche aus der Sekundärproblematik (Verhaltensproblem, das sich äußert in Alkohol-, Drogen-, Regelkonformitäts- oder Aggressionsproblemen) erwachsen oder aus den Folgen, die diese Probleme mit sich bringen. Die therapeutische Bearbeitung all dieser Aspekte ist notwendig, um zuverlässig nicht mehr im (Straßen-)Verkehr aufzufallen und sich und andere nicht mehr zu gefährden.

Da die Veränderung und das Erleben der Veränderung im eigenen Lebensalltag viel Zeit in Anspruch nehmen, aber auch erst sinnvoll erfolgen können, wenn die Grundproblematik/Grundstörung erkannt ist, ist es hilfreich, mit der Motivanalyse – also der Grundlage für die nötige, zielgerichtete Veränderung – zu beginnen. Die logische Folge aus dieser Hintergrundproblematik ist die Sekundärproblematik. Daher folgt als nächster Schritt die Analyse der im Verhalten vorzufindenden Sekundärproblematik mit Alkohol, Drogen, Regeln oder Aggression. Grundstörung und Sekundärstörung entsprechen einander häufig hinsichtlich Problemintensität, -dauer und -tiefe. Dies kann bei der Problemdefinition berücksichtigt werden. Die Konkretisierung dieser Verhaltensproblematik in den polizeilich festgestellten Auffälligkeiten ist der nächste Analysepunkt, denn hier finden sich Hintergrund- und Verhaltensproblematik konkret wieder und die Auffälligkeit kann durch deren Auftreten in der konkreten Situation erklärt werden. Nach dieser Analyse der drei relevanten Problembereiche (Grundproblematik/-störung, Sekundärproblematik und Auffälligkeit) kann man die notwendige Veränderung der Person und ihres Verhaltens erfassen und durch geeignete Therapiemethoden erarbeiten. Mithilfe dieser Veränderungen stellt der Patient im Lebensalltag Lösungen von zuvor schwierigen Erlebens- und Verhaltensweisen her und erlebt eine neue, bis dahin nicht gekannte Zufriedenheit und eine neue psychische Stabilität. Diese Erlebnisse motivieren ihn, die Veränderung in seine Lebensvollzüge und seine Persönlichkeit zu integrieren und nicht wieder aufzugeben. Dazu benötigt er manchmal die Hilfe einer anschließenden Phase der Nachsorge und/oder der Rückfallprophylaxe. Schließlich ergibt

216 Vgl. Kanfer nach Fliegel et al., 1994, S. 58.

sich aus diesem Vorgehen die notwendige Zukunftssicherheit, nicht wieder in der früher gezeigten Weise auffällig zu werden, weil er die Probleme, die seine Auffälligkeit bzw. sein defizitäres Verkehrsverhalten ausgelöst haben, nicht mehr hat. Zuvor allerdings ist es notwendig, günstige Bedingungen für das Gelingen der Therapie herzustellen und die notwendige Motivation beim Patienten zu überprüfen und gegebenenfalls zu optimieren.

Das Verkehrstherapiemanual stellt sich also folgendermaßen dar:

Verkehrstherapiemanual

1. Schaffung günstiger Ausgangsbedingungen
2. Motivierung zur selbstverantwortlichen Arbeit an sich selbst
3. Aufarbeitung der Ursachen für das Problemverhalten (Motivanalyse – psychische Grundproblematik/Grundstörung)
4. Analyse des Problemverhaltens (Sekundärproblematik)
5. Analyse der Auffälligkeiten als Repräsentation beider Problembereiche
6. Veränderung der identifizierten Grund- und Sekundärproblematik mittels psychotherapeutischer Methodik
7. Stabilisierung durch neue Erfahrungen mit der Veränderung im Lebensalltag
   → neue Zufriedenheit
   → neue Gesamtpersönlichkeit
   → neue Stabilität
   → Zukunftssicherheit
8. Evtl. Nachsorgephase und/oder Rückfallprophylaxe

Dieser Plan wird als Vorschlag in fünf Punkten (Punkte 3 bis 7) dem Patienten in individuell abgewandelter Form zu Beginn der Therapie unterbreitet. Das Konzept wird dann mit dem Patienten besprochen und ihm erklärt. Zuvor ist es sinnvoll, den Patienten möglichst gut kennenzulernen (Anamnese und Exploration), um Hinweise auf die Hintergrundproblematik zu erhalten. Dabei werden bereits allgemeine persönlichkeitsdiagnostische Verfahren angewandt. Dieses Kennenlernen fokussiert auf die Person, ihre Eckdaten, ihre aktuelle Lebenssituation, ihren Werdegang und ihre Ursprungsfamilie etc. Es lenkt den Fokus weg von der Defizitorientierung, welche durch die Auffälligkeit, das Führerscheinproblem, die psychische Grundproblematik und die sekundäre Verhaltensproblematik besteht. Der Patient erlebt sich als wahrgenommen und bedeutsam. So wird auch die Beziehung zum Therapeuten und das notwendige Vertrauen aufgebaut.

Das Verhaltensproblem mit Relevanz für den (Straßen)Verkehr ist der Ausgangspunkt und das Symptom für die psychische Problematik. Daher wird seine Auffälligkeit zu Beginn der Therapie eine große Bedeutung für den Patienten haben, denn das, was vorgefallen ist, bringt subjektives Leiden mit sich und führte dazu, dass sich

Vorschlag an den Patienten

- Kennenlernen (Anamnese und Exploration)
- Aufarbeitung der Ursachen für das Problemverhalten (Motivanalyse)
- Analyse des Problemverhaltens (Alkohol-, Drogen-, Aggressions- oder Regelproblem)
- Analyse der Auffälligkeiten als repräsentativer Ausschnitt der Problematik
- Veränderung der identifizierten Ursachen und des Problemverhaltens mittels psychotherapeutischer Methodik
- Stabilisierung durch Erfahrungen mit der Veränderung im Alltag
  → neue Zufriedenheit
  → Integration in das Gesamtverhalten
  → neue Stabilität
  → Zukunftssicherheit

der Patient um Hilfe bemüht. Das Verhaltensproblem, welches (polizeilich) auffällig wurde, ist daher das Präsentationssymptom. Hier wird der Patient „abgeholt".

Die erste Sitzung ist normalerweise geprägt von gegenseitiger Vorstellung und der Nennung und kurzen Beschreibung des Präsentationssymptoms; des Weiteren:

- Was führt den Patienten in die Praxis für Verkehrstherapie?
- Was ist der Wunsch des Patienten, welches Ziel hat er?
- Welche Vorstellungen hat er sich von der Behandlung/dem Vorgehen gemacht?
- Was sieht er für sich bzw. im Rahmen der Therapie als notwendig, als unverzichtbar an?
- Wie kann ihm die Therapie helfen, seine Ziele zu erreichen?

Zur Herstellung der Motivation, an sich zu arbeiten, bietet es sich an, zu hinterfragen:

- Warum ist das Vergehen/sind die Vergehen geschehen?
- Was hat das Vergehen, jenseits von externen Gegebenheiten, mit seiner Person zu tun?
- Weshalb konnte er so viel trinken bzw. so stark alkoholisiert bzw. unter Drogen Auto fahren?
- Was ist die Ursache der Hinwendung zu Drogen, Alkohol oder „Selbstjustiz"?
- Warum hat er sich durch sein Verhalten so sehr selbst geschadet?
- Warum konnte er dies nicht verhindern?
- Wie, glaubt er, kann er es in Zukunft verhindern?
- Möchte der Patient daran arbeiten, nie wieder in dieser Art die Kontrolle zu verlieren?

Die Antworten auf diese Fragen führen den Patienten normalerweise an die Grenzen seiner zielgerichteten Reflexion. Dieses Unwissen und das eigene festgestellte Scheitern im Straßenverkehr erzeugen durch kognitive Dissonanz die Basismotivation für die Aufarbeitung der Fragen bei kompetenter fachmännischer Hilfestellung. Durch die Betonung der Bedeutung der Patientenpersönlichkeit und ihrer Problematik weicht die extrinsische Motivierung, infolge des Führerscheinentzugs an sich arbeiten zu müssen, weil die Gesetze, das Führerscheinamt oder die bevorstehende Begutachtung das notwendig machen (externale Attribution). Sie wandelt sich beim Betroffenen in eine intrinsische Motivation, die eigene Problematik zu lösen, weil die vorliegende(n) Auffälligkeit(en) als Beleg für ein inneres Defizit erkannt werden, welches in seinem Leben nicht nur im Straßenverkehr, sondern auch in vielen anderen Bereichen Probleme und persönliches Leiden erzeugt hat (internale Attribution), was er nicht will. Wenn diese persönliche Veränderung allerdings alleine gelänge, wäre das beobachtete Fehlverhalten (z.B. eine Alkoholfahrt) mit hoher Wahrscheinlichkeit nicht geschehen, also ist kompetente Hilfe dazu nötig. Kognitive Dissonanz erzeugt besonders dann Änderungsmotivation, wenn Selbstbezug hergestellt wird und auf diese Weise eine persönliche, offene Einwilligung entsteht und wenn die betroffene Person glaubt, den Schwierigkeitsgrad der Veränderung bewältigen zu können. Die Erwartung von Dissonanzreduktion wirkt dabei verstärkend.[217]

Nach dem Herstellen der Therapiemotivation werden die unbeantworteten Fragen in der dargestellten Weise schrittweise therapeutisch geklärt und einer therapeutischen Veränderbarkeit und Entwicklung zugeführt. Das geschieht durch die Festlegung auf einen Therapieplan im Anschluss an den Therapievorschlag. Als grundsätzliche Methode wird das „Achtung-Wärme-Sorgen-Prinzip" der Gesprächspsychotherapie[218] angewandt. Im Sinne der personenzentrierten Haltung werden Kongruenz/Echtheit, Wertschätzung/Akzeptanz und Empathie/einfühlendes Verstehen in allen Gesprächen und Kontakten deutlich gemacht. Hierdurch soll erreicht werden, dass sich der Patient grundsätzlich mit der Therapiesituation einverstanden erklärt, an sich arbeitet, motiviert ist, und auch, dass er hierdurch die lange vermisste Wertschätzung und Aufmerksamkeit für seine Person erfährt, welche ihm ermöglicht, die besten Lösungen für seine Probleme in sich selbst zu finden. Diese therapeutische Grundhaltung stellt auch in der Verkehrstherapie ein wichtiges Basistherapeutikum dar. Gleichzeitig ist der Verkehrstherapeut angesichts der zu fokussierenden Themengebiete häufig auch eher direktiv in seinem Vorgehen.

Dem Patienten wird deutlich gemacht, dass Verkehrstherapie, wie jede Psychotherapie, viel Arbeit an sich selbst und für sich selbst mit sich bringt. Je mehr und je motivierter er sich für sich und seine persönliche Entwicklung und Veränderung engagiert, umso leichter und rascher wird es gehen und umso erfolgreicher wird er mit seiner Therapie sein. Dies ist Teil des Selbstmanagement-Ansatzes, erweist

217 Vgl. Bem, 1972, und Festinger, 1957, in Weiner, 1988, S. 238 ff.
218 Vgl. Tausch & Tausch, 1990.

sich aber auch im Sinne des Anstrengungs-Rechtfertigungs-Effekts nach Cooper & Axoms („effort-justification effect")[219] als sinnvoll.

Die Selbstmanagementtherapie hilft zur Herstellung von Selbstkompetenz. So wird der Bereich therapeutisch veränderbaren Verhaltens erweitert, vor allem auf die nicht beobachtbaren kognitiven Prozesse, wie Gedanken, Einstellungen, Selbstinstruktionen und Bewertungen, besonders in Alltagssituationen, in denen nur der Patient präsent ist und sich selbst beobachten und steuern lernen kann. Dies wird deshalb möglich, weil der Klient verstehen lernt, dass er durch diese inneren „Programme" (Schemata, Haltungen, Einstellungen, Glaubensüberzeugungen) gesteuert wird wie ein Computer durch dessen Betriebssystem und die darunter laufenden Programme. Wichtig ist, dass der Klient lernt, sich durch konsequente Selbstbeobachtung eine Selbstwahrnehmung und dadurch ein Selbstbewusstsein (Bewusstsein seiner selbst und seiner Bedürfnisse, Eigenschaften und Ziele) zu erarbeiten, welches ihm erlaubt, durch die Wahl konstruktiver, rationaler Glaubenshaltungen (in Anlehnung an Ellis[220]) und Selbstverbalisationen (in Anlehnung an Meichenbaum[221]) anders zu handeln, sich also selbst aktiv zu steuern. Hindernisse auf diesem Weg werden in den therapeutischen Gesprächen bearbeitet und, wenn möglich, ausgeräumt. Dadurch entsteht Selbstvertrauen, und so wird Selbstwertgefühl und Selbstannahme möglich.

Schematisch kann man sich die Abfolge idealerweise so vorstellen, wobei die vorausgehende Stufe jeweils die Voraussetzung für die nachfolgende darstellt (siehe Darstellung auf der nächsten Seite).

Darüber hinaus sind informative und psychoedukative Aspekte im Rahmen der Verkehrstherapie unverzichtbar. Durch diese Methode wird dem Patienten bedeutsames Grundwissen über seine Problematik (Alkohol, Drogen, Aggression oder Regelkonformität – zumeist entsprechend der Wissensgrundlagen der Verkehrspsychologie) vermittelt, außerdem über Aspekte der psychiatrischen Krankheitslehre, der angewendeten psychotherapeutischen Methoden, über die Begutachtung, andere wesentliche verkehrspsychologische Aspekte und über statistische Wahrscheinlichkeiten, die seine konkrete Person oder Situation betreffen.

Das konkrete Vorgehen in der Verkehrstherapie entspricht daher insgesamt einem in der Psychotherapie üblichen Vorgehen. Es weist in mancher Hinsicht Ähnlichkeiten auf mit dem Vorgehen, welches von Kanfer et al.[222] für die Selbstmanagementtherapie dargestellt wurde, allerdings mit der Integration verkehrspsychologischer Aspekte, verkehrspsychologischen Wissens und spezifischer verkehrsrehabilitativer Inhalte (siehe *Tabelle 2*).

219 Vgl. Bierhoff, 2006.
220 Vgl. Ellis in Fliegel et al., 1994, S. 192 ff.
221 Vgl. Meichenbaum in Fliegel et al., 1994, S. 181 ff.
222 Vgl. Kanfer et al., 2006, S. 109 ff.

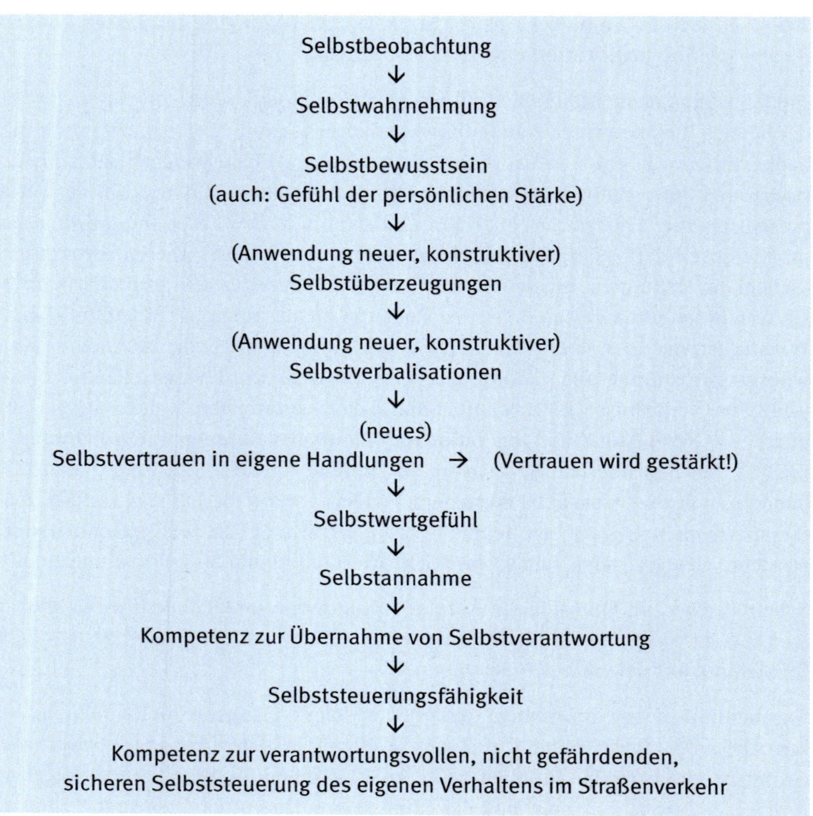

Die Vertrauensbasis ist zu Beginn der Therapie möglicherweise noch nicht sehr ausgeprägt, daher kann es im Einzelfall therapeutisch sinnvoll sein, die Inhalte, welche das konkrete Problemverhalten betreffen, also die Alkoholbeziehung, die Drogenbeziehung, die mangelnde Regelkonformität oder das Aggressionsproblem und die Auffälligkeiten, welche eine Konkretisierung im Lebensalltag dieser jeweiligen Problematik darstellen, erst dann zu bearbeiten, wenn die maximale Vertrauensbasis gegeben ist. Dies ist ggf. erst im fortgeschrittenen Stadium der Therapie der Fall, wenn sich der Patient der Annahme durch den Therapeuten sicher ist und er keine Notwendigkeit zu Abwehr, Beschönigung, Scham oder Peinlichkeit mehr sieht. Die Verbindung von Aufarbeitung der Ursachen für das Problemverhalten mit einer nachfolgenden Veränderungsarbeit ergibt sich im konkreten Therapieablauf auf natürliche Weise. Eine Bearbeitung von Auffälligkeit und Problemverhalten geschieht häufig parallel dazu. Dies kann im Einzelfall von praktischem Nutzen sein, auch wenn es formal logisch sinnvoller ist, das gesamte Problem in seinen Teilbereichen (psychische Hintergrund-

Tabelle 2 Gegenüberstellung von Selbstmanagementtherapie (Kanfer et al.[223]) und Verkehrstherapiemanual

Verkehrstherapiemanual:	Selbstmanagementtherapie:
I. Schaffung günstiger Ausgangsbedingungen	1. Schaffung günstiger Ausgangsbedingungen
II. Motivierung ist zentraler Bestandteil der Verkehrstherapie und wird immer wieder vorgenommen	2. Motivierungsphase
III. Motivanalyse (funktionales Bedingungsmodell mit vertikaler und horizontaler Verhaltensanalyse)	3. Verhaltensanalyse und funktionales Bedingungsmodell
IV. Analyse der Alkoholbeziehung bzw. Drogenbeziehung bzw. Regelkonformität	
V. Analyse der Auffälligkeiten	
(Die nun vorliegende Problemanalyse erlaubt die Zielkonkretisierung)	4. Zielkonkretisierung
VI. Veränderungsarbeit (durch Anwendung therapeutischer Verfahren)	5. Anwendung therapeutischer Verfahren
(Fortwährende Evaluation der therapeutischen Fortschritte)	6. Evaluation der therapeutischen Fortschritte
VII. Optimierung und Stabilisierung durch Erfahrungen mit der Veränderungsarbeit im Lebensalltag	7. Erfolgsoptimierung
VIII. (wenn indiziert:) Nachsorge bzw. Rückfallprophylaxe	

problematik, Verhaltensproblematik und Konkretisierung dieser Problematik in der Auffälligkeit) aufeinander aufbauend (da sich das eine aus dem anderen ergibt) zu analysieren und erst dann die Veränderung zu initiieren.

Zur Erläuterung einer Therapieplanung entsprechend dem Verkehrstherapiemanual wird beispielhaft der Fall des Herrn K. aus N. dargestellt. Im Verlauf seines jungen Autofahrerlebens beging er

- eine Rotlichtmissachtung,
- eine Abstandsunterschreitung,

223 Vgl. Kanfer et al., 2006, S. 109 ff.

- mehrere Geschwindigkeitsüberschreitungen,
- eine Inbetriebnahme trotz nicht erfolgter Zulassung,
- ein Fahren trotz Sicherheitsverstoßes wegen defekter Bremsen,
- eine fahrlässige Tötung und schließlich
- eine fahrlässige Trunkenheit im Verkehr.

Außerhalb des Straßenverkehrs hatte er verschiedene Schlägereien.

Die Analyse der Hintergründe seines Verhaltens zeigte schon in der dritten Sitzung, dass er selbst sehr viel Druck erlebte und ausübte, was dazu führte, dass er sich nicht die nötige Zeit nahm, um vor seinem Handeln ausreichend zu denken und dieses dementsprechend zu kontrollieren. Dieses Handlungsmuster kann man als impulsiv bezeichnen. Einflüsse von Impulsivität auf das allgemeine Sozialverhalten und auch das Fahrverhalten sind u. a. von Jäncke[224] für neuropsychologische Zusammenhänge und von Banse[225] im sozialpsychologischen Kontext gezeigt worden und von Witthöft et al.[226] für problematisches Fahrverhalten nachgewiesen worden.

Ein vorläufiges Ursachenbedingungsmodell stellt sich folgendermaßen dar:

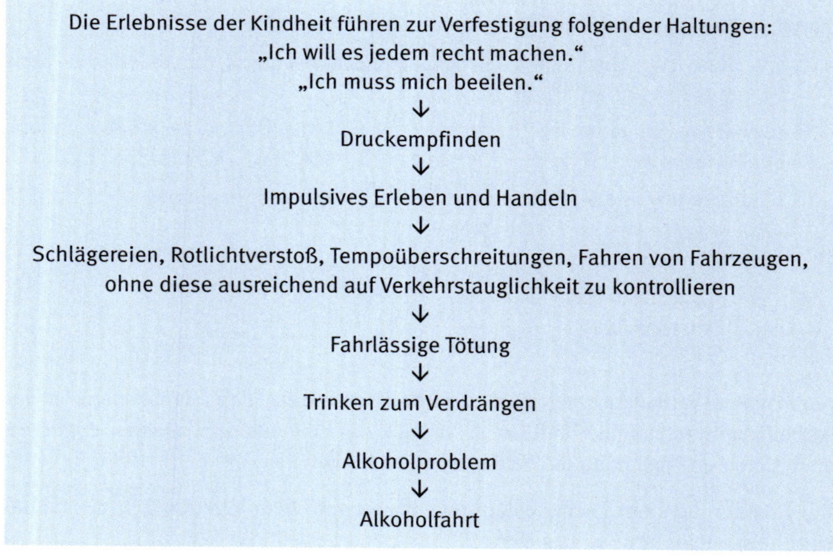

In oberflächlicher Weise ist die psychische Hintergrundproblematik durch die Erkenntnis, dass die Haltung, es „jedem recht machen zu wollen" bzw. sich „beei-

224 Vgl. Jäncke, 2012.
225 Vgl. Banse, 2012.
226 Vgl. Witthöft et al., 2011.

len zu müssen“ ein beständiges Druckempfinden erzeugt, das wiederum impulsives Handeln hervorruft, bewusst gemacht. Damit ist die Möglichkeit eines ersten Veränderungsansatzes gegeben, der darin bestehen könnte, dass sich Herr K. in Zukunft bewusst

- Zeit nimmt bzw. sich Zeit lässt,
- denkt, kontrolliert, überprüft
- und erst dann handelt bzw. reagiert.

Im Sinne einer bewussten Selbststeuerung kann er sich sein Verhalten und seine Tendenzen im Lebensalltag stets bewusst machen und sich damit neue Verhaltensmöglichkeiten und -kompetenzen schaffen.

Die Behandlung dieser bisherigen Verhaltenstendenz erfolgte u. a. über die Kognitive Therapie durch Diskussion der Sinnhaftigkeit seines Verhaltens und der Erkenntnis, dass er genau durch dieses Verhalten, mit dem er es allen recht machen wollte, auch deshalb, um seinen Arbeitsplatz zu sichern, es in Wahrheit niemandem recht gemacht und seinen Arbeitsplatz verloren habe. Diese Erkenntnis hat bei Herrn K. zu Tränen und Betroffenheit geführt und zu einem starken Bemühen, seine Haltung zu verändern. Das wird ihm vordergründig und vorübergehend helfen.

Seine Veränderung erfolgte aber sehr viel zuverlässiger und stabiler durch die Klärung, weshalb der Druck, den er sich ständig macht, in seinem bisherigen Leben so eine große Bedeutung besaß und die Macht, sein Leben in weiten Teilen zu zerstören, und woher diese destruktive Energie kommt. Denn dies führte dazu, dass er nicht rechtzeitig, also mit der Erkenntnis, dass ihm sein Verhalten selbst massiv schadet (zum Beispiel nach 1–3 Verstößen, Punkten und Bußgeldzahlungen) eine Verhaltensänderung vornehmen konnte. Sicher wollte Herr K. nicht immer wieder auffällig werden, aber er konnte es durch sein damaliges So-Sein nicht verhindern! Daher war es nötig, die aktuelle psychische Hintergrundproblematik und deren Ursachen zu ergründen, um diesen die Macht zu nehmen, negativ auf sein Leben einzuwirken.

Hier ist die Analyse von Grundannahmen oder „Grundprogrammen“, wie sie die Vertikale Verhaltensanalyse[227] ergibt[228] oder von maladaptiven Schemata[229] hilfreich bzw. notwendig. Diese Pläne, Oberpläne oder maladaptiven Schemata haben ihren Ursprung in grundsätzlichen, konstanten oder nachhaltigen Erlebnissen vor allem in der Kindheit, welche als Überzeugungen über das Funktionieren der Welt, der Position der eigenen Person oder das notwendige Verhalten übernommen und unbewusst als Lebensregeln und Verhaltensplan gelebt werden.

227 Vgl. Caspar & Grawe, 1982.
228 Vgl. auch Schlottke, 2011.
229 Vgl. Young et al., 2008.

Die Analyse ergibt relevante Pläne, Grundannahmen, Überlebensregeln oder Schemata, bietet aber auch die Möglichkeit, diese und ihre Sinnhaftigkeit einerseits zu diskutieren. Andererseits wird die emotionale Erfahrung, welche ursprünglich mit der Entwicklung des Schemas verbunden war, durch Aufarbeitung entscheidender früher Erlebnisse aktiviert und somit der Veränderung zugänglich gemacht.

Da die Schematherapie eine sehr wirksame, aber auch sehr zeitintensive Therapie ist, kann man nach der Diagnostik der maladaptiven Schemata beim betreffenden Patienten gegebenenfalls den Weg der Bibliotherapie wählen. Hier wird dem Patienten die Aufgabe gestellt, schrittweise das Buch der Schematherapie von Young & Klosko[230] zur Selbsttherapie durchzulesen und nach den Einführungskapiteln die für ihn relevanten Kapitel (bezüglich der für ihn gefundenen maladaptiven Schemata) durchzuarbeiten. Die gewonnenen Erkenntnisse werden dann in der Therapiesitzung individuell aufgearbeitet. Diese Form des Lernens eines neuen Verhaltens, einer neuen Verhaltenskompetenz bzw. des Verlernens von fehlerhaftem Verhalten ist vielen Lebenserfahrungen, die der Patient zuvor gemacht hat, sehr ähnlich. Das Buch kann dazu eingesetzt werden, dass es den Patienten schnell zur substanziellen Veränderung seiner destruktiven Überzeugungsstrukturen bzw. seiner schlecht angepassten („maladaptiven") inneren Grundprogramme führt, was ihm Geld und Zeit erspart.

Parallel zu dieser Veränderungsarbeit wurde bei Herrn K. die Frage des Umgangs mit Regeln und Aggressionen und die Alkoholbeziehung thematisiert. Daneben wurden die Vergehen beispielhaft bearbeitet und ihr Zustandekommen mit den persönlichen Motivstrukturen, die erkannt wurden, erklärt. In einem derartigen Fall wie dem vorliegenden kann es notwendig sein, die psychische Belastung, die mit den Vergehen des Patienten verbunden ist, in besonderer Weise aufzuarbeiten und ggf. traumatherapeutisch zu behandeln.

Die Anpassung der Ziele der Behandlung sowie die Überarbeitung des funktionalen Bedingungsmodells zu dessen Konkretisierung, aber auch um Prioritäten der Behandlung zu klären, ist im Verlauf der Therapie immer wieder notwendig. Sowohl Patient als auch Therapeut erhalten dadurch ein immer genaueres Bild der Problematik, der therapeutischen Aufgaben, aber auch der Fortschritte des Patienten.

Die neuen Erfahrungen des Herrn K. führen ihn nicht automatisch zur Beibehaltung seiner veränderten Haltungen und Denkstrukturen. Obwohl diese hilfreich wirksam sind und weniger kritische Situationen als früher entstehen lassen, ist er immer wieder gefordert, seine spontane Impulsivität wahrzunehmen und ihr nicht nachzugeben, sondern in der gegebenen Situation mit neu zu lernendem Alternativverhalten zu agieren bzw. reagieren.[231] Außerdem ist er gefordert, psychische Belastungen

230 Vgl. Young & Klosko, 2008.
231 Für komplexere Fälle vgl. Linehan, 2007.

nicht mehr durch Alkohol zu kompensieren, sondern durch angemessenes, neu zu lernendes Bewältigungsverhalten. Dies ist anstrengend und erfordert einen disziplinierten und engagierten Patienten. Allerdings ist der Lohn eines neuen, weniger belastenden Erlebens und Verhaltens, welches ihm auch von seiner sozialen Umwelt zurückgemeldet wird, ein großer Motivator. Zusätzlich funktioniert der große Wunsch, nie wieder solche Schwierigkeiten zu haben, weder beruflich noch privat, noch im Straßenverkehr als großer Motivationsanreiz, an sich zu arbeiten.

Immer wieder werden Erfahrungen und Erlebnisse im Sinne seiner alten und neuen Einstellungen und inneren Programme besprochen, gedeutet und korrigiert. Die fortwährende Evaluation seiner Veränderung ist ein wichtiges Korrektiv für den Patienten, sie ist ein Messinstrument, welches wichtige Informationen darüber gibt, ob der eingeschlagene Kurs noch stimmt oder ob er korrigiert werden muss.

3.6.5 Methoden der Verkehrstherapie

Neben vielen psychologischen, verkehrspsychologischen und therapeutischen Prinzipien, haben sich in der Verkehrstherapie einige zweckmäßige Vorgehensweisen entwickelt, die dem speziellen Klientel und der besonderen Aufgabe Rechnung tragen. Prinzipiell ist der Verkehrstherapiepatient aus seiner subjektiven Begrenztheit herauszuführen, die ihm suggeriert, er könne für sein problematisches Verhalten im Straßenverkehr nichts oder es handle sich nur um seltene Ausnahmefälle, die jedem passieren. Dies gelingt vor allem in der konstruktiven Konfrontation mit der Realität.

Diese konstruktive Konfrontation mit der Realität als Mittel gegen die subjektive Begrenztheit muss dem Patienten die Augen dafür öffnen, dass einerseits seinem Verhalten sein inneres psychisches System zugrunde liegt, es also systematisch erfolgte und weiterhin erfolgen wird, wenn er nichts dagegen tut. Dazu ist weiterhin die Diagnostik und in der Folge die Erstellung eines hypothetischen Bedingungsmodells notwendig. Andererseits wird durch die konstruktive Konfrontation mit der Realität der Ort der Kontrolle über sein Verhalten von außerhalb seiner Person in seine Person hineingeholt. Mithin gelingt ihm dadurch die Überwindung der Hilflosigkeit den Vorfällen gegenüber, die er erlebt hat und die er bislang anderen Entitäten (Polizei, andere Verkehrsteilnehmer, Kollegen, Ehefrau etc.) zugeschrieben hat. Dies ist eine der größten Quellen für die Motivation, an sich zu arbeiten. Sehr häufig muss man diese konstruktive Konfrontation mit der Realität wiederholen bzw. zu ihr zurückkehren, um weitere Therapieschritte unternehmen zu können.

Dazu hilft die Auseinandersetzung mit psychoaktiven Stoffen sowie Alkohol und der Realität des Straßenverkehrs oder des menschlichen Zusammenlebens generell. Auch deshalb werden nachfolgend die Spezifitäten der jeweiligen Problemverhaltensweisen eruiert. So kann ein Patient seine Auffassung, seine Alkoholbeziehung sei wie die jedes anderen Menschen, nicht mehr aufrechterhalten, wenn er erfährt, dass er mit der bei seinem Vergehen erreichten Blutalkoholkonzentration von 2,0 Promille zu einem ganz geringen Prozentsatz von Personen in der Bevölkerung gehört, die dies überhaupt erreichen und damit Auto fahren können.

Erst wenn der Patient auf diese Weise seine Sonderstellung verstehen lernt, kann die Frage nach dem Warum sinnvoll gestellt werden. Denn dann sind Allgemeinaussagen wie „Probleme", „Stress" oder der „Wunsch nach Genuss", die auf alle Menschen anwendbar sind, nicht mehr aussagekräftig und ein tieferer, substantiellerer Grund muss gefunden werden, der die Sonderstellung des Patienten und seiner Alkoholbeziehung erklärt. Dieser Grund hat dann notwendigerweise eine größere subjektive Qualität und erklärt sich aus der Lebensgeschichte und der Persönlichkeit, die daraus entstanden ist.

Auf diese Weise kann auch die notwendige Veränderung schließlich eruiert werden. Denn das Erleben etwa von chronischem Stress, Depression oder Angst hat eine Vielzahl möglicher Ursachen und nur die jeweils richtige Gegenmaßnahme zur erkannten Ursache behebt das Problem. In diesem Sinne ist das „Ziehen der Wurzel" eine wichtige Schlüsselmethode der Verkehrstherapie. Diese basiert auf der Grundannahme des Pflanzenmodells: Die Auffälligkeit wird im Normalfall als Ausdruck eines Verhaltensproblems betrachtet, welches sichtbar ist (*Bild 12*). Dieses verfügt über unsichtbare Wurzeln unter der Erde bzw. Ursachen in der Psyche. So kann etwa eine soziale Phobie oder eine Depression Ursache eines Alkoholproblems sein. Die soziale Phobie oder die Depression sind in der Therapie so weit zu beheben, dass das behobene Alkoholproblem nicht mehr zu Alkoholfahrten (die Blüten) führen kann, mithin also wieder zuverlässige Selbststeuerung möglich ist.

Auch die oben bereits beschriebene Methode des Selbstvertrages wird im verkehrstherapeutischen Kontext verwendet, um den Patienten zeitökonomisch und selbstmotiviert in die Selbststeuerung führen zu können. Hierbei vereinbart der Patient in Vertragsform mit sich selbst seine neue, konstruktive Art zu denken und zu handeln.

Die Auseinandersetzung mit der jeweiligen Verhaltensproblematik ist auch deshalb essenziell, weil dadurch die Erkenntnis der Schwere dieser Verhaltensproblematik gelingt. Je länger die jeweilige Problematik bisher anhielt und vom Patienten erlebt wurde, je weiter sie vom Normalverhalten und normalen gesellschaftlichen Verhalten entfernt ist und je gravierender die Folgen sind, die der Patient durch seine Verhaltensproblematik erlebt bzw. verursacht hat, desto tiefer ist die Konditionierung des Fehlverhaltens und die Gewohnheitsbildung im Zusammenhang mit dem Fehlverhalten und den daraus folgenden Lebensvollzügen. Aus der Schwere und der bisherigen Dauer der Problematik kann die Dauer und Intensität der Therapie und können die zukünftigen Notwendigkeiten hinsichtlich des Umgangs mit Alkohol, Drogen, Regeln und Aggressionen abgeleitet werden. Dies erfolgt für Alkohol- und

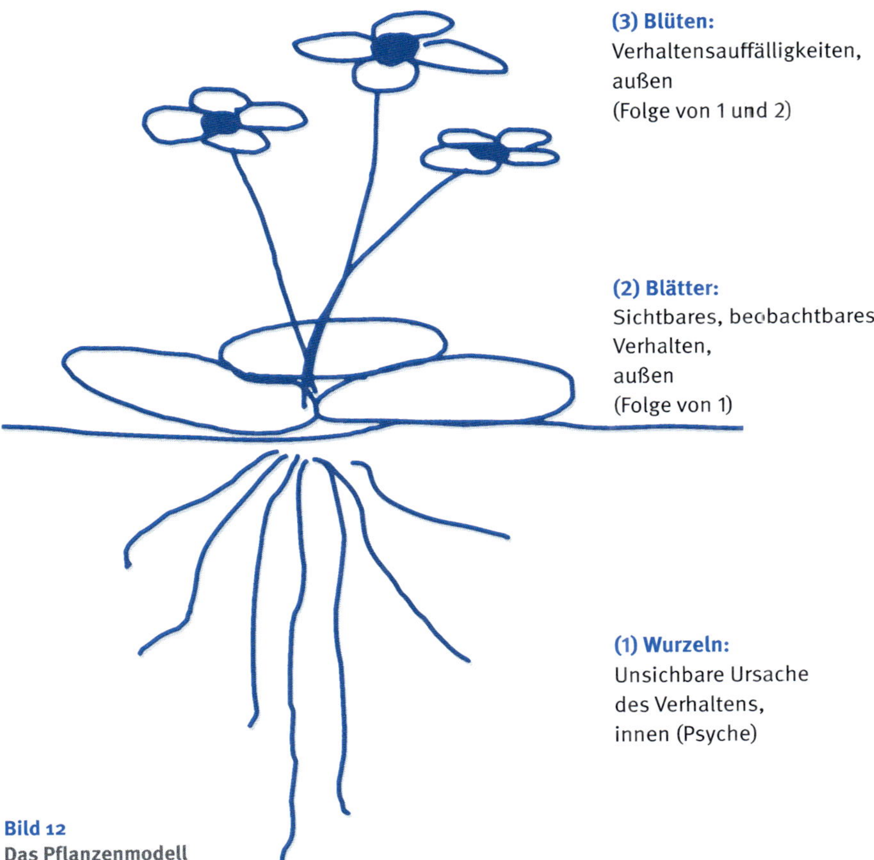

Bild 12
Das Pflanzenmodell

Drogenfälle am besten durch den „Kognitiv-Emotionalen Lebenslauf", welcher die Entwicklung der Alkohol-/Drogenbeziehung durch die Aufarbeitung von Konsummengen in Zeiteinheiten wiedergibt.

Der Kognitiv-Emotionale Lebenslauf (KELL) stellt das Bindeglied der Analyse von psychischer Grundproblematik und Sekundärproblematik im Verhalten dar und vereint beide auf wenig Raum. Wenn die Motivanalyse vollständig ist, bietet er die daraus abzuleitende Aufarbeitung der Alkohol- oder Drogenbeziehung. Diese Aufarbeitung (und damit die Definition der vorliegenden Problematik bzw. Störung) gelingt, wenn der Patient seinen Umgang mit diesen psychoaktiven Substanzen im Zeitverlauf erinnern kann. Da sich dies ohne weitere Hilfe aber als ein sehr schwieriges Unterfangen darstellt, ist es notwendig, das Leben des Patienten in kleinen Zeitabschnitten, also etwa Jahren, schrittweise zu betrachten, zu erinnern oder zu

Tabelle 3 Kognitiv-Emotionaler Lebenslauf (KELL) – Schema

Jahr	Alter	Lebenslauf: Wer Was Wie Wo?	Gefühle	Vorfälle	Alkohol/Drogen/Problemverhalten (Häufigkeit/Zeiteinheit)

rekapitulieren. Auf diese Weise können die Vorkommnisse und ihre subjektiven Wirkungen, Emotionen, Schlussfolgerungen, gezogenen Erkenntnisse oder entstandenen Überzeugungen im Zeitverlauf protokolliert werden.

Schließlich wird der Punkt im Leben deutlich, an dem begonnen wurde, Alkohol oder Drogen zu konsumieren, und der Punkt, an dem der Konsum außer Kontrolle geriet. Auch wird klar, weshalb der Konsum begann bzw. außer Kontrolle geriet. Anhand des erinnerten beruflichen und privaten Lebensverlaufes, der Freizeitaktivitäten, Personen, die man kannte und häufig traf, Orte, die man frequentierte, etc. wird das Lebensgefühl der jeweiligen Lebensphase in Form verschiedener repräsentativer

Szenen erinnert. Diese geben wiederum Aufschluss über Alkohol- und/oder Drogenkonsumintensität, welche, in Form von Konsummengen pro Zeiteinheiten (z. B. 3–6 Bier an 4 Tagen pro Woche oder 2–4 Joints an den Samstagabenden plus einmal im Monat eine Ecstasy-Pille) protokolliert, diagnostische Schlussfolgerungen erlaubt.

Für den Verkehrstherapeuten ist es von großer Bedeutung, sich fachlich mit den Themengebieten Alkohol, Drogen, Regelkonformität und Aggression auseinandergesetzt zu haben und diesbezüglich Erfahrungen zu sammeln. Die bedeutsamsten Erfahrungen vermittelt der therapeutische Kontakt mit den Betroffenen. Diese „praktische Erfahrung“ bietet viele wichtige Hinweise und eine Hilfe im Umgang mit dem jeweiligen Patienten. Ein Teil davon soll hier dargestellt werden. Allerdings ist jeder Verkehrstherapeut selbst gefordert, praktische Erfahrungen zu sammeln und Schlussfolgerungen zu ziehen.

Wie aus den Falldarstellungen abzulesen ist, dauert eine Verkehrstherapie im Durchschnitt etwa 20 Sitzungen. Allerdings ist die Behandlungsdauer auf Basis der zu behandelnden individuellen Problematik und der Notwendigkeiten, die sich im Verlauf der Therapie zeigen, zu entscheiden. So entsteht eine Spannbreite von etwa 15–35 Therapiesitzungen à 50 Minuten, bisweilen ist die Behandlung auch umfangreicher. Die Kosten sind vom Patienten selbst zu tragen. Das ist deshalb sinnvoll, weil entsprechend dem Anstrengungs-Rechtfertigungs-Effekt nach Cooper & Axsom[232] nur ein selbst erbrachter Aufwand zu einer Anstrengungsbereitschaft für die Therapie und mithin zu einem wertvollen Ergebnis für den Patienten führt. Die vom Patienten zu tragenden Kosten sind auch dadurch gerechtfertigt, dass das System der möglichen staatlichen und privaten Kostenträger (z. B. Krankenkassen) einem Solidarprinzip verpflichtet ist. Das bedeutet im Grundsatz, dass Kosten getragen werden, wenn Krankheiten unverschuldet erlitten werden. Das nachteilige Verkehrsverhalten, das zum Führerscheinentzug und dann zur Verkehrstherapie führt, hat die betroffene Person grundsätzlich selbst zu verantworten. Deshalb erscheint es nicht sinnvoll, diese Kosten der Solidargemeinschaft der Versicherten aufzubürden. Schließlich ist die Auffassung, die Kosten einer Therapie seien für die Betroffenen zu hoch, deshalb nicht ohne Weiteres überzeugend, weil das Problemverhalten (Alkohol, Drogen, Regelmissachtung, Aggressionsvergehen) selbst bereits zu hohen Kosten geführt haben dürfte, welche während der Verkehrstherapie entfallen sollten. So haben Patienten mit Alkoholproblematik für Alkohol regelmäßig sehr viel Geld ausgegeben. Das gilt ebenso für Patienten, die Drogenmissbrauch bzw. schädlichen Konsum betrieben haben, aber auch für Personen, die häufig gegen Regeln verstoßen haben oder wegen Aggressionsdelikten verurteilt wurden und demzufolge Strafen zahlen mussten. Wenn sie infolge ihrer Fahrerlaubnisprobleme und der Verkehrstherapie ihr Problemverhalten einstellen (also etwa Abstinenz üben hin-

232 Zit. n. Bierhoff, 2006, S. 407.

sichtlich Alkohol, Drogen, Regelverstößen oder Aggressionsvergehen), dann *sparen* sie normalerweise sogar – während der Therapie und, weil sie sich im Rahmen der Therapie verändern, auch danach.

3.6.5.1 Besonderheiten im Fall von Alkohol

Der Konsum von Alkohol hat verschiedene direkte Effekte, welche akut festzustellen sind, aber auch solche, die erst am nächsten Tag oder im Verlauf mehrerer Tage, Wochen, Monate oder Jahre auftreten. Etwa 88 % aller Alkoholkonsumenten[233] trinken alkoholische Getränke zur Genusssteigerung, z. B. zu einem bestimmten Essen oder zu einem feierlichen Anlass. Hier existieren gesellschaftliche Konventionen: man sagt, man trinke etwa Rotwein zu dunklem Fleisch, Bier zum Schweinebraten oder Weißwein zum Fisch, man stößt mit einem Glas Sekt an, um einen Anlass zu feiern, trinkt einen Schnaps „zum Verdauen" nach dem Essen oder entspannt nach der Arbeit gelegentlich mit einem Glas Bier. Dieser „Alkoholgebrauch" ist Ausdruck gesellschaftlicher Gepflogenheiten, die in verschiedenen Bevölkerungsgruppen mehr oder weniger befolgt werden. Inhalt und Ziel dieses „gesellschaftsüblichen Konsums" ist die Steigerung von Genuss in einer bestimmten Situation. Daher spricht man von „Genusstrinken" oder „Geselligkeitstrinken", bei dem die Trinkmenge und die Häufigkeit des Konsums in einem Rahmen bleiben, der Geselligkeit oder Genuss fördert oder zumindest nicht entgegensteht. Dieser Konsum beschränkt sich also auf Mengen, welche noch keine allzu großen negativen Auswirkungen haben, was jedoch individuell unterschiedlich ist und nicht verallgemeinert werden kann. Daher können die Trinkmengen durchaus sehr stark variieren. Im Allgemeinen spricht man davon, dass der solchermaßen abgesteckte Rahmen bei 1,0 bis 1,3 Promille „Giftfestigkeit" endet, und auch das wird – wenn überhaupt – nur sehr selten erreicht.

Zu erklären ist das mit den ansteigenden Negativeffekten von Alkohol: Je mehr eine Person bei einer Gelegenheit trinkt, desto stärker werden die negativen Wirkungen und desto mehr negative Wirkungen gibt es. Alkoholgeruch, Koordinationsprobleme, Sprech- oder Sehstörungen im alkoholisierten Zustand fallen in der geselligen Runde möglicherweise nicht sehr auf und werden daher toleriert. Wird die betreffende Person aber bei stärkerer Alkoholisierung immer weniger kontrolliert und daher verbal oder im Verhalten ausfällig oder sogar aggressiv, so führt das zur Distanzierung des sozialen Umfeldes von der betreffenden alkoholisierten Person oder möglicherweise zu Konflikten. Beides könnte diese Person am nächsten Tag bereits bereuen, weil der beabsichtigte soziale Vorteil der Lockerung und Entspannung durch Alkoholkonsum zu einem Nachteil geworden ist. Damit ist auch die Grenze des „gesellschaftsüblichen Konsums" erreicht, weil durch dieses Trinkverhalten nicht mehr die Geselligkeit und das soziale Motiv nach gesellschaftlicher oder Gruppenintegration oder das Motiv

233 Vgl. Bundesärztekammer, 2011.

der Genusssteigerung (auch Spaß und Freude) befriedigt wird, sondern weil sich die betreffende Person hierdurch merklich schadet. Das wird ihr spätestens am nächsten Morgen klar, vor allem, wenn sie so viel getrunken hat, dass sie Gedächtnislücken hat. Aus diesem Grunde erreicht man hohe Trinkmengen auf dem Niveau des „Alkoholgebrauchs" selten: Die erlebten Negativwirkungen verhindern die baldige Wiederholung des Konsums hoher Trinkmengen.

Wenn das Vieltrinken aber häufiger der Fall sein sollte, wird es dieser Person auch von ihrem sozialen Umfeld kritisch zurückgemeldet. Die Inkongruenz zwischen gewünschtem und gezeigtem Selbstbild führt zu kognitiver Dissonanz[234] und zur starken Motivation der Vermeidung einer vergleichbaren Situation bzw. vergleichbarer Trinkmengen, solange das eigene Negativverhalten aufgrund von Alkohol noch in Erinnerung ist. Dieser Effekt der mit steigender Alkoholisierung immer stärker werdenden Negativwirkungen des Alkohols, was zur Trinkmengenreduzierung führt (in der gegebenen Situation, aber auch in Zukunft), ist einem Gummiband vergleichbar: Der Anstieg der Trinkmenge führt zu einer immer stärkeren Spannung des Gummibandes, und die stärker werdende Tendenz zur Vermeidung der Negativeffekte führt zur Reduzierung der Spannung durch Trinkmengenreduzierung.

Wenn dies nicht gelingt, wird die betreffende Person weiterhin häufiger vergleichbare Trinkmengen konsumieren, welche nicht nur die genannten Negativeffekte mit sich bringen, sondern auch eine Gewöhnung an die Giftmenge und damit eine Reduzierung des gewünschten Rauscheffektes. Um die gewünschte Wirkung wiederzuerlangen, muss die Trinkmenge gesteigert werden, was neben den akuten Negativeffekten in der betreffenden Trinksituation Negativwirkungen durch „Restalkohol" am nächsten Tag zur Folge hat. Ab etwa 0,8 Promille zum Trinkende muss (nach einer Schlafdauer von etwa 7,5 Stunden) mit Restalkoholphänomenen gerechnet werden. Während diese bei einem anzunehmenden Abbau von 0,1–0,15 Promille pro Stunde kurz nach dem Erwachen zwar die Person selbst belasten, aber beim nächsten Kontakt mit Menschen (etwa den Familienmitgliedern, dem Bäcker beim Semmelholen oder dem Arbeitskollegen) möglicherweise nicht mehr (z.B. als Alkoholgeruch) auffallen, so ist mit steigender Restalkoholisierung mit Negativeffekten von ansteigender Deutlichkeit zu rechnen, welche auch vom sozialen Umfeld bemerkt werden.

Allerdings wird es nicht sofort zu einer Rückmeldung an die noch alkoholisierte Person kommen. Mit zunehmendem Problem durch die Restalkoholisierung wird aber das Störpotenzial, welches dadurch gegeben ist, dass die Person etwa nach Alkohol riecht und müde, unmotiviert, wortkarg oder sogar aggressiv ist, sich nicht konzentrieren kann, langsam ist, mehr Fehler als sonst macht oder vielleicht gar

234 Vgl. Festinger, 1957, in Weiner, 1988, S. 238 ff.

nicht zur Arbeit erscheint („Blauer Montag"-/"blue monday"-Syndrom), umso größer. Damit steigt auch die Wahrscheinlichkeit von negativen Rückmeldungen aus der privaten oder beruflichen sozialen Umgebung. Außerdem bemerkt die Person selbst, dass sie sich problematisch oder zumindest nicht so wie sonst verhält. All das führt im Sinne des „Gummibandeffekts" normalerweise zu einer Meidung vergleichbarer Erlebnisse und ähnlich hoher Trinkmengen in der absehbaren Zukunft. Aus diesem Grunde erreichen nur wenige Personen Alkoholisierungen von dieser Höhe, weil sie die Negativeffekte nicht (wieder) erleben wollen und weil sie keinen anderen Grund haben, der sie dazu bringen würde, so viel zu trinken, dass der Genuss an der Trinksituation aufgrund der Negativeffekte des Alkohols verschwindet. Sie können sich und ihr Trinkverhalten also kontrollieren.

Allerdings gibt es auch Menschen, für die diese Negativeffekte kein ausreichendes Motiv zur Trinkmengenbegrenzung darstellen. Sie trinken Alkohol *trotz* dieser negativen Konsequenzen und auch häufig in hohen Mengen. Der Umstand, dass sie trotz all der Nachteile trinken, besagt, dass sie andere Motive als Spaß, Genuss oder Geselligkeit haben müssen, denn diese sind mit geringen Trinkmengen besser erreichbar als mit hohen. Man spricht hier vom artfremden bzw. schädlichen Gebrauch oder Alkoholmissbrauch. Missbrauch meint, dass man ein schädliches Verhalten immer wieder ausführt, obwohl man genau weiß, dass man sich selbst damit schadet.[235] Der eigene Schaden kann i. d. R. aber nicht der Grund für dieses Verhalten sein, also ist davon auszugehen, dass mit dem Alkoholkonsum subjektiv positive Effekte verbunden sind, welche gesucht werden und für deren Erlangung die Negativeffekte des Alkoholkonsums in Kauf genommen werden. Die subjektiven Vorteile des Alkoholkonsums überwiegen die subjektiv erlebten Nachteile des Alkoholkonsums, werden deshalb verhaltensrelevant und führen zum Alkoholkonsum trotz der erlebten Nachteile. Je mehr Alkohol konsumiert wird, umso mehr (bzw. intensivere) erhoffte oder erwartete positive Effekte muss es folglich geben, die meist emotionaler Natur sind (vgl. *Bild 13*). Das erlaubt den Rückschluss, dass die betreffende Person wahrscheinlich ohne Alkohol häufig und intensiv negative Zustände bzw. Emotionen erlebt, die von ihr nicht genügend bewältigt werden können. Deshalb erfolgt eine häufige und intensive Hinwendung zu Alkohol als Bewältigungsversuch.

Der in *Bild 13* dargestellte Zusammenhang erklärt jeglichen Konsum von Alkohol. Subjektive Vorteile müssen die Nachteile überwiegen, nur dann wird Alkohol konsumiert. Aber während bei Alkoholgebrauch kaum wesentliche Negativeffekte festzustellen sind, nehmen diese mit Intensität und Häufigkeit des Alkoholkonsums drastisch zu. Betreffende Personen müssen daher ganz erhebliche Vorteile bzw. erwünschte Wirkungen erleben, damit diese die Negativwirkungen überwiegen.

235 Vgl. DSM-IV bei Hiller et al., 1997.

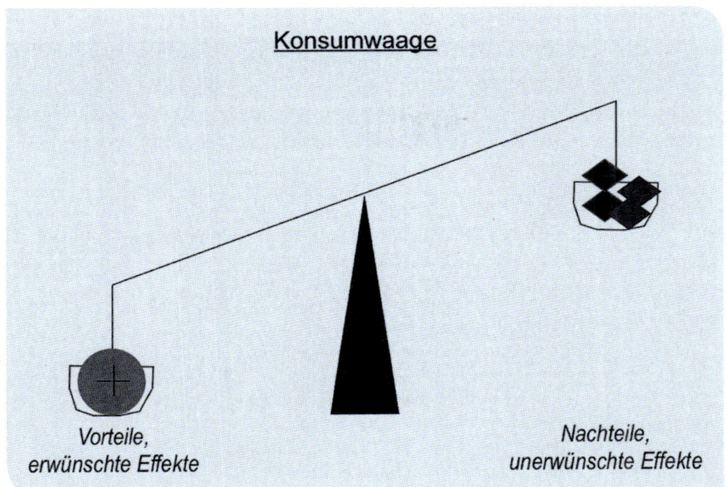

Bild 13 Subjektiv erlebte Vorteile wiegen schwerer als subjektiv erlebte Nachteile, werden somit verhaltensrelevant und führen zum Alkoholkonsum

Diese Vorteile begründen den Konsum und sind ein wesentlicher Arbeitsinhalt der Therapie.

Mögliche Vorteile werden durch die Positiv-Negativ-Liste, welche in der Therapie mit dem Klienten individuell erarbeitet wird, deutlich. Es geht dabei nicht so sehr um objektive positive oder negative Aspekte, sondern um die subjektiv erlebten Effekte des Alkoholkonsums. Man könnte dies auch als Gegenüberstellung subjektiver Vor- und Nachteile der Alkoholwirkung bezeichnen oder als eine solche von erwünschten und unerwünschten Alkoholwirkungen.

Sind dem betreffenden Alkoholkonsumenten diese Wirkungen bewusst? Einerseits spürt er den erwünschten Effekt, z.B. dass er durch Alkoholkonsum lockerer und mutiger wird, etwa wenn es darum geht, kritische Themen anzusprechen. Andererseits kann es ihm nicht verborgen bleiben, dass er am Tag nach dem Konsum großer Alkoholmengen negative Effekte wie Übelkeit, Energielosigkeit, Kopfschmerzen, Lustlosigkeit etc. empfindet. Darüber hinaus wird er bei Erinnerungen an den Vorabend oder Berichten über sein Verhalten durch andere, etwa am Trinkabend anwesende Personen Unbehagen über sein eigenes Verhalten empfinden (etwa Scham oder Selbstvorwürfe über unangemessene Äußerungen oder Verhaltensweisen, eigene Koordinationsprobleme oder eine stattgefundene Alkoholfahrt u.a.). Auch Folgen eines chronischen Konsums sind bewusst, werden aber oft verdrängt. Die selbst verfasste Gegenüberstellung in der Positiv-Negativ-Liste hilft dem Patienten zu verstehen, dass er angesichts der vielen Nachteile für ihn bedeutsame, erlebte Vorteile aus seinem Trinkverhalten gehabt haben muss, die somit der therapeutischen Arbeit zugänglich werden.

Tabelle 4 Von Patienten genannte Alkoholwirkungen

Alkoholwirkungen	
Subjektive Vorteile, erwünschte positive Wirkungen	**Subjektive Nachteile, unerwünschte negative Wirkungen**
Man ist gesprächsbereit, offener, ausgelassener, man traut sich viel mehr, man sagt die Wahrheit, Zugehörigkeitsgefühl, lockerer werden, bessere Gefühle haben, mutiger sein, entspannen können, genießen, Spaß haben, etwas sagen oder tun, das man nüchtern nicht sagen oder tun würde, Kontakte knüpfen, Frauen besser ansprechen können, frei von Zwängen sein, sich selbst besser spüren können, nicht merken, dass man sich eigentlich nicht wohlfühlt, besser „nein" sagen, Freundschaftsgefühl in der Gruppe, Geborgenheitsgefühl, Stärkegefühl, Realitätsflucht, sich selbstbewusster fühlen.	Alkohol verstärkt negative Gefühle, man ist unausgeglichen und launisch, man ist gereizter, auch nüchtern, man hat schneller und mehr Konflikte, man übertreibt stark, man ist geistig weniger klar, man hat am nächsten Tag Restalkohol, Kopfweh, Koordinationsprobleme, Sehstörungen, Wahrnehmungsprobleme, Gedächtnisprobleme, Konzentrationsprobleme, Sprachprobleme (Lallen), keinen Hunger, Übelkeit, Übergeben, sich schlecht fühlen, schlechter Atem, Alkoholgeruch, man sagt alles zweimal oder noch öfter, man wird streitsüchtig und aggressiv, Personen wenden sich von einem ab, man versteht nichts mehr, man kann nicht mehr Auto fahren, man fährt alkoholisiert Auto, Sach- oder Personenschaden, Geldverlust, Kosten! Beziehungsprobleme, Führerscheinprobleme, Probleme am Arbeitsplatz, Jobverlust, Beziehung zu den Kindern wird schlechter, Peinlichkeit, Scham, Selbstwertgefühl sinkt, wichtige Dinge tut man nicht mehr, Zeitverlust, Gewichtszunahme, Realitätsflucht, unkontrolliert sein, Gehirnzellen sterben ab, Depression, krank werden, Suchtentwicklung, Fehlentscheidungen, Gesundheitsschädigungen, Schädigung der eigenen Power/Fitness, immer schlechtere Ernährung, Vitamine und Nährstoffe gehen verloren.

Man könnte sagen, dass Personen, die Alkohol missbrauchen, psychisch die Erlangung des positiven, mit dem Alkoholkonsum verbundenen Effektes benötigen, vor allem dann, wenn sie keinen anderen Weg kennen, den gewünschten Effekt zu erreichen, und auf Alkoholkonsum angewiesen sind, wenn sie diesen Effekt erreichen wollen (psychische Abhängigkeit). Körperliche Alkoholabhängigkeit entwickelt sich dann, wenn in der Folge Alkoholkonsum so intensiv praktiziert wird, dass der Körper, der sich anfänglich gegen das Gift Alkohol gewehrt hat, im Laufe der Zeit die Alkoholwirkung immer mehr toleriert. Anfänglich, also beim Alkoholgebrauch, funktionieren Körper und Geist (meistens) *trotz* Alkoholeinfluss. Beim Alkoholismus aber funktionieren Körper und Geist schließlich *mit* (oder sogar *wegen*) Alkoholeinfluss. Durch die jahrelange Gewöhnung an die Substanz hat der Körper gelernt, diese in sein Funktionieren zu integrieren, und sucht daher die Substanz auf. Weil, neben immer mehr Zeitaufwand für das Beschaffen von Alkohol und das Sich-Erholen von Alkoholkonsum, immer mehr Zeit mit dem Konsum von Alkohol verbracht wird, kommt es zur Toleranzentwicklung, zur Verdrängung von immer mehr anderen außer alkoholbezogenen Aktivitäten und schließlich zum Trinken trotz des eindeutigen Wissens, sich selbst damit zu schädigen, weiterhin zu unbedingtem Verlangen („craving") und zu körperlichen Entzugserscheinungen.[236] Eine einmal entwickelte Gewöhnung an Alkohol ist aufgrund dieses Lernprozesses des Körpers nicht mehr reversibel. Die erworbene Giftfestigkeit ist eine durch Erfahrung erlernte Fähigkeit, etwa wie Fahrradfahren oder Schwimmen. Selbst wenn man 10 oder 20 Jahre lang nicht schwimmt oder Rad fährt, verfügt man nach einer kurzen Eingewöhnungszeit wieder über diese Fähigkeit. Ähnlich verhält es sich mit Alkohol: Selbst wenn Personen jahrelang nichts konsumieren, werden sie nach kurzer Eingewöhnungszeit wieder auf dem alten „Fähigkeitsniveau" (also bei der gelernten körperlichen und psychischen Trinkmengenverträglichkeit) angelangt sein. Deshalb ist davon auszugehen, dass eine einmal erworbene Giftfestigkeit erhalten bleibt und damit auch die Gefahr des Wiedereinstiegs auf dem Niveau der Alkoholbeziehung, das vor der Abstinenz herrschte (Trinkmengen, Häufigkeiten, Regelmäßigkeiten etc.). Die Kontrolle der Alkoholbeziehung auf einem niedrigeren Niveau ist umso schwieriger und die Gefahr eines Rückfalls in alte Konsumgewohnheiten umso wahrscheinlicher, je intensiver die Alkoholbeziehung zuvor war. Weil aber die psychische Ursache grundlegend war für diese Entwicklung, ist deren Lösung, Kompensierung oder Eliminierung im Rahmen der Therapie von entscheidender Bedeutung, da der Alkoholkonsum dadurch seine Begründung verliert. Die alleinige Betonung der Abstinenz (durch Patienten), als wäre sie das Allheilmittel und das einzig Notwendige, ist unrealistisch und sogar gefährlich. Somit bedarf es im Rahmen der Verkehrstherapie der psychoedukativen, informatorischen Aufklärung über diese Zusammenhänge.

236 Vgl. Definition für Alkoholismus in Dilling et al., 2005, S. 93.

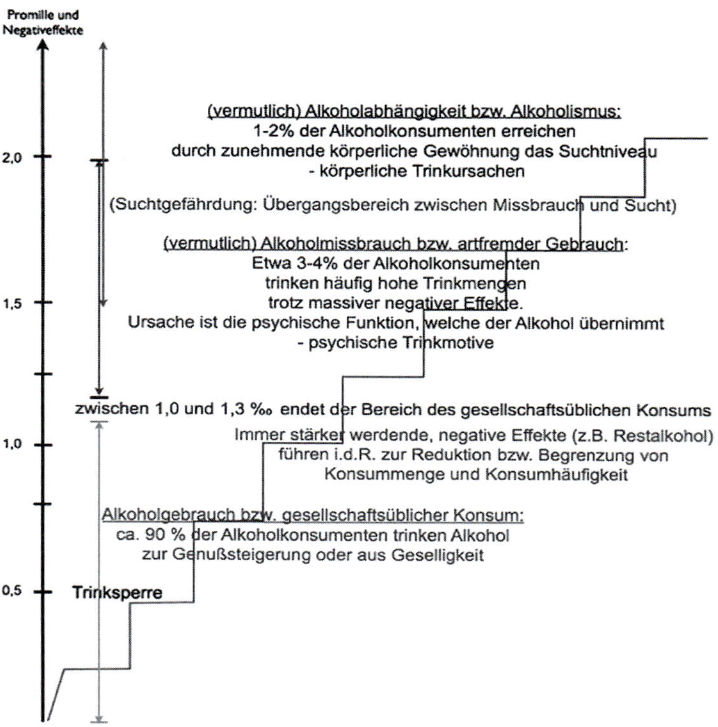

Bild 14
Das Treppenstufenmodell der Alkoholgewöhnung

Die Entwicklung der Giftfestigkeit oder Gewöhnung ist geprägt von einer Abwehrreaktion auf die schädliche, eiweißzerstörende Substanz Alkohol. Man kann durchaus von einer „Giftwirkung“ des Alkohols sprechen. Diese wird auf die aus Eiweiß bestehenden Körperzellen ausgeübt, weshalb man auch von „Zellgift“ oder, weil eine erhebliche Schädigung von Nerven und Gehirn erfolgt (z. B. Neuropathie), auch von „Nervengift“ sprechen kann. Das Funktionieren von Körper und Geist trotz Alkohol ist durch einen Trainingseffekt und das Lernen (Abwehr- und Kompensationsreaktionen) in Bezug auf die Alkoholwirkungen zu erklären.

Das Treppenstufenmodell der Alkoholgewöhnung ist eine erfahrungsbasierte Theorie bzw. Arbeitshypothese, die verdeutlicht, dass durch die Giftwirkung des Alkohols die Gewöhnungsentwicklung einem körperlichen und psychischen Lerneffekt des Tolerierens von Negativwirkungen gleicht.[237] Das Erreichen eines höheren Niveaus von Giftfestigkeit ist nur denkbar, indem man dem Körper und der Psyche Zeit und Gelegenheit gibt, die Effekte auf dem jeweiligen Niveau kennen, tolerieren und damit

237 Vgl. Bundesärztekammer, 2011.

umgehen zu lernen. Jede höhere Stufe der Alkoholverträglichkeit muss sich der Alkoholkonsument durch häufiges Trinktraining „erobern“. So kann die anfängliche Trinksperre (also der deutliche körperliche Widerstand gegen Alkoholkonsum bzw. die Reaktion des Körpers, die weiteren Alkoholkonsum verhindert) bei etwa 0,5 Promille überwunden werden.[238] Auf dem Niveau des Alkoholgebrauchs konsumieren die meisten Bevölkerungsmitglieder zur Genusssteigerung oder um Geselligkeit zu fördern. Negative Alkoholeffekte (z. B. Koordinationsstörungen oder Restalkohol am nächsten Tag) verhindern, dass die Mehrheit der Konsumenten jenseits von etwa 1,0–1,3 Promille trinkt und trinken kann.[239]

Wird trotzdem oft und häufig dieses hohe Niveau der Alkoholisierung erreicht, erlaubt das den Schluss, dass erlebte positive Alkoholwirkungen subjektiv bedeutsamer sein müssen als erlebte Negativwirkungen. Wenn das häufig auf hohem Konsumniveau betrieben wird, lernen Körper und Geist Alkoholisierungen jenseits des Niveaus des geselligen Konsums zu tolerieren. Die erlebten und gesuchten positiven Effekte weisen auf Alkoholmissbrauch bzw. artfremden Gebrauch (also zur Erreichung eines persönlichen Zweckes jenseits des Genusskonsums) hin. Die körperliche und psychische Selbstschädigung nimmt zu.[240] Wird wiederholt auf diesem Niveau getrunken, kann es aufgrund des Trinktrainings zu einer weiteren körperlichen Gewöhnung und zur Entwicklung einer Suchtgefährdung und schließlich einer körperlichen Abhängigkeit kommen. Diese Entwicklung beinhaltet folgende Faktoren:

- fortschreitende Zeitinvestition für Vorbereitung, Konsum und Erholung vom Konsum, (als Konsequenz folgt daraus in der Regel:)
- Erhöhung der Toleranz (Giftfestigkeit)
- fortschreitende Vernachlässigung anderer Interessen
- zunehmende körperliche, geistige und emotionale Anpassung an das Gift
- zunehmende Gewöhnung und allmähliche Abhängigkeit vom regelmäßigen Konsum (psychisch und zunehmend körperlich).

Die Entwicklung einer Alkoholgewöhnung ist nach diesem Modell durch Training und stufenweise Verbesserung der Anpassungsleistung von Psyche und Körper erklärbar. Aus diesem Grunde ist die persönliche Hintergrundproblematik *das zentrale Thema* der Verkehrstherapie, denn diese ist der Grund dafür, weshalb sich die betreffende Person damit selbst Schaden zufügt. Sicherlich ist es richtig, wenn Berke[241] im Rahmen ihrer Ursachendiskussion auf Faktoren wie Vererbung, Umfeld oder Wirkungslernen hinweist, welche alle im Sinne des Biopsychosozialen Erklärungsmodells zu berücksichtigen sind. Das multifaktorielle Geschehen bei der Ent-

238 Vgl. Pluspunkt, 2006.
239 Vgl. ebd.
240 Vgl. Dilling et al., 2005, S. 92.
241 Vgl. Berke, 1999, S. 19 ff.

stehung eines Alkoholproblems ist in der Verkehrstherapie jedoch auf die mit diesen Faktoren umgehende Persönlichkeit zu fokussieren, die im Zusammenhang damit bisher nicht ausreichend kompetent agierte und deshalb dieses Problem zeigt. Es ist eine Frage persönlicher Entscheidung und liegt damit im Verantwortungsbereich der Person selbst, sich im Falle von Problemen oder Überlastung Hilfe zu holen, um zu lernen, besser damit umzugehen – oder zu Trinken. Selbstverantwortung und Selbststeuerung sind deshalb wichtige Ziele im Rahmen der Verkehrstherapie.

Ein Beleg dafür ist, dass nicht jeder, der einen Alkoholikerelternteil (oder/und -großelternteil) hat, selbst zum Trinker wird, auch wenn die Wahrscheinlichkeit dafür erhöht ist. Nicht die Gene, die Umstände oder das soziale Umfeld entscheiden, ob jemand trinkt, sondern die Person selbst entscheidet bzw. kann entscheiden, ob sie z.B. das von der Umgebung gezeigte Verhalten (wie Trinken) mitmacht oder ob sie ihr Umfeld wechselt. Auch jegliche Intensität von Problemen wird von den meisten Menschen ohne Alkoholmissbrauch bewältigt: Man muss nicht wegen Problemen trinken. So ist es auch mit dem Belohnungseffekt, der beim Trinken im Gehirn oder in der eigenen Psyche, im eigenen Körper oder im eigenen Verhalten positiv wirkt. Alle Alkoholkonsumenten spüren diesen Effekt, aber nur manche werden zu Trinkern. Es ist stets die Persönlichkeit, die durch ihre Lebensgeschichte und ihre daraus folgenden Haltungen und Überzeugungen geprägt ist, die in den jeweiligen Situationen handelt und auf die für sie gewohnte Art und Weise damit umgeht. Das ist für die Therapie von Vorteil, denn mit der Persönlichkeit und ihrer Art und Weise, mit dem Leben und seinen Situationen umzugehen, kann man sich als Verkehrstherapeut auseinandersetzen und darauf korrigierenden Einfluss nehmen, wenn die betreffende Person das wünscht.

Ein wichtiges Thema bei Personen, die Alkohol intensiv konsumieren, stellt meist die Neigung zum Verdrängen dar. Die große Menge an Coping-Strategien (Bewältigungsstrategien im Umgang mit Problemen), die existieren, wird von solchen Personen häufig zu wenig genutzt. Stattdessen haben sie eine Gewohnheit des automatischen Verdrängens von Problemen oder von unangenehmen Inhalten oder die (reale, örtliche oder – mit Alkohol – virtuelle, imaginäre) Flucht davor in ihrem Leben etabliert. Alkohol ist für diese Strategie das ideale, einfach und überall verfügbare Hilfsmittel. Verdrängen bzw. (virtuelles) Fliehen funktioniert mit Alkohol sehr viel besser, einfacher und effektiver als ohne und wird von dieser Personengruppe dazu genutzt.

Aus diesem Grund sind Personen mit einem Alkoholproblem häufig nicht in der Lage, ihr eigenes (psychisches) Problem zu benennen, weil sie es nicht gewohnt sind, problematische Aspekte selbstverantwortlich zu betrachten und sich damit zu konfrontieren. Sie schieben diese meist automatisch beiseite – oder im Sinne einer neurotischen Grundhaltung auf andere Menschen ab. So kommt es, dass diese

Personen als Patienten ihre Lebensprobleme oft nicht konkret benennen können und dazu neigen, diese zu verdrängen und sich und anderen nicht einzugestehen. Dem Verkehrstherapeuten muss jedoch klar sein, dass das *nicht* heißt, dass der Patient keine Probleme bzw. keine problematische Symptomatik in seinem Leben *hat*. Der Patient ist lediglich nicht in der Lage, diese zu benennen, und neigt – im Sinne der Verdrängung – zum Beschönigen seiner Probleme. Ein weiterer Grund hierfür liegt in der Tatsache, dass die Patienten, die zu etwa 90% männlichen Geschlechts sind, häufig ihre eigenen Gefühle weder kennen, noch sie benennen oder äußern können. Viele dieser Patienten haben alexithyme Charakterzüge. Wenn sie also ein Problem verneinen, beschönigen oder sich nicht eingestehen, ist das keine (böse) Absicht, sondern schlicht mangelnde Fähigkeit.

Ein anderer Grund, weshalb Patienten nicht gerne zugeben, dass sie ein Alkoholproblem haben, ist häufig mit ihrer Grundproblematik verbunden und besteht darin, dass sie sich im Leben ohnehin sehr „klein" fühlen, wenig Selbstwertgefühl haben und sich deshalb durch das Eingeständnis eines vergleichsweise großen Problems, wie das eines Alkoholproblems, nicht noch kleiner, wertloser oder noch mehr als Versager fühlen wollen. Zum Eingeständnis eines Fehlers, eines eigenen Problems gehört innere Größe, also das Bewusstsein, dass man auch dann noch „in Ordnung" ist, wenn man dieses Problem zugestanden hat. Personen, die sich meistens nicht „in Ordnung" fühlen, werden damit Schwierigkeiten haben. Viele reagieren aggressiv und der Therapeut ist gefordert, hier sehr diplomatisch zu agieren oder das Thema auf später zu verschieben.

Dieses mangelnde Selbstwertgefühl ist bei vielen Alkoholpatienten auch der Grund für die Entwicklung einer Alkoholproblematik. Sie pflegen destruktive selbstbezogene Schemata bzw. Haltungen, die sie in ihrer Kindheit gelernt haben und die ihr Lebensgefühl in negativer Weise prägen. Da sie keinen Weg wissen, wie sie diesen „Feind in sich" oder diese „inneren Befehlshaber" (z.B. „Du musst ständig was leisten, sonst bist du nichts wert!") milde stimmen oder zum Schweigen bringen können, trinken sie oft und viel. Sie entwickeln ein Alkoholproblem aufgrund ihrer Hilflosigkeit, welche meist depressive Symptome entstehen lässt. Aber unter Alkohol fühlen sie sich groß, selbstbewusst, mutig und weniger belastet, sie werden von ihren Trinkkameraden für ihr Trinken mit anerkennenden Worten und Gruppenintegration belohnt. Sie trinken also, um sich größer und wertvoller zu fühlen. Sie „blasen" ihr Selbstwertgefühl durch Alkohol auf. Durch zunehmende Gewöhnung reduziert sich die gefühlte Wirkung, daher steigen die Trinkmengen an.

Die Konsequenz ist, dass sich die betreffende Person zunehmend schlecht fühlen wird. Sie erlebt negative Nachwirkungen des Alkoholkonsums, fühlt sich belastet, spürt Übelkeit, kann sich nicht konzentrieren, ist müde, lustlos, nicht ansprechbar, vielleicht aggressiv oder schlecht gelaunt, sie ist nicht leistungsfähig und

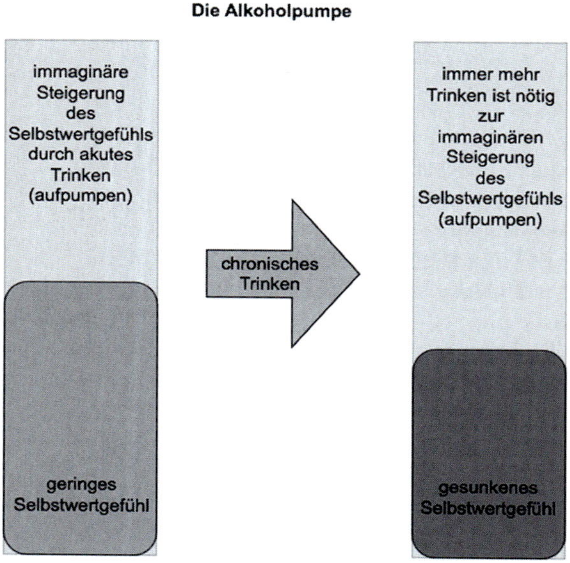

Die Alkoholpumpe

immaginäre Steigerung des Selbstwertgefühls durch akutes Trinken (aufpumpen)

geringes Selbstwertgefühl

chronisches Trinken

immer mehr Trinken ist nötig zur immaginären Steigerung des Selbstwertgefühls (aufpumpen)

gesunkenes Selbstwertgefühl

Bild 15 Die Alkoholpumpe – Fortwährendes Trinken führt zu immer mehr Selbstwertdefizit

wird von ihrer Umwelt auch so wahrgenommen. Eigentlich hat diese Person einen sehr hohen Selbstwert, wie alle Menschen. Aber sie „denkt“ sich jeden Tag „klein“, durch ihre Haltung und durch die Grundüberzeugungen, die sie früher in ihrer Kindheit gelernt hat, wodurch auch ihre Lebensqualität faktisch „klein“ bzw. „gering“ wird (self-fulfilling prophecy).

Da sie sich häufig durch Alkohol das Gefühl aufbaut, sie sei gar nicht so klein und minderwertig, sondern „in Ordnung“ – sie pumpt sich also imaginär auf –, verliert sie dieses Gefühl immer wieder für die Zeit der Alkoholisierung. Die Konsequenz ist jedoch, dass sie sich am nächsten Tag in nüchternem Zustand nicht nur wieder klein und wertlos fühlen wird, sondern durch ihre faktische Belastung mit dem Gift Alkohol Schritt für Schritt auch faktisch ihre Talente, Kompetenzen, guten Beziehungen und alles, was ihr Leben wertvoll gemacht hat, verliert. Der Alkoholmissbrauch nimmt – jenseits von der Ursprungsproblematik – seinerseits das Selbstwertgefühl. Je mehr getrunken wird, umso mehr muss man daher zukünftig trinken, um die immer realer werdenden negativen Effekte nicht zu spüren. Diesen destruktiven Prozess beschreibt die „Alkoholpumpe“:

Es gibt sehr viel mehr Aspekte, die vom Verkehrstherapeuten im Falle von Alkohol oder Alkoholproblemen zu berücksichtigen sind, etwa Fragen zum Auf- und Abbau von Blutalkohol und der Promille- bzw. Trinkmengenberechnung, zu Abstinenz, zu Ethylglucuronid oder zum Wirkungsverlauf. Da diese und weitere Themen allerdings den Rahmen des vorliegenden Werkes sprengen würden, wird hier für weitere Fragen auf einschlägige Veröffentlichungen verwiesen.[242] Weitere Forschung ist nötig.

242 Vgl. z. B. Berke, 1999; Kunkel, 1985; Lindenmeyer, 2001; Pluspunkt, 2006; Rieh & Wagenpfeil, 2003; Schubert et al., 2002.

3.6.5.2 Besonderheiten im Fall von Drogen

Der Weg aus der faktischen Drogenbeziehung (Drogenverzicht) muss – wie bei Herrn D., der bereits mehrere Monate zuvor nach seiner Fahrt unter Drogeneinfluss von selbst seine Drogenbeziehung beendete – nicht oft zum Gegenstand der Therapie gemacht werden. Aufgerüttelt durch ihre Auffälligkeit und weil sie wissen, dass das für den Wiedererhalt der Fahrerlaubnis nötig ist, haben die Patienten meist schon vor Beginn der Therapie ihren Drogenverzicht eingeleitet. Allerdings kann die Stabilität des Drogenverzichts ein Problem sein. Es ist für die Einschätzung der Problemschwere von Bedeutung, ob ein Betroffener bereits direkt am Tage der Auffälligkeit zum letzten Mal psychoaktive Substanzen konsumierte, d.h. ob diese Komplikation genügend Abstinenzmotivation kreierte, oder ob es ihm erst später allmählich möglich war, auf Drogen (und/oder Alkohol) zu verzichten, oder ob er gar erst kurz vor der ersten Therapiesitzung zuletzt konsumierte. Der Verzicht auf den Konsum von psychoaktiven Substanzen ist die Voraussetzung dafür, dass Reflexions- und Introspektionsprozesse, aber auch tatsächliche Verhaltensänderungen überhaupt gelingen. Der Weg vom Drogenverzicht mit erheblicher Rückfallgefahr zur tatsächlichen, zufriedenen Abstinenz mit deutlich verringerter Rückfallgefahr wird bei fortgeschrittener Therapie zum notwendigen Therapiegegenstand.

Wenn ein Fall mit dem Präsentationssymptom „fahreignungsrelevante Drogenauffälligkeit“ vorliegt, ist am Beginn einer Therapie das Einholen wesentlicher Informationen hilfreich, die anamnestisch eine vorläufige Einschätzung der Drogenproblematik erlauben: Art der konsumierten Droge(n), Umgang mit Alkohol und Nikotin, Beginn, Häufigkeit, Intensität und aktueller Status der Drogenbeziehung, subjektive Erklärungen für den Drogenkonsum, erhoffte Wirkungen, andere subjektiv gefühlte Abhängigkeiten (etwa von Bezugspersonen, Partnern). Darüber hinaus kann eine andere psychische Problematik vorliegen, die belastet und die nach Wunsch des Patienten bei der Behandlung berücksichtigt werden sollte. Diese Problematik kann ursächlich sein für die Drogenbeziehung oder völlig unabhängig davon existieren. Dies alles ist bei der Anamnese zu berücksichtigen und zu thematisieren.

Der Verkehrstherapeut benötigt drogenspezifisches Fachwissen zur Einschätzung der Problematik des Patienten. Die Art und Weise, wie eine Substanz wirkt, bestimmt die subjektiv möglichen Vorteile des Konsums und weist auf die Konsummotivation hin. Die Wirkungsweise ist bei jeder Droge unterschiedlich und z.B. im Fall von THC anders als im Fall von Alkohol. Der Markt der psychoaktiven Substanzen, also solcher Substanzen, die durch ihre chemische Beschaffenheit die Psyche aktiv temporär beeinflussen oder verändern, ist sehr vielfältig: Tetrahydrocannabinol (THC, in Form von Marihuana und dem Cannabis-Harz Haschisch), Amphetamine und ihre Derivate (Speed, MDA etc.), Phencyclidin (Angel Dust), Methylamphetamin (Crystal Meth), Ecstasy (MDMA), Psillocybin („Pilze“), Scopolamin (Stechapfel),

Gammahydroxibuttersäure (GHB), LSD, Khat, Kokain, Freebase und Crack (beides aus Kokain), Mescalin, Opium, Heroin und Heroin-Ersatzmittel wie Methadon und Subutex. Diese Letzteren können zwar vom Arzt in Form einer kontrollierten Reduktion des Opiats legalerweise verschrieben werden. Bisweilen ist aber der Umstand problematisch, dass Substituierte nicht wirklich schrittweise herunterdosieren, sondern jahrelang mit der gleichen Methadondosis leben und evtl. Beikonsum betreiben. Daneben gibt es neuere Substanzen, die der sehr kreative Drogenschwarzmarkt produziert und die auch nach der Maßgabe hergestellt werden, dass sie von gängigen Drogentests (noch) nicht entdeckt werden. Beispiele sind das schon länger bekannte „Spice“ (synthetische Cannabinoide), das im Vergleich zu THC deutlich intensiver wirken soll, aber auch die bereits seit einiger Zeit am Markt angebotene Substanz „Badesalz“ oder „4FA“ und das neue „Krokodil“ – alle mit extremen und kaum einschätzbaren Wirkungsverläufen (zur genaueren Einschätzung siehe Scherbaum, 2017).

Drogenkonsumenten sind es gewöhnt, sich nach außen hin sozial angepasst zu verhalten, damit sie nicht entdeckt werden. Es geschieht daher auch, dass Drogenkonsumenten eine fahrerlaubnisrelevante Auffälligkeit begehen und deshalb zur Begutachtung müssen, bei der sie eine reguläre Abstinenz nachweisen müssen, während sie eigentlich gar nicht abstinent sind. Stattdessen nehmen sie bisweilen Substanzen, die durch die regulären Laboruntersuchungen nicht entdeckt werden. Darunter können neben den am Markt erhältlichen auch in rudimentären Labors selbst hergestellte Drogen sein. Ebenso werden Alkohol und psychoaktiv wirkende Medikamente ersatzweise verwendet.

Die Gruppe psychotroper Substanzen, die in Form von Arzneimitteln erhältlich sind, enthalten unterschiedliche Wirkstoffgruppen mit psychoaktiver Wirkung. Neben Opiaten bzw. Opioiden, die in Schmerz-, Beruhigungs- oder Hustenmitteln enthalten sind (z. B. Codein, Morphin, Tramadol, Burprenorphin), werden auch manche Psychopharmaka, z. B. Hypnotika, Sedativa oder Tranquillizer (z. B. Benzodiazepine oder Barbiturate), in missbräuchlicher Manier konsumiert oder von Personen mit einer Missbrauchs- oder Abhängigkeitsproblematik als Ersatzdroge verwendet.

Jede dieser Drogen hat ihr eigenes Wirkungsspektrum, ihre eigene Wirkungsweise, Wirkungstiefe, Wirkungsverlauf, Wirkungsdauer, typische Kosten, typische Konsequenzen. All das bestimmt, welche Drogen mit welcher Häufigkeit genommen werden, denn sie müssen zur Persönlichkeit und zur Grundproblematik der Betroffenen passen. Eine Person, die ihr Selbstwertgefühl eher über Leistung bezieht, könnte geneigt sein, schnell aktivierende Drogen wie Kokain oder Amphetamine zu benutzen und damit sozial integriert zu bleiben. Eine Person, die beispielsweise gegen ihre ständig abwesenden und doch fordernden Eltern rebelliert, könnte vor diesen in die Geborgenheit einer Kifferclique und die beruhigende Wirkung des Cannabis fliehen („downer“). Wenn eine Person starke psychische oder körperliche Schmerzen und das Leben, so wie es ist, als unerträglich empfindet, könnte sie Zuflucht in halluzinogenen Drogen suchen, wie etwa Psillocybin, LSD oder Opiaten.

Im Kontext der Verkehrstherapie kann sich zeigen, dass auf die Abstinenz bzw. die erbrachten Laborwerte (Urin- oder Haaranalyse), selbst wenn sie völlig korrekt durchgeführt wurden, mitunter wenig Verlass ist. Unauffällige Laborwerte bedeuten nicht automatisch, dass die betreffende Person keine psychoaktiven Substanzen mehr zu sich nimmt. Umso schwieriger ist der Umgang mit den Betroffenen und umso wichtiger ist eine intrinsische Therapiemotivation. Gerade bei Drogenkonsumenten, die Verkehrstherapie in Anspruch nehmen, kommt es sehr darauf an, dass es ihnen nicht nur um den Führerschein geht. Der Verkehrstherapeut ist gefordert, einerseits kritisch, andererseits geschickt vorzugehen, um die betroffene Person in ihrer Therapiemotivation zu fördern. Dies kann nur durch Motive geschehen, die den Patienten persönlich berühren. Der Führerschein ist kein ausreichendes Argument, keine Drogen mehr zu nehmen. Umso weniger kann es bei der Behandlung vorrangig um eine mögliche bevorstehende Begutachtung gehen, und umso mehr müssen Patient und Therapeut eine Heilung der Grundstörung anstreben.

Für den Fall, dass Patienten, die eine Drogenabstinenz ernsthaft verfolgen, weiterhin Alkohol konsumieren, hat dies weitere, den Therapieerfolg einschränkende Konsequenzen. Zum einen kann die Verhaltensgewohnheit der regelmäßigen Verdrängung von Gefühlen und Problemen durch einen Umstieg auf Alkohol in therapieschädlicher Weise beibehalten werden. Eine Veränderung der Lebensvollzüge ist dadurch erschwert. Zweitens kann die Grundproblematik durch ein fortlaufendes Ausgleichen von persönlichen Defiziten nicht erkannt und nicht geheilt werden. Die Funktion, welche früher von verschiedenen Drogen erfüllt wurde, wird nun vom Alkohol erfüllt. Drittens kann auch ein geringer bis moderater Alkoholkonsum dazu führen, dass unter Alkoholeinfluss die Vorsätze bezüglich der Drogenabstinenz nicht mehr eingehalten werden. Alkohol hat die Eigenschaft, dass er vorübergehend Gleichgültigkeit unterstützt und die Selbstkontrolle beeinträchtigt. Die Folge davon kann sein, dass der Patient unter Alkoholeinfluss auf ein Drogenangebot nicht mehr ablehnend reagiert. Viertens verhindert Alkohol die Neuentwicklung von Bewältigungskompetenzen im Umgang mit Alltagssituationen auf der Verhaltensebene. Zusammenfassend:

- Suchtverschiebung auf der Ebene der Verhaltensgewohnheiten
- Funktionserhalt führt zu Nichtlösung der Grundproblematik
- Erhöhung der Bereitschaft für einen Rückfall
- Verhinderung der Entwicklung neuer Bewältigungskompetenzen.

Daher ist es für den Therapieerfolg von Bedeutung, dass „Drogenpatienten“ im Rahmen der Therapie (und oft auch danach) auf Alkohol verzichten.

Im Hinblick auf die Persönlichkeit und die Ursachenzusammenhänge, die bei Personen eine Rolle spielen, die mehr als einmaligen oder äußerst seltenen Probierkonsum betreiben, sind zwei relevante Aspekte einer besonderen Betrachtung wert. Einerseits ist das Bedürfnis festzustellen, die psychoaktive Wirkung zu erleben. Das kann etwa bei Cannabis ein entspanntes „Wattebausch-Gefühl" sein, bei Ecstasy eher der Wunsch nach Stimulation oder danach, positive Emotionen besser wahrnehmen zu können,[243] oder eine andere gesuchte Wirkungsweise. Andererseits ist den Konsumenten in der Regel bekannt, dass der Besitz von Drogen verboten ist. Regelmäßige Drogenkonsumenten müssen daher die Entscheidung getroffen haben, gesetzliche Regelungen zu ignorieren oder jedenfalls zu übertreten. Sie haben also einerseits eine Sehnsucht nach der Wirkung, andererseits eine Regelproblematik. Die einfache Sehnsucht nach Rausch könnte sie auch dazu bringen, diesen mit legalen Mitteln wie Alkohol zur Beruhigung oder Extremsport für den Adrenalin-Kick zu erreichen. Die Wahl von illegalen Drogen belegt aber, dass sie sich über Regeln hinwegsetzen. Die Drogenproblematik beinhaltet also immer auch eine Regelproblematik. Das ist in der Therapie zu berücksichtigen.

Die Personen mit einer Drogenproblematik, die dem Verkehrstherapeuten am häufigsten begegnen, sind die Cannabiskonsumenten. Diese meist dämpfend und entspannend wirkende Droge ist (neben Alkohol) nicht nur von allen Drogen am weitesten verbreitet, sondern auch meist die erste illegale Droge, die konsumiert wird. Sie fungiert daher unter Umständen als Einstieg in die Drogenwelt und wird von manchen Personen, wenn ihre Wirkung nachlässt, durch andere, stärker wirkende Drogen ersetzt. Erlebte Drogenwirkungen enthalten Hinweise auf die Konsumursachen und können mithilfe von Positiv-Negativ-Listen vom Patienten selbst erarbeitet werden. Dieser verfügt über sehr viel Expertenwissen über die konsumierte Droge, was zur Klärung seiner Problematik therapeutisch genutzt werden kann. Mithilfe einer derartigen Auflistung können Konsummotive bezüglich der Droge für Patient und Therapeut transparent werden. Sie zeigt aber auch die Selbstschädigung, die mit dem Konsum der Droge einherging und dem Patienten in der Regel bewusst ist, auch wenn sie früher häufig verdrängt wurde. Die folgende Liste (*Tabelle 5*) wurde von früheren Cannabiskonsumenten ohne weitere Hilfe erstellt.

Der klassische Kiffer ist Jugendlicher oder junger Erwachsener und lebt in einer eigenen Welt, die er mit anderen Kiffern teilt. Nichtkiffer werden häufig ausgeschlossen. Die Clique gibt der eigenen Sichtweise Selbstverständnis, Unterstützung und Berechtigung. Sie stellt eine Ersatzfamilie dar, im Gegensatz zur Ursprungsfamilie und in Abkehr von der Elternwelt, in welcher diese Personen meist für sich keinen Platz sehen. Der Cannabisrausch kann bisweilen als Versuch der Aufweichung und Vernebelung der elterlichen, aber bereits internalisierten Regelwelt betrachtet werden,

243 Vgl. Hysek et al., 2012.

Tabelle 5 Von früheren Konsumenten genannte Cannabiswirkungen

Cannabiswirkungen	
Subjektive Vorteile, erwünschte positive Wirkungen	**Subjektive Nachteile, unerwünschte negative Wirkungen**
Lockerer werden, bessere Gefühle haben, entspannen können, genießen, Spaß haben, Freundschaftsgefühl in der Gruppe, Geborgenheitsgefühl, Stärkegefühl, Realitätsflucht, Beruhigung, Glücksgefühle, Entspannung, über alles sprechen können, offener sein, mit „Freunden“ zusammen sein können, sich gut fühlen, ausblenden, vergessen, distanzieren von Situationen und Menschen, die einen nüchtern aufregen würden, „Wattebausch-Gefühl“, angenehmere Gefühle.	Andere Personen wenden sich von einem ab, man versteht nichts mehr, man kann nicht mehr Auto fahren, fährt aber trotzdem, Sach- oder Personenschaden, Geldverlust, Kosten! Beziehungsprobleme, Führerscheinprobleme, Probleme am Arbeitsplatz, evtl. Jobverlust, Beziehung zu den Kindern wird schlechter, Peinlichkeit, Scham, Selbstwertgefühl sinkt, wichtige Dinge tut man nicht mehr, Realitätsflucht, man macht nichts aus sich, Zeitverschwendung, Verpassen von schönen Unternehmungen, man kommt seinen Verpflichtungen nicht nach, man räumt nicht mehr auf, man bekommt nichts auf die Reihe, man lebt in seiner eigenen Welt, nichts interessiert einen mehr, man verschiebt Aufgaben, man ist anders, nicht man selbst, es ist gefährlich, man kann psychisch abhängig werden, beim Autofahren kann man jemanden verletzen, man wird auf die Dauer aggressiv, die Familie könnte sich abwenden, sozialer Rückzug, Lethargie, Bewegungsstörungen, Leistungsprobleme, körperliche Probleme (keine Kraft), Selbstvernachlässigung, Vernachlässigung der Familie, Vernachlässigung der anderen Freunde außerhalb der Kifferclique, alles ist einem egal, man macht sich strafbar, man macht sich angreifbar, Angst vor der Polizei, man hält sich für einen Deppen, man findet Staat/Gesetze ungerecht, man fühlt sich schlecht, Enttäuschung von sich selbst, Alkohol verstärkt die Probleme.

um dieser gegenüber Gleichgültigkeit zu erzielen. Diese Flucht vor der als bedrohlich und unangenehm erlebten realen Welt wird häufig vervollständigt durch exzessives Computerspielen, die ideologische Rechtfertigung der Droge durch Übernahme der Sichtweise anderer Kulturen, durch besondere Musik, besondere Haartracht, besonderen Kleidungsstil, durch den Selbstanbau von Drogen, die Ausstattung mit Drogenutensilien wie Feinwaage, Pfeife, Bong oder andere Rauchgeräte. Dabei führt diese Form der Gestaltung dieser Ersatzwelt zu einem Höhepunkt, wenn durch Anbau und/oder Dealen der Droge das Geld verdient werden kann, das zum Lebensvollzug notwendig ist, und somit scheinbare Autarkie erreicht wird. Auf diese Weise können Cannabiskonsumenten zum Teil viele Jahre oder Jahrzehnte in dieser Haltung verweilen.

Auch wenn die meisten Konsumenten illegaler Drogen Cannabiskonsumenten sind, so entschließt sich ein geringer Teil, auch andere Drogen auszuprobieren oder regelmäßig zu konsumieren. Bei Konsumenten von Drogen der Amphetamin- und Amphetaminderivatgruppen, aber auch von Kokain findet sich häufig, entsprechend der Wirkung der Droge, das starke Bedürfnis nach positiven Gefühlen und auch eine Schwierigkeit, mit schlechten Gefühlen umzugehen.[244] Teil dieser Fixierung auf positive Gefühle ist die Betonung von Sexualität, Zärtlichkeit und Lust, von Leistungsfähigkeit und von Souveränität, die die Droge scheinbar verspricht.

Betrachtet man den „normalen" Drogenkonsumenten, der zur Therapie kommt, so findet sich häufig eine misstrauische Persönlichkeit, die lange Zeit für den Vertrauensaufbau benötigt und sich möglicherweise erst sehr spät wirklich öffnet. Der Therapeut wird als typischer Vertreter der Welt gesehen, gegen die der Patient rebelliert, häufig herrscht tiefer Hass auf die Elternwelt, von der er sich abgelehnt fühlt. Er war zum Teil lange gezwungen, nach außen hin, für seine Eltern, gut „zu funktionieren" und hat in Kindheit und Jugend oft wenig Interesse für seine inneren Bedürfnisse erfahren. Er hat daher sehr viel Übung darin, sich sozial angepasst und „der Welt" zu zeigen, was sie sehen will, nämlich einen „freundlichen und funktionierenden" (meist jungen) Menschen. Dies ist Teil seiner persönlichen Problematik. Seine Innenwelt ist bisweilen nicht ausreichend entwickelt, weil er diese nicht zeigen möchte und nicht für vorzeigbar hält. Hier ist der Aufbau von Selbstwertgefühl heilungsrelevant.

Ein anderer bedeutsamer Aspekt ist die häufig anzutreffende Unannehmlichkeitsvermeidung bei Drogenkonsumenten. Sie sind es nicht gewöhnt, Probleme, Belastungen, Stress und Situationen, die ihnen nicht angenehm sind, auszuhalten, und erlauben sich, vorschnell (in die Droge) zu flüchten. Meist entsteht diese schematische Struktur aus einer Kindheit, in der die Eltern einerseits zu

244 Vgl. Hysek et al., 2012.

wenig Zeit hatten und andererseits zu wenig „normales" Aushalten von Alltagsnotwendigkeiten und zu wenig Frustrationstoleranz einforderten. Hier ist eine Nachreifung erforderlich, damit diese Drogenkonsumenten stabil auf Drogen verzichten können und wollen.

Schwierig ist für Patienten allerdings der Rückgang der Drogenwirkung bei fortgesetztem Konsum. Dies führt normalerweise zur Dosissteigerung im Zeitverlauf oder zur Wahl intensiverer Drogen und schließlich zur Abhängigkeit. Die neurologische Ursache dafür ist der Abbau von Dopaminrezeptoren im nucleus accumbens, der einen Teil des Belohnungszentrums darstellt, infolge einer zu hohen Anflutung von Dopamin an den jeweiligen spezifischen Rezeptoren dieser Droge aufgrund von zu intensivem Konsum. Die Folge der Rezeptorenreduktion ist, dass weniger Dopamin aufgenommen wird und somit auch die damit verbundene Erfahrung von Begehren und Gefallen („desire and pleasure"),[245] also von angenehmen und Lustgefühlen, geringer wird. Das wird normalerweise durch die Droge und die Dosissteigerung ausgeglichen und führt zur Abhängigkeit. Bei der Entscheidung für eine Abstinenz wird das allerdings zum Problem, denn einerseits wird das Verlangen nach der Droge sehr groß („craving"), andererseits erlebt der nun auf Drogen verzichtende Patient deutlich weniger Wohlgefühl als früher und als („normale") Personen ohne Drogenbeziehung. Das Defizit, das diese Patienten dann im Verlauf der Verkehrstherapie spüren, bezieht sich auf sehr viele Lebensbereiche und beeinträchtigt möglicherweise die Therapiebereitschaft (compliance) des Patienten. Daher ist dieser Umstand zu thematisieren und als Lernmöglichkeit für das Aushalten von Unannehmlichkeit konstruktiv zu nutzen, bis die Normalität der Rezeptoren, des Dopaminhaushaltes und des Belohnungssystems bei fortgesetzter Abstinenz wiederhergestellt ist.[246]

Personen mit Drogenproblemen haben zum Teil einen verschobenen Tag-Nacht-Rhythmus, möglicherweise muss man als Therapeut hier korrigierend eingreifen. Durch die hohen Kosten für die Drogen werden kriminelle Handlungen begünstigt (Beschaffungskriminalität) und auch sonst leben Drogenkonsumenten häufig in chaotischen, ungeordneten Verhältnissen.[247] Der Therapeut hat daher auch die Aufgabe, auf diese Probleme einzugehen, welche von den Drogenkonsumenten gelegentlich verheimlicht werden. Es ist weiterhin notwendig, dass sie ihr drogenlastiges Umfeld und diesbezügliche Bezugspersonen verlassen. Dies ist manchmal nicht einfach, weshalb der Therapeut auch zur sozialen Stütze und durch sein Modell zur Brücke in die abstinente, normale Lebenswelt wird.[248]

245 Vgl. Dubuc, 2002.
246 Vgl. ebd.
247 Vgl. Täschner, 2001, S. 122 f.
248 Weiterführende Literatur: siehe Schubert et al., 2002; Täschner, 2001; Tölle, 1994; Musshoff, 2012; Tönnes & Kauert, 2009; Langbein et al., 2010; Asbridge et al., 2012; Meier et al., 2012.

3.6.5.3 Besonderheiten im Fall von Problemen mit Aggression und Regelkonformität

Wenn die Behandlung der Fälle mit Alkohol- und Drogenproblematik die „Pflicht" der Verkehrstherapie darstellt, dann ist die Behandlung der Patienten mit einer Regelkonformitätsproblematik oder einem Aggressionsproblem die „Kür". Sie gestaltet sich ungleich schwieriger, unter anderem deshalb, weil das beobachtbare Verhalten hier nicht wie bei einer Alkohol- oder Drogenproblematik quantifiziert werden kann, sondern bisweilen einfach geleugnet wird. Eine Person, die mit 10 ng/ml Cannabis im Blut Auto fuhr und dabei 140 ng/ml THC-COOH im Blut hatte, weist damit genauso das Vorhandensein eines Drogenproblems nach, wie eine Person, die mit 1,8 ‰ unfallfrei Auto fuhr, damit ein Alkoholproblem belegt. Daraus zu schlussfolgern, es müsse vorher ein häufiger und intensiver Konsum über einen längeren Zeitraum stattgefunden haben, ist normalerweise legitim.

Demgegenüber ist ein Regel- oder Aggressionsproblem weniger einfach zu belegen. Patienten argumentieren oft mit besonders schwierigen Situationen, weil sie selbst nicht daran glauben, dass das Problem ihr eigenes und nicht der jeweiligen Situation oder einer anderen Person zuzuschreiben ist. Schuldexternalisierung findet häufig statt. Lediglich durch eine eventuell vorhandene Häufung von Auffälligkeiten kann das Vorhandensein eines persönlichen Problems dem Patienten nahegelegt werden.

Hier ist wiederum festzustellen, dass Verkehrstherapie dann anzuwenden ist, wenn es sich bei der Ursache für die verkehrsrelevante Auffälligkeit um eine erhebliche Störung von Krankheitswert oder krankheitsähnlichem Wert handelt. Mithin ist dann von einer Grundstörung auszugehen, die als Ursache für ein weithin gestörtes Verhältnis zu zwischenmenschlichen Regeln fungiert. Diese Störung äußert sich als Form der „Selbstjustiz". Bei dem einen Teil der Patienten kann dieses „Selbermachen von Regeln" oder das „Anwenden eigener, nicht allgemeingültiger Regeln" in eher introvertierter Form ablaufen. Diese Personen haben in ihrer Kindheit ein persönliches Grundkonzept entwickelt, nach dem sie durch ihre soziale Umwelt ihre Bedürfnisse nicht ausreichend erfüllt bekommen. Also entwickeln sie die Haltung, sich selbst nehmen zu müssen, was sie brauchen, oder eigene Regeln verfolgen zu müssen, weil sie nicht hinreichend erlebt haben, dass sie durch allgemeingültige Regeln (der Eltern) genügend Bedürfnisbefriedigung erfahren. Sie entwickeln eine eigene, zornig-empfindliche Gerechtigkeitsphilosophie, die aus Angst vor Strafe nicht entdeckt werden will und die sich in mangelnder Konformität gegenüber allgemeingültigen Regeln äußert: eine Regelkonformitätsproblematik. Weil aber das Verhalten im Straßenverkehr nur ein Teil des Sozialverhaltens einer Person ist, findet sich diese Regelkonformitätsproblematik auch im Straßenverkehr wieder. Diagnostisch erscheinen diese Personen oft als Dysthymie-, Depressions- oder Angstpatienten, gegebenenfalls versteckt sich dahinter eine Persönlichkeitsstörung.

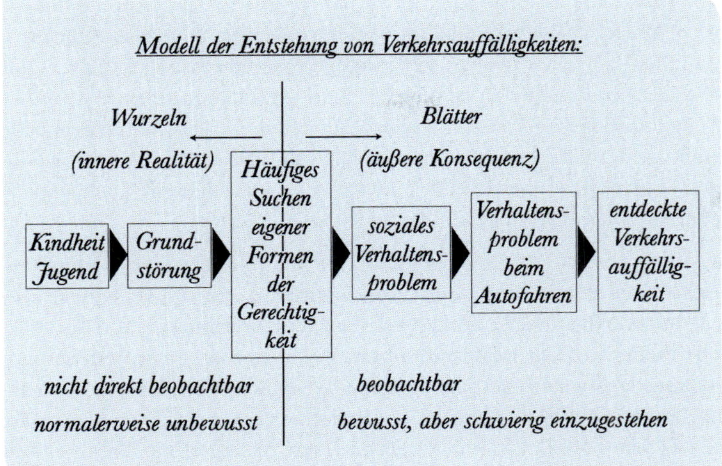

Bild 16 Aggressions- oder Regelkonformitätsprobleme haben einen verborgenen, inneren Anteil (Ursachen, Wurzeln) und einen äußeren, sichtbaren Anteil (Verhalten, Blätter)

Bei einem anderen Teil der Patienten findet dieses „Selbermachen von Regeln“ oder „Anwenden eigener, nicht allgemeingültiger Regeln“ in extravertierter Form statt: Sie handeln ab einem gewissen Niveau der Erregung, also etwa der Verärgerung, entgegen ihrem Wissen um das richtige Verhalten und setzen sich mit ihrer Meinung oder Haltung durch. Die Wahrnehmung von Ungerechtigkeit oder von Unannehmlichkeit setzt meistens den Impuls für aggressives Verhalten, mit dem sich die Person dagegen wehren möchte und welches demzufolge als „impulsiv“ bezeichnet werden kann. Daneben findet man instrumentelle Aggression, die ohne die beschriebene emotionale Antwort auf unangemessenes oder ungerechtes Verhalten ausgeübt wird und ihre Begründung in dem Persönlichkeitsmerkmal der „Dissozialität“ findet, welches dem Konstrukt der Psychopathie ähnelt.[249]

Daran ist zu erkennen, dass es sich hier einerseits um ein „Impulsivitätsproblem“ und andererseits um ein „Dissozialitätsproblem“ handeln kann. Interessanterweise sind viele Menschen, die sich im Straßenverkehr impulsiv und daher regelwidrig verhalten, sehr freundliche, aufgeschlossen wirkende Persönlichkeiten. Genauer betrachtet ist ein Teil dieser Personen sehr gerechtigkeitsliebend, weil sie im Verlauf ihres Lebens, insbesondere in ihrer Kindheit, sehr viel Ungerechtigkeit erfahren haben. Gegen diese Ungerechtigkeit möchten sie sich wehren, wissen aber nicht, wie, weil sie nur gelernt haben, freundlich und nett zu sein. Sie zeigen dann impulsives, explosives Verhalten, wenn sie den übertriebenen Eindruck haben, ihr Gegenüber treibe es zu weit oder sei ungerecht. Andererseits zeigen sie ihre Aggressionen,

249 Vgl. Banse, 2012; vgl. Alpers & Eisenbarth, 2008.

wenn sie keine Angst vor sozialen Sanktionen haben, wie sie sie in ihrer Kindheit oft erlebt haben, als sie für ihren Widerwillen bestraft wurden. So haben sie gelernt, „lieb und freundlich" zu sein – gepaart mit einem geringen Selbstwertgefühl – und nicht, sich durchzusetzen oder sich zu wehren. Beim Autofahren erleben sie daher häufig den Augenblick, bei dem sie sich ärgern (über andere Verkehrsteilnehmer oder auch außerhalb vor der Fahrt) und in dem sie sich – mit der Hoffnung, man werde sie nicht dabei entdecken – über Regeln hinwegsetzen und dadurch Gerechtigkeit erleben (die Befriedigung, die ihnen als Kind nicht zuteil wurde).

Hier sind im Sinne von Young Schemata aktiv, welche in der Kindheit erlebte Verlassenheit, emotionale Entbehrung oder Unzulänglichkeit zum Inhalt haben, also Schemata aus der Schemadomäne „Abgetrenntheit und Ablehnung". Die Reaktion auf die durch Ungerechtigkeit erlebte Herabsetzung entspringt dem Bestrafungsschema, weil diese Personen das Verhalten von anderen übertrieben kritisch betrachten und dann, wenn sie es als ungerecht empfinden oder wenn sich jemand nicht so viel Mühe gegeben hat wie sie selbst meistens, mit Ärger verbunden als falsch interpretieren. Sie regen sich in diesem Moment intensiv auf und haben Schwierigkeiten, ihren Ärger zu zügeln, spüren zugleich aber für sich das Recht, wütend, intolerant und unerbittlich sein zu dürfen.[250] Diese Problematik ist gravierend und muss verkehrstherapeutisch längerfristig mit Mitteln der Schematherapie, der Dialektisch-Behavioralen Therapie[251] oder anderen Therapiemethoden[252] behandelt werden.

Der andere Personenkreis, der eher ein „Dissozialitätsproblem" hat, betrachtet sich, die Menschen um sich herum und die Welt anders. Diese Menschen glauben, für sie gälten besondere Regeln, weil sie sich für etwas Besonderes halten. Sie wollen Macht und Kontrolle über andere und ihre eigenen Vorstellungen durchsetzen, *„ohne Einfühlung in die Situationen ihrer Mitmenschen und ohne Rücksicht auf ihre Bedürfnisse und ihre Gefühle"*.[253] Diese Menschen haben als Kind zu wenig Führung erhalten und man hat ihnen zu wenig „das reale Leben" zugemutet. Daher folgen sie häufig der Philosophie der „Unannehmlichkeitsvermeidung" und lassen sich von ihrer Lust oder Unlust leiten. Damit sie ihre Lust maximieren und Unlust-Erlebnisse nicht aushalten müssen, werden andere Personen instrumentalisiert. Dazu dient ihr Macht- und Kontrollbedürfnis, das sich in rigiden, kalten und impulsiven Ausdrucks- und Verhaltensweisen darstellt. Solche Menschen haben zu wenig verstanden, dass andere Menschen genauso legitime Ansprüche und Vorstellungen haben wie sie, dass sie mit ihrer Bedürfnisbefriedigung warten können müssen, dass sie Unlust aushalten können müssen und dass man zu einer für alle gleichermaßen gültigen Übereinkunft kommen muss und kann. Demgegenüber wurde ihnen möglicherweise

250 Vgl. Young et al., 2008, S. 42 ff.
251 Vgl. Linehan, 2007.
252 Vgl. Schmidt, 2012.
253 Vgl. Young et al., 2008, S. 46.

auch von ihren Eltern (bewusst oder unbewusst) vermittelt, dass sie oder ihre ganze Familie etwas Besonderes sind und sich nur begrenzt an die Regeln zu halten brauchen, die für die anderen gelten. Eigene Vorstellungen werden hier zum Teil rücksichtslos durchgesetzt, eigene Regeln gelebt, allgemeine Regeln nur beachtet, wenn sie nützlich sind oder wenn deren Nichteinhaltung direkt bestraft wird. Es handelt sich dabei eher um Problembereiche aus der Schemadomäne „Beeinträchtigung im Umgang mit Begrenzungen".[254] Auch hier ist eine verkehrstherapeutische Behandlung hilfreich und notwendig. Diese dauert lange, auch weil die betreffende Person erhebliche Probleme hat, die Nachteile ihres früheren Verhaltens bzw. ihrer früheren Haltung zu erkennen, und die Tendenz zeigt, aufgrund der subjektiven Vorteile ihr früheres Verhalten und die damit verbundene Haltung immer wieder zu leben. Die Aussicht auf Wiedererhalt (und Erhaltung) der Fahrerlaubnis kann ein Beweggrund sein, sich doch an die Regeln zu halten, denn sie wird als Vorteil erkannt und stellt eine Belohnung für ihre Veränderung dar. Viele dieser Personen müssen lernen, dass langfristige Verantwortungsübernahme erstrebenswerter ist und lebenskompetenter macht als kurzfristige Durchsetzung oder die Erlangung von Annehmlichkeiten. In diesem Sinne erfolgt in der Therapie eine Nachreifung der Patienten, auch mit den Mitteln des von Young beschriebenen „limited reparenting".[255]

Im Hinblick auf diagnostische Einordnung kann man damit das Verhalten aus den genannten Problemfällen wahrscheinlich als „emotional instabile Persönlichkeitsstörung" bezeichnen, welche, je nach Ausprägung, eher dem impulsiven Typ (ICD-10, F 60.30) oder dem Borderline-Typ (ICD-10, F 60.31) zuzuordnen ist. Allerdings kann auch die histrionische Dimension dominieren, also der liebenswürdig-emotionale Anteil der Persönlichkeit, die nur gelegentlich impulsiv überreagiert. Manche Patienten sind dagegen eher der Dissozialen Persönlichkeitsstörung (ICD-10, F 60.2) zuzuordnen. Tatsächlich dauert die Behandlung – wie typischerweise bei Persönlichkeitsstörungen – lange und sollte auch durch eine therapeutische Begleitung fortgeführt werden, wenn die betreffenden Personen den Führerschein wieder besitzen.

Jugendliche oder junge Erwachsene, die wiederholt auffällig werden, sind davon unabhängig zu betrachten. Auch sie können eine Entwicklung zeigen, die einer Persönlichkeitsstörung ähnelt, besonders dann, wenn diese zu so gravierenden Regelmissachtungen oder aggressiven Auslenkungen im und außerhalb des Straßenverkehrs führt, dass schließlich die Fahrerlaubnis entzogen wird. Die Ursache für dieses destruktive Verhalten muss auch hier in einem subjektiv erwarteten oder erlebten Vorteil im Hinblick auf dieses Verhalten gegeben sein. Dieser besteht bei dieser Personengruppe sehr oft in der Erfüllung der Anforderungen ihrer peer-group. Sie wählen oft ein zentripetales Verhalten, das ihre Gruppenintegration verstärkt, zulasten von geltenden Regeln.

254 Vgl. ebd.
255 Vgl. Young et al., 2008, S. 231 ff.

Ein gutes Beispiel sind etwa ohne Betriebserlaubnis modifizierte bzw. aufgewertete Fahrzeuge. Ab einer gewissen Häufung von Auffälligkeiten und Bestrafungen muss allerdings hier auch gefragt werden, weshalb die Bestrafungen unwirksam bleiben. Aus der Stärke der Strafresistenz ist die Stärke der Hintergrundproblematik abzulesen, welche dementsprechend verkehrstherapeutisch zu behandeln ist.

Es ist bei dieser Altersgruppe aber auch zu berücksichtigen, dass postpubertäre Einstellungen das Verhalten prägen. Die Abgrenzung von der Welt der Eltern, also der Erwachsenen, ist von großer Bedeutung und das Finden eigener Wertigkeiten und Grundsätze ebenso. Junge Erwachsene haben häufig noch keine genaue Vorstellung, wie gefährlich manches Verhalten sein kann. Das Bedürfnis nach Selbstbestimmung ist sehr groß und kein Zeichen einer Störung. Deshalb sind hier Psychoedukation oder verkehrspsychologische Gruppenkurse effektive Mittel, das richtige Verhalten zu finden. Erst wenn sich wiederholte Probleme mit der Regelmissachtung oder mit aggressivem Verhalten zeigen, ist eine Verkehrstherapie angezeigt.

Mitbürger, die aus einem anderen Land oder Kulturkreis stammen, integrieren sich hier in aller Regel ohne größere Probleme. In Ausnahmefällen kann es jedoch sein, dass sie hiesige Regeln nicht akzeptieren oder gar nicht kennen. Möglicherweise leben sie zurückgezogen, in ihrer sozialen Subgruppe, und wissen gar nicht, dass bestimmte Verhaltensweisen, die in ihrer Heimat „normal" sind, hier nicht gutgeheißen oder illegal sind. Damit verbunden ist gelegentlich die Haltung, man brauche sich nicht an hiesige Gesetze zu halten, weil die eigene ethnische Gruppierung ohnehin „überlegen" oder „besser" sei als die hiesige Bevölkerung. Diese wird möglicherweise samt der Regeln, für die sie steht, oder dem Leben, das sie führt, verachtet. Unter Umständen bildet auch die religiöse Einstellung ein legitimierendes Bollwerk gegen die hier existierenden Regelvorstellungen. Zudem sind einige dieser ausländischen Mitbürger nicht deshalb hierhergekommen, weil sie hier leben und sich entsprechend integrieren wollen, sondern um Geld zu verdienen oder aus der hier funktionierenden sozialen Absicherung ihren Vorteil zu ziehen. In ihrem Herzen wohnen sie immer noch in ihrer Heimat, die für sie hier oft gleich hinter ihrer Wohnungstür beginnt.

Für Kinder aus solchen Elternhäusern ist die Integration zweier Welten extrem schwierig. Die eine Welt, aus der sie stammen, der sie sich verpflichtet fühlen und die ein Leben entsprechend den dort herrschenden Regeln einfordert, existiert in ihrer Wohnung, innerhalb ihrer Familie. Die andere Welt, die ihnen freier, ungezwungener, interessanter, aber möglicherweise auch eben aufgrund größerer Freiheitsgrade „schwächer" erscheint, existiert draußen, außerhalb ihrer Wohnung. Zu dieser Welt wollen sie gehören, dort sind ihre Freunde, dort ist ihre Schule, ihr Arbeitsplatz, ihre Zukunft. Der Konflikt, den diese Kinder von Einwandererfamilien haben, ist gewaltig.

Vor diesem Hintergrund verübte Regelverstöße müssen sehr differenziert betrachtet werden. Wieder ist festzustellen, dass Verkehrstherapie nur infrage kommt, wenn es sich um ein gravierendes psychisches Problem handelt, welches die betreffende Person dazu führt, gelegentlich oder häufiger Regeln nicht angemessen zu befolgen. Die angesprochenen Kinder von Einwandererfamilien haben wohl häufiger tatsächlich einen gravierenden psychischen Konflikt und mithin ein gravierendes psychisches Leiden. Dieses Leiden ist möglicherweise als Form der Anpassungsstörung zu betrachten (ICD-10, F 43.2), denn es ist lang anhaltend, berührt die Tiefen ihrer Existenz und wurde mit hoher Wahrscheinlichkeit von ihnen selbst noch nie angesprochen. Es kann sich daraus sekundär auch eine Depression oder eine Angststörung entwickelt haben, sodass die Problematik im Umgang mit Regeln erst die tertiäre Entwicklung wäre. Aber eine Behandlung ist auch hilfreich, wenn man keine kategoriell-diagnostische Einordnung vornehmen kann oder will. Es ist im verkehrstherapeutischen Kontext notwendig, die Ursachen der Probleme so zu lösen, dass das subjektive Leiden daran aufhört, weil nur so die sekundäre Störung gemildert und schließlich die Regelproblematik stabil beendet werden kann.

Nimmt eine Person ihre Auffälligkeit und den möglicherweise folgenden Führerscheinentzug zum Anlass, in ihrem Leben wirklich etwas zu ändern, also mit früher gelebten falschen Haltungen Schluss zu machen, so können auch Personen aus der Elterngeneration von Immigranten erfolgreich eine Therapie machen. Denn es geht hierbei nicht nur um das lapidare Lernen einer neuen, richtigen Haltung, sondern um das Aufgeben der früheren Haltung, die diese Person lange als richtig empfunden hat. Das ist einerseits emotional nicht einfach. Andererseits sind all die bereits beschriebenen Schwierigkeiten der Änderung von Haltungen oder auch Schemastrukturen zu erwarten und therapeutisch zu begleiten. Es handelt sich um einen therapeutischen Veränderungsprozess dieser Person, des Ablegens einer destruktiven, selbstschädigenden Struktur und des Annehmens einer hilfreichen, konstruktiven, selbstförderlichen Haltung und damit um einen Neubeginn im Leben dieser Person, der durch eine therapeutische Begleitung erst möglich wird.

Die dritte Gruppe von Personen, die immigriert sind, jedoch ein Problem mit hiesigen Regeln haben, sind solche, die aus Überzeugung andere Regeln befolgen und leben. Sie sind einer therapeutischen Behandlung nicht zugänglich, denn diese Menschen haben primär kein Problem mit ihrer Selbststeuerung, sie können sich meist in der von ihnen als richtig gesehenen Weise steuern und handeln und sie nehmen in Kauf, dass diese nicht hiesigen Regeln entspricht. Das Problem, dass sich für die Gesellschaft daraus ergibt, muss aber mit anderen Mitteln als jenen der Verkehrstherapie gelöst werden.

Da in diesem Kapitel nicht alle Aspekte der weiten Erkenntnisbasis berücksichtigt werden können, ist auf weiterführende Literatur zu verweisen.[256]

256 Etwa in Banse, 2012; Hagmeister & Enderlein, 2008; Jäncke, 2012; Nicolay, 2000 und 2010; Schlottke, 2011; Schmidt, 2012; Witthöft et al., 2011.

4 Konkreter Therapieverlauf

Die nun folgenden anonymisierten Beispiele von verschiedenen typischen Verkehrstherapie-Fällen sollen die Darstellungen aus den vorhergehenden Kapiteln verdeutlichen und mit Leben füllen. Für alle Fälle gilt, dass sie als Psychotherapiefälle durch verschiedene anerkannte Supervisoren und Lehrtherapeuten für Kognitive Verhaltenstherapie begleitet und sie gemäß den Richtlinien zur Falldokumentation dargestellt wurden.[257] Die im therapeutischen Kontext übliche Begrifflichkeit wird grundsätzlich als bekannt vorausgesetzt, aber auch so weit wie möglich erläutert. Die Darstellung ist so gewählt, dass der Inhalt auch für den Nichtfachmann in ausreichendem Maße transparent und hilfreich sein sollte. Im Folgenden werden wichtige Begriffe noch einmal kurz erläutert, ansonsten wird auf die therapeutische Ursprungsliteratur verwiesen.

Der Kognitiv-Emotionale Lebenslauf (KELL) wurde bereits dargestellt und auch die Tatsache, dass die Analyse des Lebensverlaufes die Alkoholbeziehung oder die Drogenbeziehung und die damit verbundene Problematik, ihren Krankheitswert und die Notwendigkeiten für den zukünftigen Umgang damit transparent machen. Ein weiteres therapeutisches Hilfsmittel ist die vertikale Verhaltensanalyse. Sie ist ein Mittel, mit dessen Hilfe aus dem beobachtbaren Verhalten Schlüsse über die inneren, psychischen Konzepte eines Patienten gezogen werden können. Sie beinhaltet also konkretes Verhalten, die Regeln, nach denen sich dieses Verhalten vollzieht, Pläne, die diese Regeln begründen, und Oberpläne, Grundannahmen oder Schemata, die aus der persönlichen Lebensentwicklung stammen und letztlich Pläne, Regeln und Verhalten bestimmen. Die Vertikale Verhaltensanalyse kann von unten nach oben („bottom-up") oder von oben nach unten („top-down") erschlossen werden. Eine horizontale Verhaltensanalyse beinhaltet dagegen alle relevanten Aspekte eines Problemverhaltens, aufgeteilt nach dem SORK-Prinzip (Situationsvariablen, Organismusvariablen, Reaktionen auf verschiedenen Ebenen und Konsequenzen positiver, negativer, kurzfristiger und langfristiger Art). Auf diese Weise können Therapeut und Patient einerseits die Gründe des Problemverhaltens, andererseits aber auch den Schaden, den sich der Patient damit selbst zufügt, besser verstehen. Das funktionale oder hypothetische Bedingungsmodell ist notwendig, um Zusammenhänge der einzelnen relevanten Problemanteile und ihre Wirkungsweisen nachvollziehbar zu machen. All dies sind wesentliche Voraussetzungen für das Gelingen der therapeutischen Interventionen.

257 Vgl. Günther, 2006.

Psychodiagnostik – sei es in Form von Gesprächsdiagnostik, Testdiagnostik, Verhaltensbeobachtung, fremdanamnestischen Gesprächen, Verhaltensanalysen oder Bedingungsmodellen – ist immer erforderlich, um die Persönlichkeit und ihre Ausprägungen und um das Problem genau zu erfassen. Die dargestellten Fälle liegen einige Jahre zurück, daher weichen ihre Beschreibungen im Hinblick auf psychodiagnostische Erfordernisse von den theoretischen Ausführungen marginal ab. Heute wird Testdiagnostik noch differenzierter betrieben, dadurch wird das therapeutische Vorgehen einfacher, transparenter und erfolgreicher.

4.1 Präsentationssymptom Alkoholauffälligkeit bei Abhängigkeit – Herr A.

Der erste Fall beschäftigt sich mit dem bedeutsamsten Patiententypus in der Verkehrstherapie: den Patienten mit Alkoholproblemen.

4.1.1 Allgemeine Angaben zum Patienten

Herr A. wurde in einer fränkischen Großstadt als jüngstes von drei Geschwistern geboren und ist zum Zeitpunkt des Therapiebeginns 44 Jahre alt. Er ist ledig, kinderlos, hat keine Partnerin und lebt in eigener Wohnung im Haus seiner Eltern. Er wuchs an seinem Geburtsort auf und bewohnt seit dem kürzlichen Tod seiner Mutter das elterliche Haus allein mit seinem Vater. Seine Geschwister wohnen in der Nachbarschaft.

Die letzte Beziehung hatte Herr A. vor 12 Jahren. Er ist seit einigen Jahren in Leitungsposition und gibt an, dass er, obwohl er viel arbeitet und sehr hilfsbereit ist, sehr gerne faulenzt, „nichts tut" und keinen Hobbies nachgeht, weil ihm nichts einfalle.

Herr A. ist zu Therapiebeginn ein mittelgroßer, aber hinsichtlich des persönlichen Eindrucks und Habitus eher stämmig und kleiner wirkender Mann. Er demonstriert die Bereitschaft, an sich zu arbeiten, in fast schon zuvorkommender Pflichterfüllung. Er lächelt eigentlich nicht, die Mimik wirkt ernst bis ärgerlich-enttäuscht und versteinert. Trotzdem ist er bemüht, gute Laune zu verbreiten.

4.1.2 Überweisungsmodus

Herr A. kam nach einer Autofahrt unter Alkoholeinfluss auf Empfehlung an die Telefonnummer des Therapeuten und rief ihn an, um einen Termin zu vereinbaren.

4.1.3 Erstkontakt

Herr A. erschien zur ersten Sitzung und wirkte angespannt, geradezu verspannt. Das Gesicht zeigte, abgesehen von einem traurig-depressiven Ausdruck, wenig Mimik. Mit einer bittenden Haltung des vorauseilenden Gehorsams sprach er nicht viel und wenn, dann schnell und meist in abgehackt wirkenden Sätzen. Insgesamt war die Atmosphäre aber gut und von der Bereitschaft zu einer unkomplizierten Zusammenarbeit geprägt.

Als Anlass für sein Erscheinen nannte er den Verlust seines Führerscheins und dass er diesen so schnell wie möglich wieder benötige. Er habe vor über zehn Jahren zwei Alkoholfahrten begangen und seit 12 Jahren sei der Führerschein nun weg. Auch eine vor neun Jahren durchgeführte MPU-Begutachtung verlief erfolglos. Diesmal wollte er es sicher schaffen. Dabei wurde auch etwas Unverständnis von ihm darüber geäußert, weshalb er für die beiden schon über zehn Jahre zurückliegenden Alkoholfahrten noch eine MPU machen müsse, wie man ihm gesagt habe. Es wurde also deutlich, dass Herr A. einfach Informationen benötigte. Als weiteren Wunsch äußerte er, dass er selbstsicherer werden wolle.

Zu seiner Person und wesentlichen Eckdaten befragt, gab er gleich zu Anfang an, dass er nur wenig Alkohol trinke, gelegentlich am Samstag, und dass er in leitender Funktion tätig sei. Er zeigte also, dass er eigentlich kein Problem habe („ich trinke fast nichts"), und außerdem, dass er ein aufrechter, zuverlässiger Mann sei (Leitungsfunktion). Es entstand der Eindruck, dass er sich nichts vorzuwerfen habe, dass er sich ohnehin viel Mühe gebe und nicht verstehe, warum man an ihm zweifele. Wie sich im Laufe der Therapie herausstellte, war das eine seiner Grundhaltungen, auch im Leben. Darüber hinaus gab er an, ledig zu sein, keine Beziehung zu haben, keine Kinder, 44 Jahre alt zu sein und alleine in eigener Wohnung im Haus der Eltern zu leben. Er habe den Beruf gelernt und in der Freizeit schaue er gerne Videos, möge aber keinen Sport.

Entsprechend seinem Bedürfnis nach Information wurde dann die medizinisch-psychologische Untersuchung (MPU) dargestellt und erläutert. Es war bereits in der ersten Stunde zu bemerken, dass Herr A. viel Unterstützung benötigte, um seine Ängste abbauen zu können, und die Erklärung dessen, was in der MPU auf ihn zukommt, war eine sehr willkommene Gelegenheit, seine Unsicherheit in Bezug auf beide verunsichernden Situationen, die der bevorstehenden MPU und die der ersten Stunde bei einem Verkehrstherapeuten, zu mindern.

Bei der Darstellung wurde darauf geachtet, dass Herr A. versteht, dass hier keine Willkür am Werk ist, dass niemand etwas gegen ihn hat, sondern dass der Ablauf, der ihn in die Notwendigkeit einer MPU bringt, aber auch das dortige Vorgehen klar durch Regeln gesteuert und nachvollziehbar ist. Betont wurde, dass er bei der MPU die von ihm durch seine Alkoholfahrten verursachten Zweifel an seiner Fahrtauglichkeit widerlegen müsse. Er verstand, dass zu diesem Zweck eine grundlegende Veränderung nötig sei, an der er gemeinsam mit dem Therapeuten durch Analyse der Motive und der Alkoholbeziehung und durch das Verstehen seiner Person und seines So-geworden-Seins arbeiten würde. Diese Veränderung könne allerdings nur geschehen, wenn Herr A. das selbst wolle, es sei also eine hohe Motivation vonnöten, Offenheit und die Bereitschaft zur Selbstkritik. Herr A. verstand aufgrund der genauen Darlegungen, dass eine Veränderung seines Verhaltens und der das Verhalten steuernden Psyche durch psychotherapeutische Mittel im Rahmen der Verkehrstherapie erreicht werden könne. Da er klar sagte, dass er gemeinsam mit dem Therapeuten in der dargestellten Art vorgehen wolle, bestand nun, am Ende der ersten Stunde, ein Konsens bezüglich des einzuschlagenden Weges. Herr A. und der Therapeut hatten also das notwendige Arbeitsbündnis geschlossen. Dessen Basis war der vorläufige Behandlungsplan, der an die Erfordernisse zur Verhinderung einer erneuten Auffälligkeit angepasst war. Dieser umfasste nach dem Kennenlernen seiner Person und seiner Probleme (auch der störungsrelevanten, daher: Exploration und Anamnese) die Aufarbeitung der persönlichen Trinkmotive, die Klärung der Alkoholbeziehung, von der auch die beiden Alkoholfahrten ein repräsentativer Teil sind, und daraus abgeleitet die Möglichkeit bzw. die notwendigen Schritte, um eine Verhaltens- und Einstellungsänderung zu erreichen – und schließlich auch die Stabilisierung der erreichten Veränderungen durch die Anwendung des neuen Verhaltens und das Elaborieren der damit verbundenen Erlebnisse.

Um die Bedeutung eines veränderten Umgangs mit Alkohol zu betonen, aber auch, um für ihn und für die Präsentation bei der Begutachtung einen (scheinbaren) Beweis seiner veränderten Alkoholbeziehung zu haben, wurde noch dargelegt, dass es hilfreich wäre, zweimonatlich Laborleberwerte erheben zu lassen (heute werden als Abstinenznachweis Urin- oder Haaranalysen verwendet). Herr A. äußerte sich

Behandlungsplan

I. Kennenlernen
II. Aufarbeitung der psychischen Ursachen für das Problemverhalten
III. Analyse der Alkoholproblematik
IV. Analyse der Auffälligkeiten als repräsentativer Ausschnitt der Problematik
V. Veränderung sowohl der identifizierten psychischen Ursachen als auch des Problemverhaltens mittels psychotherapeutischer Methodik
VI. Erfahrungen mit der Veränderung im Lebensalltag
   → neue Zufriedenheit
   → Integration der Veränderung in die Persönlichkeit
   → Stabilität
   → Zukunftssicherheit

insgesamt hoch motiviert, seine Therapie in dieser Weise durchzuführen, insbesondere seine persönliche Unsicherheit zu reduzieren. Mit einem positiven gemeinsamen Eindruck, Zuversicht und reduzierter Unsicherheit aufgrund der Informationen und des gemeinsamen Arbeitsbündnisses verließ Herr A. schließlich die Sitzung.

4.1.4 Psychosoziale Anamnese

Erst in der fünften Sitzung wurde eine dezidierte Anamnese vorgenommen, die dann in der 14. vervollständigt und in der 25. Stunde zusammengefasst wurde. Herr A. präsentierte in den Sitzungen davor gleich wesentliche Probleme und begab sich in den therapeutischen Prozess. Die in den ersten Stunden genannten Probleme sind anamnestisch von Bedeutung. Es zeigte sich, dass Herr A. im Allgemeinen schlecht mit sich selbst umging: Er sprach generell wenig, trug dabei aber viele Spannungen in sich, was wiederum die Verhaltens- und Gesprächsbeobachtung und die Schlussfolgerungen daraus während der ersten Sitzung bestätigte. Die Spannungen äußerten sich in nächtlichem Zähneknirschen.

Darauf angesprochen, bestätigte er sein großes inneres Stresserleben, das durch den Druck entstand, unter den er sich selbst ständig stellte: Er wollte immer zu viel auf einmal machen und überforderte sich dabei.

Außerdem arbeitete er sehr viel, ernährte sich dabei aber schlecht, denn er lebte vor allem von Süßigkeiten und Kaffee. Warmes Essen gönnte er sich kaum. Getränke waren fast immer zucker- oder alkoholhaltig. An diesen Gegebenheiten wurde in den ersten Sitzungen verändernd gearbeitet und damit der therapeutische Prozess initiiert. Herr A. sprach rasch und dankbar darauf an und berichtete schon bald eine Verbesserung seines Befindens. All dies diente auch der Steigerung der Therapiemotivation. Anamnestische Informationen wurden dann anhand der Analyse des (MPU-)Vorgutachtens gesammelt, welches negativ ausfiel. Hier stellte man eine Alkoholabhängigkeit fest und empfahl ihm vor einer nochmaligen Begutachtung eine genaue diagnostische und therapeutische Aufarbeitung. Ursächlich für die Begutachtungsnotwendigkeit waren zwei Alkoholfahrten mit 1,82 Promille Blutalkohol (BAK) und mit 1,95 Promille BAK.

Herr A. hat einen Bruder und eine Schwester, beide älter als er. Seine Eltern arbeiteten schon immer viel, um das gemeinsame Haus abzubezahlen, wie Herr A. sagte. Sein Vater lebt noch und ist Elektriker gewesen, sein Wesen sei ruhig und freundlich; er habe aber vor einigen Jahren einen Herzinfarkt gehabt, was zur Berentung geführt habe.

Seine Mutter war vor Kurzem gestorben, was Herrn A. sehr zusetzte. Zuvor erkrankte die als gutmütig, lebenslustig, sparsam und engagiert beschriebene Frau vor etwas mehr als einem Jahr an einem Hirntumor. Hinzu kam eine Demenz, die bereits vor zwei Jahren begonnen hatte. Als sie vor einem Jahr ins Krankenhaus kam, sagte der Arzt eine nur noch geringe Lebenserwartung von wenigen Monaten voraus. Herr A. wohnte damals mit beiden Eltern im gleichen Haus – anders als seine Geschwister, die in der Nachbarschaft wohnen – und beobachtete den Verfall seiner Mutter. Dies bereitete ihm „Graus und großen Schmerz".

Seinen Vater beschreibt Herr A. als Mann, der nicht viel redet, über Gefühle überhaupt nicht, und als verschlossenen „Stubenhocker". Als Herr A. ein Jahr alt war, lebte er wegen des Hausbaus seiner Eltern 15 Monate lang bei seiner Taufpatin und entbehrte so die Zuwendung seiner Eltern, speziell seiner Mutter. Die Güter „Zeit" und „Zuwendung" der Mutter waren wegen ihrer vielen Arbeit sehr knapp. Die wenige verbleibende Zeit musste Herr A. mit seinen Geschwistern teilen. Diese neigten jedoch dazu, ihn zurückzusetzen, sie hänselten ihn, übten Druck auf ihn aus und vermittelten ihm das Gefühl, er habe keine Ahnung und solle still sein.

So entwickelte sich ein Defizit an emotionaler Zuwendung, was verbunden war mit Enttäuschung, Beklemmung, Schmerz und starker Wut, die allerdings nicht geäußert werden konnte, weil niemand ihm ausreichend zuhörte. Es manifestierte sich allmählich ein persönliches Gefühl der Inkompetenz, starke Unsicherheit und ein Mangel an Selbstvertrauen. Sein Selbstwertgefühl erlangte er durch das Anbieten seiner Hilfe (wie die Mutter) und durch Arbeit (wie Mutter und Vater).

Dadurch lernte Herr A. früh, seine Zuwendung und Geborgenheit „draußen", außerhalb der Familie, bei Freunden zu suchen, die zur Ersatzfamilie wurden. Der Motor dafür liegt seiner Einschätzung nach zuhause, bei den Geschwistern, die ihm ständig das Gefühl vermittelten, inkompetent zu sein. Herr A. kommentiert die Bedeutung der Flucht in die Clique mit dem Ausspruch: „So, jetzt bin ich euch (die Geschwister) los!" So lernte er, dass er durch (räumliche) Flucht seinen inneren Gefühlszustand verbessern konnte. Flucht wurde auf diese Weise schon ab etwa seinem elften Lebensjahr zu einem wichtigen Mittel, um seine Gefühle regulieren zu können.

Auch seine Alkoholbeziehung begann in der Freundesclique im 14. Lebensjahr und intensivierte sich, als er mit 15 Jahren in die Lehre ging. Die Anerkennung und der räumliche, aber auch zunehmend der psychische (Alkoholisierung) Fluchtcharakter des Von-zuhause-weg-Seins und des Alkoholtrinkens mit den Freunden etablierte sich zunehmend in seinem Leben und wurde zur Verhaltensgewohnheit. Nachdem Herr A. im Alter von 18 Jahren Geselle geworden war, wurde er rasch zum stellvertretenden Leiter befördert. Zusätzlich übernahm er für 20 Stunden pro Woche eine anderweitige Aushilfstätigkeit. Er tat also das, was er in seiner Familie als richtig kennengelernt hatte: Er arbeitete viel und war gutmütig, verschloss sich zunehmend und sprach daher nicht über Belastungen, zeigte sie nicht und entlastete sich, wie er es in der Folge in seinem Freundeskreis gelernt hatte, durch Alkoholkonsum.

Mit 17 Jahren hatte er seine erste Freundin, im Alter von 21 hatte er für ein halbes Jahr eine Freundin, die selbst viel Alkohol konsumierte. Am Ende dieses Jahres beging er seine erste Alkoholfahrt. Er trank daraufhin für ein Jahr keinen Alkohol mehr. Als er kurz darauf an seiner Arbeitsstelle ungerechtfertigt wegen Diebstahls verdächtigt wurde, kündigte er und arbeitete fortan 60 Stunden pro Woche an einem neuen Arbeitsplatz. Diese Vorgänge führten zu einem weiteren Bruch im Vertrauen, bestätigten also das in seiner Ursprungsfamilie gelernte Misstrauen, zementierten sein bis dahin ohnehin geringes Selbstvertrauen und steigerten seine Gefühle der (sozialen) Inkompetenz und seine versteckte Wut. Zwei Jahre nach seiner ersten Alkoholfahrt begann er wieder Alkohol zu trinken und lernte seine dritte Freundin kennen, die ebenfalls gerne Alkohol trank. Diese beendete ein Jahr später die Beziehung ohne Angabe von Gründen. Wieder fühlte er sich inkompetent, frustriert, allein und wütend. Wieder allerdings zeigte er diese Gefühle kaum jemandem und wurde wenig später mit seiner zweiten Alkoholfahrt auffällig.

Einige Jahre danach wurde er wieder in seinem Ausbildungsberuf tätig, wo er zwei Jahre später eine Leitungsfunktion übernahm. Er trank seitdem weniger oft, aber wenn er trank, dann stets immense Mengen (drei- bis viermal pro Jahr 10–12 halbe Liter Bier). Vier Tage vor dem Tod seiner Mutter trank Herr A. zum letzten Mal Alkohol. Zu Beginn der Therapie in diesem Zeitraum pflegte er überhaupt keine Interessen in seiner Freizeit. Ein halbes Jahr danach (14. Sitzung) gibt er immerhin schon an, gerne im Café zu sitzen und Ausflüge zu machen, und seine Lebensphilosophie zeigt Fortschritte. Er sieht jetzt: „Es kann nicht immer nur abwärts gehen“, und: „Nach einem Tief kommt immer ein Hoch.“ Rückblickend sah er sich als „der Mann, dem nichts einfiel“.

4.1.5 Exploration der Symptomatik im engeren Sinne

Herr A. zeigte sich von Beginn an sehr ängstlich, unsicher, aber auch verschlossen. Seine Mutter starb zwischen der ersten und zweiten Therapiesitzung, aber er berichtete erst in der fünften Sitzung davon. Daran ist bereits sein Misstrauen und seine Verschlossenheit zu erkennen, die geringe Verbundenheit mit seiner eigenen Gefühlswelt oder die geringe Bedeutung, die er eigenen Gefühlen in der Kommunikation mit anderen beimisst.

Die angewendeten exploratorischen Mittel waren die Gesprächs- und die Verhaltensbeobachtung, diagnostische Abklärung im Gespräch und mittels Verhaltensanalysen, eine Gefühlsliste, die Analyse der Alkoholbeziehung, die kognitiv-emotionale Lebenslaufanalyse und die Analyse des Vorgutachtens.

Herr A. ist mittelgroß, er hat eine beginnende Stirnglatze mit Geheimratsecken. Obwohl er zu Therapiebeginn erst 44 Jahre alt ist, wirkt er vorgealtert, jedoch ist er im Gespräch freundlich zugewandt, Aggressionen sind bei ihm anfangs nicht zu spüren, erst mit fortschreitender Therapie wird er störrischer, gelegentlich auch subaggressiv und unbequemer. Zu Anfang der Therapie zeigt er sich als unkomplizierter, bequemer Patient, mit dem es Spaß macht zu arbeiten. Er folgt den Anweisungen und Erfordernissen im Rahmen der Therapie und wirkt kooperativ. Dabei zeigen die hohe Sprechgeschwindigkeit, gelegentliche Versuche zu lächeln, die sein Gesicht aber nicht fröhlich, sondern verzerrt wirken lassen, eine hohe Angespanntheit und Unsicherheit. Er will alles richtig machen – eine typisch depressive Grundhaltung. Diese verweist allerdings auf die zugrunde liegende, gelernte Überzeugung (Schema) des persönlichen Ungenügend-Seins.

Sein Gesichtsausdruck ist sehr prägnant, da er eigentlich unglücklich wirkt, trotzdem aber immer wieder Späße macht oder spaßhafte Äußerungen, deren Witz nicht greifbar ist, die ihm aber Gelegenheit geben, seine versteinerte Miene durch ein Verzerren des Mundes und der Gesichtsmuskeln zu verändern. Dahinter steckt wohl ein Versuch der Lockerung, was aber zu wenig gelingt. Der mangelnde Erfolg der Maßnahme unterstützt das Hilflosigkeitsgefühl und die depressive Grundhaltung.

Alkohol erhält hier Bedeutung als Lockerungsmittel, aber auch als Mittel, um depressive und andere negative Gefühle wegzuschieben und gegen angenehmere Gefühle einzutauschen. Der Eindruck, ungenügend zu sein, führt zu dem konstanten Versuch, ständig alles richtig zu machen, also zu einer andauernden Selbstüberforderung, und zu einem drohenden Burnout-Syndrom. Diese ständige Selbstüberforderung ist ursächlich an die Situation in der Ursprungsfamilie gekoppelt, also daran, dass die Eltern nie richtig Zeit für ihn hatten, und wenn, dann nie über Gefühle oder gar seine Bedürfnisse, also innerlich Bedeutsames, sprachen. Dies machte ihn unsicher über seinen Selbstwert und das richtige Verhalten im Zusammensein mit anderen Menschen.

Durch die wenige Zeit, die seine Eltern in ihn investierten, fühlte sich Herr A. ungeliebt. Dies wurde dadurch, dass seine Geschwister ihn dauernd hänselten und auf ihm herumhackten, noch drastisch verstärkt. Letztlich entstand dabei ein Mensch, der nicht glauben konnte, dass er liebenswert ist. Dies kreierte viele belastende Gefühle. So verband Herr A. auf einer Gefühlsliste mit dem Ausspruch „Du hast doch eh keine Ahnung, sei doch ruhig!“, den er als Kind häufig zu hören bekam, massive Trauergefühle (Traurigkeit, Einsamkeit, Beleidigtsein, aber vor allem Enttäuschung), starken Schmerz, große Angst (Angst, Furcht, Anspannung, Nervosität, Selbstunsicherheit, Unterlegenheit, Verlegenheit, Demütigung und vor allem Beklemmung) und viel Wut (Ärger, Zorn, Missmut, Misstrauen, Kränkung, Frustration).

Die Überzeugung, nicht liebenswert zu sein, nicht zu genügen, es nicht wert zu sein, dass man sich mit ihm abgibt, führte dazu, dass er sich auch nicht mehr auf Kontaktsuche begab, denn das erwartete Ergebnis war gut gelernt und somit vermeintlich bekannt: Er erwartete, abgelehnt zu werden, was mit großer Angst besetzt war. Daher hatte Herr A. auch seit 12 Jahren keine Freundin mehr. Andererseits hatte er aber gelernt, dass Arbeit etwas Wichtiges und Wertvolles ist und dass man dadurch und durch Hilfsangebote an andere sich das Gefühl zusprechen darf, etwas Wertvolles getan zu haben, also selber auch ein wenig wertvoll zu sein. Daher seine ständige Selbstüberforderung.

Die massive Selbstunsicherheit durch die Erwartung mangelnder Zuwendung, durch das ständige Scheitern und die Selbstüberforderung wurde nur unterbrochen, wenn er mit seinen Kumpels in der Clique zusammen war. Hier war er einer von ihnen, war „pflegeleicht", anspruchslos und ständig darum bemüht, nicht in negativer Weise auf sich aufmerksam zu machen und, im Gegenteil, Bestätigung zu erfahren. Diese bekam er besonders durch Hilfsangebote und später durch Alkoholkonsum. Anerkennung für das Vertragen hoher Trinkmengen ist unter jungen Erwachsenen verbreitet.

Da er schüchtern und unsicher war, hatte er keinen übermäßigen Erfolg bei Frauen, außerdem war er zu verspannt. Das besserte sich mit Alkoholkonsum, er wurde lockerer und spürte seine hemmenden und belastenden Gefühle weniger, was wiederum größere Chancen beim Kennenlernen von Mädchen bzw. Frauen ermöglichte.

Folgerichtig waren seine zwei wichtigsten Beziehungen solche mit Frauen, die selbst viel Alkohol tranken. Alkohol erfüllte also mehrere wichtige Funktionen in seinem Leben und wurde von ihm für diese Funktionen missbraucht. Alkoholmissbrauch mangels Alternativen und nicht zu beseitigender emotionaler und Verhaltensprobleme, die, wie in der Therapie klar werden sollte, durch dysfunktionale Überzeugungen begründet waren, führte zu einer Chronifizierung der Alkoholproblematik und zur Alkoholabhängigkeit (Dosissteigerung, Entzugserscheinungen, Trinken trotz des eindeutigen Nachweises schädlicher Folgen).

Der Schlüssel für seine Negativentwicklung war die Überzeugung, dass er so, wie er ist, nicht akzeptabel, nicht liebenswert sei, und die sich daraus ergebende Selbstunsicherheit, die zu einer Sozialen Phobie führte, einer Meidung sozialer Anlässe aus Angst. Die einzigen beiden sozialen Anlässe, die er akzeptieren bzw. bewältigen konnte, waren die Arbeit und Trinksituationen. Aus diesem Grunde äußerte er zu Beginn der Therapie zunächst auch keinerlei Freizeitaktivität, was wiederum die getroffenen Schlussfolgerungen bestätigt.

4.1.6 Diagnosen

Herr A. war als alkoholabhängig zu diagnostizieren (ICD-10 F 10.20), ebenso war eine Soziale Phobie (ICD-10 F 40.1) bei ihm festzustellen.

4.1.7 Horizontale Verhaltensanalyse

Die Horizontale Verhaltensanalyse wurde in der 15. Stunde durchgeführt. Hierfür sollte sich Herr A. beispielhaft in eine Situation aus seiner Jugend zurückversetzen. Es ist Silvester, nach einem langen, harten Arbeitstag und Arbeitsjahr, in dem er ständig zu viel gearbeitet hatte, wird in geselliger Runde noch gemeinsam getrunken.

Tabelle 6 Horizontale Verhaltensanalyse des Herrn A.

Situation S	Organismus O	Reaktionen R	Konsequenzen C
Es ist Silvester. Herr A. ist Lehrling. Er hat viel gearbeitet – zu viel, wie so oft. Es ist Arbeitsende, man setzt sich noch zusammen und trinkt „ein oder zwei“ Biere.	„Falle nicht negativ auf!“ „Das kapierst du doch ohnehin nicht.“ „Halt die Klappe!“ „Keiner hat Zeit für mich.“ „Meine Bedürfnisse sind nicht wichtig.“ „Alkohol hilft mir, lockerer zu werden, Freunde zu haben.“ „Ich bekomme Anerkennung, wenn ich helfe, arbeite oder viel trinke.“ „Ich habe schon immer mehr gearbeitet.“	Motorisch: Erst mal hinsetzen, Bier trinken (nach starker motorischer Aktivität). Verbal: „Feierabend, Schluss, Aus!“ (und dem Chef recht geben). Physiologisch: Stress loslassen, „Entschleunigen“. Emotional: Gutes Gefühl wegen Feierabend. Ende vom Stress. Entspannungsvorbereitung. Kognitiv: „Ich habe die Schnauze voll“, „Füße platt“, „Lass mich in Ruhe!“	Kurzfristig: C+: Besser reden können (v. a. mit Fremden). C+: Sich spüren, sich frei fühlen. C+: Sich aufregen können, z. B. über Kunden, Gefühle äußern. C/–: Spannung lässt rasch nach. C/–: Schlechte Gefühle weichen. C+: Lachen, locker sein (entspanntes Zusammensitzen, Füße baumeln lassen), gestikulieren. Langfristig: C–: Gesundheitliche Probleme entstehen. C–: Nicht lernen, dass man auch ohne Alkohol locker sein und reden kann. C–: Führerscheinentzug.

Erläuterung: C+ = positive Konsequenz; C– = negative Konsequenz; C/+ = Verschwinden positiver Aspekte als Konsequenz aus dem gezeigten Verhalten; C/– = Verschwinden negativer Aspekte als Konsequenz aus dem gezeigten Verhalten

4.1.8 Vertikale Verhaltensanalyse

Nachdem alle relevanten Bestimmungsstücke erfasst waren und Herr A. im Rahmen der Therapiesitzungen gelernt hatte, sich selbst introspektiv zu betrachten, das Erkannte zu verbalisieren (durch Selbstverbalisationstraining, welches später auch konstruktiv veränderte Selbstverbalisierungen erbrachte) und verstand, wie wichtig die „inneren Programme" sind, weil sie bestimmen, was wir erleben und wie wir handeln, wurde in der 16. Sitzung die folgende Analyse erstellt.

Grundannahmen:

„Falle nicht unangenehm auf, sonst wirst du bestraft."
(Furcht vor Geborgenheitsverlust)
+
„Arbeiten und Helfen ist richtig, wird belohnt – born to work."
(Geborgenheitssicherung und Selbstbewusstseinsquelle)
+
„Ich bin nicht wichtig, keiner interessiert sich für mich."
(Verunsicherung)

Pläne:	„Ich brauche Wertschätzung und muss mir diese selber schaffen."	„Ich will von den Eltern unabhängig sein." ↑ „Wenn ich viel arbeite, dann verdiene ich mehr Geld."	„Ich brauche Harmonie."
Regeln:	„Wenn ich schreie, verliere ich Wertschätzung."	„Wenn ich hohe Ziele habe und mir viel Stress mache, dann schaffe ich mehr."	„Wenn ich rede, anderer Meinung bin oder verärgert bin und das zeige, dann erlebe ich keine Harmonie, sondern Angst und Unsicherheit."
Tun:	„Ich bleibe still und fresse Ärger in mich rein." (auch als Vorgesetzter)	„Ich mache mir den Stress selber."	„Ich rede nicht viel, vor allem nicht über negative Gefühle."

Bild 17 Vertikale Verhaltensanalyse des Herrn A.

4.1.9 Hypothetisches Bedingungsmodell

Aufgrund der vorangegangenen Ausführungen ist es nun möglich, die Symptomatik des Herrn A. zu einem Bedingungsmodell zusammenzufassen. Er leidet an einem grundsätzlichen Anerkennungs- und Wertschätzungsdefizit für seine Person, was ihn stark verunsichert und darüber hinaus traurig und zornig macht. Er hat allerdings gelernt, sich die für ihn nötige Anerkennung durch intensives Arbeiten, durch eine helfende Haltung und durch Zurückhaltung eigener Ansprüche und Bedürfnisse zu erobern. Die direkte Folge daraus ist Selbstüberforderung und eine drohende Erschöpfungsdepression.

Dieser Umstand verunsichert und frustriert ihn wiederum, weil er sich eine Bestätigung seiner Person dadurch unmöglich macht, dass er sich anders als arbeitend, helfend oder trinkend gar nicht in seiner sozialen Umgebung zeigt. Daher verfestigte sich der Eindruck, er würde nur so und nicht anders akzeptiert werden. Er konstruierte sich die Bestätigung der Kindheitseindrücke (Schemastrukturen), die sein Dilemma auslösten (Ursachenzusammenhang), im heutigen Leben damit stets neu, was den Problemkreislauf aufrechterhielt (Aufrechterhaltungszusammenhang). Die damit verbundene Erfahrung, sich selbst nicht helfen zu können, sein Leben nicht so steuern zu können, dass er zufrieden ist, führte wiederum zu erlernter Hilflosigkeit und zur drohenden Depression.

Ein Ausweg aus den ständig destruktiven Gefühlen war die Flucht vor sozialen Kontakten und die Sehnsucht nach Abschalten. Hier kam ihm die in der Jugend gemachte Erfahrung gelegen, dass Alkohol einerseits fröhliche Gemeinschaftserfahrungen, Frauenkontakte und andererseits ein Abschalten ermöglicht. Ein sich daraus ergebender Alkoholmissbrauch entwickelte sich zum schweren Alkoholproblem, weil er keine Verhaltensalternativen kannte für die Notwendigkeit, sich und andere in angenehmer Weise zu erleben und unangenehme Gefühle abschalten zu können. Probleme im Umgang mit dem anderen Geschlecht waren durch die Hemmung einerseits und die Fluchtreaktion andererseits vorprogrammiert. Symptomatisch für dieses Problem war sein früherer häufiger Aufenthalt in der Videothek und das Videoschauen zu Beginn der Therapie als einzige, wesentliche Freizeitbeschäftigung.

4.1.10 Behandlungsziele

Daraus folgt, dass es unbedingt notwendig war, dass Herr A. neue Erfahrungen im Umgang mit anderen Menschen macht; Erfahrungen, die er ansonsten aufgrund seiner Angst vor Ablehnung immer vermied. Nur so konnte er erleben, dass er auch wertgeschätzt wird, wenn er sich offen, fehlerhaft, menschlich, unperfekt und ohne zu helfen zeigt, d.h. nur auf diese Art konnte er lernen, dass die aus der Kindheit überdauernden Grundüberzeugungen heute in seinem Leben nicht mehr zutreffen.

Zunächst war es für ihn hilfreich zu erkennen, dass er mit der Psychotherapie etwas für sich tut, sich in den Mittelpunkt seiner Aktionen stellt, denn er war für sich selbst bislang nicht von großer Bedeutung. Außerdem erlebte er, dass dieses Vorgehen dazu führt, dass er sich besser fühlt. Wesentlich war allerdings, dass er aufhört, Alkohol zu trinken, denn nur wenn die ständige Kompensation durch Alkohol aufhört, konnte er die dadurch für ihn spürbar werdenden Defizite benennen und durch sein verändertes Verhalten kompensieren lernen.

Weiter wollte er lernen, sich abzugrenzen, um die dauernde Selbstüberforderung zu beenden. Er lernte also, nein zu sagen und kritisch zu hinterfragen, wenn er anderer Meinung war; außerdem lernte er, seinen Standpunkt darzustellen und zu sagen, was ihn ärgert, also negative Gefühle auszudrücken. Er musste lernen, auszuhalten, was dann passiert, und erleben, dass die dadurch entstehende Angst wieder verschwindet, die Situation zu bewältigen ist, meist zu besseren Ergebnissen führte und zu mehr Anerkennung und Wertschätzung, im Gegensatz zu früher, als er das nicht tat (Selbsteffizienzerfahrungen).

Auf diese Weise konnte er erleben, dass seine Überzeugung, abgelehnt zu werden, nicht zutrifft, und dass er auch für andere Dinge akzeptiert, wertgeschätzt und angenommen wird als für Arbeiten, Helfen und Trinken. Dies sollte zu weniger Frustrationserlebnissen führen und zu einer Verminderung der depressiven Stimmung. Darüber hinaus sollten diese Erlebnisse zu einer Stärkung und zu mehr Selbstsicherheit führen und die Angst vor anderen Menschen und deren Ablehnung sollte weichen.

Ein besonderer Fokus wurde von Herrn A. in der sechsten Therapiestunde genannt, und zwar die Minderung der Unsicherheit im Umgang mit Frauen. Dieses Problem wurde durch ein Selbstsicherheitstraining und eine Desensibilisierung in Form einer sukzessiven Annäherung in sensu und in vivo und durch kognitive Restrukturierung bearbeitet. Entspannungstherapie war entlastend anzuwenden und außerdem war Trauerarbeit bezüglich seiner verstorbenen Mutter in die Behandlung mit einzubeziehen.

Die Therapie seiner Alkoholproblematik war außerdem ein wichtiger Teil der Behandlung. Zunächst sollte er versuchen, keinen Alkohol mehr zu trinken. Das ständige Erheben der einschlägigen Laborwerte ist dazu eine wichtige motivationale Hilfe. Die Analyse der Trinkmotive und die folgerichtige Vermittlung von Kompetenzen, die notwendig sind, um diesen Trinkmotiven ihre Bedeutung zu nehmen, ist darüber hinaus wesentlich. Ziel ist die Selbststeuerungsfähigkeit, die ein Kennenlernen der eigenen Bedürfnisse und Motive voraussetzt, aber auch das Beseitigen von Hindernissen zur Erreichung persönlicher Ziele. Schließlich ist das Sammeln von Alltagserfahrungen mit diesem neuen Verhalten ein wichtiger nachfolgender Teil der Therapie, um eine neue Stabilität durch den Aufbau neuer Verhaltensgewohnheiten und das Verlernen alter Automatismen zu gewährleisten.

4.1.11 Motivationshindernisse

Herr A. zeigte sich während der gesamten Behandlung sehr kooperativ und motiviert, sein Leben zu verändern. Zweimal waren allerdings Motivationsdefizite festzustellen. Das eine Mal war, als er ein halbes Jahr nach dem letzten Alkoholkonsum wieder zweimal Biermischgetränke konsumierte und nicht wusste, weshalb er das getan hatte. Dies wird im Zusammenhang gesehen mit einer Aktivität mit seinem früheren Freundeskreis und seiner durch die Therapie gestiegenen Selbstsicherheit, also seinem Therapiefortschritt, der ihm nun auch ermöglichte, gegen die auferlegte Abstinenznotwendigkeit zu opponieren. Dies ist deshalb zu begrüßen, weil Herr A.

durch dieses Erlebnis und die nachfolgende, eigene Entscheidung zur Abstinenz diese zunächst externe Vorschrift zu seinem eigenen Vorsatz gemacht hat. Durch Motivationsarbeit konnten dieses Motivationsplateau in der Therapie überwunden werden.

Andererseits zeigte sich immer wieder, dass Herr A. mit dem Erreichten zufrieden und eigentlich der Auffassung war, genug erreicht zu haben. Daher reduzierte er seine Mitarbeit mitunter gelegentlich auf Einlassungen, mit denen er darstellte, dass er nun viele Fortschritte gemacht habe, etwa in der Arbeit. Zum Teil versuchte er damit bisweilen die vor ihm stehende anstrengende und mit Angst verbundene systematische Desensibilisierung im Hinblick auf den Kontakt mit Frauen zu vermeiden.

Darüber hinaus war zu beobachten, dass Herr A. gelegentlich beim Rekapitulieren und Feststellen des Therapiefortschrittes keine tiefer gehende Erkenntnis über sich selbst, wie etwa seine Trinkmotive, geben konnte, obwohl diese in den Sitzungen bis dahin sehr anschaulich deutlich wurden. Dies zeigt, wie schwer es prinzipiell ist, sich und sein Denken, seine Anschauungen von sich und der Welt, zu verändern, und wie groß die Kraft alter Gedanken-, Gefühls- und Handlungsmuster ist. Das Erlernen eines bewussten Umgangs mit sich und der Welt benötigt neben hoher Motivation auch viel Zeit und Training.

Herr A. war aber stets zur Weiterarbeit bereit und machte im Laufe der Zeit große Fortschritte, die ihm selbst signalisierten, wie wichtig es für ihn war, diese Therapie zu machen, und ihn so immer wieder neu zur Therapiearbeit motivierten.

4.1.12 Verhaltenstherapeutische Methoden zur Erreichung der Ziele

Angewendete Methoden:[258]

- Therapeutische Grundhaltung
- Therapeutische Beziehung
- Zieldefinition
- Motivierung
- Anamnese
- Exploration der Auffälligkeiten
- Exploration der Alkoholbeziehung
- Selbstmanagementtherapie
- Sokratischer Dialog
- Rational-Emotive-Therapie

258 Vgl. hierzu auch: Fliegel et al., 1994; Kanfer et al., 2006; Margraf, 2000; Perry, 2005; Pfingsten et al., 1998; Reinecker, 2005; Heidenreich et al., 2006.

- Kognitive Therapie nach Beck
- Selbststeuerung
- Systematische Desensibilisierung
- Selbstsicherheitstraining
- Trauerarbeit
- Problemlösetraining bzw. Training sozialer Kompetenz
- Modelldarbietung
- Autogenes Training
- Selbstverbalisationstraining
- Gefühlsliste
- Introspektion
- Selbstkonfrontation
- Psychoedukation
- Kognitiv-Emotionaler Lebenslauf (KELL)
- Achtsamkeit.

4.1.13 Chronologischer Therapieverlauf

4.1.13.1 Grundsätzliche Therapiemaximen

Der Weg aus der faktischen Alkoholbeziehung, der sich zunächst als Alkoholverzicht äußert und erst nach und nach in einer zufriedenen, spannungsfreien, auf einer Entscheidung basierenden anhaltenden Alkoholabstinenz münden kann, muss immer wieder zum Gegenstand der Therapie gemacht werden. Zu schwerwiegend ist dieser radikale Schritt, der den Patienten täglich bewusst oder unbewusst bewegt. Ein Kollege (Dipl.-Psych. T. Wicke) formulierte einmal den zutreffenden Satz: „*Aufzuhören mit Alkohol ist wie eine Ehescheidung.*“ Aussteigen aus einer langjährigen Beziehung (deshalb spricht man von Alkohol*beziehung*), vor allem dann, wenn das zunächst unfreiwillig geschieht, ist ausgesprochen schwierig, eben weil es eine Lebensveränderung notwendig macht.

Aus diesem Grunde ist es im Verlauf der Therapie nötig, beiden Problemaspekten gleichermaßen Rechnung zu tragen: der psychischen Problematik (Soziale Phobie und Depression) und dem Alkoholproblem. Da keines dieser Probleme in seiner Bedeutung vernachlässigt werden darf und ein Fortschritt nur geschieht, wenn in beiden Aspekten vorangeschritten wird (wie Gehen mit beiden Beinen), werden in den Sitzungen häufig beide Themen behandelt.

4.1.13.2 Konkreter Therapieablauf

Die erste Therapiephase war geprägt davon, dass sich Patient und Therapeut kennenlernen mussten. Herr A. lernte, Zutrauen zum Therapeuten zu entwickeln, indem er wichtige Informationen von ihm bekam und ihn so in der Expertenrolle akzeptieren konnte. Anhand des Verkehrstherapiemanuals wurde der Behandlungsplan besprochen und beschlossen. Auch die zweite Sitzung wurde zum Beziehungs- und Motivationsaufbau genutzt und damit zur Schaffung der Therapiebasis. Hier lernte der Patient den Therapeuten als einfühlsamen Zuhörer kennen, der sich für ihn interessiert und seine Interessen und Befindlichkeit in den Mittelpunkt rückt. Herr A. berichtete beispielsweise davon, warum er erst so spät (neun Jahre nach dem negativen Gutachten) wieder den Führerschein beantragte, wie ihn seine Freunde sehen, wie er sein Gesprächsverhalten sieht und wie er mit sich umgeht. So wurde deutlich, dass Herr A. selbst sieht, dass er grundsätzlich zu wenig redet, manchmal dann aber auch zu viel redet, nämlich unter Freunden. Außerdem zeigte sich seine problematische Ernährungsweise durch viel Süßigkeiten und Kaffee und kaum warme Mahlzeiten. Die gemeinsame Analyse, dass er zu wenig auf sich achten würde und dass es wichtig wäre, dass er auf sich achte, besser mit sich umgehe, war ein wichtiger Schlüssel zur Schaffung der Vertrauensbasis.

Der Therapeut wurde dadurch erneut in seiner Expertenrolle bestätigt, das Arbeitsbündnis wurde gestärkt und der Klient erlebte, dass es nicht primär darum geht, einer externen Norm oder Notwendigkeit entsprechend „umgebogen“ zu werden, sondern dass er so, wie er ist, mit seinen Bedürfnissen im Zentrum des Interesses steht. Dies ist als Motivationsträger von sehr großer Bedeutung, denn die Patienten erleben die Notwendigkeit, sich begutachten zu lassen und sich deshalb verändern zu müssen, als externe Anforderung, welche natürlicherweise Reaktanz verursacht. Es gilt in der Verkehrstherapie so früh wie möglich, aber auch immer wieder während der Therapie, zu zeigen, dass es um die betreffende Person geht, um den Patienten, um sein Wohlergehen, sein Ziel, gut mit sich umzugehen, sich nicht mehr zu schaden und sich ausreichend steuern zu können. Wenn das gelingt, kann davon ausgegangen werden, dass der Patient eine hohe intrinsische Motivation hat, an sich zu arbeiten, und Reaktanz tritt nicht auf. Wenn es dem Patienten gelungen ist, sich in der richtigen Weise zu verändern, also so, dass er sich durch Lösung von Schlüsselproblemen wohler fühlt in seinem Leben, dass er zufriedener und kompetenter ist, dann gelingt – quasi automatisch (und als Nebeneffekt, als eine Konsequenz) – auch die Begutachtung. Das muss zwischen Klient und Therapeut klar werden, sonst erlebt der Patient den Therapeuten als Gegner und er wird sich innerlich nicht auf die Therapie einlassen.

Die dritte Sitzung zeigte, dass das Vorgehen erfolgreich war, denn Herr A. hatte keinen Alkohol mehr getrunken. Er berichtete davon, dass er nun einmal pro Tag eine warme Mahlzeit zu sich nehme und dass er weniger Kaffee trinke. Seine nun noch weiter zunehmende Offenheit sprach dafür, dass sich auch aus seiner Sicht ein Vertrauensverhältnis etabliert hatte. Er berichtete von nächtlichem und täglichem Zähneknirschen (Ausdruck seiner Anspannung!), z. T. so stark, dass er sich vor einigen Jahren sogar einen Zahn dabei abbrach. Er sah nun auch, dass er sich den Stress selber machte, weil er zu viel von sich verlangte. Dies wurde zum Ausgangspunkt genommen für eine weitere therapeutische Intervention auf Basis der RET. Herr A. schilderte eine typische Stresssituation (A), seine Gedanken und Einstellungen in dieser Situation (B) und die sich daraus entwickelnden Gefühle als Konsequenzen (C). Nachdem Herr A. das Prinzip verstanden und nachvollzogen hatte, wurde diskursiv eine neue, für ihn ebenfalls stimmige, aber weniger belastende Einstellung erarbeitet, an der er sich in Zukunft orientieren könne. Er erkannte, dass er durch konstruktivere Gedanken und Selbstverbalisierungen (etwa: „langsam machen, die Arbeit wird trotzdem gemacht", oder: „ich bleibe ruhig") leichtere und weniger belastende Gefühle als Konsequenz erlebt und dadurch konstruktivere Verhaltensmöglichkeiten hat. Auch hiermit konnte sich der Therapeut in der Expertenrolle bestätigen und der Patient erlebte (spürte!) eine für ihn anwendbare Entlastung, was seine Therapiemotivation und seine Arbeitshaltung auf einem hohen Niveau etablierte.

In den folgenden beiden Sitzungen wurden Informationen gesammelt und das Thema soziale Angst therapeutisch weiter bearbeitet. Zunächst wurden die beiden Alkoholfahrten oberflächlich besprochen. Weiter wurde die zunehmende Offenheit dazu genutzt, die Alkoholbeziehung und die persönliche Einschätzung seiner Trinkmotive zum ersten Mal anzusprechen. Auch hinsichtlich seiner Person fand die erste systematische Anamnese statt, in der er auch relativ ausgiebig vom Tod seiner Mutter und seinen Erlebnissen sprach.

Im Anschluss daran äußerte Herr A. nochmals, dass er in der Therapie gerne seine Schüchternheit bearbeiten wolle. Die damit zusammenhängende Hausaufgabe zur Selbstwahrnehmung, er solle mindestens einmal am Tag an sich denken, in sich hineinspüren, was er möchte, und das dann im Bereich von Kleinigkeiten in die Tat umsetzen, hat er sich erarbeitet. Mit dem Gedanken „Ich kann ja auch mal früher gehen" ging er früher von der Arbeit heim als üblich. Die Konsequenz daraus bezeichnete er als „schönes Gefühl". Deshalb wurde in der sechsten Sitzung wiederum die Hausaufgabe gegeben, an sich zu denken, sich etwas Gutes zu tun, was mit Beispielen veranschaulicht wurde. Das Bedürfnis, seine Schüchternheit zu bearbeiten, präzisierte Herr A. in zwei Schritten: Zunächst äußerte er den Wunsch, leichter auf Menschen zugehen zu können. In Konkretisierung dieses Wunsches wollte er lernen, Frauen anzusprechen. Daraufhin wurde ein Brainstorming hinsichtlich möglicher schwieriger Situationen durchgeführt und davon einige leichtere ausgesucht, die sich Herr A. vornahm, bis zum nächsten Mal in die Tat umzusetzen.

In der nachfolgenden Stunde berichtete Herr A. von einer schönen Situation, in der er eine entfernte Bekannte im Café gefragt hatte, ob er sich zu ihr setzen dürfe. Dies war eine Situation, die er früher vermieden hätte. Das Ergebnis war, dass er sich eine Stunde lang mit ihr unterhielt, bei guter Atmosphäre und viel länger, als er ursprünglich beabsichtigt hatte. Die Aufregung quantifizierte er auf einer Skala von

0–100 auf 20. Dieses Erlebnis bewertete er für sich sehr positiv und angenehm. Auch hatte er zwei andere Dinge versucht (eine Frau nach Feuer für die Zigarette zu fragen, eine Frau nach der Uhrzeit zu fragen), was für ihn allerdings mit keinerlei Problem verbunden war und daher als bewältigt abgehakt wurde. Als nächste Hausaufgabe wählte sich Herr A., dass er eine Frau bitten wolle, ihm Geld zu wechseln, und einer Frau, die ihm gefalle, länger als eine Sekunde in die Augen schauen wollte. Hier erwartete er eine Aufregung von 20–30.

Außerdem wurde in dieser Stunde die Strafakte analysiert, die dem Therapeuten inzwischen vom Amt zur Verfügung gestellt worden war. Auf Basis dieser Daten erfolgte dann in der nächsten Stunde (und z. T. auch später) die genaue Aufarbeitung der ersten der beiden festgestellten Alkoholfahrten. Außerdem wurde noch über den Tod der Mutter gesprochen und seine Bewältigung. Allerdings äußerte sich Herr A. diesbezüglich nur wenig – „es gehe schon".

In der nachfolgenden Stunde wurde aus den Ergebnissen des Brainstormings eine Hierarchie der sukzessiven Annäherung formuliert und in Form von 16 Aufgaben mit ansteigendem gefühlten Schwierigkeitsgrad bzw. gefühlten Grad der damit verbundenen sozialen Furcht geordnet. Die Situationen wurden in sensu und, wo es hilfreich erschien, auch im Rollenspiel erarbeitet. Außerdem wurden die Situationen auf Karteikarten geschrieben, um sie Herrn A. mitgeben zu können, damit er sich genau an die konkrete Aufgabe erinnern kann.

Die nachfolgende Sitzung war eine Doppelstunde und diente wiederum der Analyse der Alkoholproblematik des Patienten und seines Reflexionsniveaus. Dazu wurde auch das Vorgutachten analysiert, in dem er als Alkoholiker bewertet wurde. Dies wurde diskutiert, und es gelang Herrn A., offen die verschiedenen Probleme zu benennen, etwa, dass er immer mehr trinken konnte, dass er morgens zitterte, dass er eine zunehmende Lust- und Interessenlosigkeit erlebte und dass er trotz der Alkoholfahrten weiter Alkohol konsumiert hatte. Es bestand ein Konsens darüber, dass Herr A. ein schweres Alkoholproblem hat, das mindestens als Suchtgefährdung und Missbrauch, aber eigentlich sogar schon als Alkoholismus zu bewerten ist.

Der zweite Teil der Sitzung wurde genutzt, um die systematische Desensibilisierung und die damit verbundenen Erlebnisse, die Herr A. machte, zu besprechen. Er hatte die ersten drei Übungen systematisch und häufiger versucht. Dabei machte er die Erfahrung, dass er bei der ersten Übung sehr viel aufgeregter war (40 von 100) als angenommen und dass er durch zunehmende Wiederholung der Übung immer weniger Aufregung empfand. Außerdem wurde therapeutisch aufgearbeitet, mit welchen Gedanken er sich die empfundene Aufregung macht, und dass er sich durch konstruktive, der Realität entsprechende, aber „leichtere" Gedanken (etwa: „Die denkt über mich, dass ich ein netter Mensch bin") die Aufregung ebenfalls nehmen kann. Auf diese Weise hatte er zwei Wege kennengelernt, durch die er, wenn er an sich arbeitet, weniger Aufregung und damit eine Verhaltensvereinfachung erleben kann. Dies motivierte Herrn A., die Übungen im Sinne von Hausaufgaben fortzusetzen.

In der nachfolgenden zehnten Sitzung wurde seine Soziale Phobie in neuer Weise zum Thema. Da er sich bisher einerseits als sehr gutmütig erlebt hatte, aber andererseits hinsichtlich des Verhaltens Frauen gegenüber nun Fortschritte machte und sich selbstsicherer fühlte, stellte er auch seine allgemeine Gutmütigkeit infrage und äußerte starke Unzufriedenheit und Wut, die er in diesem Zusammenhang häufig erlebt hatte. Herr A. erkannte, dass ihn die ständigen Frustrationen und die Sehnsucht nach Zufriedenheit und Entspannung immer wieder dazu veranlassten, Alkohol zu konsumieren. Neuerliche Gutmütigkeit startet den Kreislauf erneut.

Es wurde deutlich, dass Selbstsicherheit den Prozess aufhält, was nicht nur theoretisch klar war, sondern nun auch durch die Übungen im Alltag und die damit verbundene Absenkung seiner sozialen Furcht erlebbar wurde. Die Selbstsicherheit entsteht dadurch, dass er anders denkt, eine neue Einstellung gewinnt, sich und seine Bedürfnisse in Wort und Tat ernst nimmt. Durch den Erfolg seines Handelns stellte sich eine Selbsteffizienz-Erwartung ein, er lernte, mehr an seine eigene Handlungskompetenz (auch ohne gutmütig zu sein) zu glauben. Daher wurde für ihn beispielsweise klar, dass er auch hinsichtlich der Dienstplan-Einteilung nicht immer seine Bedürfnisse zuletzt berücksichtigen wolle, weil er sich sonst Frustrationen selbst herstellt, die wiederum das Bedürfnis nach Alkoholkonsum nach sich ziehen. Konkret wollte er daher zwei Tage freinehmen, um mit seiner Clique auf eine Hütte zu fahren. Es wurde klar, dass Zufriedenheit durch im Vergleich zu früher anderes (also konstruktiveres) Handeln entsteht. Es wurde das Motto festgehalten: „Verhaltensänderung heißt, dass man etwas anderes tut oder etwas anders tut."

Seinen Vorsatz setzte er dann zur nächsten Sitzung in die Tat um: Er hatte den Dienstplan geschrieben, in dem er zwei Tage frei hatte, und hatte dies argumentativ auch vor seinen Mitarbeitern vertreten. Er fühlte sich dadurch wohl, auch weil er inzwischen durch seinen Alkoholverzicht und Einschränkung seines Zuckerkonsums drei Kilo abgenommen hatte, was man ihm ansah. Weiterhin erlebte er als positiv, dass er die Übung, einer Frau, die ihm gefällt, eine Sekunde lang in die Augen zu schauen, ohne größere Probleme durchführen konnte. Dadurch ermutigt, nahm er sich als nächste Hausaufgabe vor, vier weitere Aufgaben der Annäherungshierarchie im Alltag zu üben.

Des Weiteren wurde in dieser Sitzung und den nächsten beiden Sitzungen (11.–13. Sitzung) erneut sein Alkoholproblem besprochen, hier zunächst durch Psychoedukation (alkoholspezifisches Fachwissen und Trinkmengenberechnung). Dabei war aber ein leichter Motivationsmangel hinsichtlich seiner selbstkritischen Aufarbeitung und Veränderung zu bemerken. So berichtete er, dass er wieder ein Biermischgetränk konsumiert hatte – warum, konnte er nicht sagen. Die Trinkmotive wurden – trotz vorheriger Aufarbeitung – von ihm nur oberflächlich reflektiert. Den ansonsten eingehaltenen Alkoholverzicht betrachtete er als unproblematisch. Eine Erklärung für diesen Rückschritt fand sich zunächst nicht. Es fiel auch auf, dass er zwischen der 11. und der 12. Sitzung einen Monat verstreichen ließ, außerdem berichtete er in der 13. Sitzung wieder davon, ein Biermischgetränk konsumiert zu haben, weil es ihn „einfach angemacht" habe. Auch arbeitete er in dieser Zeit kaum an seinen Selbstsicherheitsübungen weiter. Das Motivationsloch bezüglich der Therapie, welches an dieser Stelle herrschte, blieb für ihn zunächst unerklärbar. Zwei Hypothesen bezüglich der damit verbundenen Ursachen wiesen aber einerseits auf die „Hütte mit der Clique" hin und daher auf die Notwendigkeit, den Freundeskreis zu überdenken. Andererseits führte die neu entwickelte Selbstsicherheit zu geringerer Gutmütigkeit und somit zu möglicherweise geringerer Therapiecompliance und -motivation.

Bei der daher notwendigen Besprechung der Erfolge seit Therapiebeginn wuchs seine Motivation und seine Arbeitshaltung wieder an, er berichtete, dass er

- morgendlich keine Probleme mehr habe,
- an Gewicht abgenommen habe,
- mehr schlafe,
- nicht mehr mit den Zähnen knirsche,
- viel Geld spare,
- kaum noch Zucker zu sich nehme,
- mehr Selbstsicherheit spüre.

Dies schien aber dazu beigetragen zu haben, dass er der Auffassung war, genug an sich gearbeitet zu haben (Plateauphase, die neue Motivierung erfordert).

Darüber hinaus zeigte sich jedoch im Gesprächsverlauf ein sehr viel wesentlicheres Problem, das seine Mutter und die Trauer um sie betraf. Herr A. konstatierte zwar, dass es ihm „nicht mehr so weh" tue, aber er berichtete die nächste halbe Stunde sehr viel von seiner Mutter und wie sie gestorben war. Diese Trauerarbeit führte dazu, dass Herr A. erleben konnte, dass ihm das (nicht alkoholisierte) Sprechen über belastende Dinge Erleichterung verschaffte. Außerdem wurde deutlich, dass er neben seinen Erfolgen immer noch sehr viel Misstrauen in sich trug. Diese Erkenntnisse motivierten ihn, wieder intensiver an sich zu arbeiten, sich neu auf die Therapie einzulassen und konsequent keinen Alkohol mehr zu trinken.

Demzufolge übte er wieder die sukzessive Annäherung mit den Situationen 11 und 12, die er ausprobierte und dabei keine großen Probleme feststellte. Ansonsten waren die folgenden drei Sitzungen (14 bis 16) geprägt von der Arbeit an seinen Trinkmotiven. Sukzessive wurde durch die Besprechung einzelner Trinksituationen, seiner Lebensphilosophie und seines Aufwachsens, seines Selbstverständnisses und seiner bisherigen Erkenntnisse und Entwicklungen klar, warum er getrunken hatte (keine Wertschätzung, viele Belastungen durch Selbstüberforderung, nie darüber geredet – also keine Spannungsabfuhr). Die Erkenntnisse dieses Bewusstmachungsprozesses (Selbstbeobachtung, -wahrnehmung, -bewusstsein, vgl. oben) wurden im Rahmen einer Horizontalen Verhaltensanalyse (siehe oben) verdichtet. Auf dieser Basis erkannte er noch klarer, dass er den Ärger, den er fühlt und den auch sein Gesicht ausdrückt, verbal ausdrücken wolle, „bevor mir der Kragen platzt". Dies wurde auch die nächsten Stunden noch weiterverfolgt, da Herr A. auf diese Erkenntnis sehr stark reagierte und verschiedene Beispiele fand (etwa eine Schuldnerin, die ihn schon lange hinhielt und die er nun freundlich, aber bestimmt ansprechen wollte). Auch hatte er den Vater für mehrere Wochen zur Schwester gebracht, was ihn entlastete, und er verinnerlichte, dass er nicht ständig „Vollgas" arbeiten könne. Diese Erkenntnis (neue Selbstüberzeugungen, siehe oben) führte zu veränderten Selbstverbalisationen (siehe oben). Die so gewachsene Fähigkeit zur Introspektion ermöglichte eine rasche Erarbeitung der Vertikalen Verhaltensanalyse (siehe oben).

Herr A. spürte, wie nun seine Selbstsicherheit deutlich anstieg, er bemerkte, dass er sein Leben selbstständiger als vorher führte, dass er konsequenter seinen Ärger äußerte (freundlich, aber bestimmt, ohne sich damit erneut zu schaden) und dass dies mit einer neuen Überzeugung über sich selbst verbunden war: „Ich bin okay!" Er erkannte auch logische Fehlschlüsse, wie etwa, dass er, wenn er in Ordnung wäre, auch eine Freundin haben müsse. So verstand er nun, dass er auch ohne Freundin okay war. Mit dieser Erkenntnis- und Selbstsicherheitswelle war er motiviert, den nächsten Schritt auf seiner Desensibilisierungshierarchie zu machen: Er nahm sich vor, eine Frau, die er kennt und mag, die er sich aber bisher nicht anzusprechen traute, zum Essen einzuladen (Stufe 13). Dies sollte aber, wie sich später zeigte, noch einer weiteren Vorbereitung bedürfen.

In den nächsten beiden Stunden war seine neue Selbstsicherheit weiterhin ungetrübt und mit positiven, validierenden Erlebnissen verbunden. Er berichtete, dass es ihm gut gehe, und sprach von vielen Erlebnissen, bei denen er sich verbal geäußert und Angestellte in die Schranken gewiesen hatte. Er fühlte, dass er stärker wurde und selbstbewusster sei, auch mal „nein" oder „Stopp" sage, dass er seine Meinung deutlicher sage, sich nicht mehr so leicht beeinflussen lasse, dass auch die Gutmütigkeit weniger werde („Ich mache nicht mehr alles umsonst!"), dass es ihm auch egal sei, wenn er mal rot werde („Ich sehe das konstruktiv!"), dass er weniger rauche, dass er kein Bedürfnis mehr spüre, Alkohol zu trinken, dass er früher heimgehe und insgesamt weniger arbeite. In logischer Konsequenz seiner konstruktiven Selbstsicherheitsentwicklung hatte er seinen Chef nach mehr Gehalt gefragt und diese Gehaltserhöhung auch bekommen. Als Hausaufgabe nahm er sich erneut Stufe 12 der Hierarchie vor (Frau nach einer Zigarette fragen, oder Zigarette anbieten und Feuer geben), außerdem wurde als Hausaufgabe das konstruktive, freundliche, entspannte Nein-Sagen aufgegeben und zuvor modellhaft geübt.

In den folgenden drei Sitzungen (20–22) wurde zunächst das Desensibilisieren in sensu durchgeführt bezüglich der Situation, in der er eine Frau zum Essen einlädt. Zur Unterstützung erlernte Herr A. dazu eine Entspannungstechnik, das Autogene Training, mit den wesentlichsten Übungen: Schwere und Wärme. Außerdem erhielt er den Auftrag, dies täglich zu üben. Daraufhin entdeckte er die Bedeutung der Selbstverbalisation in diesem Kontext, die mit verschiedenen konstruktiven und diskursiv erarbeiteten, neuen „beliefs" bzw. Glaubensüberzeugungen (B) durchgesprochen und mit den daraus entstehenden Gefühlen (C) und Handlungen verbunden werden. Herr A. wirkte im Verlauf der Sitzungen immer mehr gelöst, locker und zunehmend witzig und berichtete von positiven Erfahrungen mit seiner veränderten Haltung und seinem veränderten Verhalten. Sein Entspannungstraining übte er regelmäßig. In der 23. Sitzung berichtete er schließlich davon, dass er eine Frau zum Essen eingeladen habe (Stufe 13). Während der nächsten zwei Sitzungen wurden diese und andere Situationen im Sinne der kognitiven Therapie mit konstruktiven Selbstverbalisationen, kontrastierend zu den früheren, destruktiven Selbstverbalisationen, nachgearbeitet.

Die letzten beiden Sitzungen waren davon geprägt, die gewonnenen Erkenntnisse zusammenzufügen und in ein stimmiges Bild der Lebensentwicklung zu integrieren. Dazu wurde in der 26. Sitzung die zweite der beiden auffälligen Alkoholfahrten besprochen und in dieser und der letzten Sitzung die Alkoholbeziehung anhand des Kognitiv-Emotionalen Lebenslaufes (KELL) beschrieben und nachvollziehbar ausgefüllt. Auf diese Weise wurden noch einmal die Veränderungen von Herrn A. in Einstellung und Verhalten im Vergleich zu früher deutlich. Damit war auch die alkoholabstinente Zukunftsplanung verbunden, von der man nun erwarten durfte, dass sie auf Basis der neuen Kompetenzen und Fähigkeiten und der gestiegenen Lebensfreude ohne Probleme in zufriedener Weise eingehalten wird. Den Abschluss bildete die grafische Abbildung der Alkoholbeziehung im Lebensverlauf. Diese, der Kognitiv-Emotionale Lebenslauf (KELL) und eine Therapiebescheinigung wurden Herrn A. zum Therapieabschluss mitgegeben. Mit einer Zusammenfassung der Therapie und einem konstruktiven Resümee erbrachte das Abschlussgespräch die Erkenntnis, dass sich Herr A. so entwickelt und verändert hatte, wie er es sich zu Beginn der Therapie gewünscht hatte. Die Behandlung von Herrn A. umfasste insgesamt 29 Sitzungen.

4.1.14 Abschließende Evaluation

Der Patient zeigte sich zufrieden und in den letzten Sitzungen auch freudig, froh und entspannt über die erzielten Erfolge. Er verfügt nun über mehr Selbstbewusstsein, Selbstwertgefühl, Selbsteffizienz-Erwartung und erhält mehr Anerkennung, und seine neuen Kompetenzen führen heute zu erheblich weniger belastenden Gefühlen als früher. Zwar ist aus ihm noch kein geborener Redner geworden, aber seine Erfolge lassen ihn auch äußerlich erheblich entspannter erscheinen und positiv verändert wirken. Der versteinerte Gesichtsausdruck ist nicht mehr zu erkennen. Weder depressive Symptome noch Soziale Phobie sind festzustellen.

Herr A. hat die medizinisch-psychologische Begutachtung mit einem positiven Ergebnis bestanden und kurz darauf seinen Führerschein zurückbekommen. Auch die Gutachterin war von seiner konstruktiven persönlichen Veränderung infolge der Therapie überzeugt.

Herr A. wurde eingeladen, ein Jahr nach Abschluss der Therapie zu einer kostenlosen (Katamnese-)Sitzung zu kommen, um den weiteren Verlauf nach der Therapie, die Stabilisierung der Therapieerfolge, etwaige Schwierigkeiten und neue Entwicklungen zu reflektieren. Der ehemalige Patient besuchte seinen Therapeuten etwa neun Monate nach Therapieende und stellte ihm seine neue Freundin vor, mit der er nun schon seit geraumer Zeit zusammen war und inzwischen auch zusammenwohnte. Dies zeigte dem Therapeuten einerseits eine noch starke vertrauensvolle Verbundenheit und Dankbarkeit, die Herr A. auch äußerte, und andererseits, dass er auch nach Therapieende nicht aufgehört hatte, an sich zu arbeiten (Selbstmanagement und Achtsamkeit im Umgang mit sich selbst). Seine Veränderung krönte er nach 12 Jahren Partnerschaftsabstinenz mit einer neuen Freundin.

Erfreulich und Zeichen einer erfolgreichen Therapie ist weiterhin, dass er immer noch eine stabile Alkoholabstinenz beibehält. Beides zeigt, dass die Ziele erreicht wurden, nämlich die Soziale Phobie gegenüber Frauen und die massive Alkoholproblematik zu bewältigen. Bislang ist Herr A. nicht mehr im Straßenverkehr auffällig geworden, was ebenfalls eines seiner Ziele gewesen war.

Ein Großteil seiner psychischen Hintergrundproblematik (Grundstörung) und der sekundären Verhaltensstörung ist damit in einer Tiefe und einem Umfang gelöst, die Herrn A's Erwartungen an die Therapie entsprachen. Seine Stabilität, seine Achtsamkeit und seine persönlichen Erfolge zeigen, dass die Therapie faktisch ausreichend war. Darin und weil sich in der Folge seiner therapeutischen Entwicklung sein Leben ohnehin viel umfassender und konstruktiver verändert hatte, als er es erwartet hatte, ist auch der Grund zu sehen, dass er die Therapie nicht weiter fortsetzte, keine Rückfallprophylaxe-Sitzungen mehr wünschte und die Teilnahme an einer Selbsthilfegruppe ablehnte. Man muss bedenken, dass Patienten vor der Therapie vor persönlichen Problemen (hier: Ängste, Depression und Alkoholproblem) stehen, die sie niemals glauben lösen zu können. An Herrn A. erkennt man daher deutlich, wie die subjektive Katastrophe des Führerscheinentzugs durch die Lösung wesentlicher Lebensprobleme im Rahmen der Verkehrstherapie zum Segen für den Betroffenen und sein gesamtes Leben wird. Diesen Segen erreichen Patienten nur, wenn sich die gesamte Persönlichkeit weiterentwickelt und sich das Bemühen nicht nur auf den Führerschein oder die Veränderung des Verkehrsverhaltens richtet. Deshalb ist diese Veränderung auch stabil!

Insgesamt hat er seine wesentlichen Therapieziele erreicht, und auch die Ziele, deren Erreichung sich im Laufe der Therapie als wesentlich herauskristallisierten, wurden erfüllt. Herr A. hatte sein Misstrauen in weiten Teilen abgelegt und eine neue Selbstsicherheit, Selbststeuerungsfähigkeit, Problemlösefähigkeit, Selbstausdrucksfähigkeit und Zufriedenheit erreicht.

Nach etwa zwei Jahren trafen sich Herr A. und sein Therapeut erneut. Herr A. war inzwischen verheiratet und Vater geworden und zeigte stolz seinen Nachwuchs. Er trinkt immer noch keinen Alkohol und lebt nun als Familienvater, er wirkt locker, entspannt und ist immer noch dankbar für seine persönliche Entwicklung im Rahmen der Verkehrstherapie.

4.2 Präsentationssymptom Drogenkonsum und Regelverstöße – Herr B.

Der zweite Fall beschäftigt sich mit dem ebenfalls sehr verbreiteten Problem des Drogenmissbrauches und mangelnder Regelkonformität (verkehrsrechtliche Probleme).

4.2.1 Allgemeine Angaben zum Patienten

Herr B. wurde in Mitteldeutschland geboren und ist zum Zeitpunkt des Therapiebeginns 22 Jahre alt. Er ist ledig, kinderlos, hat keine Partnerin und lebt in einer Wohngemeinschaft in der Schweiz. Er hat einen Mittleren Bildungsabschluss und eine Handwerkerlehre gemacht, die er vor eineinhalb Jahren abschloss. Danach zog er in die Schweiz um, wo er eine Anstellung fand. Seit Kurzem ist er fest angestellt und verdient nach eigenen Angaben sehr gut.

Herr B. ist ein großer, hagerer junger Mann, der schüchtern wirkt und etwas gebeugt geht und steht. Blickkontakt hält er zunächst wenig und ist sehr darum bemüht, sich korrekt zu verhalten. Dabei fragt er oft zweifelnd nach. Er fühlt sich in seiner momentanen Lebenssituation deutlich wohler als früher, als er noch zuhause lebte, auch wenn er sich in der Schweiz auf sich alleine gestellt sieht.

4.2.2 Überweisungsmodus

Herr B. kam nach einer Autofahrt unter Cannabiseinfluss auf Empfehlung eines Bekannten zur Telefonnummer des Therapeuten und rief an, um einen Termin zu vereinbaren.

4.2.3 Erstkontakt

In der ersten Sitzung des Patienten fiel sofort seine gebeugte Haltung und sein schüchternes, fast unterwürfiges Verhalten auf. Zwar sprach er nicht sehr viel und meist eher leise, aber seine Fragen waren genau und sein Bemühen sehr groß. Nach einer persönlichen Vorstellung wurde klar, woher er stammt und dass er nun seit einigen Monaten in der Schweiz lebt und arbeitet.

Er präsentierte gleich zu Anfang sein kürzlich erhaltenes, negatives Fahreignungsgutachten, das zwei Fragestellungen enthielt: „Kann der Untersuchte trotz des nachgewiesenen Cannabiskonsums ein Kraftfahrzeug sicher führen und ist zu erwarten, dass er zukünftig Cannabiskonsum und Führen eines Kraftfahrzeuges trennen kann?", und: „Ist zu erwarten, dass Herr B. auch zukünftig erheblich gegen verkehrsrechtliche Bestimmungen verstoßen wird?"

Das Gutachten war negativ ausgefallen und mit der Empfehlung versehen, dass Herr B. u. a. die persönlichen Ursachen seines unangepassten Verhaltens im Straßenverkehr durch eine individuelle psychologische Behandlung bei einem Fachpsychologen für Verkehrspsychologie (BDP) aufarbeiten soll. Dies war das Anliegen des Herrn B., als er in der Praxis erschien. Er hatte zum Zweck des Nachweises seiner Drogenabstinenz bereits in der Schweiz mehrere Urinscreenings abgelegt, die allerdings in Deutschland nicht als Beleg einer Drogenfreiheit anerkannt werden. Auch stellte sich ihm die Frage nach der Anerkennung einer Haaranalyse zum Nachweis seiner Drogenabstinenz. – Hier wurden also zunächst viele Informationen weitergegeben.

Als Anliegen wurde vonseiten des Herrn B. formuliert, dass er Hilfe zur Aufarbeitung seiner Vorgeschichte brauche und dass er zunächst Informationen benötige. Er habe jahrelang Drogen, also Cannabis, genommen und sei auch zuhause schon bei einer Suchtberatungsstelle gewesen, aber ohne Erfolg. Um mit dem Kiffen aufzuhören, sei er auch von zuhause weg und in die Schweiz gezogen, denn hier habe er als Handwerker eine Arbeitsstelle gefunden. Daneben habe er einige Probleme im Straßenverkehr gehabt, er sei oft zu schnell gefahren. Autofahren sei sein Hobby, es gefalle ihm sehr, er habe einen tollen Wagen, den er sehr möge und mit dem er oft auch nur zum Spaß herumfahre.

Insgesamt erschien er hoch motiviert, an sich zu arbeiten, denn er wollte selbst keine Schwierigkeiten mehr haben, dazu sei er ja auch von daheim weggegangen. Damit er das aber schaffe, brauche er Hilfe. Erst in der dritten Stunde gelang es ihm, seinen Wunsch an die Therapie zu formulieren: Er wolle seine Vorgeschichte aufarbeiten, denn er spüre eine Belastung, er wolle mit Unterstützung des Therapeuten auf den richtigen Weg kommen und dort bleiben, sich so weit stabilisieren, dass er gar nicht mehr rückfällig werden könne. Die MPU zu bestehen, sei für ihn ein Nebenprodukt dieser therapeutischen Aufarbeitung, Veränderung und Stabilisierung.

4.2.4 Psychosoziale Anamnese

Die Anamnese wurde vor allem in der dritten Sitzung vorgenommen, wobei sich aber im Verlauf der Sitzungen immer wieder spezifischere Fragen und Notwendigkeiten nach Informationen zu seiner Person und seinem Lebenslauf ergaben, die auch geklärt wurden.

Herr B. ist in Mitteldeutschland aufgewachsen. Sein Vater arbeitet als Ausbilder, bekommt aber in seiner Firma nur befristete Verträge. Herr B. sieht seinen Vater als „in Ordnung“ an, er unterhalte sich gerne, halte zur Mutter, sei aber lockerer als diese. Seine Mutter habe studiert und arbeite heute überqualifiziert im Büro. Sie sei kritisch, rede viel und behandle ihn und seine Schwester wie kleine Kinder, indem sie sie bevormunde. Seine Schwester sei sechs Jahre älter als er, sie besitze ebenfalls einen „guten“ Charakter, distanziere sich von den Eltern und sei seit einigen Jahren Haushaltshilfe im Ausland, außerdem sei sie ledig. Daneben sei seine Oma, eine berentete Lehrerin, Teil des Haushaltes seiner Ursprungsfamilie. Sein Vater, seine Mutter und seine Schwester seien beruflich „unter ihren Möglichkeiten“ geblieben. Er habe ein gutes Verhältnis zu seiner Schwester und zur Mutter, zu seinem Vater ein „normales“ Verhältnis.

Herr B. ist Rechtshänder, aber Linksfüßer. Er habe früher gelegentliche „Backpfeifen“ bekommen, die Eltern hätten auf die Entwicklung der Kinder geachtet und hätten sich immer sachlich mit aufkommenden Problemen befasst. Seine Cousins seien erfolgreich, seine Eltern hätten beide studiert, seine Schwester habe Abitur. Man habe ihm als Kind und Jugendlichem das Bild vermittelt, dass alle seine Verwandten alles „auf die Reihe“ gekriegt hätten. Er sei nun der Jüngste und habe hinterherkommen wollen und müssen, habe auch so gut sein wollen. Er habe gefühlt, dass er seinen Eltern Rechenschaft schuldig sei („Was hast du heute gemacht bzw. geleistet?“), dass er auch so gut sein müsse, dabei habe er sich aber immer schlechter gefühlt.

Die Eltern und die Großeltern hätten ständig Ratschläge gegeben und immer Recht haben wollen. Er habe sich oft gefühlt wie vor dem Richter, angesichts des Drucks, der Ratschläge und der Notwendigkeit, Rechenschaft abgeben zu müssen, und das bereits sehr früh. Er fühlte sich wie ein „Vorzeigekind“ und gleichzeitig in der Pflicht, perfekt zu sein; dabei durfte er nie er selbst sein, seinen Impulsen und Interessen frei folgen, sondern musste auf die Außenwirkung bedacht sein, wie es seine Eltern waren.

In der Realschule sei er meist gut gewesen, er berichtet hier von keinen großen Belastungen. Hinsichtlich seiner Art der Gesprächsführung wirkt er in der Verhaltens- und Gesprächsbeobachtung überdurchschnittlich intelligent. Er sei früher sportlich engagiert gewesen, habe Fußball gespielt.

Nachdem er vor vier Jahren die Realschule mit der Mittleren Reife abgeschlossen hatte, begann er eine Lehre zum Maler und Lackierer, die er nach wenigen Wochen abbrach. Noch im Herbst desselben Jahres bekam er einen anderen Ausbildungsplatz; diese Ausbildung schloss er nach drei Jahren mit dem Gesellenbrief ab. Bei seiner Ausbildungsfirma wurde er übernommen. Dort habe er noch bis Anfang dieses Jahres gearbeitet. Als dann seine Autofahrt unter Cannabiseinfluss passiert sei, habe er gekündigt und sei zu seiner Schwester ins Ausland gegangen, um dort von den Drogen wegzukommen und den Entzug zu schaffen. Dann sei er einige Monate arbeitslos gewesen, habe viele Bewerbungen geschrieben und dann im Sommer bei einer Leiharbeiterfirma eine Anstellung bekommen. Vor Kurzem sei er von der Firma, bei der er eingesetzt gewesen war, in eine Festanstellung übernommen worden.

Herr B. hatte mit 13 Jahren seine erste Freundin für kurze Zeit. Mit 15 Jahren wurde seine Clique für ihn immer wichtiger, dort lernte er auch seine zweite Freundin kennen, mit der er für zwei Monate zusammen war. Mit 18 Jahren hatte er seinen ersten Geschlechtsverkehr – „ein Diskoaufriss", wie er sagte. Außer der genannten Überforderung in seiner persönlichen Entwicklung und der Problematik, dass er zu wenig seinen eigenen Weg finden durfte, sind keine wesentlichen Traumatisierungen festzustellen. Das Verhältnis zu seinen Eltern ist, wie beschrieben, gut, auch zu seiner Schwester. Allerdings ist er sehr froh, von zuhause ausgezogen zu sein, und möchte auch nie wieder zuhause wohnen. Seine Freunde bzw. seine Clique zuhause hat er absichtlich hinter sich gelassen und fühlt sich damit wohl.

Aktuell hat er in der Schweiz kaum Freunde, er wohnt in einer Wohngemeinschaft. In seiner Freizeit schaut er Fernsehen und spielt Computer, auch ist er schon mal mit Kollegen ausgegangen, um Bier zu trinken, aber er sieht sich im Wesentlichen auf sich alleine gestellt, was er gut finde. Er arbeite aber sehr viel, auch am Wochenende, und verdiene sehr gut. Als sein Hobby sieht er Autofahren, er sei ein „Autofreak" und finde sein Auto sehr gut.

4.2.5 Exploration der Symptomatik im engeren Sinne

Herr B. wurde mit Mitteln der Verhaltens- und der Gesprächsbeobachtung, durch psychodiagnostische Testverfahren – FPI-R,[259] SCL-90-R[260] und YSQ[261] – und durch Fragen und Selbstbeschreibungen exploriert.

Äußerlich wirkt er gesund, gut entwickelt, groß, hager und versehen mit einem wachen Geist und Augen, die den Augenkontakt suchen. Sein Blick ist dabei eher von unten nach oben gerichtet, er beugt seinen Kopf und seinen Oberkörper etwas nach vorne. Er verhält sich eher schüchtern, zurückhaltend, ist freundlich, drängt nicht, wirkt eher bittend als fordernd. Dabei kommt im Gesprächsverhalten aber immer wieder der Eindruck einer latenten Aggressivität auf. Häufig verwendet er zustimmende Signale wie „ja" oder „mhm", er fragt und sucht Orientierung. Auch wirkt er froh und befreit, über sich und sein Leben erzählen zu können, was allerdings immer wieder ins Stocken gerät, weil er das nicht gewohnt ist und bisher jemanden, der sich wirklich für ihn interessiert, auch schmerzlich vermisst hat, wie im Therapieverlauf klar wird. Er lächelt dann bei bestimmten Nachfragen, wenn er Interesse verspürt oder validiert

259 Vgl. Fahrenberg et al., 2001.
260 Vgl. Franke, 2002.
261 Vgl. Young et al., 2008, vgl. Parfy, 2005.

wird in seinem Verhalten oder seinen Äußerungen. Hier zeigt sich schon ein erstes echtes Defizit des „Gesehen-Werdens“ bzw. „Angeschaut-Werdens“. Dass sich jemand wirklich für ihn (und nicht für seine Leistung bzw. seine Außenwirkung) interessiert, ist für ihn neu und wird im Verlauf der Therapie erst nach anfänglichem Misstrauen und Zögern als echt und selbstaufwertend von ihm erkannt.

Wesentlich ist für die Person des Herrn B., dass er kaum emotionale Wärme erfahren hat, wie er es beschreibt, sondern im Sinne der elterlichen Bedürfnisse nach Ansehen und Bedeutung funktionieren musste. Probleme, sagt er, wurden zuhause schon angesprochen, aber sachlich, nicht emotional betrachtet. Er wurde zum Vorzeigekind erzogen, seine Emotionen und Erlebnisse wurden zu wenig berücksichtigt. Die sich hierdurch aufbauende Selbstunsicherheit wurde durch gelegentliche Ohrfeigen verstärkt in Richtung Selbstablehnung und Autoaggression gelenkt.

So zeigt denn auch der Young'sche Schemafragebogen (YSQ) sehr hohe und hohe scores in den Bereichen

- Soziale Isolation/Entfremdung,
- Emotionale Entbehrung,
- Verstrickung,
- Misstrauen,
- Emotionale Gehemmtheit und
- Unterwerfung.

Das defizitäre Selbstwerterleben, aber auch die von den Eltern auferlegte Pflicht, gut zu sein, Leistung zu erbringen und das erwünschte „Vorzeigekind“ (wie er es nennt) zu sein, zeigt sich ebenfalls im Schemafragebogen in

- Suche nach Bewunderung und Anerkennung und
- Unerbittliche Standards.

Allerdings sind auch die depressiven bzw. dysthymen Folgen dieser Art aufzuwachsen im Schemafragebogen zu erkennen:

- Pessimismus/Sorgenmachen und
- Verwundbarkeit durch Leid oder Krankheit.

Passend dazu zeigt die Symptom-Check-List (SCL-90-R) eine leichte Erhöhung hinsichtlich Zwanghaftigkeit, Unsicherheit, Depression und empfundener Belastung. Aber auch das Freiburger Persönlichkeits-Inventar (FPI-R) bringt die depressive Tendenz des Herrn B. zum Ausdruck. So erreicht er nur die unterste Stufe auf der Lebenszufriedenheitsskala und zeigt starke körperliche Beschwerden bei hoher Emotionalität, was der Fragebogen als labil, empfindlich, ängstlich und mit vielen Problemen und Beschwerden verbunden interpretiert. Allerdings wurden die Fragebögen erst im Sommer (etwa ein halbes Jahr und zehn Sitzungen nach Therapiebeginn) präsentiert, was die Stabilität und die Massivität des Problems von Herrn B. noch unterstreicht. Vor dem Präsentieren der Fragebögen war es nötig, ausgiebig zu explorieren und die nötige Vertrauensbasis im Rahmen der Gespräche herzustellen.

Die Symptomatik des Herrn B. zeigt sich aber nicht nur phänomenologisch, sondern auch in seiner juristischen Vorgeschichte bzw. seinen Auffälligkeiten:

- Fahrlässige Trunkenheit im Verkehr sowie Beleidigung (Blutprobe pos. für 52,6 ng/ml THC und 426 ng/ml THC-COOH)
- Teilnahme Besonderes Aufbauseminar für Fahranfänger (durch einen Verkehrspsychologen)
- MPU – positiv
- Geschwindigkeitsüberschreitung innerorts um 23 km/h
- Geschwindigkeitsüberschreitung außerorts um 24 km/h
- Abstandsunterschreitung (statt 49 nur 12 m)
- Fahrt unter Cannabiseinfluss mit Unfallfolge (Blutprobe pos. für 4,8 ng/ml THC und 59 ng/ml THC-COOH)
- Geschwindigkeitsüberschreitung außerorts um 28 km/h
- MPU – negativ
- Außerdem fuhr Herr B. auch nach Therapiebeginn regelmäßig in der Schweiz ohne Fahrerlaubnis (acht Monate, seit der negativen MPU, im Bewusstsein, dass er das nicht dürfe), was er dem Therapeuten erst spät mitteilte. Juristische Folge war eine weitere gerichtliche Verurteilung wegen
- Fahren ohne Fahrerlaubnis.

Zuvor hatte er schon an einer vom Gericht angeordneten Behandlungsmaßnahme durch das Krankenhaus seiner Heimatgemeinde teilgenommen (fünf Termine). Außerdem wurde durch das Gericht die Bewährungszeit verlängert und zur weiteren Auflage gegeben, er müsse Kontakt zur Drogenberatungsstelle aufnehmen, sich dort beraten lassen, einmal wöchentlich an der Selbsthilfegruppe teilnehmen und an jedem ersten Mittwoch im Monat ein Drogenscreening vorlegen. Von diesen hatte er bereits vier gemacht (2006), jedoch ohne Referenzwerte und ohne Kreatininbestimmung; deshalb und wegen der Vorhersehbarkeit der Termine blieben sie weitgehend ohne Aussagekraft.

Insgesamt sieht man an Herrn B's Vorgeschichte, wie massiv seine Problematik war und dass er trotz massivster juristischer Maßnahmen und Folgen (Ausweitung der Bewährungszeit, Verpflichtung zu engmaschigster Betreuung und Kontrolle) und auch einer negativen Begutachtung (MPU) nicht in der Lage war, sein Verhalten zu ändern.

Die Selbsteinschätzung seines Verhaltens ist zu Beginn der Therapie noch bagatellisierend, aber doch schon von etwas Einsicht geprägt: Er sei zu wenig aufmerksam gewesen, habe Freunden zeigen wollen, dass er Autofahren könne, es sei ein gutes

Gefühl gewesen, eine Art Sucht. Er sei oft unter Drogen Auto gefahren, finde Drogen aber nicht so schlimm wie Alkohol. Er sei auch nicht gerast, er fahre halt zügig, er habe sich gehen lassen, sei gleichgültig gewesen durch den Drogenkonsum, den er zum Abschalten benutzt habe wie andere das Bier nach der Arbeit. Eine Therapiestunde später sieht er auch schon seine eigenen Kommunikationsprobleme. Er stellt dar, dass er Aufregung verspüre im Kontakt mit dem Chef, erkennt das aber auch als ein Muster bei sich selbst: Er denkt, er müsse „was bieten" und genüge nicht so, wie er sei. Hier zeigen sich bereits selbstunsichere Muster, aber auch sozialphobische Anteile, die auch auf den Drogenkonsum zurückzuführen sind.

Die Drogenbeziehung und das Autofahren sind als kompensatorisches Verhalten zu verstehen. Vereinfacht gesagt, bot das Autofahren (Selbst-)Bestätigung in einem von ihm kontrollierten Feld. Drogen boten das Abschalten negativer und die Herstellung positiver, selbstkompetenter Eindrücke bzw. Gefühle. Dabei fungierte beiderlei Verhalten als Flucht vor dem seine Belastung verursachenden heimischen Druck und der dort herrschenden, ständigen Negativ-Dynamik.

Auch sein Umzug in die weit entfernte Schweiz ist vor diesem Hintergrund als Flucht vor den Eltern und ihrer Beeinflussung zu sehen. Daran zeigt sich eine wichtige Copingstrategie von Herrn B.: Flucht zur (vermeintlichen) Problemlösung. Aber das Fortziehen aus seiner Umgebung hatte auch die Bedeutung, mit seiner Drogenbeziehung abzuschließen, um von seinen Freunden, seiner Clique, die den Charakter einer – konflikt- und belastungsfreien – Ersatzfamilie hatte, loszukommen. Diese konnte Konflikt- und Belastungsfreiheit allerdings nur durch Drogenkonsum und gegenseitiges Desinteresse bzw. ausreichende Distanz zur Konfliktvermeidung herstellen. Hier wurden also seine Bedürfnisse auch nicht befriedigt und es wurde ihm nach seiner Verurteilung klar, dass er etwas ändern muss und dass dies zuhause nicht funktionieren würde.

Das Problem, dass er Vorzeigekind sein musste, begann schon früh in seinem Leben, er wurde bevormundet und sein Verhalten kritisch verfolgt. Seine sechs Jahre ältere Schwester folgte den Leistungsanforderungen der Eltern ebenso, distanzierte sich aber schon früh von diesen. Herrn B. wurde als „Nesthäkchen" also die besondere Aufmerksamkeit seiner Mutter zuteil. Daher erwuchs der Eindruck, nie er selbst sein zu dürfen bzw. nicht als er selbst gesehen zu werden, und dass es nur wichtig sei, dass er möglichst „gut" nach außen wirke. Die Bevormundung seiner Mutter wurde ihm immer unangenehmer und peinlicher, er reagierte darauf zunächst mit Rückzug, dann aber, im Alter von etwa 13 Jahren, mit Rebellion. Ab seinem 15. Lebensjahr wurde seine Clique zur Ersatzfamilie, verbunden mit dem Gefühl: „Hier darf ich sein", Flucht wurde zum Teil seines von Selbstzweifeln überschatteten Lebens.

Seine Drogenbeziehung begann folgerichtig genau in dieser Zeit der Rebellion. Mit Ende 13 hat er zum ersten Mal gekifft. Die starke Wirkung wurde von ihm rasch als hilfreich und angenehm empfunden und Teil seiner Flucht und Rebellion, außerdem war es Zeichen seiner Cliquenzugehörigkeit und sozusagen „der Fahrschein" bzw. „die Eintrittskarte" für die angenehme Geborgenheit in der Clique. Daher konsumierte er bereits wenige Monate später täglich Cannabis. Bezeichnenderweise machte er ab da nur Pause mit dem Kiffen, wenn er sich für ein oder zwei Wochen, abseits der elterlichen Beeinflussung, in Urlaub befand. Die echte Flucht, also räumliche Distanz von den Eltern, machte die virtuelle/ideelle, also die im Kopf durch Drogen, unnötig.

Etwa neun Monate nach seinem ersten Cannabiskonsum probierte er auf einer Klassenfahrt eine Ecstasy-Tablette, die bei ihm keine Wirkung zeigte und daher auch nicht wieder genommen wurde. Ein Jahr später konsumierte er Psillocybin-Pilze, deren Wirkung er heute als „Horrorfilm" bezeichnet. Auch dieses unangenehme Erlebnis wurde nicht wiederholt. Im Laufe der Zeit begann er das material- und damit geldsparende und auch viel wirkungsvollere „Bong"-Rauchen. Über einen Zeitraum von sechseinhalb Jahren hat er fast täglich etwa acht „Köpfe" geraucht, meistens 1 gr. pro Tag, am Wochenende 2–3 gr. pro Tag, später sogar mehr. Seine Eltern nahmen ihm insgesamt sieben Bong-Rauchgeräte ab. Er hat mit seinem sehr intensiven Drogenkonsum seine persönliche Entwicklung blockiert und mit der Angst, entdeckt zu werden, seine Selbstunsicherheit und seine Soziale Phobie entscheidend verstärkt. Im Jahr nach der ersten Cannabisfahrt hat er nicht gekifft. Zum letzten Mal hat er nach seiner zweiten Drogenfahrt Drogen konsumiert, etwa ein Jahr vor Therapiebeginn. Kurz darauf zog er in die Schweiz um.

Das Einhalten von Regeln wurde schon sehr früh als notwendig, aber auch als Teil des (vorteilhaften) äußeren Bildes, das man abzugeben hatte, verstanden. Diesem Bild hatte man zu entsprechen, wie ihm seine Eltern beigebracht hatten. Was man allerdings tut, wenn man unbeobachtet ist und sich dem autoritären Zugriff entzieht, das ist weniger von Bedeutung. Dies hat er schon früh gelernt und als befreiend und somit als Teil seiner selbst erlebt. Daher wurden die von außen vorgegebenen Regeln und Notwendigkeiten nie ausreichend internalisiert, im Gegenteil: Die Einhaltung der Regeln wurde als Teil der elterlichen Lebenswelt, mit der er sich nicht identifizieren konnte und wollte, gesehen. Seine Freiheit, sein echtes Leben, begriff er immer außerhalb dieser Kontrolle und durch eine Rebellion dagegen, also in deren Nichteinhaltung. So wuchs ein zweigleisiges Verhaltensschema: innen der echte, aber wenig entwickelte, weil nicht nach außen dringende Herr B. und seine Rebellion, außen das von den Eltern geforderte Bild und das entsprechende (Leistungs-)Verhalten.

4.2.6 Diagnosen

Die diagnostische Einordnung des Herrn B. erbrachte die Diagnosen einer Dysthymie (ICD-10 F 34.1) und des schädlichen Gebrauchs von Cannabis (ICD-10 F 12.1).[262]

262 Vgl. Dilling et al., 2005, und Hautzinger, 2005, Depression.

4.2.7 Horizontale Verhaltensanalyse

Zum Thema des Schnellfahrens wurde in der neunten Sitzung eine Horizontale Verhaltensanalyse erstellt, um das genaue Entstehen und die Effekte des Verhaltens zu verstehen:

Tabelle 7 **Horizontale Verhaltensanalyse des Herrn B.**

Situation S	Organismus O	Reaktionen R	Konsequenzen C
Es ist 6.45 Uhr morgens. Herr B. ist müde, er ist zu spät weggekommen. 7.00 Uhr wäre Arbeitsbeginn.	„Die elterlichen Vorgaben kann ich ohnehin nicht erreichen." „Ich bin nicht so, wie ich sein sollte." „Meine Gefühle interessieren niemanden. Es ist nicht wichtig, wie es mir geht." „Ich muss über dem Durchschnitt sein." Herr B. wurde so erzogen, unzufrieden mit sich und der Situation zu sein. Hohe Erwartungen der Eltern. Unterwerfung Vertrauensmangel Selbstvertrauensmangel Gehemmtheit Depressiver Habitus Kompetenzgefühl und Erleben von Kontrolle: „Ich kann schnell reagieren." „Ich fahre sehr aufmerksam."	Motorisch: Drückt aufs Gas → fährt 45 statt 30 km/h. Verbal: „Hoffentlich schaff' ich das." „Dann fahr' ich halt mal ein bisschen schneller, ist nicht so schlimm." Physiologisch: Unruhe, Anspannung, Herzklopfen. Emotional: Sorge, Angst, Unsicherheit, Aggression, Kompetenzgefühl. Kognitiv: Vorgestellte Bewunderung, vorgestelltes Schimpfen.	Kurzfristig: C+: Freude, Spaß, Flow-Erlebnis. C+: Erlebnis der Kontrolle. C+: Aufmerksamkeit durch Zu-spät-Sein. C/−: Verspätung wird eingeholt bzw. vermieden. C/−: Schlechte Gefühle weichen. C−: Schelte. Kurz- und langfristig: C+: Selbstbewusstsein steigt, vorgestellte Anerkennung: „Ich bin gut." Langfristig: C−: Selbstbewusstsein sinkt: „Ich mach's wieder falsch." C−: Verspätung schafft Ablehnung.

Erläuterung: C+ = positive Konsequenz; C− = negative Konsequenz; C/+ = Verschwinden positiver Aspekte als Konsequenz aus dem gezeigten Verhalten; C/− = Verschwinden negativer Aspekte als Konsequenz aus dem gezeigten Verhalten

4.2.8 Vertikale Verhaltensanalyse

Nach Erfassen aller relevanten Bestimmungsstücke und nachdem Herr B. im Rahmen der Therapiesitzungen gelernt hatte, sich selbst introspektiv zu betrachten, und verstand, wie wichtig die „inneren Programme" sind, weil sie bestimmen, was wir erleben und fühlen und wie wir handeln, wurde im Verlauf mehrerer Stunden und innerer Erkenntnisprozesse diese Analyse erstellt:

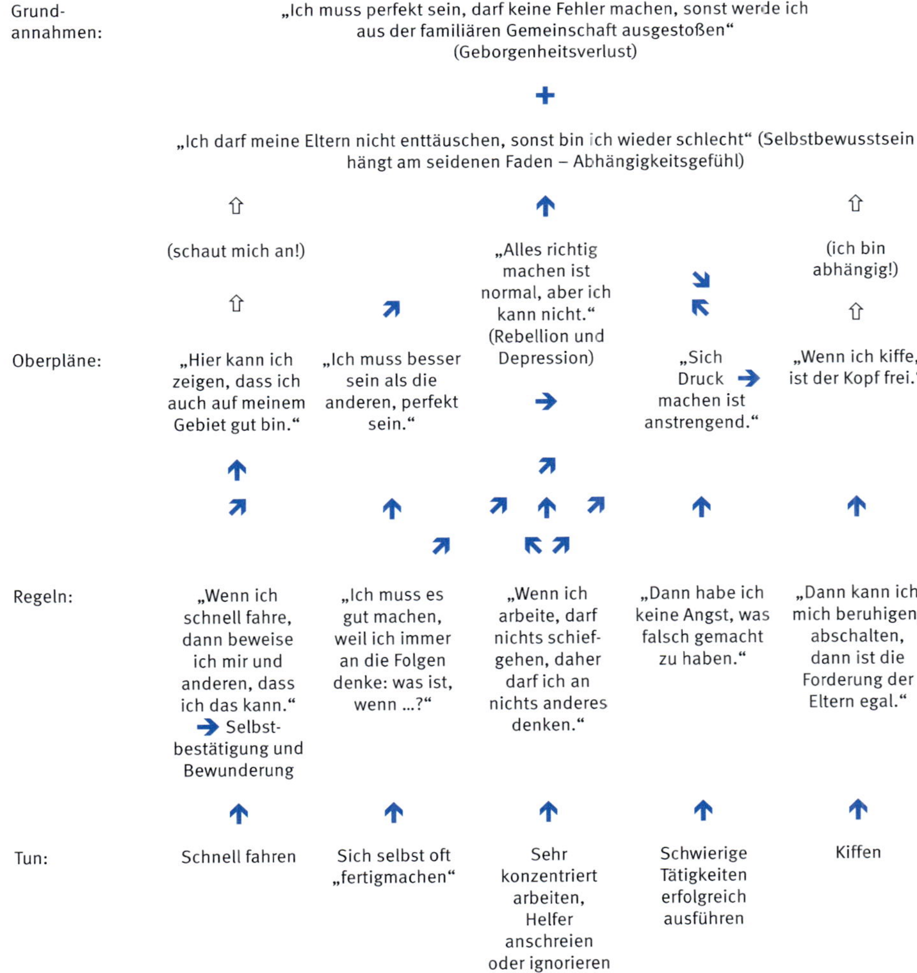

Bild 18 **Vertikale Verhaltensanalyse des Herrn B.**

4.2.9 Hypothetisches Bedingungsmodell

Die Gesamtanalyse der Problematik des Herrn B. bezieht sich auf mehrere Faktoren, deren chronologisch unterschiedliche Entstehung und deren persönliche Bedeutung. Es ist klar geworden, dass Herr B. sehr starkem Druck seiner Eltern ausgesetzt war, die sich zwar sehr bemühten, dabei aber ihren Sohn mit seiner Persönlichkeit und seinen Bedürfnissen aus dem Blick verloren. Dies hatte zur Folge, dass er sich nicht mit der nötigen Wertschätzung für seine eigene Person entwickeln konnte. Er lernte, dass er nur in Ordnung sei, wenn er sich im Sinne seiner Eltern verhielt (vgl. Schemadomänen „Fremdorientiertheit“ und „Übertriebene Wachsamkeit und Gehemmtheit“[263]), was aber bedeutete, seine eigene Person und seine Bedürfnisse nicht wahrzunehmen (Verstärkerdefizit).

Die sich daraus ergebende erlernte Hilflosigkeit durch den nicht lösbaren inneren Konflikt im Verhalten zwischen den zu befolgenden elterlichen Vorgaben und der auferlegten Vermeidung, seinen eigenen Erkenntnissen, Empfindungen und persönlichen Tendenzen zu folgen, also die Unmöglichkeit, durch eigenes Handeln Zufriedenheit zu erlangen, war Grundlage für die Entstehung einer depressiven Struktur, auf Basis der erlernten Hilflosigkeit und des Verstärkerdefizites, die sich aufgrund ihres schleichenden Entstehens heute als (chronische) Dysthymie wiederfindet.

Aufgrund von mangelnder Wertschätzung (Verstärkerdefizit) für seine Person und aus der Unmöglichkeit zu richtigem Verhalten (Hilflosigkeit und double-bind-Problem) entwickelte sich – neben einer ganz erheblichen Selbstunsicherheit – profunder Zorn, der ihm kaum bewusst war (vgl. Schema „Unterwerfung“[264]) und der sich als Rebellion gegen die elterlichen Werte, Normen und Verhaltensweisen (und solchen Werten, die er der elterlichen Welt zurechnete, wie Straßenverkehrsregeln) zeigte und schließlich durch die Suche nach Anerkennung und Selbstsicherheit zur Flucht und verfrühten Ablösung aus dem Elternhaus führte.

Herr B. hat ein großes Defizit an Anerkennung und Selbstwerterleben. Er sehnt sich danach, von seinen Eltern als der erkannt zu werden, der er ist. Da dies nicht gelang und er Anerkennung nicht für sich, sondern nur dann bekam, wenn er den überhöhten Ansprüchen seiner Eltern genügte, internalisierte er diese Einstellung (Schema „Überhöhte Standards“), sich den Eltern mit unbewusster Wut unterwerfend.[265] Um dem dauernden Schmerz, der Wut und der Frustration und Unmöglichkeit, seine eigenen Gefühle, Wahrnehmungen, Interpretationen und Verhaltensimpulse zu leben, zu entkommen, blieb ihm nur die räumliche und virtuelle Flucht.

263 Vgl. Young et al. 2008, S. 51 ff.
264 Vgl. Young et al. 2008, S. 51 ff.
265 Vgl. Young & Klosko, 2008, S. 50 f.

Diese Flucht bzw. Verstärkersuche führte ihn zunächst weg von Zuhause, hin zu anderen Jugendlichen mit ihren eigenen, oft problematischen Lebenssituationen, die ihm eher die Möglichkeit gaben, er selber zu sein. Allerdings musste er auch dort eine gewisse Rolle spielen, um Anerkennung und Zuwendung zu bekommen. Bedingungslose Liebe bzw. Annahme gab es auch hier nicht. Der Konsum von Drogen war aber ein probates Mittel, um die ständige Unsicherheit, die negativen Gefühle zu verdrängen und die Gruppenbindung zu sichern. Damit sicherte er sich eine Geborgenheit, die er zuhause nur unter erheblicher Belastung empfinden konnte. Aber diese neue Gruppenbindung war nicht das, was er letztlich suchte. Er war ständig im Konflikt zwischen seinem anerzogenen Bedürfnis, konstruktiv, korrekt und leistungsorientiert zu sein – das er gleichzeitig auch ablehnte, weshalb ihm keine Selbstannahme gelang –, und der Notwendigkeit, sich den Gruppennormen zu unterwerfen, d.h. sich in Lethargie und Opposition zu seiner bekannten Welt zu befinden. Drogen schafften hier wiederum den Zustand, nicht mehr nachdenken zu müssen, sich der Negativspirale von mangelndem Selbstwerterleben und der Unfähigkeit bzw. Unmöglichkeit, sich richtig zu verhalten, zu entziehen. Außerdem spürte er dann die sich daraus ergebende Unsicherheit nicht mehr. Auf diese Weise entwickelte er im Lauf der Zeit eine Drogenproblematik.

Er war trotz Drogenkonsum in der Lage, seine Ausbildung so gut zu absolvieren, dass er von seinem Ausbildungsbetrieb übernommen wurde. Sein Leistungsprinzip hat er also nie wirklich verlassen können. Dieser Zwang zur Leistung hat für ihn ebenfalls die Flucht durch Drogen in der Freizeit immer wieder notwendig gemacht. Als der Führerschein und das Auto kamen, ermöglichte die räumliche Flucht das neue Freiheitsgefühl und damit die Reduktion der inneren Spannung und das Finden zu sich selbst. Auch durch die Kompetenzerlebnisse, die positiven Kontrollüberzeugungen, durch das Beherrschen des Fahrzeugs stellte sich ein neues Selbstwertgefühl ein. Dadurch ist das Auto für Herrn B. auch so positiv besetzt.

Zusammenfassend stellt sich die Problemlage bei Herrn B. als eine früh beginnende depressive Entwicklung dar, die aus einer grundlegenden Selbstverunsicherung entstand. Die Selbstverunsicherung führte zu Hemmungsstörungen, zu geringer persönlicher Stabilität mit einer Neigung zum Leiden und zur Ängstlichkeit. Dabei redet er nicht viel über sich und seine Belastungen, weil er vom Desinteresse für seine innere Person überzeugt ist. Die anhaltende Belastung durch das ihn ignorierende Elternverhalten erzeugte innere Rebellion und Fluchttendenzen, wobei er versuchte, die äußere Fassade aufrechtzuerhalten.

Die Clique, das dort erlebte Geborgenheitsgefühl und die Fluchtnotwendigkeit führten ebenfalls zum Drogenmissbrauch. Regeln, als Teil der von den Eltern ihm anerzogenen externen Autorität, waren etwas, wogegen er rebellierte. Daneben wurde das Autofahren mit den dadurch positiven Gefühlen der Spannungsreduktion aufgrund der Flucht und aufgrund der positiven Kontrollerfahrungen zu einem wesentlichen Faktor. Je größer die Bedürftigkeit nach positiven Kontrollerfahrungen, also nach Selbstwertgefühl war, desto risikoreicher ist Herr B. gefahren, um sich und allen anderen zu beweisen, dass er etwas wert ist. Da war er plötzlich jemand.

Bei Herrn B. war auch an eine mögliche Soziale Phobie oder eine Selbstunsicherheit vermeidende Persönlichkeitsstörung zu denken. Manche seiner Symptome sprachen dafür. Die Behandlung dieser Symptome wurde allerdings auch bei der Behandlung der depressiven Symptomatik des Patienten zum Teil mit berücksichtigt (z.B. Überwinden von Hilflosigkeit oder Herstellen von mehr Selbstwertgefühl). Die depressive Symptomatik erschien zunächst belastender und wurde gemeinsam mit der Drogenmissbrauchsproblematik als erster Schritt in diesem vielschichtigen Fall behandelt. Danach war in einem nächsten Schritt über die mögliche Fortführung der Behandlung zu entscheiden.

4.2.10 Behandlungsziele

Folgerichtig musste eines der Behandlungsziele sein, das Selbstwertgefühl zu steigern. Da sich viele negative, destruktive Selbstkonzepte bei Herrn B. etabliert hatten – welche Depression, Unsicherheit, Hilflosigkeit, Aggression und das geringe Selbstwertgefühl aufrechterhielten –, war es nötig, diese konstruktiv zu bearbeiten und zu rekonstruieren, neue Möglichkeiten der Selbst- und der Weltsicht kennenzulernen, auszuprobieren und sich so auf einem konstruktiven Niveau neu zu stabilisieren. Damit werden positivere Gefühle und andere Verhaltensweisen sowie neue Zufriedenheit möglich. Es war hilfreich, sich von dem negativen Elterneinfluss und seiner Clique zu trennen, damit er aus der Negativspirale (siehe oben) herauskam. Daher war der Umzug in die Schweiz, die Flucht, seine bevorzugte Copingstrategie, die so oft positiv, aber auch nachteilig (Drogen, Autoüberwertigkeit) in seinem Leben wirkte, diesmal hilfreich. Es zeigte sich aber auch, dass es notwendig war, ein umfangreicheres Repertoire neuer Bewältigungsstrategien zu erlernen. In erster Linie ist hier der verbale Selbstausdruck zu nennen und die Fähigkeit, zu sich zu stehen – auch im Gespräch. Im Vorfeld erfordert das, dass er sich durch Selbstbeobachtung und in der therapeutischen Reflexion viel klarer wird über sich, seine Haltungen, Einstellungen, Emotionen, Antriebe, Motive und Ziele.[266] Dadurch sowie durch empathisches Interesse für seine Person, durch Validieren[267] und durch „Reparenting" (Nachbeelterung)[268] wird eine Nachreifung möglich.

Die Folge davon wird sein, dass die Notwendigkeit zur Flucht in Drogen oder durch Schnellfahren nicht mehr vorhanden ist. Durch das zunehmende Sich-Kennenlernen

266 Zu Behandlungszielen bei Depression vgl. auch Hautzinger, 2005, S. 466.
267 Vgl. Zimmer, 2005, S. 68.
268 Vgl. Young et al., 2008, S. 226 und 231 f.

und durch die vermehrte soziale Kompetenz durch Copingstrategien und die Fähigkeit zum verbalen Ausdruck entsteht Selbstkompetenz und die zunehmende Möglichkeit zur konstruktiven Selbststeuerung: sein Verhalten in Zukunft so zu steuern, dass er seine Ziele erreicht, weil er sich kennt, weil er sich annimmt und weil er sich im sozialen Umfeld kompetent bewegen kann und damit eine Zufriedenheit erlebt, die ihm bis dahin unbekannt war. Dann befindet er sich *in* der Gesellschaft, ist Teil von ihr und ihre Regeln werden zu seinen Regeln. Er ist dann kein Außenstehender mehr, und die Regeln sind nicht mehr fremder Machtausdruck, sondern Eigeninteresse. Herr B. stimmt mit den in fließender Abstimmung getroffenen Therapiezielen überein und definiert sie im Therapieverlauf auch selbst. Bezogen auf sein Lebensfeld und die Umsetzung der Erkenntnisse im Verhalten definiert er diese selbst und dadurch sich selbst neu.

4.2.11 Motivationshindernisse

Im Sinne eines Krankheitsvorteils könnte man möglicherweise davon ausgehen, dass Herr B. gerne seine Depression behalten würde, weil sie das ihm bekannte Lebensfeld darstellt und er sich darin zurechtfinden kann, immer so gelebt hat und weil alles Neue auch Angst macht. Das ist als Veränderungshindernis durchaus ernst zu nehmen. Des Weiteren sind maladaptive Schemata ohnehin meist sehr änderungsresistent. Außerdem zeigt seine Vorgeschichte auch, dass er bisher sehr veränderungsresistent war, etwa als er trotz seiner ersten auffälligen Drogenfahrt und einjähriger Drogenabstinenz (mit nachfolgender positiver Begutachtung) wieder begann, Drogen zu nehmen. Auch dass er trotz der Vorkommnisse damals begann, mit seinem Führerschein eher noch stärker gegen geltendes Recht zu verstoßen, zeigt seine Schwierigkeit, sich zu verändern. Schließlich zog er zwar in die Schweiz um, fuhr dort aber über acht Monate hinweg ohne Fahrerlaubnis mit seinem Auto und hoffte, wie früher, nicht entdeckt zu werden. Auch benötigte er einige Zeit zu Beginn der Therapie, bis er sich öffnen konnte und wirklich an sich arbeiten wollte.

Durch die Notwendigkeit, eine MPU zu machen, fühlte er sich zunächst gegängelt, wie damals, als das Gericht ihm wöchentliche Beratungsstunden und monatliche Urinkontrollen auferlegte. Zwar formulierte er zu Beginn der Therapie, dass er sich endlich ändern wolle, aber in der gleichen Zeit fuhr er in der Schweiz ohne Fahrerlaubnis. Man sieht auch hier seine Doppelgesichtigkeit im Denken und Handeln, er ist ausgesprochen routiniert darin, nach außen hin konform zu wirken, innen aber zu rebellieren und komplett anders zu denken und zu handeln.

Mit viel Einfühlungsvermögen und vielen ehrlichen Signalen, dass er wertgeschätzt werde und dass es in der Therapie um ihn und nicht um seine Systemkonformität gehe, wurde Wesentliches erreicht. Wichtig war, dass Herr B. verstand und auch spürte, dass die Therapie und der Therapeut nicht der verlängerte Arm seiner Eltern, des Gesetzes oder einer Verbesserungsanstalt sind, um ihn gefügig zu machen, sondern dass es um seine Entscheidungen, seine Empfindungen, sein Leben, seine Ziele, um das, was er will, und um sein Lebensglück geht. Es war immer wieder nötig, ihn als Ausgangspunkt des Gesprächs in der Therapie zu nehmen, damit er erlebte, dass er sich nun finden darf.

Als Herr B. verstand, dass die Therapie für ihn eine Chance ist, sich zu entdecken und sein Leben neu zu gestalten, verschwanden Motivationshindernisse und er öffnete sich. Das war etwa der Fall, als er gestand, dass er acht Monate ohne Führerschein gefahren war, auch noch zu Beginn der Therapie. Dieses Vertrauen war für den erfolgreichen Verlauf und Ausgang der Therapie entscheidend, weil er damit seinen neuen Weg annahm und dieses Vertrauen in den Therapeuten auch ein Vertrauen in sich selbst ermöglichte.

4.2.12 Verhaltenstherapeutische Methoden zur Erreichung der Ziele

Angewendete Methoden:[269]

- Anamnese
- Exploration der Auffälligkeiten
- Exploration der Drogenbeziehung
- Therapeutische Grundhaltung
- Therapeutische Beziehung
- Zieldefinition
- Motivierung
- Sokratischer Dialog
- Rational-Emotive Therapie
- Kognitive Therapie nach Beck
- Selbststeuerung
- Schematherapie (hier auch „Brief ohne Abgeben“ und „Reparenting“)
- Selbstvertrag
- Gedankenstopp
- Problemlösetraining bzw. Training sozialer Kompetenz
- Modelldarbietung
- Fähigkeiten- und Talenteliste
- Selbstverbalisationstraining
- Gefühlsliste
- Introspektion

269 Vgl. u. a.: Fliegel et al., 1994; Kanfer et al., 2006; Margraf, 2000; Perry, 2005; Pfingsten et al., 1998; Reinecker, 2005.

- Selbstkonfrontation
- Psychoedukation
- Kognitiv-Emotionaler Lebenslauf (KELL).

Grundsätzlich wird in der Psychotherapie der Mensch als selbstverantwortlich gesehen und die Methode der Selbststeuerung als Mittel dazu, diese Selbstverantwortlichkeit wiederherzustellen. In Anlehnung an Fliegel et al. wird die Selbststeuerung als therapeutische Haltung und Tendenz aufgefasst, mit der *„dem Individuum Fähigkeiten zu planvollem, zielgerichtetem Handeln und aktivem, bewusstem Problemlösen"* zugesprochen werden.[270] *„Das Endziel der (...) Behandlung besteht darin, dem Patienten zu helfen, Unabhängigkeit von der therapeutischen Umgebung zu erlangen und die Kontrolle des eigenen Verhaltens selbst zu übernehmen"* (Zitat Kanfer, ebd.), was ein grundsätzliches Ziel des Verkehrstherapeuten bei der Behandlung des Patienten darstellt.

Im Falle von Herrn B. war diese Methode vor allem deshalb indiziert, weil er auch im Denken, in der Einstellung und im Handeln von der Haltung seiner Eltern (und auch von Drogen) unabhängig werden sollte, lernen sollte, dass er selbst kompetent ist, eigene Einstellungen, Haltungen, Emotionen und Ziele hat und für sich sorgen kann und muss. Die Selbststeuerungstherapie[271] macht die Selbstinstruktion auf der Basis der Etablierung neuer Glaubenshaltungen/Überzeugungen/innerer Programme, also neuer Selbstverbalisationen (siehe Kognitive Therapie)[272] auch in der Anwendung eines Selbstvertrags wirksam. Darüber hinaus wird die Arbeit an maladaptiven Schemata und die Etablierung neuer konstruktiver Schemata im Sinne von Young et al. durch diese Vorgehensweise unterstützt.

Als eine weitere therapeutische Basismethode wurde das „Achten-Wärme-Sorgen-Prinzip" der Gesprächspsychotherapie[273] angewendet und Empathie in allen Gesprächen und Kontakten deutlich gemacht. Hierdurch sollte erreicht werden, dass sich der Klient grundsätzlich mit der Therapiesituation einverstanden erklärt, an sich arbeitet, motiviert ist und dadurch die lange vermisste Wertschätzung und Aufmerksamkeit für seine Person erfährt. Diese therapeutische Grundhaltung, die auch in der Verhaltenstherapie ein wichtiges Basistherapeutikum darstellt, war in Herrn B's Fall von besonderer Bedeutung, weil dadurch Vertrauen wachsen, seine Selbstakzeptanz erhöht und seine Unsicherheit in der Folge vermindert werden konnte.

Eine weitere Basismethode im Umgang mit dem Klienten stellt in der Verkehrstherapie die Konfrontation mit den Erfordernissen der anstehenden Begutachtung zum Wiedererhalt der Fahrerlaubnis dar. Bereits diese psychoedukative Erarbeitung des damit verbundenen Therapieplanes schafft Klarheit und Struktur. Die aus der Begut-

270 Vgl. Fliegel et al.,1994, S. 58 ff.
271 Vgl. Kanfer et al., 2006.
272 Vgl. de Jong-Meyer, 2000.
273 Vgl. Tausch, 1990.

achtungsnotwendigkeit abgeleitete Notwendigkeit zur mindestens einjährigen, überprüften Drogenabstinenz stellt eine sehr wichtige Basis für das erfolgreiche Gelingen der Psychotherapie dar. Der Weg aus der faktischen Drogenbeziehung (Drogenverzicht) muss allerdings nicht oft zum Gegenstand der Therapie gemacht werden. Aufgerüttelt durch ihre Auffälligkeit haben die Klienten oft schon vor Beginn der Therapie ihren Drogenverzicht eingeleitet. Nur deshalb können Reflexions- und Introspektionsprozesse, aber auch tatsächliche Verhaltensänderungen überhaupt gelingen. Der Weg vom Drogenverzicht mit erheblicher Rückfallgefahr zur tatsächlichen, zufriedenen Abstinenz ohne wesentliche Rückfallgefahr wird allerdings zum notwendigen Therapiegegenstand.

4.2.13 Chronologischer Therapieverlauf

Die chronologische Abfolge der Therapie, in der die oben genannten Prinzipien und weitere umgesetzt wurden, gestaltete sich bei Herrn B. zu Beginn typisch. In den ersten fünf Stunden war sein Misstrauen noch groß. Er prüfte sehr genau, mit wem (Therapeut) er sich hier einließ, die Beziehungsfindungsphase war etwas prolongiert. Das machte es ihm zunächst nur möglich, Informationen und richtiges Vorgehen abzufragen, um der in seinem negativen MPU-Gutachten enthaltenen Empfehlung, *„eine individuelle psychologische Behandlung bei einem Fachpsychologen für Verkehrspsychologie in Anspruch zu nehmen“*, nachzukommen. Das Gutachten wurde kurz analysiert und das Bedürfnis des Klienten abgefragt, das er im Sinne der Empfehlung des Gutachtens äußerte.

Da im Gutachten außerdem die Empfehlung erteilt wurde, seine Drogenabstinenz durch ein Urinkontrollprogramm nachzuweisen, wurde auch das Thema Abstinenzkontrolle erörtert. Um eine Entscheidung für die Dauer und Häufigkeit des Urinkontrollprogramms zu treffen, wurde seine Drogenbeziehung ebenfalls eingeschätzt, nachdem die verschiedenen Kategorien erläutert worden waren. Daraufhin wurde die medizinisch-psychologische Untersuchung als solche besprochen, weil der Patient hierdurch Orientierung findet und sich die inhaltlichen Themen der folgenden Sitzungen damit herausarbeiten lassen. So wurde klar, dass die Aufarbeitung der Auffälligkeiten, der Drogenbeziehung, seiner Regelkonformität, seiner Motive und ihrer Funktionen nötig seien, um die für ihn wichtige Veränderung mit psychotherapeutischen Mitteln vornehmen zu können. Dies und eine daran anschließende Stabilisierungsphase mit Zeit für Erfahrungen mit dem neuen Erleben und Verhalten war vom Patienten gewünscht und daher als Therapieplan beschlossen worden, um Zufriedenheit mit dem neuen Verhalten, Denken und Fühlen zu erwerben, was der Rückfallprophylaxe dient.

Die Anamnese mit Darstellung der früheren und heutigen persönlichen Lebenswelt war in der nächsten Sitzung ein wichtiger Schritt, um in der Therapie tieferzugehen.

Hier konnte sich Herr B. wahrgenommen fühlen und trainieren, über sich selbst zu sprechen.[274] Danach wurde nach den subjektiven Erklärungsmustern für seine Vorgeschichte gefragt. Hier konnte er bereits introspektiv erkennen, dass er damit ein gutes Gefühl und Entspannung erreichen wollte – auch wenn er in der nächsten Stunde bereits wieder viele beschönigende Rechtfertigungen für sein früheres Fehlverhalten nannte. Daran ist sein gewohnheitsmäßiges „Versteckspiel" (nach außen vermittelte und innen erlebte Realität differieren stark), vielleicht auch seine Rebellion zu erkennen, aber auch, dass er sich mit diesen Fehleinschätzungen bisher eine eigene, konstruktive Veränderung unmöglich machte, was thematisiert wurde.

Insgesamt gelang in den ersten vier Stunden eine persönliche Annäherung zwischen Therapeut und Klient und ein Vertrauensaufbau, der es Herrn B. ermöglichte, seine Ziele, in Abstimmung mit den vom Therapeuten genannten Erfordernissen, genauer zu definieren. Er wolle:

- Unterstützung,
- auf den richtigen Weg gebracht werden und
- Hilfe, den Kurs beizubehalten, sodass er gar nicht mehr rückfällig werden könne,
- Aufarbeitung seiner Vorgeschichte (Erlebnisse), denn er spüre eine Belastung,
- den Umgang mit Freizeit und Langeweile lernen,
- ruhiger werden, lernen, sich wohlzufühlen, gute Gefühle zu haben,
- besser reden können,
- seine Unsicherheit ohne Drogen in den Griff bekommen.

Die von Herrn B. auf Basis der vorherigen Informationen und Motivierungen geäußerten Bedürfnisse lassen sich schwerpunktmäßig also folgendermaßen zusammenfassen:

- **Aufarbeitung seiner Vorgeschichte** (Vergehen, Umgang mit Drogen, Umgang mit Regeln),
- Klärung, woher die Belastung kommt (**Motivanalyse**),
- **Veränderung** (Unsicherheit, Reden, Umgang mit Zeit, ruhiger werden, bessere Gefühle haben, auf den richtigen Kurs gebracht werden). Darin wolle er
- **Stabilität** bekommen, um nicht mehr rückfällig zu werden.

Diese Therapieinhalte stimmen mit den Schwerpunkten in der Verkehrstherapie und der Selbstmanagementtherapie überein. In der folgenden Gegenüberstellung zwischen dem persönlichen Therapieplan, dem allgemeinen Verkehrstherapieplan („Verkehrstherapiemanual") und der Selbstmanagementtherapie[275] wird deren Ähnlichkeit und die Angemessenheit des therapeutischen Vorgehens deutlich (siehe *Tabelle 8*).

274 Vgl. Kaiser & Hahlweg, 2000.
275 Vgl. Kanfer, 2006, S. 111 ff.

Tabelle 8 **Individueller Therapieplan des Herrn B., projiziert auf das Vorgehen gemäß dem Verkehrstherapiemanual und dem Behandlungsplan der Selbstmanagementtherapie**

Therapieplan Herr B.	Verkehrstherapiemanual	Selbstmanagementtherapie
(Günstige Ausgangsbedingungen wurden geschaffen, Motivierung als Aufgabe des Therapeuten)	(Schaffung günstiger Ausgangsbedingungen ist bereits geschehen, Motivierung ist zentraler Bestandteil der Verkehrstherapie und wird immer wieder vorgenommen)	1. Schaffung günstiger Ausgangsbedingungen 2. Motivierungsphase
– Klärung, woher die Belastung kommt – Aufarbeitung seiner Vorgeschichte	– Motivanalyse (Psychodiagnostik, funktionales Bedingungsmodell, vertikale und horizontale Verhaltensanalyse) – Analyse der Auffälligkeiten – Analyse der Drogenbeziehung – Analyse der Regelkonformität	3. Verhaltensanalyse und funktionales Bedingungsmodell
	(Wiederholte Zielkonkretisierung ist Teil des Plans der Verkehrstherapie)	4. Zielkonkretisierung
– Veränderung	– Veränderung (durch Anwendung therapeutischer Verfahren)	5. Anwendung therapeutischer Verfahren
	(Fortwährende Evaluation ist notwendiger Teil der Therapie)	6. Evaluation der therapeutischen Fortschritte
– Stabilisierung	– Optimierung und Stabilisierung durch Erfahrung mit der Veränderungsarbeit	7. Erfolgsoptimierung

In der fünften Stunde berichtete Herr B. bei der genaueren Exploration der Drogenmissbrauchsmotive über Kommunikationsprobleme: Er habe immer das Gefühl, etwas bieten zu müssen, und sei aufgeregt, wenn er mit seinem Chef spreche. Dieses Beispiel offenbart diagnostisch einerseits soziophobische Züge, diente in der Therapie aber auch zur Verdeutlichung des Prinzips der Rational-Emotiven Therapie. So wurde klar, dass es darauf ankommt, wie er denkt, und dass er durch seine Gedanken seine Gefühle und deren Konsequenzen selber steuern kann. Eine Selbstbeobachtung in diesem Sinne wurde als Hausaufgabe gegeben.

Bei der sechsten Sitzung berichtete Herr B. davon, dass er die letzten acht Monate in der Schweiz ohne Fahrerlaubnis gefahren und nun erwischt worden sei. In dieser und der folgenden Sitzung wurde daher dieser Umstand aufgearbeitet und genau analysiert, mit welchen Gedanken er sich dazu gebracht hatte, ohne Fahrerlaubnis Auto zu fahren. Das Ergebnis war, dass er ständig verharmlosende Gedanken hatte. Daher wurden gemeinsam und in der Hausaufgabe von ihm allein Gedanken erarbeitet, die ihn selbstkritischer machten, um diese im Sinne der Selbstverbalisation zur Verhaltenssteuerung benutzen zu können.

In den Sitzungen 8 bis 10 wurde dieses Prinzip weiter vertieft, um zu klären, wie er sich dazu bringt, häufig zu schnell zu fahren. Zur Steigerung der Selbstverantwortlichkeit wurden dann gedankliche oder Einstellungsalternativen („Was denkt der vernünftige, rücksichtsvolle Fahrer?“) erarbeitet, auch als Hausaufgabe. Herrn B. wurde klar: „So hat man viel mehr davon“ und „der Schnellfahrer will sich beweisen“, „will mangelndes Selbstwertgefühl durch das Kompetenzgefühl beim Autofahren ausgleichen“. Schließlich wurde eine horizontale Verhaltensanalyse über das Thema „Schnellfahren“ erstellt, in der u. a. diese „Selbstbewusstseins-Schere“ (Organismusvariable: „Ich bin nicht so, wie ich sein sollte“ – durch das Schnellfahren wird eine kurzfristige Entlastung C+ erfahren: „Ich bin gut“) deutlich wurde.

In der zehnten Sitzung wurden die Fragebögen SCL-90-R und FPI-R an den Klienten ausgegeben, um die gefundene Persönlichkeitsdynamik (Verdacht auf Depression) objektiv zu überprüfen. Herr B. benötigte allerdings einige Wochen, um diese Fragebögen zuhause auszufüllen und wieder mitzubringen. Das Ergebnis war in der Zusammenschau die Diagnose einer leichten Depression. Da allerdings keine konkreten Auslöser im Sinne einer Vorher-Nachher-Unterscheidbarkeit, wie es das ICD-10 bei der Diagnose von Depression vorsieht, feststellbar waren (es handelt sich um einen schleichenden Beginn dysthymen Erlebens in der Kindheit), es sich um einen Zeitraum von bereits mehr als zwei Jahren handelte und geringes Selbstwertgefühl und Hoffnungslosigkeit als Symptome hinzukamen, wurde eine Dysthymie diagnostiziert. F9 (Verhaltens- und emotionale Störungen mit Beginn in der Kindheit) bezieht sich eher auf Kinder mit dem Hyperkinetischen Syndrom und ihren Entwicklungsverlauf. F92 (Störung des Sozialverhaltens mit depressiver Störung) erschien in den dargestellten Ausmaßen zu massiv und wurde deshalb nicht angewendet. Der Drogenkonsum, die damit verbundene Lethargie und Zementierung der oppositionellen Haltung verhinderte aber auch echte Problemlösung, die Entwicklung von konstruktiven Aspekten in seinem Leben und Selbstbewusstsein, unterstützte also Hoffnungslosigkeit und das Defizit an Selbstwertgefühl. Außerdem wurde die depressive Grundstimmung gefördert. Darüber hinaus hat er sich durch den mehrfachen drogenbedingten Führerscheinentzug massiv selbst geschadet und sich mit Drogenfahrten vielfach selbst gefährdet. Daher ist auch die Diagnose des Schädlichen Konsums von Cannabis (ICD-10 F 12.1) richtig. Seine soziophobischen

Charakteranteile waren eher als subklinisch zu bezeichnen. Die festgestellte Unsicherheit wurde der depressiven Hilflosigkeit zugeschrieben, für die Annahme einer Selbstunsicheren Persönlichkeitsstörung fehlten einige Bestimmungsstücke.

Auch in der 11.–15. Sitzung wurden die Denkstrukturen von Herrn B. und seine persönlichen Überzeugungen analysiert. Nun waren die Drogenbeziehung und die Frage, mit welchen Gedanken er sich zum Drogenkonsum brachte, wesentlich. Dabei wurde klar, dass er aufgrund seiner Minderwertigkeitsgefühle nicht viel redete und sich durch Drogen stärker und größer fühlte und nicht so dumm wie üblich. Im Anschluss daran wurde ausprobiert, wie er sich mit den minderwertigen Gedanken fühlte und welche Auswirkungen dies auf die Körperhaltung hat. Im Sinne der Singer-Schachter-Theorie (körperliche Mimik/Gestik prägt Denken und Fühlen) wurde dann eine selbstbewusste Körperhaltung gesucht und eingenommen und als Hausaufgabe trainiert, um die Aufrechterhaltung selbstbewusster Gedanken zu unterstützen (Modelldarbietung).[276] Außerdem wurde das Erstellen einer Fähigkeiten- und Talenteliste begonnen, damit er sich viele der Realität entsprechende Qualitäten seiner Person vergegenwärtigt, die als neue „B's“, also neue, richtige und konstruktive Gedanken (RET)[277] über sich selbst, die alten, destruktiven Denkstrukturen ersetzen können.

Da nun alle wichtigen Themen analysiert waren, konnte eine Vertikale Verhaltensanalyse erstellt werden. Doch das gestaltete sich nicht unproblematisch, weil Herrn B. sein Elternverhältnis und das Problem, das er immer noch mit ihnen hatte, deutlich vor Augen trat. Daher war es indiziert, dass Herr B. über seine Erinnerungen sprach und seine Gefühle gegenüber seinen Eltern konkret kennen und ausdrücken lernen konnte. Dazu war es hilfreich, eine Gefühlsliste vorzulegen, die es ihm ermöglichte, seine eigenen Gefühle zu benennen und darüber zu sprechen – zum ersten Mal in seinem Leben. Bisher hatte er sie immer nur verdrängt und sich für die vorhandenen Spannungen selbst die Schuld gegeben. Der „Brief ohne abzugeben“[278] half ihm dabei, sich ernst zu nehmen und von seinen Eltern abzugrenzen, um deren Ansprüchen an ihn seine eigenen Bedürfnisse gegenüberzustellen. Diese Abgrenzung wurde diskutiert und er entdeckte, dass er die Ansprüche seiner Eltern nicht erfüllen wolle und sich trotzdem gut fühlen könne. Dieses Sprechen über seine tiefsten Gefühle ermöglichte es ihm, sich selbst zu finden und sich zu definieren, sich ernst zu nehmen, und es ermöglichte ihm, damit ernst genommen zu werden, und es unterstützte den Heilungsprozess der Selbstverbalisation und der Selbstregulation.[279]

Erst nach dieser Klärung war die Vervollständigung der Vertikalen Verhaltensanalyse möglich. Dazu war auch die Darbietung des Young'schen Schemafragebogens hilf-

276 Vgl. Perry, 2005.
277 Vgl. Fliegel, 1994, S. 192.
278 Young & Klosko, 2008, S. 69 ff.
279 Sensu Kanfer, zit. nach Reinecker, Selbstkontrolle, 2005, S. 373.

reich. Im Sinne der Konkretisierung der Therapieziele hatte sich bislang bereits ein Vorgehen der automatischen Klärung und Umsetzung entwickelt, das die Selbstfindung von Herrn B. immer konkreter machte. Die angewendeten und beschriebenen therapeutischen Methoden funktionierten im Sinne des allgemeinen Modells der Selbstregulation von Kanfer (ebd.) und folgten dem Ablauf: Selbstbeobachtung, Selbstbewertung mit der Bildung von (neuen, eigenen) Standards und Selbstverstärkung zur Erreichung von Selbstkontrolle und Selbststeuerungsfähigkeit. Dies half ihm, den bisherigen Haltungen, Gedanken und Gefühlen, die seine Depression verursachten und aufrechterhielten (im Zusammenhang mit seiner erlernten Hilflosigkeit[280] und seinem Verstärkerdefizit), mit richtigen und hilfreichen Erkenntnissen und Einstellungen entgegenzutreten.

In diesem Sinne wurde in der 15. Sitzung daran gearbeitet, für Herrn B. zutreffende und praktikable Alternativgedanken und Haltungen zu finden bzw. zu festigen, die es ihm ermöglichen, das hilflos und aggressiv machende und schließlich depressionsgenerierende „Ich muss perfekt sein" („sonst werde ich nicht geliebt und verliere meine Geborgenheit") zu entkräften und leichtere, lösende Gedanken und Haltungen zu konstruieren. Erst als die Abgrenzung zu den Eltern als berechtigte Abgrenzung erarbeitet war, gelang es hier, sehr konkrete, hilfreichere Gedanken und Selbstverbalisationen zu finden. Die Konsequenz war ein Selbstvertrag (ein Vertrag mit sich selbst), durch den Herr B. seine destruktiven Gedanken bei innerer Unruhe und Defiziterleben mit einem Gedankenstopp kontrollieren und durch angemessenere, hilfreichere Gedanken im Lebensalltag (Selbstvertrag im Geldbeutel) ersetzen konnte. Datum und Unterschrift und die Qualifizierung als „Selbstvertrag" machten deutlich, dass dies die neue Form seines Denkens sein darf und von nun an zu praktizieren ist.[281]

Von der 16. bis zur 19. Sitzung berichtete Herr B. im Sinne einer Evaluation seiner Fortschritte von verschiedenen neuen Erfahrungen aus dem Lebensalltag im Zusammenhang mit dem Einsatz der neuen Denk- und Überzeugungsstrukturen, die er auch im Selbstvertrag fixiert hatte. Er erzählte von konstruktiven Gedankenabläufen, Haltungen, Gesprächen und Verhaltensweisen und von erheblich weniger Belastungserleben als früher. Verschiedene Erlebnisse aus seinem Alltag wurden besprochen und im Sinne des Selbststeuerungskonzeptes analysiert und angepasst. Zur abschließenden Lösung seiner Elternproblematik wurde ein Gespräch mit den Eltern diskutiert mit dem Ziel der Aussprache und letztlich der Versöhnung mit ihnen. Dieses wurde jedoch von Herrn B. während der Therapie nicht durchgeführt.

Eine abschließende Integration der Erkenntnisse durch einen Kognitiv-emotionalen Lebenslauf (KELL), der das Zustandekommen der Drogenbeziehung und des Schnellfahrens und deren kompensativen Charakter beinhaltete, half, den hinter ihm

280 Vgl. Seligman, 1975, zit. nach Hautzinger, 2000.
281 Vgl. Fliegel et al., 1994, S. 64ff

liegenden therapeutischen Weg und sich selbst zu verstehen. Außerdem wurden auf diese Weise seine Veränderungen in Einstellung und Verhalten deutlich, die er selbst als „neues Leben" bezeichnete. Damit war auch die Zukunftsplanung verbunden, die auf Basis der neuen Kompetenzen und Fähigkeiten und der gestiegenen Lebensfreude einen positiven Zukunftsausblick bot. Eine abschließende Zusammenfassung der von ihm im Rahmen der Therapie gesammelten neuen Erkenntnisse, Erfahrungen und Stabilität beinhaltete eine positive Evaluation durch Patient und Therapeut und beendete das therapeutische Vorgehen auf Wunsch von Herrn B.

4.2.14 Abschließende Evaluation

Herr B. schloss seine Therapie mit den Worten ab: „Was Besseres hätte mir nicht passieren können." Er resümierte, dass er sich heute „weichere", leichtere Gedanken mache, sich weniger aufrege und nun sich selbst, Situationen und Aufgaben distanzierter und entspannter von außen betrachte. Er wisse jetzt, dass er es grundsätzlich richtig mache, aber dass er auch Fehler machen dürfe. Er sei viel ruhiger und zufriedener, er habe sich im Vergleich dazu vorher oft „total fertig gemacht". Er habe gelernt, dass er das jetzt nicht mehr nötig habe. Er habe es trainiert, und das mit Erfolg. Er könne Probleme angehen und Fehler zulassen. Er wisse, dass andere auch Fehler machen würden. Probleme seien halt da, er gehe da jetzt optimistisch ran und löse sie, auch durch Reden. In Stresssituationen werde er sich erst einmal klar, was er wolle, er nehme sich in Ruhe die nötige Zeit und überlege, wie es sein solle. Er habe heute innere Ruhe.

Daher werde auch die Zukunft anders sein. Die Depression empfinde er heute nicht mehr so sehr, er denke anders, könne gut für sich sorgen, er sehe sich selbst als gut bzw. in Ordnung und nicht als schlecht an und sei überzeugt von sich. Daher habe er Gasgeben (schnelles Autofahren) nicht mehr nötig, und auch Drogen wolle er nicht mehr nehmen, die sehe er heute als schlecht an.

Herr B. hat die medizinisch-psychologische Begutachtung mit einem positiven Ergebnis bestanden, kurz darauf hat er seinen Führerschein zurückbekommen. Auch die Gutachterin war von seiner konstruktiven, persönlichen Veränderung überzeugt.

Zur Therapieevaluation wurde drei Monate nach Therapieende erneut der FPI-R vorgelegt. Im Gegensatz zur ersten Bearbeitung des Fragebogens während der Therapie, die noch starke Belastungen gezeigt hatte, trat in dieser zweiten Bearbeitung eine deutliche Verbesserung der Lebenszufriedenheit zutage. Durch die innere Gesundung hatte Herr B. einen klareren Realitätsblick erhalten, der es ihm ermöglicht, sich nun mit sich selbst nüchtern auseinanderzusetzen, mit größerer Ernsthaftigkeit und einem besseren Verständnis seiner früheren Selbstschädigung.

Der Prozess, in dessen Verlauf er sich selbst kennenlernte und lernte, sich zu verbalisieren, mutet in der Rückschau ähnlich an wie die Phase des Laufenlernens bei

Kindern. Allmählich wurde ihm klar, was er kann, was er will, dass er in Ordnung ist und über genügend Kompetenzen verfügt, um sein Leben erfolgreich und zufrieden zu meistern. Die Beobachtung der immer positiver werdenden Ausstrahlung und des Auftretens von Herrn B. durch die Zunahme von Selbstannahme, Kompetenzen und Zufriedenheit war interessant.

Die Depression und seine Selbstannahme sind deutlich besser geworden, wie Herr B. sagt. Kompensationsverhalten durch ersatzweise Selbstaufwertung mittels riskantem Autofahren und Flucht in den Drogenkonsum sind daher nicht mehr nötig. Herr B. fühlt sich heute zur Bewältigung der Situationen und Aufgaben seines Lebens in der Lage. Hilflosigkeit und Hoffnungslosigkeit sind gewichen. Die ICD-Diagnosen Dysthymie und Schädlicher Substanzgebrauch gelten daher heute nicht mehr. Insgesamt hat er seine wesentlichen Therapieziele erreicht und auch die Ziele, deren Erreichung im Laufe der Therapie sich als wesentlich herauskristallisierten, wurden weitgehend erfüllt. Herr B. besitzt nun eine neue Selbststeuerungsfähigkeit, Problemlösefähigkeit, Selbstausdrucksfähigkeit und Zufriedenheit. Mit der verbesserten Selbststeuerungsfähigkeit ist auch zu erwarten, dass Herr B. im Straßenverkehr nicht mehr auffällig werden wird, auch wenn offensichtlich noch nicht alle seiner psychischen Probleme gelöst sind.

Die Entwicklung des Herrn B. ist nach der Therapie noch nicht beendet. Die Verarbeitung der therapeutischen Impulse wird weiterhin sein Leben beeinflussen, welches er mit mehr Achtsamkeit als früher führen sollte. Des Weiteren wäre in einer Folgetherapie das Problem seiner Gehemmtheit, seiner empfindlichen Ängstlichkeit und seiner Introvertiertheit zu bearbeiten. Es besteht die Vermutung, dass hinter der Depression und dem Drogenmissbrauch nun, nach der (ersten) Therapie, eine Selbstunsichere Persönlichkeitsstörung zutage tritt, welche erneut diagnostiziert und behandelt werden müsste. Für ein gravierenderes Regelkonformitätsproblem spricht die umfangreiche juristisch relevante Vorgeschichte und seine mangelnde Veränderung infolge der früher durchgeführten Maßnahmen. Allerdings sieht Herr B. zum jetzigen Zeitpunkt keine weitere Behandlungsnotwendigkeit. Er ist zufrieden mit dem, was er in dieser Therapie erreicht hat, was ebenfalls dafür spricht, dass er selbst eine gesteigerte Selbststeuerungsfähigkeit bei sich wahrnimmt.

Die vorliegende 22-stündige Verkehrstherapie lag etwa im statistischen Durchschnitt der klassischen, etwa 20-stündigen Verhaltenstherapeutischen Kurzzeitbehandlung.[282] Auffällig war auch bei diesem Fall, wie schwierig gerade verkehrstherapeutische Patienten immer wieder zu motivieren sind. Oft muss man zunächst durch eine Mauer der Abwehr zum Patienten vordringen, bis dieser begreift, dass es um ihn selber geht und nicht darum, ihn systemkonform zu machen.

282 Vgl. Young et al., 2008, S. 29.

4.3 Präsentationssymptom Alkoholfahrt bei Missbrauch – Herr C.

Dieser Fall zeigt den Effekt hoher Therapiemotivation nach Alkoholmissbrauch.

4.3.1 Allgemeine Angaben zum Patienten

Herr C. ist zum Zeitpunkt seiner Vorstellung in der Praxis 60 Jahre alt. Er wurde kurz nach dem Zweiten Weltkrieg in Ostdeutschland geboren, hat eine jüngere Schwester und einen älteren Halbbruder. Als er ein Kleinkind war, übersiedelten die Eltern mit den Kindern nach Westdeutschland und sind in den Folgejahren zu häufigeren Umzügen gezwungen gewesen. Erst als er 14 Jahre alt war, wurde die Familie in einer norddeutschen Kleinstadt sesshaft.

Der freundliche und nüchterne Patient ist Ingenieur und war die letzten Jahre seiner beruflichen Tätigkeit als Abteilungsleiter bei einem großen Industriebetrieb tätig. 2004 starben seine Mutter und, nur wenige Tage später, seine zweite Ehefrau, was für ihn einen außerordentlichen Verlust darstellte und von einer starken Krise gefolgt war. Ab August 2005 wurde er von seinem Betrieb freigestellt und ging fortan keiner Berufstätigkeit mehr nach. Seine Zeit verbringt er nun oft mit Sport.

Herr C. ist nicht sehr groß, dieser Eindruck rührt aber auch daher, weil er seine Körpergröße durch eine gebeugte Haltung vermindert. Er ist sehr um Korrektheit bemüht, spricht in einer überlegten, wohldosierten Weise, mit tiefer Stimme, aber etwas undeutlich und ohne viel Elan. Von außen gesehen überrascht es, dass dieser Mann ein Problem haben soll, denn er wirkt nicht sehr problembehaftet. Dass er viele Talente hat und ausgesprochen intelligent ist, wird erst im Laufe der Sitzungen klar. Sein Gesicht wirkt zunächst traurig, wenn auch pflichtbewusst und bemüht.

4.3.2 Überweisungsmodus

Herr C. kam nach einer Autofahrt unter Alkoholeinfluss auf Empfehlung eines Bekannten zur Telefonnummer des Therapeuten und rief Anfang 2007 an, um einen Termin zu vereinbaren.

4.3.3 Erstkontakt

Der Patient erschien zur ersten Sitzung und wirkte entspannt und ruhig, aber auch hölzern und steif.[283] Er stellte sich vor und sagte, er habe vor Kurzem eine Alkoholfahrt begangen und müsse nun eine MPU machen. Dafür brauche er Hilfe. Insgesamt

283 Vgl. Znoj, 2008.

herrschte von Beginn an eine sachliche Arbeitsatmosphäre, was sich als typisch für Herrn C. erweisen sollte.

Er legte gleich zu Beginn zwei Laborwerte vor, die er im Oktober und Dezember 2006 hatte anfertigen lassen. Seine Alkoholfahrt vom September 2006 habe ihn „aufwachen" lassen und ihm gezeigt, dass er sich radikal ändern müsse. Somit war bei ihm schon zu Beginn eine hohe Motivation festzustellen.

Bald stellte er dar: „Früher war das Leben für mich sinnlos." Seine Ehefrau sei mit 54 Jahren, Anfang 2004, nach längerer, schwerer Erkrankung gestorben und kurze Zeit vorher ebenfalls seine Mutter, was ihn aber weniger hart getroffen habe. Auch berichtet er davon, dass er sich suizidal gefühlt habe, nun aber nicht mehr, nachdem er bei einem ortsansässigen Psychiater sechs Stunden Therapie erfahren hatte. Allerdings sei seine Belastung noch vorhanden und er wolle daran arbeiten. Somit zeigte er gleich am Anfang seine zwei Hauptanliegen: den Führerschein und die Trauerbewältigung.

Entsprechend seinem Bedürfnis nach Information wurde zunächst die Medizinisch-Psychologische Untersuchung (MPU) dargestellt und erläutert. Neben seinem genauen, akkuraten Verstand und viel Selbstständigkeit benötigte Herr C. aber auch viel Unterstützung, um seine Unsicherheit in Bezug auf die bevorstehende MPU und die erste Stunde bei einem Verkehrstherapeuten abbauen zu können. Hierzu war die Erklärung, was in der MPU auf ihn zukommt, ein erster Weg, wobei besonders die im Gespräch mitschwingende „mitmenschliche Seite" von ihm sehr geschätzt, ja geradezu aufgesogen wurde.

Bei der Darstellung wurde darauf geachtet, dass Herr C. auch versteht, dass hier keine Willkür am Werk ist, sondern dass der Ablauf, der ihn in die Notwendigkeit einer MPU bringt, wie auch das dortige Vorgehen klar durch Regeln gesteuert und nachvollziehbar ist. Betont wurde, dass er bei der MPU die von ihm durch seine Alkoholfahrt verursachten Zweifel an seiner Fahrtauglichkeit widerlegen müsse. Er hatte bereits verstanden und als Wunsch formuliert, dass zu diesem Zweck die richtige Veränderung nötig sei, an der er auch durch Analyse der Motive und der Alkoholbeziehung und durch seine Veränderung mithilfe psychotherapeutischer Mittel arbeiten wolle (intrinsische Therapiemotivation). So wurde recht unkompliziert ein Arbeitsbündnis geschlossen. Dessen Basis war der Behandlungsplan, der gemeinsam entworfen wurde (vgl. Verkehrstherapiemanual). Dieser umfasste nach dem Kennenlernen der Person des Herrn C. die Aufarbeitung der persönlichen Trinkmotive, die Klärung der Alkoholbeziehung, von der die Alkoholfahrt ein repräsentativer Teil ist, und daraus abgeleitet die notwendigen Schritte, um eine Verhaltens- und Einstellungsänderung zu erreichen; schließlich auch die Stabilisierung der erreichten Veränderungen durch die Anwendung des neuen Verhaltens im Lebensalltag und die therapeutische Begleitung der damit verbundenen Erlebnisse.

Um die Bedeutung eines veränderten Alkoholumgangs zu betonen, aber auch, um durch einen Alkoholverzicht und die damit zu erreichende vertiefte Selbstreflexionsfähigkeit die richtige Basis für eine erfolgreiche Therapie zu schaffen (und außerdem, um einen unterstützenden Beleg seiner veränderten Alkoholbeziehung zu haben), wurde noch dargelegt, dass es hilfreich wäre, den Alkoholverzicht weiterhin durch Laborwerte zu unterstreichen. Herr C. äußerte sich insgesamt hoch motiviert, seine Therapie in dieser Weise durchzuführen, dadurch insbesondere die Trauer zu reduzieren, indem er viel darüber sprechen wolle, und insgesamt neu anzufangen (Zeichen intrinsischer, also echter Therapiemotivation). Mit einem positiven gemeinsamen Eindruck, Zuversicht und reduzierter Unsicherheit aufgrund der Informationen und des gemeinsamen Arbeitsbündnisses verließ Herr C. schließlich die Sitzung.

4.3.4 Psychosoziale Anamnese

Herr C. wurde in Ostdeutschland geboren. Seine Mutter war Hausfrau, sein Vater Arbeiter in einem Agrarbetrieb. Mit in der Familie lebte sein fünf Jahre älterer Halbbruder D., den seine Mutter mit in die Ehe brachte. Als Herr C. drei Jahre alt war, wurde seine Schwester E. geboren. 1950 gelang es der Mutter mit Unterstützung ihres Mannes, mit den drei Kindern aus der DDR zu fliehen. Sie wohnten in einem Auffanglager für Flüchtlinge in F. Sein Vater kam ein Jahr später nach und zog mit der Familie in eine mitteldeutsche Stadt. Dort wurde Herr C. eingeschult und besuchte die ersten beiden Klassen der Grundschule. Als er neun Jahre alt war, zog die Familie für zwei Jahre in eine andere mitteldeutsche Kleinstadt, wo er die 3. und 4. Klasse besuchte. Danach musste die Familie erneut umziehen, in eine mitteldeutsche Großstadt. Hier besuchte Herr C. die Klassen 5, 6 und 7. Als er 14 Jahre alt war, zog die Familie schließlich in eine norddeutsche Kleinstadt, wo er die Klassen 8, 9 und 10 besuchte und die Schule mit der Mittleren Reife abschloss.

Ab dem 16. Lebensjahr (10. Klasse), 1963, hatte er eine Freundin, F., mit der er die nächsten 6 Jahre liiert war. In dieser Zeit besuchte er die Fachschule für Maschinenbau und schloss sein Studium 1969 als Dipl.-Ingenieur (grad.) ab. Von 1962 bis 1969 betrieb er in seiner Freizeit Karate in einem Verein, wo er zweimal Meister wurde. In diesem Jahr beendete er seine Beziehung zu F. („war zu viel Alltagstrott") und ging für drei Jahre zur Bundeswehr, wo er an verschiedenen Standorten eingesetzt wurde. Im Verlauf dieser Zeit wurde er bis zum Leutnant befördert. Ebenfalls während der Bundeswehrzeit lernte er 1970, mit 24 Jahren, seine spätere erste Ehefrau G. kennen.

Im Oktober 1972 begann er als Ingenieur bei einem großen Maschinenbau-Unternehmen, in dem er bis 1978 blieb. 1974 heiratete er G. Schon 1970 hatte er mit seiner großen Leidenschaft, dem Segeln, begonnen. Dazu kaufte er sich nun ein knapp acht Meter langes und 2,5 Meter breites Schiff, das er zusammen mit seiner Frau segelte.

1979 allerdings wollte seine Frau nicht mehr segeln und auch in anderer Hinsicht machten sich zunehmend Interessensunterschiede bemerkbar. Zwar wurde nicht viel gestritten, jedoch lebten sich die Ehepartner auseinander. G. wollte aufgrund von Bequemlichkeit und Freiheitsliebe keine Kinder. 1981 ließen sich Herr C. und seine Frau schließlich scheiden, was er rückblickend mit „kein Problem" bezeichnet. Große Emotionen hatten diese Beziehung weder während der Ehe noch bei der Trennung geprägt.

1980, mit 34 Jahren, traf Herr C. seine drei Jahre jüngere Jugendliebe F. wieder. Diese Begegnung fand zufällig auf der Straße statt. Sie war bereits geschieden, er stand kurz vor seiner Scheidung. 1982 zog er mit F. zusammen und heiratete sie 1985. Diese Ehe beschreibt Herr C. als sehr harmonisch, sie hätten alles gemeinsam gemacht und gemeinsame Interessen gepflegt: Segeln, Skifahren, Spazierengehen und häufige Fahrten mit dem Wohnmobil nach Italien.

Seit 1978 war Herr C. bereits bei einer anderen international tätigen Maschinenbaufirma tätig und wurde dort 1983 zum Gruppenleiter und 1999 zum Abteilungsleiter befördert. Im Segelsport konnte er zahlreiche Regattasiege und Meistertitel erringen. Gemeinsame Kinder waren nicht geplant. Die Eheleute ergänzten sich gut, auch weil seine Frau eher offen und kommunikativ war, während er eher verschlossen war. Sein Vater starb 1997.

Das gemeinsame Glück wurde jäh erschüttert, als 2002 bei seiner Frau Krebs diagnostiziert wurde. Er hatte in diesem Jahr eine Beförderung abgelehnt, um sich um seine Frau kümmern zu können. Aus demselben Grund beschloss er 2003, mit 57 Jahren, in Altersteilzeit zu gehen. Anfang Januar 2004 starb seine Mutter nach längerer Krankheit, nicht unerwartet, mit 85 Jahren. Was ihn allerdings sehr viel mehr belastete, war der Tod seiner Frau nur zehn Tage später. Diesen Moment beschreibt Herr C. als seinen eigenen „Zusammenbruch".

Schon im Vorjahr hatte Herr C. intensiv zu trinken begonnen. Dies verstärkte sich nun, nachdem seine Frau gestorben war. Er erfuhr starke Sinnlosigkeitsgefühle und konnte seine Trauer nicht angemessen verarbeiten. Hinzu kam, dass er Mitte 2005 schließlich endgültig von seiner Arbeit freigestellt wurde. Diese Zeit beschreibt er mit Gefühlen starker Verzweiflung, die „Decke sei ihm auf dem Kopf gefallen", er verfiel in Depression und vieles wurde ihm völlig egal. Seine Symptome waren so drastisch, dass er Schwellungen am Körper bekam und dagegen – in Unwissenheit der wahren psychischen Ursachen – medizinisch mit Antibiotika behandelt wurde. Zuhause hielt er es oft nicht mehr aus und er ging täglich in sein Stammlokal, um zu trinken und sich abzulenken.

Offiziell war er bis Ende August 2006 bei seiner Firma angestellt. Anfang September begann die Rente. Wenige Tage danach wurde er mit seiner Alkoholfahrt auffällig, bei der er mit 1,73 Promille Blutalkoholkonzentration (BAK) getestet wurde. Dieser Vorfall führte dazu, dass er „schlagartig aufwachte". Er bemerkte, dass es so nicht weitergehen konnte. Wenig später reduzierte er seinen Alkoholkonsum, beobachtete und protokollierte diesen, ließ Leberwerte erheben und rief in der Praxis des Verkehrstherapeuten an, um mit dessen Hilfe sein Leben zu verändern.

4.3.5 Exploration der Symptomatik im engeren Sinne

Herr C. kam im Zustand von Trauer und Verzweiflung zum Therapeuten. Der tatsächliche Umfang des Problems wurde aber aus seinem Habitus und seiner Ausstrahlung kaum ersichtlich. Er war es gewohnt, trotz seiner inneren Belastungen, korrekt „zu funktionieren". Immerhin war er auch während der Krankheit und nach dem Tode seiner Frau regelmäßig zur Arbeit gegangen und hatte so die äußere Fassade aufrechterhalten.

Es ließen sich jedoch mehrere Symptome als Belege für seine noch anhaltende, prolongierte und komplizierte Trauer finden: Apathie, psychosomatische Beschwerden, Betäubungsverhalten mit Alkohol, Schlafstörungen, geistige Flucht, Gedankenleere, emotionale Leere, Gereiztheit und Einsamkeit.[284]

Auch sein damit verbundenes Alkoholproblem wurde deutlich: Er trank seit mehreren Jahren deutlich erhöhte Mengen (seit 2004 vier- bis fünfmal pro Woche 5–10 halbe Liter Bier), verbrachte zunehmend mehr Zeit mit dem Konsum von Alkohol und dem Erholen von den Folgen des Konsums und vernachlässigte zunehmend andere Interessen. Das Ganze hatte den Zweck der Verdrängung, aber auch der Überwindung seiner Einsamkeit und der Sinnlosigkeitsgefühle. Allerdings behinderte er durch seinen starken Alkoholkonsum die Verarbeitung vieler problematischer Lebensereignisse und insbesondere seine Trauerarbeit, was zur Depression führte. Aufgrund dieser psychischen Selbstschädigung ist die Annahme von vormaligem Alkoholmissbrauch bzw. Schädlichem Konsum von Alkohol sinnvoll.[285]

Aber der Nährboden für Herrn C's Symptomatik wurde schon weit früher in seinem Leben gelegt. An seinem Lebenslauf fällt auf, dass er in der Kindheit häufig umgezogen ist, stabile Freundschaften baute er kaum auf. Im Verlauf seiner Kindheit und Jugend, in der er an fünf verschiedenen Orten wohnte, lernte er, dass er sich nur auf sich selbst verlassen konnte und dass das Eingehen von tieferen Kontakten und Freundschaften nur dazu führte, dass man diese immer wieder schmerzvoll auflösen musste. Daher schützte er sich, indem er sich emotional immer weniger an sein Umfeld band.

284 Vgl. auch Znoj & Maerker, 2005, S. 401.
285 Vgl. Bundesanstalt für Straßenwesen, 2000; vgl. Dilling et al., 2005.

Fortan empfand er es als unvermeidbar und richtig, relativ isoliert und auf sich alleine gestellt zu leben, auch wenn es ihn belastete. Aus diesem Grunde war er es auch nicht gewohnt, seine inneren Zustände zu zeigen, geschweige denn darüber zu sprechen. Die hiermit verbundene und so entstandene Überzeugung war, dass es niemanden interessiert, wie es ihm geht. Auffällig wird diese Grundhaltung in seiner Beziehung zu seiner ersten Ehefrau, mit der er nur wenig emotionalen Austausch pflegte.

Die starke Verdrängungstendenz, das Misstrauen, das daraus entstand, und die emotionale Entbehrung[286] wurde ihm nicht ausreichend bewusst, und wenn, dann wusste er nichts dagegen zu unternehmen. Er dürstete nach echtem Interesse für seine Person und verdrängte dieses Bedürfnis mangels alternativer Kompetenzen. Die Verdrängung unangenehmer Gefühle war ihm daher eine sehr gewohnte und auch wichtige Übung. Sein Selbstschutz und seine demzufolge defizitären Sozialkompetenzen erlaubten es ihm nicht, sich im Gespräch über seine Bedürfnisse und Gefühle zu äußern. Außerdem war er seinen starken Selbstbezug gewohnt und identifizierte sich damit.

Dementsprechend war sein Verhalten und seine innere Haltung fixiert auf sich selbst und seine Leistungsfähigkeit. So war er in der Lage, sportlich mehrfach große Erfolge zu erzielen, in der Bundeswehr rasch aufzusteigen und auch beruflich erfolgreich zu sein, obwohl er durch die Umstände seiner schulischen Entwicklung viele Behinderungen erfahren hatte (verschiedene Schulsysteme, Änderungen in den Anforderungen und im sozialen Umfeld).

Wie ein Lichtblick wirkte auf dieser Basis seine Freundin F. auf ihn, die so anders war als er: offen, herzlich, extravertiert, freundlich, redefreudig, kontaktfähig, vertrauensvoll und beziehungsorientiert. Das war in ihrer beider Jugend so, aber besonders, als er sie, nachdem die Ehe mit G. gescheitert war, wiedertraf. Sie war die Frau, die ihn vervollständigte, die seine Defizite ausglich und ihm das gab, was er jahrelang vermisst hatte: Beziehung, Kontakte, tiefe Freundschaft, gemeinsame Unternehmungen und Anerkennung seiner Person.

Dies ist sehr gut zu erkennen an seinen beruflichen und sportlichen Erfolgen, seit er mit F. zusammenlebte: 1983 stieg er zum Gruppenleiter auf, 1985 bekam er die Unterschriftsberechtigung „i. A." („im Auftrag") und 1999 wurde er zum Abteilungsleiter befördert. Auch seinen wichtigsten Regattasieg errang er in dieser Zeit, 1992. F. war buchstäblich „der Wind unter seinen Flügeln" oder wie ein zweites Bein für einen Einbeinigen und hat seine, durch seine Lebensgeschichte erworbenen, emotionalen und verhaltensbezogenen Defizite kompensiert.

286 Vgl. Young et al., 2008, S. 44 ff.

Seine soziale Basis war nie sehr breit, daher war es prinzipiell bereits ein Problem, dass seine Mutter 2004 mit 85 Jahren starb, auch wenn er angesichts des Alters damit rechnen musste. Allerdings belastete es ihn erheblich mehr, als seine Frau 2002 an Krebs erkrankte, sich ihre Situation 2003 verschlechterte und sie 2004, wenige Tage nach der Mutter, starb. Die Gefühle in diesem Zusammenhang bezeichnet er mit „Schock", „Verzweiflung" und „Sinnlosigkeit". Trotzdem hatte er in diesen Monaten noch seine Arbeit, die ihm Tagesstruktur, Anerkennung und ein gewisses Sinnerleben vermittelte. Als die Arbeit schließlich Ende August 2005 ebenfalls wegbrach, hatte er keinen Rahmen mehr, keine Struktur, keine Aufgabe, keinen Sinn und keinen Halt mehr im Leben.

Innerhalb kurzer Zeit hatte er miterlebt, wie seine beiden wichtigsten Lebensbereiche aus seinem Leben verschwanden (seine Frau und seine Arbeit). Damit war das Gefühl der Selbstauflösung verbunden, zu groß, um alleine damit fertig zu werden. Insbesondere die Unfähigkeit, seine Gefühle (durch Worte, Mimik oder Gestik) mitzuteilen, und der (aus der Kindheit stammende) Glaube (Schema!), dass es niemanden interessiere, wie es ihm gehe, führten dazu, dass sich diese Belastung nicht mehr auflösen konnte und er eine Anpassungsstörung und schließlich eine Depression entwickelte.

Alkohol war in dieser Situation die einzige Lösung für Herrn C. Er hatte im Lebensverlauf die Tendenz zur Verdrängung erworben, Alkohol unterstützte dies nun. Auch hatte er bereits früher Erfahrungen mit Alkohol gesammelt, welcher ihm stets half, gesprächiger zu werden, Gefühle auszudrücken (auch wenn es nur am Biertisch war) und seine innere Einsamkeit nicht zu spüren. Insbesondere bei der Bundeswehr, wo Biertrinken in seiner Kompanie üblich war und eine gemeinschaftsbildende Funktion besaß, hatte er sich bereits eine grundsätzliche Gewöhnung bzw. Giftfestigkeit antrainiert (tgl. 3–5 halbe Liter Bier).

Die folgenden 30 Jahre waren von einem unreflektierten, üblichen Alkoholkonsum von tägl. 3–4 Bieren (0,5 l) geprägt, der sich reduzierte, als er mit F. zusammen war. Seit seiner zweiten Heirat trank er nur noch 1–2 Biere täglich, woran die Stabilisierung durch diese Beziehung zu erkennen ist. Als seine Frau aber erkrankte, stieg sein Konsum auf 4 x pro Woche 5–10 halbe Liter Bier an und wurde nach ihrem Tod noch etwas mehr, aufgrund seiner Hilflosigkeit, die in eine Depression mündete. Mit seiner Alkoholfahrt im September 2006 „wachte" Herr C. auf. Er reduzierte seinen Alkoholkonsum und trank seit der ersten Therapiesitzung Anfang 2007 keinen Alkohol mehr.

Die zur Exploration angewendeten diagnostischen Mittel waren die Gesprächs- und die Verhaltensbeobachtung, der Kognitiv-Emotionale Lebenslauf (KELL), die diagnostische Unterscheidung von Alkoholmissbrauch und Alkoholabhängigkeit inkl. Einordnung, die Erstellung einer Lebenstrinkkurve, eine Gefühlsliste, die

Analyse der Alkoholfahrt, die Analyse des Trinktagebuches, die Fragebögen FPI-R,[287] SCL-90-R[288] und YSQ.[289] Die Fragebögen zeigten als wesentliche Merkmale von Herrn C. dessen Selbstbezogenheit und Kontrolliertheit (FPI-R) und seine emotionale Entbehrung und emotionale Gehemmtheit (YSQ).

4.3.6 Diagnosen

Die Analyse ergab (in Orientierung an Dilling et al.) das Vorliegen einer Anpassungsstörung, längere depressive Reaktion (ICD-10 F 43.21) bei Verschwinden oder Tod eines Familienangehörigen (ICD-10 Z 63.4) und Schädlichen Gebrauch von Alkohol (ICD-10 F 10.1).[290]

4.3.7 Horizontale Verhaltensanalyse

Die Horizontale Verhaltensanalyse wurde am Beispiel des 60-jährigen Herrn C. durchgeführt (siehe *Tabelle 9*), der 2006 an einer traditionellen internationalen Segelregatta ausnahmsweise nicht teilnahm. Herr C. nimmt dies als Beispiel einer häufiger aufgetretenen Situation bei Regatten oder auch anderen Festlichkeiten. Die Situation beschreibt ihn, wie er – zuvor unmotiviert – durch den Konsum von Bier seine emotionale Befindlichkeit subjektiv verbesserte.

4.3.8 Vertikale Verhaltensanalyse

Nach Erfassen aller relevanten Bestimmungsstücke und nachdem Herr C. im Rahmen der Therapiesitzungen gelernt hatte, sich selbst introspektiv zu betrachten, und verstand, wie wichtig die innere Steuerung seines Verhaltens ist, wurden die Erkenntnisse in dieser Analyse zusammengestellt, um sie zu präzisieren und zu prüfen (*Bild 19*). Hier sind – vom beobachtbaren Tun über die Regeln und die Pläne – die Wurzeln (Grundannahmen, Oberpläne oder Schemastrukturen) seines Erlebens, Denkens, Fühlens und Handelns zu erkennen, die sich in Form der destruktiven Überzeugungen bezüglich seiner Sonderstellung, seines Schutzbedürfnisses und seiner Einsamkeit zeigen. Diese Strukturen prägen sein ganzes Denken und Tun in nur zum Teil bewusster Weise, werden hiermit bewusst gemacht und damit einer Selbststeuerung und einer Veränderung zugänglich.

Nachdem Herr C. durch diese Verhaltensanalyse seine eigenen Mechanismen erkannte, war es ihm auch möglich, die Rolle, die der Alkohol in seinem Leben gespielt hatte, zu präzisieren. Auf der Basis der gewonnenen Erkenntnisse hatte

287 Vgl. Fahrenberg et al., 2001.
288 Vgl. Franke, 2002.
289 Vgl. Young et al., 2008, S. 114; vgl. Parfy, 2005.
290 Vgl. Dilling et al., 2005, S. 91 f. und S. 170 f.

Tabelle 9 **Horizontale Verhaltensanalyse des Herrn C.**

Situation S	Organismus O	Reaktionen R	Konsequenzen C
Regatta 2006 Ein schöner, sonniger Tag. Der Segelverein von Herrn C. ist Veranstalter und er hilft mit. Herr C. segelt nicht mit, weil er immer nur mit seiner Frau gesegelt ist. Er fühlt sich lustlos.	Jahrelang war er mit seiner Frau gesegelt und war sehr erfolgreich. Jemand, der wenig sagt. „Einzelkämpfer" „Ich habe selber mit meinem Schicksal so viele Probleme gehabt! Lass mich in Ruhe mit deinem Schicksal!"	Motorisch: Mitgeholfen beim Aufbau oder beim Ausschenken. Bier trinken. Verbal: „Die Anfänger segeln mit und ich kann nicht!" (insgesamt wenig geredet) Physiologisch: Wenig aktiviert, schlapp, gleichgültig. Emotional: Lustlosigkeit, Missmut, Leere, Unsicherheit, Hilflosigkeit, Sehnsucht, „Wut, die er in sich hineinfraß". Kognitiv: Es ist ein notwendiges Übel zu helfen; (abschweifende Gedanken an früher ...).	Kurzfristig: C/–: Laune bessert sich mit jedem Bier. C+: Gefühle, Zorn äußern können, z. B.: „Was du heute zusammengesegelt bist, war Mist!". C+: Gelassenheit, Leichtigkeit, Zufriedenheit, Überlegenheitsgefühle („je höher die Promille, umso zufriedener"). C/–: „War ja doch nicht so schlimm, wie ich dachte." Langfristig: C–: Gesundheitliche Probleme. C/+: Ansehen sinkt. C–: Trauer wird durch Alkoholkonsum behindert und verhindert. C/+: Eigenes Kompetenzgefühl weicht zunehmend.

Erläuterung: C+ = positive Konsequenz; C– = negative Konsequenz; C/+ = Verschwinden positiver Aspekte als Konsequenz aus dem gezeigten Verhalten; C/– = Verschwinden negativer Aspekte als Konsequenz aus dem gezeigten Verhalten

Alkohol für ihn die Funktion, Barrieren und Hemmschwellen abzubauen oder zu verringern. Er hat sich nach Alkoholkonsum mehr zugetraut, weil er sich dann kurzfristig angenommen fühlte, deshalb konnte er seinen Schutzschild vorübergehend absetzen bzw. deaktivieren; alkoholisiert war sein Misstrauen geringer, er redete mehr und es gelang ihm, sich zu lockern und zu entspannen. Durch die

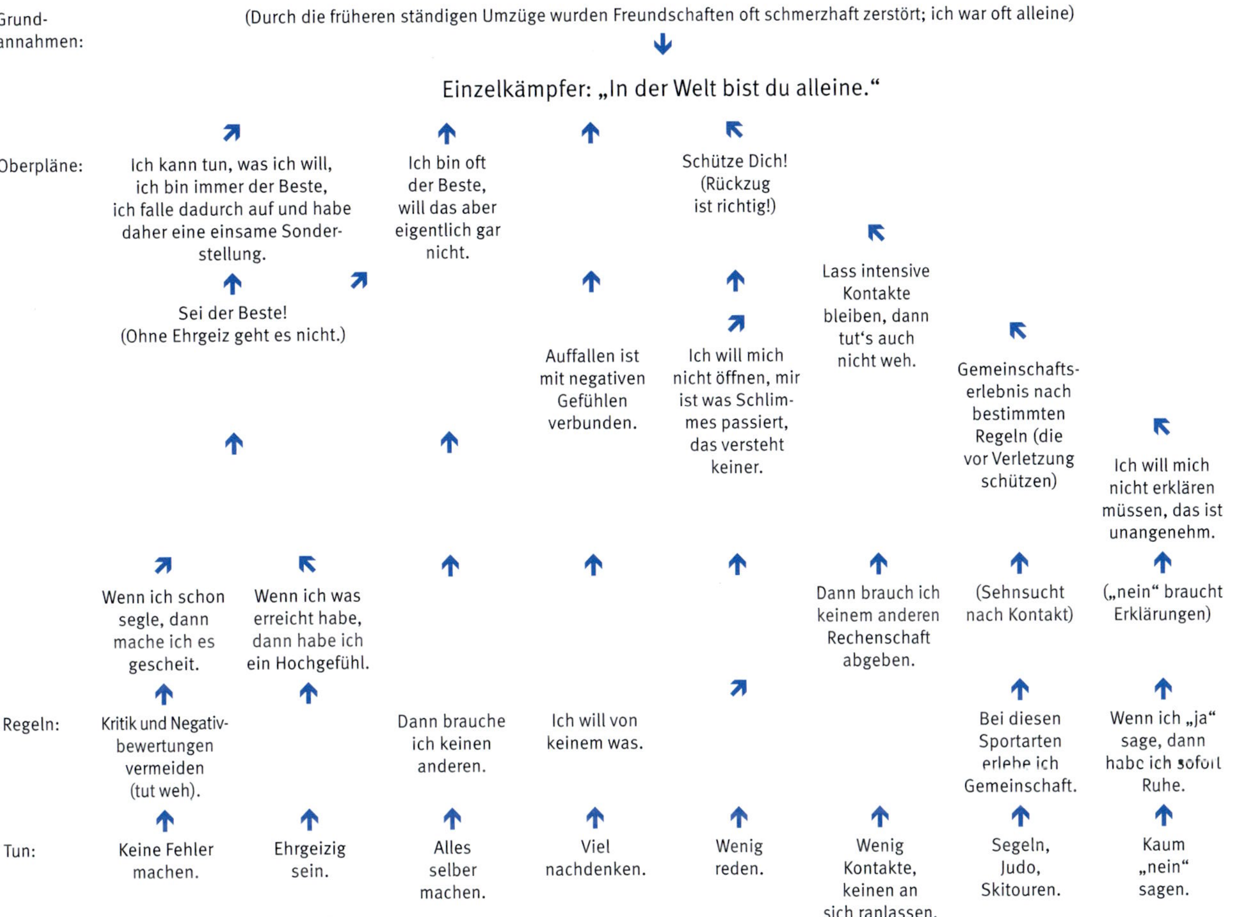

Bild 19 Vertikale Verhaltensanalyse des Herrn C.

Verhaltensanalysen wird deutlich, dass Alkohol und dessen Funktion für ihn eine Schlüsselposition im Leben einnahm. Folgerichtig konnte für die Therapie daraus abgeleitet werden, dass er lernen durfte, ohne Alkohol vertrauensvolle Kontakte aufzubauen und zu halten, und durch das Wissen um sein Misstrauen und sein Schutzbedürfnis diese alten, destruktiven Strukturen in ihm bewusst zu überwinden. Diese „Einzelkämpfer-Haltung" hatte sein Leben bis dato einsam und trist gemacht, seine Frau wurde auf diese Weise zur unverzichtbaren Schlüsselfigur und Alkohol das Mittel für Entspannung und Kontakt. Diese Erkenntnisse wurden durch die Darstellung sehr vieler einzelner Erlebnisse möglich und Herr C. durch deren Preisgabe und des Erlebens der damit verbundenen Gefühle bereit, als neue therapeutische Zielrichtung diese „Einzelkämpfer-Haltung" aufzugeben und sich vertrauensvollen, konstruktiven und beziehungsorientierten Einstellungen und Verhaltensweisen zuzuwenden.

4.3.9 Hypothetisches Bedingungsmodell

Aufgrund der vorangegangenen Ausführungen war es nun möglich, die Symptomatik des Herrn C. zu einem Bedingungsmodell zusammenzufassen. Er leidet seit seiner Kindheit an den häufig wiederkehrenden Erfahrungen des Trennungsschmerzes, der emotionalen Entbehrung und des Einsamseins. Damit verbunden sind Erfahrungen der Unsicherheit in einem neuen Umfeld, dort zunächst (und je häufiger, umso anhaltender) Außenstehender zu sein und aufgrund von Andersartigkeit (anderer Dialekt, andere Werte, anderes Selbstverständnis und immer geringere Kontaktbereitschaft, aber auch durch herausragende Leistungen) immer öfter alleine zu sein bzw. eine Einzelposition einzunehmen. Die sich in den immer wieder neuen Schulen und Umgebungen ergebenden Barrieren zu den Kameraden wirkten auf ihn unüberwindlich, weil er zunehmend davon überzeugt war, sich selbst schützen zu müssen.

Die Konsequenz daraus war, dass er sich immer mehr auf sich selbst und seine eigene Effektivität in Denken und Handeln konzentrierte und aufgrund seiner hohen Intelligenz auch herausragende Leistungen erbrachte. Dies führte aber wiederum dazu, dass er einen Sonderstatus erhielt, was ihn belastete, weil so der Spalt zu den Gleichaltrigen nochmals größer wurde und er die ersehnte (emotionale) Bindung und Einbettung in seine Umgebung noch weniger erfuhr. Er folgte einem inneren Leistungs-„Programm" („eigene Leistung bringt Unabhängigkeit"), während seine eigentlichen emotionalen Bedürfnisse nur wenig erfüllt wurden. So ist zu erklären, dass er Ingenieur wurde, häufige sportliche Siege und Meistertitel erreichte und bei der Bundeswehr innerhalb von nur drei Jahren zum Leutnant aufstieg.

Alkohol hatte in diesem Zusammenhang von Jugend an die Bedeutung der Gemeinschaftsstiftung und der Schaffung und Aufrechterhaltung von Beziehung. Durch seine jeweilige Freundin oder Frau und durch die Einbindung in Sportvereine und gemeinsame Unternehmungen erhielt er immer wieder die notwendigen Gemeinschaftserfahrungen. Allerdings wurde sein Bedürfnis nach Kontakt dadurch nicht vollständig befriedigt (auch weil er in der Kindheit erhebliche emotionale Entbehrungen erlebte) und das Bild, er sei „alleine in dieser Welt" und ein „Einzelkämpfer", zementierte sein emotional defizitäres Lebensgefühl.

In dieser Situation war die Beziehung mit seiner zweiten Ehefrau F. eine große Befreiung. Hier hatte er nicht das Bedürfnis, sich schützen zu müssen, und konnte so die lange erlebte emotionale Entbehrung kompensieren. Es ist an seinem Lebenslauf abzulesen, dass diese Phase die fruchtbarste und zufriedenste in seinem Leben war: Er hatte berufliche und sportliche Erfolge, und er trank in diesen 20 Jahren nicht zu viel Alkohol wie vorher und besonders danach. Er musste nichts kompensieren, weil er kein wesentliches Defiziterleben hatte.

Als seine Frau nun krank wurde und starb, brach dieses „gute Leben" zusammen, und damit er selbst. Wieder wurde das Einzelkämpfer-Schema aktiv. Er hatte nie die Fähigkeit zu Kontakt, zum Sprechen über sich und seine Gefühle erlernt, und Ehrgeiz und Schutzbedürfnis waren wieder seine gültigen Oberpläne, die ihn aber wiederum enorm behinderten. Die einzige Lösung für diese belastenden inneren Programme, die einzige Erleichterung, war früher seine Frau und zuvor der Alkohol gewesen. Nach ihrem Tod blieb nur noch der Alkohol.

Angesichts seiner starken Trauer – zusätzlich zu den problematischen erworbenen Grundüberzeugungen – fühlte er sich so belastet und hilflos, dass er keinen anderen Ausweg wusste, als sich möglicherweise selbst zu töten oder zu trinken. Weil er schließlich eineinhalb Jahre nach dem Tod seiner Frau auch noch seine berufliche Tätigkeit aufgeben musste, war sein Halt in der Welt kaum noch vorhanden. Der einzige Bezugspunkt war die Gaststätte, seine oberflächlichen Kontakte dort und Alkohol, der einzige Lebensinhalt seine Trauer und die Unmöglichkeit des Neustarts, auch weil er sich nüchtern stets vor Kontakt schützen wollte („tut irgendwann weh").

Durch das viele Alkoholtrinken wurde aber der normale Trauerprozess blockiert und prolongiert bzw. kompliziert. Er berichtete niemandem von seiner Belastung, weil er entsprechend seiner Vorerfahrung erwartete, dass ihn niemand verstehen würde. Außerdem befürchtete er durch eine Öffnung seinerseits nur noch mehr Schmerz. Negative Gefühle wurden hauptsächlich mithilfe von Alkohol verdrängt und nicht durchlebt. Herr C. war in dieser Sackgasse gefangen.

4.3.10 Behandlungsziele

Im Fokus der Behandlung stehen einerseits das Alkoholproblem und andererseits das psychische Problem, welches die Alkoholbeziehung – durch häufigen, wiederholten Konsum großer Trinkmengen – zu einem Problem gemacht hat. Daher musste sich die Behandlung einerseits sehr differenziert dieses Ursprungsproblems annehmen.

Andererseits hat die Alkoholbeziehung eine Eigendynamik erhalten und ist selbst zum Problem geworden, welches separat analysiert und behandelt werden musste.

Insgesamt war es nötig, dass Herr C. durch einen kompletten Alkoholverzicht zunächst die Bahn frei machte, um endlich trauern zu können. Genauso wichtig wie die Begleitung des Trauerprozesses war die Rückeroberung des eigenen Lebens. Znoj & Maerker[291] unterscheiden vier große Bereiche der Therapie der komplizierten Trauer und wenden dabei klärungsorientierte Methoden, bewältigungsorientierte Methoden, Methoden zur Ressourcenaktivierung und Methoden zur Problemaktivierung an.

Angesichts seines starken Willens war der Alkoholverzicht für Herrn C. nicht sehr schwer, allerdings war das Zulassen des Trauerns nicht einfach für ihn. Gefühle zu zeigen, kannte er nicht. Daher war es weiterhin nötig zu lernen, seine eigenen Gefühle festzustellen und darüber zu sprechen. Dazu musste er seine Schutzhaltung fallen lassen und das frühere Misstrauen überwinden. Somit war ein Teilziel, Vertrauen zu lernen, zunächst dem Therapeuten gegenüber, später auch seiner sozialen Umwelt gegenüber.

Immer dann, wenn er früher belastende Gefühle hatte, die er zum Teil gar nicht bemerkte, stand er in der Gefahr, Alkohol zu trinken. Je belastender die Gefühle waren, umso größer war der Alkoholbedarf. Der Alkoholverzicht bedeutete also die Notwendigkeit, sich kennenzulernen, zu sich zu stehen und sich und seine Erlebnisse und Emotionen auszudrücken. Dadurch würde die auf diese Weise bewusst werdende emotionale Belastung aufgefangen werden. Dies sollte einen Rückfall in frühere Gewohnheiten verhindern und neue Kompetenzen festigen. Die mit dem früheren Misstrauen einhergehende Unsicherheit war durch dieses Vorgehen Schritt für Schritt in Selbstsicherheit, Selbstwertgefühl und Selbstvertrauen zu wandeln. Das implizierte ein behutsames narratives Vorgehen, das es Herrn C. erlaubte, sich und seine eigenen Worte und Bedürfnisse zu finden und zu artikulieren.

Im Anschluss daran musste er ermutigt werden, seine nunmehr emotional basierten Handlungsimpulse in die Tat umzusetzen. Die dazu nötigen Fähigkeiten waren wiederum zu vermitteln, sein Handeln zu reflektieren und anzupassen. Die Erfahrungen, die er hier machte, sollten helfen, ein neues Selbstverständnis zu etablieren und die Einzelkämpfer-Metapher in seinem Kopf und Herzen zu überwinden.

Daneben musste die Alkoholbeziehung in Art und Intensität eruiert werden. Es musste klar werden, wie sehr Herr C. Alkohol missbraucht hatte und wie stark bereits die Verhaltensautomatismen und die körperliche Gewöhnung an Alkohol war. Nur so ist es möglich, die zukünftigen Notwendigkeiten im Umgang mit Alkohol festzustellen, was wiederum auf die notwendige Stärke der Etablierung des neuen Verhaltens und Umgangs mit sich und der sozialen Umwelt hinweist. Erfahrungen durch die neuen

291 Vgl. Znoj & Maerker, 2005, S. 402 ff.

inneren Programme, Kompetenzen und durch den Alkoholverzicht müssen reflektiert und bewertet werden, damit eine zukünftige, stabile Ausrichtung Bestand haben kann.

4.3.11 Motivationshindernisse

Herr C. zeigte sich während der gesamten Behandlung sehr kooperativ und motiviert, an sich zu arbeiten, seine Tristesse zu verlassen und sein Leben zu verändern. Aus therapeutischer Sicht hat er die Behandlung allerdings zu rasch beendet. Er ging die Therapie aufgabenbezogen an. Zu Beginn der Behandlung war die Heilung seiner Emotionen für ihn zwar von Bedeutung, eine Notwendigkeit, die er rational und emotional erkannte. Die Anstrengung einer emotionalen Aufarbeitung wurde ihm im Therapieverlauf aber erst allmählich bewusst, was dazu führte, dass er wichtige Inhalte vernachlässigte, weil er deren Bedeutung (etwa die Auseinandersetzung mit eigenen Schemata, mit Wut und Ärger, mit seinen Eltern, dem häufigen Umziehen und dem Tod der Mutter) unterschätzte.

Hier ist ein Problem zu erkennen, welches häufig in der Verkehrstherapie auftaucht: Die Patienten wollen zunächst häufig wieder Auto fahren. Man kann ihnen zwar begreiflich machen, dass sie sich dazu ändern müssen und dass eine Veränderung erst dann wirklich funktioniert, wenn sie als Person das auch selbst wollen. Dem wird in der Regel auch zugestimmt, und diese Zustimmung wird auch geprüft und hinterfragt – sonst würden diese Klienten nicht knapp 20 Stunden oder mehr selbstbezahlte Therapie in Anspruch nehmen.

Den Betroffenen ist dabei klar, dass sie statt der Verkehrstherapie auch einen Schulungskurs, Beratung oder eine andere Maßnahme in Anspruch nehmen könnten, um die MPU zu bestehen. Wer aber in die Verkehrstherapie kommt, will an sich arbeiten, damit die hinter ihm liegenden belastenden Lebensereignisse sich nie wieder schädigend im Leben auswirken. Nur unterschätzen die betreffenden Personen oft den Umfang des Zeit- und des Arbeitsaufwands dafür (auch wenn ihnen das anfangs deutlich gesagt wird). Auch bei Herrn C. könnte das der Fall gewesen sein.

Häufig zeigen sich folgende Ursachen: Je länger die Therapie dauert, umso größer wird der finanzielle Gegendruck (die Klienten bezahlen die Therapie selbst). Außerdem fällt es vielen Klienten schwer, sich selbstkritisch zu hinterfragen, weil sie meinen, bereits für ihre Vorgeschichte „gebüßt" zu haben (Geldstrafe, Sperrfrist für den Wiedererhalt der Fahrerlaubnis, verschiedene Probleme ohne Fahrerlaubnis etc.). Das Bezahlen des Therapeuten wirkt bisweilen wie eine weitere Strafe auf sie, weil sie ohnehin glauben, so etwas wie das, was sie gemacht haben (die Straftat etc.), würde ihnen nie mehr passieren. Sie verkennen und unterschätzen die sehr hohe Rückfallwahrscheinlichkeit für das Begehen einer weiteren Alkoholfahrt[292] und

292 Vgl. TÜV, Zahlen und Fakten, undatiert.

meinen, sie seien ausreichend geläutert und würden nie wieder so etwas Dummes machen. Es handelt sich also hier um ein Reaktanzproblem, welches in der Therapie zu bearbeiten ist.

Bei Herrn C. war aber das Reaktanzproblem nicht entscheidend. Er hat sehr von der Therapie profitiert. Das hat er auch bemerkt, oft gesagt und es war auch zu beobachten. Allerdings gab er sich insgesamt zu wenig Zeit, um sich angemessen und stabil zu entwickeln, was als Motivationsproblem gesehen werden kann. Es entspricht seiner Vorgeschichte, dass Herr C. sich und seinen Emotionen zu wenig Raum und Zeit zugestand, denn es war für ihn, vor allem beruflich bedingt, normal, rasch und wenig emotional über Themen zu entscheiden oder Entwicklungen voranzubringen. Er beendete die Therapie für sich an einem Punkt, der ihm subjektiv zufriedenstellend erschien. Auch wenn die Therapie „objektiv" vielleicht hätte fortgesetzt werden müssen, ist diese subjektive Sichtweise zu respektieren und am Ende die wichtigere. Der Patient kennt sich selbst und seine Bedürfnisse besser, als der Therapeut ihn kennt. Er ist der Experte für sich selbst!

4.3.12 Verhaltenstherapeutische Methoden zur Erreichung der Ziele

Angewendete Methoden:[293]

- Therapeutische Grundhaltung
- Therapeutische Beziehung
- Zieldefinition
- Motivierung
- Anamnese
- Exploration der Auffälligkeit
- Exploration der Alkoholbeziehung
- Limited Reparenting
- Selbstmanagementtherapie
- Sokratischer Dialog
- Selbststeuerung
- Selbstsicherheitstraining
- Problemlösetraining bzw. Training sozialer Kompetenz
- Modelldarbietung
- Selbstverbalisationstraining
- Gefühlsliste
- Introspektion

293 Vgl. Fliegel et al., 1994; Kanfer et al., 2006; Margraf, 2000; Perry, 2005; Pfingsten et al., 1998; Reinecker, 2005; Linden & Hautzinger, 2005; Znoj & Maerker, 2005.

- Selbstkonfrontation
- Psychoedukation
- Kognitiv-Emotionaler Lebenslauf (KELL)
- Therapie der komplizierten Trauer
- Rational-Emotive Therapie
- Traumatherapie.

4.3.13 Chronologischer Therapieverlauf

Zunächst sollte Herr C. lernen, Vertrauen zum Therapeuten zu entwickeln. Die ersten Therapiesitzungen waren daher von zwei Aspekten geprägt: Zuhören und Weitergabe von Informationen. Dabei fiel bereits in der ersten Sitzung seine Zielorientiertheit auf: Er brachte zwei Laborberichte seiner Leberwerte mit, die zeigen sollten, dass er seine Alkoholbeziehung seit seiner Alkoholfahrt verändert hatte. Außerdem gab er an, die vergangenen Wochen ein Trinktagebuch geführt zu haben. Es sei ihm durchaus ernst mit seiner Veränderung. Bereitwillig berichtete er dann von dem, was ihm passiert sei, dem Tod seiner Ehefrau und seiner Mutter im Januar 2004 und wie sich seitdem sein Leben verändert hatte, dass er sich lange suizidal gefühlt habe und deshalb für sechs Sitzungen einen Psychiater aufgesucht habe. Allerdings sei die Belastung für ihn noch spürbar und er wolle dies hier aufarbeiten. Daneben müsse er eine MPU machen, deren Ablauf und Erfordernisse er sich in der Folge erklären ließ. Dies gab eine erste Idee vom therapeutischen Plan. Ergänzt wurde dies durch den Vorschlag, zur Steigerung der Therapieeffizienz zunächst auf Alkohol zu verzichten.

Zur zweiten Sitzung brachte er wieder einen Laborleberwert mit, um seinen Alkoholverzicht damit glaubhaft zu machen. Ansonsten waren die zweite und die folgenden Sitzungen (bis zur fünften Sitzung) davon geprägt, dass Herr C. von sich und seinem Leben berichtete, was ihm ein Bedürfnis war, aber auch half, ihn kennenlernen zu können.

Im Laufe dieser Darstellungen wurde rasch deutlich, dass Herr C. einerseits sehr intelligent ist, andererseits aber sehr hohe Ansprüche an sich (und andere) stellte und sich keine Fehler zugestand. Dies erklärte er am Beispiel des Segelns, wo er bei extremen Wetterbedingungen gekentert war. Hier äußert er mehrfach seinen Ärger über sich selbst: „Hättste aufgepasst ...!“ Hinsichtlich des Ärgerthemas berichtet er verschiedene Anlässe für erlebten Ärger: So würden ihn Fehler, Sprücheklopfer, Unzuverlässigkeit und Rechthaberei ärgern. Es wurde klar, dass er im Laufe seines Berufslebens häufig Ärger erlebt hatte. Seine normale Reaktion bis dato war es allerdings, nichts zu sagen, abzublocken und den Kontakt mit der betreffenden Person abzubrechen (Flucht). Bereits hier zeigen sich Probleme mit Selbstverbalisation und im Umgang mit Gefühlen.

Während der vierten Sitzung wies er auf Veränderungen seit seiner Alkoholfahrt hin. Er hatte den Beginn der Therapie genutzt, um nun völlig auf Alkohol zu verzichten, was ihm nach der vorherigen Reduzierung nicht schwerfiel. Diese Reduzierung der Trinkmengen hatte er mithilfe eines Trinktagebuches erreicht. Seitdem hatte er zehn Kilo abgenommen, fühlte sich dadurch viel wohler und fitter als vorher und sein Bekanntenkreis begann sich zu verändern.

Erst als er darauf angesprochen wurde, berichtete er vom Tode seiner Frau. Wiederum zeigte sich hieran seine Schwierigkeit im Umgang mit schlechten Gefühlen, die er am liebsten verdrängte. Er erzählte von extremen körperlichen Reaktionen während dieser Zeit (die Augen seien zugeschwollen, Leber, Nieren, Schilddrüse hätten nicht mehr normgemäß funktioniert) und von Depression. Die Decke sei ihm auf den Kopf gefallen und da sei er dann oft ins Stammlokal gegangen. Wut, Selbstzweifel, Sinnlosigkeitsgefühle hätten ihn bewegt. Durch die Alkoholfahrt sei er schlagartig aufgewacht.

Immer wieder zeigte sich sein Unvermögen, seine Trauer verbal auszudrücken, er schweifte ab, erzählte aber gern. Dagegen war er für lösungsorientiertes Denken empfänglich und nahm Anregungen zur „Rückeroberung des Lebens"[294] gerne auf. So kam die Sprache auf Freizeitaktivitäten und Hobbys, die er früher hatte, die er nun aber wieder pflegen wollte, darauf, dass er mit seiner Stieftochter etwas unternehmen und sprechen könne, und darauf, dass im Ruhestand eine Tagesstruktur gegen das Sinnlosigkeitsgefühl helfe. Im Laufe dessen wurde ihm klar, dass er „neu sein" wolle und dass es daher passieren werde, dass seine Bekannten seine Veränderung bemerken: „Die werden mit einem anderen Menschen (ihm) leben müssen." Als Hausaufgabe wurde die Kontaktpflege aufgegeben und das Zulassen der Trauergefühle.

Die Rückeroberung des Lebens empfand Herr C. als hilfreich. So berichtete er in der fünften Sitzung von einer weiteren guten Veränderung, von nunmehr 12 Kilo Gewichtsabnahme und dass man ihn im Bekanntenkreis schon darauf anspreche, ob er sich verändert habe. Die Auseinandersetzung mit der eigenen Trauer fand allerdings von selbst nicht statt. Immerhin gelang es ihm nun, seine Hauptbelastungen aufzulisten:

- der Tod seiner Ehefrau
- die ungewohnte Freizeit durch die Frührente
- das Gefühl der Sinnlosigkeit.

Er sah sich als eher verschlossen. Allerdings berichtete er auch – hier erlebte er Ärger –, dass er seine Freizeit häufig bei seiner „Ersatzfamilie" im Stammlokal verbracht habe, jedoch habe ihn dort keiner jemals gefragt, wie es ihm gehe.

Daran zeigt sich sein starkes Bedürfnis nach Anteilnahme, welches er – im Sinne seiner in Kindheit und Jugend erworbenen inneren Programme – bis zum Beginn

294 Znoj, 2008; Ehlers, 1999.

der Therapie konsequent verdrängt hatte. Daher wurde jetzt seine Ehefrau zum Thema gemacht und so die Trauergefühle aktiviert. Sehr lange berichtete er davon, wie sie und wie schön die Ehe war. Es wurde schließlich deutlich, dass er bisher nicht getrauert hatte, weil er nie darüber gesprochen und seine Gefühle mit Alkohol verdrängt hatte. Im Sinne der aktiven Trauerarbeit bzw. der „Rückeroberung des Lebens" fällte er den Entschluss, nun endlich Italienisch zu lernen, wie er es schon lange wollte, und wieder einmal die Freunde in der Toskana besuchen zu fahren, wo er mit seiner Frau oft gewesen war.

Die ersten fünf Stunden waren für Herrn C. deshalb ganz wichtig, weil er hier Anteilnahme an seiner Person und an seinem Schicksal erlebte. Er konnte wesentliche Schritte auf sich selbst zumachen (Gefühlen und Erlebnissen nachspüren und diese äußern), das durch den Tod der Partnerin unterbrochene Leben neu beginnen und er erhielt Bestätigung bzw. Anerkennung für sich und seine Person. Am Ende der fünften Sitzung war das Ziel der Behandlung klar: Er wollte Trauerarbeit leisten, um so den Tod seiner Ehefrau und die Sinnlosigkeitsgefühle zu bewältigen, und tat dies bereits jetzt. Außerdem wollte er seinem Leben neue Struktur geben, es wieder in die Hand nehmen und so die Hilflosigkeit (und damit die Depression) besiegen. Die verwendeten therapeutischen Methoden stammen aus der Therapie der komplizierten Trauer,[295] aus der Traumatherapie[296] und aus der Selbstmanagementtherapie.[297]

In der sechsten Sitzung resümierte Herr C. über seine persönliche Entwicklung seit Therapiebeginn und bezeichnete diesen als „Wendepunkt" in seinem Leben. Er sei überrascht von den „krassen Auswirkungen" und seinen „massiven Veränderungen". Auf diese führte er sein Hochgefühl zurück, das er nun verspürte. Alkohol hatte sicher sehr massive negative Auswirkungen auf seinen Körper und den psychischen Zustand, daher war der Alkoholverzicht seit Therapiebeginn von großer Bedeutung. Genauso wichtig ist allerdings die Tatsache, dass er sich in der Therapie endlich öffnen konnte, Interesse für sich und seine Gefühle spürte und nun aktive Trauerarbeit leistete. Neben dem Sprechen darüber besuchte er unter anderem Orte, an denen er mit seiner Frau gewesen war, und fand nun wieder zu Tätigkeiten zurück, die für seine Person früher wesentlich gewesen waren (z. B. Segeln oder Möbel bauen), die er aber schon lange nicht mehr betrieben hatte („Rückeroberung des Lebens").[298] Dies unterstützt seine Motivation für das „neue Leben" ganz erheblich. Er formuliert, dass er sich das neue körperliche und psychische Wohlbefinden auf Dauer erhalten wolle. Daher besuchte er etwa auch sein Stammlokal erheblich weniger und vermisste es nicht.

295 Vgl. Znoj et al., 2005.
296 Vgl. Ehlers, 1999.
297 Vgl. Kanfer et al., 2006.
298 Ehlers, 1999.

Ihm wurde klar, dass Alkohol als bisher ständig benutztes, aber nicht hilfreiches Kompensationsmittel für Trauer und Hilflosigkeit seine persönliche Entwicklung und – ganz entscheidend – seine Fähigkeit zu trauern behinderte. In der siebten und der zehnten Sitzung (unterbrochen von Trauerarbeit und Arbeit an seinen destruktiven Überzeugungsstrukturen) wurde daher seine Alkoholbeziehung näher beleuchtet und deren motivationale Hintergründe erarbeitet. Um dies zu erreichen, wurde gemeinsam zunächst eine Positiv-Negativ-Liste bezüglich der Alkoholwirkungen erstellt: solche, die er selbst erlebt hatte, und schließlich auch andere. Dabei zeigten sich deutlich mehr negative Alkoholwirkungen als positive, was den Schluss zuließ, dass manche der von ihm genannten Trinkmotive für ihn durchaus wesentlich sein mussten. So etwa: „Man fühlt sich gut, stark, mutiger, unbesiegbar", „Hemmungen, Komplexe treten in den Hintergrund", „offener, redseliger, gelassener sein können", „vergessen für den Moment".

Hier wird deutlich, welche Bedürfnisse Herr C. mit Alkohol kompensiert hat: Seine Lebensgeschichte hatte ihm nie sehr viel (Selbst-)Sicherheit vermittelt und ihn eher unsicher gemacht. Trotzdem führte die oben beschriebene Dynamik zur Notwendigkeit, alleine stark sein zu müssen. Belastende Gefühle wollte bzw. konnte er sich nicht erlauben, also mussten sie verdrängt werden. Mit Alkohol konnte er besser „vergessen", aber auch unbefangener über etwaige Belastungen (wie Ärger) reden bzw. diesem „Luft machen".

Die so zutage tretenden Defizite wurden besprochen und durch die Erarbeitung seiner Alkoholmissbrauchsproblematik deren Behandlungswürdigkeit herausgestellt, die eben nicht alle betrifft, die ebenfalls Alkohol trinken, sondern nur ganz wenige Personen. Auf diese Weise wurde offengelegt, dass Herr C. sehr häufig sehr hohe Trinkmengen konsumiert haben musste, um die „Alkoholgewöhnung" („Giftfestigkeit") überhaupt erreichen zu können, die an der festgestellten Blutalkoholkonzentration bei seiner Alkoholfahrt ablesbar war. Dies bestätigte Herr C. Hier half die Vermittlung von alkoholspezifischem Fachwissen, damit er seine eigene Alkoholbeziehung und deren Entwicklung erkannte.

Der nächste Schritt war, dass Herr C. lernte, seine Trinkmenge angemessen einzuschätzen. Dazu wurde die Alkoholfahrt und ihr Zustandekommen analysiert. Diese Analyse hat sehr viel mehr Effekte und wurde daher sehr gründlich vorgenommen. Ein wesentlicher Aspekt ist die Rekonstruktion der Trinkmotive, die sich hier als Geselligkeitswunsch („zuhause fiel mir die Decke auf den Kopf") darstellte, als Wunsch, sich mitzuteilen, sich besser zu fühlen und zu vergessen, was konform geht mit den bisherigen Erkenntnissen. Interessant ist der Umstand, dass sich Herr C. bei der Rekonstruktion seiner Trinkmengen von diesem Abend täuschte (vgl. die oben genannten „Beschönigungstendenzen", also psychische Effekte, die eine Rekonstruktion problematisch machen). Die Berechnung der Trinkmenge über Alkoholmenge und Abbauzeit ergab, dass er deutlich mehr getrunken haben musste, als ihm klar war.

Herr C. hat nach seiner Alkoholfahrt beschlossen, dass sich sein Leben ändern müsse, auch wenn er nicht genau wusste, wie er das anstellen sollte. In der Therapie wurde ihm diese Lebensänderung nun schrittweise möglich, indem er sich und sein früheres Leben hinterfragte und neu ausrichtete. Dazu war das Erleben und das Zulassen der Trauer über das Verscheiden seiner Frau nötig. Deshalb wurde Herr C. gebeten, seine Alkoholfahrt und seine Entwicklung nach dem Tod seiner Frau aus der Sicht seiner Frau zu verstehen und zu bewerten.

Zunächst stellte sich die (transzendentale) Frage, wo seine Frau jetzt sei, ob sie ihn sehe, noch liebe und wie sie zu ihm stehe. Herr C. war sehr betroffen durch diese Fragen und er entschied sich zu glauben, dass der Tod zwar etwas Endgültiges und Unabänderliches sei, dass sie aber trotzdem liebevoll auf ihn herabschaue und nicht wolle, dass er sterbe oder sich zugrunde richte, weil sie gestorben war. Er spürte ihre Worte in sich: „Er soll/darf nicht so weitermachen!" Damit war auch ihre Forderung und Erlaubnis verbunden, dass Herr C. nunmehr auf sich achten dürfe, sein Leben nicht „wegwerfen" dürfe und – so wie sie es gewollt hätte – in guter, konstruktiver Weise weiterlebe und sein Leben genieße. *Ihr* Tod müsse und dürfe nicht auch *sein* Ende sein.

Diese beiden Aspekte – die Klarheit darüber, wie extrem sein früherer Alkoholkonsum doch gewesen sein musste, und die Glaubensüberzeugung, dass seine Frau für ihn will, dass er ein gutes, schönes Leben habe, in dem er auf sich achte und eben nicht vor Gram sterbe und aufgebe – waren wichtige nächste Schritte auf seinem Weg in ein neues Leben und entscheidende Argumente dafür, sein früheres Leben loszulassen und neue Gedanken, neue handlungsleitende Überzeugungen mit gutem Gewissen für sich in Anspruch zu nehmen.

Daher beschäftigten sich die achte und die neunte Stunde mit seiner Art und Weise zu denken, mit sich und über sich zu sprechen und mit der Sinnhaftigkeit seiner bisherigen Überzeugungsstrukturen. Durch die gemeinsame Analyse wurde klar, dass er durch seine perfektionistische Tendenz – also Fehler zu vermeiden, während er gleichzeitig (zu) gutmütig war, häufig ausgenutzt wurde und die Tendenz hatte, wenig zu reden, Belastungen, Fehler anderer sowie Probleme einfach auszuhalten – sich selbst in die Lage gebracht hatte, sich immer mehr belastet zu fühlen. Ihm war dies aber bisher nicht klar und wenn er die Belastung spürte (Ärger oder andere belastende Gefühle), war er diesen Gefühlen ausgeliefert und mangels entsprechender Bewältigungsfertigkeiten („coping") hilflos. Im Laufe der Zeit akkumulierten sich Belastungsgefühle, er fühlte sich zunehmend hilflos und depressiv.

Die Verdrängung sei ihm anerzogen worden, die Mutter habe ihm vermittelt: „Ein Junge weint doch nicht." Gleichzeitig sei zuhause nicht über Belastungen geredet worden, er habe sich oft nicht verstanden gefühlt. Druckgefühle, Perfektionszwang und Ängste im Zusammenhang damit wurden auf diese Weise zu „normalen" Lebenszuständen. Daher hat er auch nie über seine Trauer gesprochen, sie nicht einmal gezeigt.

Die Realitätsprüfung dieser Einstellungen erlaubte Herrn C. etwa zu erkennen: „Nein, ein Mann hat die gleichen Gefühle wie eine Frau." Er darf also auch weinen und Gefühle zeigen. Auch erkannte er, dass erst ohne Alkohol Trauern wirklich möglich wird, weil er die Traurigkeit dann nicht mehr verdrängt, sondern zulässt und durchlebt. Dies erlaubte er sich nun, weil er nicht mehr davon überzeugt war, dass er diese verdrängen muss. Er zeigte nun seine Traurigkeit und sprach darüber, was ihm sehr gut tat. Diese positiven Erfahrungen führten dazu, dass er diese offene Haltung immer mehr vertiefte und kultivierte. Immer selbstverständlicher wurde ihm dieses Verhalten, weil es ihm half, innere Druckgefühle abzubauen und sich selbst besser zu spüren. Dies machte notwendig, dass er sich von manchen Bekannten löste, auch weil er immer deutlicher erkannte, dass Alkohol diesen Prozess früher behindert hatte, ihn aber auch heute die neu gewonnene Selbstsicherheit kosten würde, wenn er wieder zu trinken begänne.

So hat sein Rückzug aufgehört, er formulierte nun: „Es macht sogar Freude, über Herzensangelegenheiten zu sprechen." Er spürte mehr Energie und Lust auf Unternehmungen und hat manche Beziehungen auch intensiviert. Er fühlte eine Verbundenheit mit seiner Frau, übernahm zunehmend „ihre" Ordnung (etwas, was vor ihrem Tod selbstverständlich war, was er aber danach ausblendete) und konnte sogar über sie sprechen, ohne eine wesentliche Belastung zu empfinden. Er fühlte: „Sie ist bei mir!", und er spürte dabei inneren Frieden.

Aus der Distanz konnte er schließlich erkennen, dass das, was er zuvor als Selbstmordgedanken bezeichnet hatte, in Wirklichkeit Gefühle der Sinnlosigkeit und Verzweiflung gewesen waren. Weil er sich heute die Trauer zugestand – etwas, das für ihn früher als „unperfekt" oder „Fehler" gegolten hätte –, gewann er eine neue innere Freiheit, die ihn beflügelte. Den früheren Perfektionismus lernte er besonders in der achten Sitzung zu hinterfragen, in der er erkannte, dass Fehler auch Sinn machen würden, weil man nur so dazulernen könne, und dass die völlige Fehlervermeidung ihm sehr geschadet habe. Er formulierte daher neu: „Fehler dürfen passieren, auch wenn man sie vermeiden will."

Bereits am Ende der neunten Sitzung sah er deshalb „eine totale Kehrtwende", ein „neues Leben" durch die Beendigung der alten, destruktiven „Programme" (Denk- bzw. Überzeugungsstrukturen), und er erhielt auf diese Weise eine immer größere Motivation, diese neue Haltung zu praktizieren, einzuüben und damit neue Erfahrungen zu sammeln. Die Fähigkeiten von Herrn C., seine inneren Erfahrungen und seine Gefühle in Worte zu fassen, nahmen mit jeder Sitzung und auch zwischen den Sitzungen durch sein Verhaltenstraining zu.

In der elften Sitzung konnte er distanziert einschätzen, dass er zu Beginn der Therapie große Schwierigkeiten hatte, über seine Trauer zu sprechen. Dabei habe er sie ständig gespürt – auf einer Skala von 0–100 seien es stets 80–90 gewesen. Außerdem habe er sich einsam gefühlt, und: „Meine Hobbys waren alle weg." Nun, nach einem halben Jahr Therapie, sei seine Frau in seinem Herzen da, bisweilen führe er innere Dialoge mit ihr, wenn Entscheidungen anstehen würden.

Er fühle sich nicht mehr einsam und habe seine Hobbys neu entdeckt. So sei er viel in der Werkstatt bzw. im Hobbyraum, er baue Möbel für sich und Bekannte selbst, erledige seinen Haushalt, fotografiere, segle, betreibe Modellbau und Fitnesstraining. Außerdem verbringe er Zeit mit Bekannten, von denen er wieder einige (neue) habe. Die hintergründige Trauer sei nicht mehr vorhanden, nur wenn er intensiv über seine Frau nachdenke oder spreche, spüre er etwas Trauer, auf der Skala „so etwa bei 40".

Einerseits war es offensichtlich, dass Herr C. aufgrund der Trauer um seine Frau und wegen des Zusammenbruchs seines damaligen Lebens Alkohol trank. Allerdings war darüber hinaus zu klären, woher die Bereitschaft stammte, Alkohol zur Problemverdrängung einzusetzen. Was hatte der Alkoholkonsum mit seiner Persönlichkeit an sich zu tun? Die Tatsache, dass jemand seinen Lebensgefährten verliert, ist vielleicht das am stärksten belastende „Life-event", das man erleben kann.[299] Trotzdem ist die Konsequenz nicht automatisch, dass Alkohol zur Verdrängung benutzt wird, schon gar nicht so extrem, dass keine Trauer möglich ist, wie es bei Herrn C. der Fall war. Es musste also eine prämorbide Alkoholaffinität vorgelegen haben.

Hier waren sicher einige prädisponierende Persönlichkeitsfaktoren wesentlich, welche es in den nun folgenden Sitzungen zu eruieren und mit den bisherigen Erkenntnissen zu verbinden galt. Dazu bearbeitete der Patient die Fragebögen SCL-90-R,[300] FPI-R[301] und Young Schema Questionnaire (YSQ).[302] Spontan sah er einerseits seinen früheren Alkoholkonsum durch Gewohnheit begründet. Er erkannte aber auch, dass er besonders dann getrunken hatte, wenn etwas schiefgelaufen sei oder er sich geärgert habe. Andererseits erinnerte er sich an Alkoholkonsum zur Erleichterung und in Zeiten von Hochstimmung.

Daher wurde in der elften Sitzung der Fragebogen SCL-90-R zur Bearbeitung gegeben. Dessen Auswertung am darauffolgenden Termin zeigte, dass Herr C. bei sich keine wesentlichen Probleme in den vergangenen sieben Tagen sah (mit Ausnahme von etwas Unsicherheit und Zwanghaftigkeit). Die weitere Analyse prädisponierender Persönlichkeitsfaktoren ergab allerdings, dass er in seiner Kindheit seinen Vater kaum gesehen, dieser von ihm hohe Leistung erwartet hatte und dass er durch die

299 Vgl. Holmes & Rahe, zit. nach Schwarzer & Schulz, 2001.
300 Vgl. Franke, 2002.
301 Vgl. Fahrenberg, Hampel, Selg, 2001.
302 Vgl. Young & Klosko, 2008; vgl. Parfy, 2005.

vielen Umzüge zunehmend auf sich allein gestellt gewesen war. Zusätzlich dazu hatte ihm seine Mutter anerzogen: „Ein Junge weint doch nicht." Herr C. hatte bereits früh gelernt, seine Trauergefühle zu verdrängen. Da er diese im Lebensverlauf aber oft erlebte, war er in einer emotionalen Sackgasse gefangen. Das Schlagwort „Einzelkämpfer", das er wenig später formuliert, beschreibt sein Lebensgefühl aufgrund dieser Kindheit und Jugend sehr genau. Alkohol war für ihn eine häufige Notlösung – er half ihm, seine innere Not zu lösen.

Auch der Fragebogen FPI-R, den er während der zwölften Sitzung rückblickend auf früher, vor der Therapie, ausfüllte, zeigt die verstärkte Selbstfixierung. Er beschrieb sich als eher misstrauisch, vorsichtig, selbstschützend (um Enttäuschung zu vermeiden). Er redete wenig, denn: „Bevor ich was Falsches sage, wenn ich mir nicht sicher bin, sagte ich lieber nichts." Und: „Ein gesprochenes Wort kannst du nicht zurückholen." Hier wurde wieder seine Abneigung gegen Fehler deutlich und auch gegen Leute, die nur reden und nichts bewegen. Er nannte diese Leute „Sprücheklopfer" und wurde in diesem Augenblick auch ärgerlich. Dabei erwähnte er: „Wenn ich mir sicher bin, dann setze ich das auch durch." Dieser rigide, schweigende, analysierende und misstrauische Charakterzug wurde auch durch den Alkoholkonsum in der Vergangenheit begünstigt: Alkohol habe ihm geholfen, zu reden und dabei ruhiger zu werden. Dann habe er mehr Vertrauen gehabt, sei aber auch unvorsichtiger geworden. Manchmal habe er dann auch Sorge gehabt, am nächsten Tag auf unvorsichtige Äußerungen angesprochen zu werden. Er habe im Laufe der Zeit gelernt, dass er mit Alkohol ein weniger rigides, entspannteres, besseres Bild nach außen hin abgebe und dass er dann ein besseres Feedback erhalte.

Es wurde aber auch deutlich, dass F., seine zweite Ehefrau, seine Persönlichkeitsausrichtung durch ihren Charakter kompensierte. Der „Einzelkämpfer", der sich misstrauisch schützen musste, hat Alkohol gebraucht und benutzt, um sich nicht alleine zu fühlen, um „gesellschaftskompatibler" zu sein. So half Herrn C. auch die in der zwölften Sitzung erstellte Vertikale Verhaltensanalyse, sich besser zu verstehen und warum einerseits der Tod seiner Frau nicht nur Trauer, sondern auch Hilflosigkeit (etwa im Bereich sozialer Kontakte) auslöste, und welchen wichtigen Zweck Alkohol andererseits erfüllte.

Konkret wurde das beispielhaft durch die Horizontale Verhaltensanalyse dargestellt (*Tabelle 9*). Besonders die Veränderung seiner Gefühle durch Alkohol (von Ärger, Lustlosigkeit, Unsicherheit, Hilflosigkeit hin zu Gelassenheit, Leichtigkeit, Zufriedenheit, Überlegenheitsgefühlen) ist augenfällig. Man erkennt auch, wie er sich, seine Gedanken und Gefühle durch Trinken selbst „gesellschaftstauglicher" machte.

Herr C. erkannte:

- Alkohol hat ihm geholfen, die (selbstgeschaffenen und aufgrund der Persönlichkeitsstruktur nicht überwindbaren) Barrieren und Hemmschwellen abzubauen.

- Er hat sich dann mehr zugetraut (Selbstunsicherheit verringert)
- und sich kurzfristig angenommen gefühlt.
- Dadurch konnte er seinen Schutzschild vorübergehend deaktivieren.
- Er hat weniger Misstrauen gehabt.
- Er hat mehr und leichter reden können
- und eher die Dinge aussprechen können, die ihn belastet und geärgert haben.
- Er hat sich entspannen und lockern können.

Selbstmotiviert leitete er daraus seinen Wunsch ab, heute ohne Alkohol Kontakte aufbauen und halten zu können. Auch sieht er, dass er durch die Trauertherapie umgänglicher geworden ist und dass er heute mehr redet. Er müsse seine Unsicherheit nicht mehr verstecken, könne sie zeigen, sich zeigen. Sein Vertrauen in die Menschen seiner Umgebung wachse und er erlebt Kontakte heute im Vergleich zu früher vermehrt als positiv.

Als Herr C. die von ihm ausgefüllten Fragebögen betrachtete und einschätzte, zeigte sich ebenfalls, dass er heute deutlich zufriedener als früher war und dass er weniger Beschwerden hatte als früher. Auf der Gefühlsliste verglich er seine heutige Grundstimmung mit früheren Lebensgefühlen, aufgeteilt in „vor dem Alkoholkonsum" und „nach dem Alkoholkonsum". So erkannte er, dass er früher durch Alkoholkonsum

- Missmut in Übermut,
- Selbstunsicherheit in Überlegenheit,
- Hilflosigkeit in Leichtigkeit,
- Sehnsucht und Leere in Zufriedenheit und Gelassenheit verwandelt hatte.

Heutige Lebensgefühle sind dagegen in stabiler Weise geprägt von Freude, Begeisterung, Stolz, Selbstvertrauen, Vertrauen und Sicherheit. Bestärkt durch die bisherige Therapieerfahrung passt er sein Therapieziel an und beschließt, dass er nun lernen wolle, noch offener zu sein.

Dementsprechend berichtet er in der 13. und 14. Sitzung völlig offen, dass er zu dem Psychiater, zu dem er gegangen war, bevor er in die Verkehrstherapie kam, deshalb nicht mehr ging, weil dieser ihm Antidepressiva verschreiben wollte. Er empfand dies damals aber schon als den falschen Weg, denn er wusste, dass er seine Probleme verarbeiten musste und dass es keinen Sinn hatte, sie durch Medikamente wegzuschieben. Auch gestand er ganz offen, dass er anfangs nicht verstanden habe, was die Trauerverarbeitung in der Therapie mit der MPU und Alkohol zu tun habe. Heute verstehe er dagegen, dass Alkohol bessere Gefühle mache, ihn offener, entspannter gemacht habe und dass er deshalb getrunken habe. Nun sei das allerdings anders.

Er sei offener geworden, er rede mehr, zum Beispiel spreche er in der Therapie nun dreimal so viel wie am Anfang. Er beobachte bei sich einen Wunsch nach Kontakt, danach, Leute kennenzulernen. Er spüre aber auch eine neue Kompetenz in sich,

Kontakte zu knüpfen und zu halten. Er sei selbstsicherer, könne sich besser wehren, ziehe sich bei verbalen Angriffen nicht mehr zurück, sondern sage, was ihm nicht passe. Außerdem stelle er fest, dass er heute viel öfter um Rat gefragt werde. Er könne zuhören, wenn jemand was erzähle, sei nahbarer und lockerer und man sage ihm, dass er jünger aussehe als zuvor. Er könne die Leute heute auch besser einschätzen als früher, wo er noch unsicherer und misstrauischer gewesen sei. Früher habe er öfter mal stillgehalten, um Unangenehmem aus dem Weg zu gehen, dann habe er gar nichts gesagt. Das habe ihn nicht befriedigt und es habe zu Einsamkeit geführt. Weil er heute weniger misstrauisch sei und auch weicher und offener, werde er häufiger kontaktiert. Er sei heute eher geneigt, Hilfe anzunehmen. Er könne auch eher einschätzen, ob jemand es ehrlich meine mit einem Beziehungsangebot und er könne jetzt darauf eingehen. Zum ersten Mal mache er sich auch über die Zukunft Gedanken. Er möchte die erreichten Effekte unbedingt beibehalten, denn er habe heute eine völlig andere Einstellung als vorher. Er habe jetzt kein Problem mehr, nein zu sagen. Außerdem wolle er Italienisch lernen, denn er sei früher mit seiner Frau oft in Italien gewesen und wolle dies jetzt wieder aufnehmen.

Zur Evaluation seiner Veränderungen wurde abschließend der Young Schema Questionnaire (YSQ – S3) vorgelegt.[303] Es zeigten sich keine kritischen Schemaausprägungen, auch wenn er bei „Emotionaler Entbehrung“ und bei „Emotionaler Gehemmtheit“ moderate Ausprägungen erreichte. Die Schemata „Unerbittliche Standards“, „Ansprüchlichkeit/Großartigkeit“ sowie „Selbstbestrafung“ zeigten nun geringe Ausprägungen. Bei der Besprechung des Fragebogens gab er an, dass er diesen früher deutlich mehr in Richtung emotionaler Verschlossenheit und „Einzelkämpfer“ ausgefüllt hätte. Dies sah er wiederum als Erfolg und Bestätigung seiner Veränderung.

Nach dem Fragebogen richtete er seinen Blick erneut in die Zukunft: Er habe jetzt den Wunsch nach einer neuen Partnerschaft, nach Beziehung. Die Trauer sei vorbei, „doch die Erinnerungen bleiben als wertvoller Schatz und Teil der Persönlichkeit“. Er sei „raus aus dem Loch“, aus Dunkelheit, Einsamkeit und Kälte. „Der Therapiebeginn war ein Wendepunkt“, es gehe ihm physisch und psychisch sehr gut, er fühle sich wie 40. Er sei stolz darauf, dass er die Therapie „durchgezogen“ habe, und er wolle das Erreichte nicht mehr aufgeben. Er wolle keinen Alkohol mehr trinken, offen bleiben, mehr unternehmen. Er habe sämtliche Hobbys von früher wieder angefangen und wolle noch viel erleben.

In den letzten beiden Sitzungen wurde die so entstandene Offenheit genutzt, um die Alkoholbeziehung, also den Umgang mit Alkohol über den gesamten Lebensverlauf, zu besprechen und zu klären. Dazu wurde ein „Kognitiv-Emotionaler Lebenslauf“ (KELL) verfasst, anhand dessen einerseits die bisherigen Erkenntnisse verifiziert

303 Vgl. Young & Klosko, 2008; vgl. Parfy, 2005.

und rekapituliert werden konnten. Andererseits wurde so offensichtlich, wie durch die Lebensentwicklung (etwa die vielen Umzüge oder den fordernden Vater) die kognitive und emotionale Basis für das Verhalten von Herrn C. entstanden war. Auch seine Neigung, seine früheren Trinkmengen zu unterschätzen, wurde bei der chronologischen Erarbeitung der Trinkmengen im Lebensverlauf berücksichtigt.

Insgesamt orientierte sich diese Aufarbeitung an der bekannten Größe (Trinkmenge) der Alkoholfahrt, anderseits aber auch an extremen Rauscherlebnissen im Lebensverlauf, an die sich Herr C. noch erinnern konnte und die dann gemeinsam hinsichtlich der konsumierten Trinkmenge analysiert wurden. Schließlich wurden die Erkenntnisse durch eine „Lebenstrinkkurve" grafisch deutlich gemacht, wobei eine Kurve die sich stets verändernde Gewohnheit im Umgang mit Alkohol (Durchschnittskonsum) bezeichnete, während eine andere die „Gewöhnung", also die Giftfestigkeit, und demzufolge die erarbeiteten Maximalmengen darstellte. So wurde klar, dass Herr C. maximal durchaus 12 halbe Liter Bier trinken konnte.

Bei einer Analyse des Ausmaßes der Alkoholproblematik wurden die sechs Kriterien des ICD-10 für Abhängigkeit[304] besprochen. Herr C. konnte nur zwei der Punkte mit „ja" beantworten. Ein Alkoholismus ist daher nicht festzustellen, wohl aber eine gravierende Alkoholproblematik im Vorfeld, die als Suchtgefährdung oder (deutlicher) Missbrauch[305] bzw. „schädlicher Gebrauch" (mit psychischer Selbstschädigung) zu qualifizieren ist. Demzufolge stellte er fest, dass er in Zukunft keinen Alkohol mehr trinken wolle, zumindest so lange, wie er es jetzt absehen könne. In einem Abschlussgespräch wurde von Herrn C nun nochmals alles zusammengefasst. Am Ende der 15. Sitzung (18. Therapiestunde) resümierte er zum Therapieende: „Wenn mir das vorher einer gesagt hätte, welchen Effekt das hat, und in der kurzen Zeit, hätte ich das nicht geglaubt."

4.3.14 Abschließende Evaluation

Die letzte Bemerkung von Herrn C. zeigt schon, dass er von sich aus das Therapieergebnis als konstruktiv einschätzt. Es hat sich erwiesen, dass die Therapie seiner komplizierten Trauer eigentlich auch das Mittel war, um seine Depression zu behandeln, die durch die Trauer virulent wurde, die aber schon sehr lange in seinem Leben ein unterschwellig (subklinisch) belastender Faktor war.

Wichtig war, dass Herr C. lernte, Vertrauen zu haben und sich öffnen zu können. Dazu war es hilfreich, dass er lernte, seine „Muss-Krankheit" (als Bezeichnung für die innere Haltung: „Ich muss immer perfekt sein und darf keine Fehler machen") und die dazugehörige Überzeugung infrage zu stellen, um mit sich und der Welt

304 Vgl. Dilling et al., 2005, S. 92 ff.
305 Vgl. Hiller et al., 1997, Alkoholabhängigkeit und -missbrauch.

schließlich „leichter" und entspannter umgehen zu können. Dies hat ihm erlaubt, seine Trauer auszuleben, seinen Bedürfnissen, ausgelöst durch die Trauer, nachzukommen und seine Gefühle wahrzunehmen und auszudrücken. Interessant war, dass ihm die transzendente Hinwendung zu seiner Frau die Möglichkeit gegeben hat, aus seinem „Loch", seiner „Sackgasse" zu entkommen und ein neues Leben anzufangen.

Znoj & Maerker[306] definieren „Erfolgskriterien" für eine gelungene Therapie der komplizierten Trauer: *„Als Erfolg kann gewertet werden, wenn der Gedanke an die verstorbene Person zugelassen werden kann, ohne gleichzeitig Vermeidungsstrategien oder Schutzverhalten zu aktivieren. Auf der interindividuellen Ebene sind wieder neue und tiefe Beziehungen möglich, bestehende Beziehungen können wieder gepflegt werden. Die emotionale Verbundenheit zur verstorbenen oder dauerhaft getrennten Person existiert möglicherweise in einer transformierten Form weiter. Diese Beziehung hat aber keine einschränkende Auswirkung auf das tägliche Leben oder die Beziehung zu lebenden Personen. Gefühle der Trauer (Traurigkeit, Sehnsucht) können vorkommen, sie werden aber situationsgerecht geäußert und nicht als unkontrollierbar erlebt. [...] Neben diesen Rehabilitationskriterien wird von Trauernden in vielen Fällen auch berichtet, persönlich gewachsen zu sein."*

Mit Blick auf diese Kriterien wird deutlich, dass die vorliegende Therapie erfolgreich war: Herr C. kann Gedanken oder Gespräche über seine Frau zulassen ohne Vermeidungs- oder Schutzverhalten zu aktivieren. Er kann tiefe und auch neue Beziehungen aufnehmen und pflegen. Die emotionale Verbundenheit zu seiner Frau existiert auf einem neuen, transformierten Niveau weiter. Eine Einschränkung erlebt er dadurch nicht. Er ist durch die Therapie persönlich gewachsen, was auch von außen beobachtbar ist.

Bei allem Erfolg hat er aber möglicherweise zu wenig verstanden, dass nicht nur seine Trauer bzw. seine depressive Grundhaltung und deren Bewältigung wesentlich sind, sondern auch, dass er möglicherweise noch konstruktiver an der Reflexion und Klärung seiner Alkoholproblematik hätte arbeiten sollen. Er war einfach zufrieden mit seiner Veränderung, die er in diesem Umfang gar nicht erwartet hätte. Daher maß er selbst – entgegen der Einschätzung des Therapeuten – der Aufarbeitung der Alkoholbeziehung zu wenig Bedeutung und dementsprechend auch therapeutischen Raum bei. Aus diesem Grunde hat er beispielsweise auch die letzte Hälfte seiner Alkoholbeziehung selbst in Hausaufgaben erarbeitet. Daher konnte er bei der nachfolgenden MPU nicht eindeutig positiv bewertet werden, sondern erhielt eine Kursempfehlung. Die untersuchende Gutachterin hatte den Eindruck gewonnen, dass bei ihm noch Defizite vorliegen. Bei der Durchsicht des Gutachtens bestätigte sich dann auch die Erkenntnis, dass Herr C. sich zu wenig um die Aufarbeitung seiner Alkoholbeziehung gekümmert hatte.

306 Znoj & Maerker, 2005, S. 404.

Es sei daran erinnert, dass die genaue Aufarbeitung der Alkoholbeziehung den Effekt der Betroffenheit und der Selbsterkenntnis auslöst. Die Aufarbeitung und diagnostische Einordnung der Alkoholproblematik erlaubt es darüber hinaus auch, den zukünftigen Umgang mit Alkohol und die damit verbundenen Notwendigkeiten (z.B. Alkoholabstinenz dauerhaft, mit oder ohne Selbsthilfegruppe oder kontrolliertes Trinken etc.) zu klären und einzuleiten. Dies ist von großer Bedeutung, weil nur so in der Zukunft genügend Stabilität zu erwarten ist. Herr C. war gegen Ende der Therapie der Auffassung, sich gut genug entwickelt und verändert zu haben. Seine Alkoholbeziehung wollte er nicht noch genauer aufarbeiten, vor allem deshalb, weil nicht die Begutachtung, sondern seine persönliche Entwicklung und die Überwindung seiner persönlichen Problematik für ihn viel wichtiger und das eigentliche Ziel der Therapie waren. Dieses Ziel hatte er durch die Therapie erreicht und er war sehr zufrieden damit.

Als der Therapeut ihn etwa eineinhalb Jahre nach dem Ende seiner Therapie per E-Mail kontaktierte und sich nach seinem Befinden erkundigte, bat Herr C. um eine nochmalige Sitzung, welche Anfang 2009 durchgeführt wurde. Herr C. stellte sich an diesem Tag mit dem Problem eines cerebralen Insultes vor, den er etwa drei Wochen zuvor gehabt habe. In der Folge eines zweiwöchigen Krankenhausaufenthaltes habe er nun zwar keine Probleme mehr, auch im Krankenhaus seien keine Probleme festgestellt worden, aber er wolle sich nochmals von seinem Therapeuten untersuchen lassen, weil er Sorge um seine Fahrtauglichkeit habe.

Vielleicht kann man auch daraus, dass er sich mit seinem neuerlichen Problem wieder an seinen Therapeuten gewendet hat, ablesen, dass er sich in einer vertrauensvollen Beziehung zu ihm befindet und immer noch zufrieden mit dem Ergebnis der Verkehrstherapie war, auch wenn er nach der MPU noch einen Kurs (mit vier Sitzungen) absolvieren musste. Entscheidend ist, dass die erarbeitete Veränderung stabil bleibt. Nur so kann sich Herr C. wie jeder Patient sicher sein, dass er nicht wieder auffällig werden wird. Außerdem hat er dadurch eine dauerhaft höhere Lebensqualität und Selbstkompetenz als vor der Verkehrstherapie. Herr C. trinkt nach wie vor keinen oder kaum Alkohol (er trinke so wenig, dass er es „keinen" nenne, also nur äußerst selten bei Feierlichkeiten ein Glas Sekt). Er sei noch offener geworden als zum Ende der Therapie (was auch in den neuerlichen Sitzungen beobachtbar war), hat Bekanntschaften, und die Trauer um seine Frau spürt er nur noch, wenn er über sie spricht, dann mit einer Ausprägung von 25 (0–100). Zufriedenstellend ist, dass Herr C. seinen Therapieerfolg im Verhalten konsequent weiterverfolgt hat. So führt er heute ein verändertes Leben, in dem die Gefahr eines Rückfalles in frühere Alkoholmissbrauchsgewohnheiten nicht mehr existiert, weil dessen frühere Ursachen nicht mehr existieren.

An Herrn C.s Fall erkennt man, dass man mit der richtigen Motivation auch in wenigen Stunden sehr viel erreichen kann. Er hatte am Ende der Therapie seine

Probleme gelöst und fühlte sich bereit, mit seinen neuen Fähigkeiten seinen weiteren Lebensweg konstruktiver und kompetenter als früher zu beschreiten. Es ist richtig, wenn an diesem Punkt auch die Begutachtung stattfindet. Allerdings konnte im Fall von Herrn C. die Begutachtung nicht seine wirklichen Fortschritte feststellen und wies ihn einer ergänzenden Schulungsmaßnahme zu. Für Herrn C. war das zwar ärgerlich, aber auch tolerabel, weil er das Ziel, weswegen er die Therapie gemacht hatte, erreicht hatte. Hier zeigt sich wiederum, dass es bei der Verkehrstherapie nicht primär um die Begutachtung geht, sondern um eine richtige und ausreichend tiefe Veränderung bzw. Heilung von psychischen Problemen, die als Ursachen für die Ausprägung von (in diesem Fall alkoholbedingten) Verhaltensproblemen erkannt wurden, sodass das zukünftige Leben besser sein wird als das frühere. Weil Alkohol hier keinen Zweck mehr erfüllt, ist ein Rückfall in alte Alkoholkonsumgewohnheiten äußerst unwahrscheinlich – und damit auch eine erneute Alkoholfahrt.

4.4 Präsentationssymptom Fahrt unter Drogeneinfluss – Herr D.

Dieser Fall beschäftigt sich mit dem Problem des schädlichen Gebrauchs von Cannabis und seinen Ursachen.

4.4.1 Allgemeine Angaben zum Patienten

Herr D. wurde in einer österreichischen Kleinstadt geboren und ist zum Zeitpunkt des Therapiebeginns 22 Jahre alt. Er ist ledig, kinderlos, hat keine Partnerin und lebt bei seinen Eltern. Er hat das Abitur gemacht und befindet sich bei Therapiebeginn in einer Ausbildung.

Herr D. ist ein junger, eher jugendlich wirkender, schmal gebauter und mittelgroßer Mann, der sich dem Eindruck nach um Anerkennung und korrektes Verhalten bemüht. Er bezeichnet sich als überzeugten Pazifisten, „Modepunk“ und ist in der Gewerkschaft und der Jugendvertretung seines Betriebes engagiert.

4.4.2 Überweisungsmodus

Herr D. kam nach einer Autofahrt unter Cannabiseinfluss auf Empfehlung eines Bekannten zum Verkehrstherapeuten und rief diesen 2006 an, um einen Termin zu vereinbaren.

4.4.3 Erstkontakt

Herr D. erscheint in der Praxis als mittelgroßer, junger Mann von leptosomem Körperbau, schwarz gekleidet, mit kurzem Haar und wachem Blick. Er ist bereit, viel von sich zu erzählen, wirkt vertrauensselig und vermittelt sofort den Eindruck, an sich arbeiten zu wollen. Erst langsam im Gespräch und mehr noch im nachfolgenden Therapieverlauf tritt aber eine kontrollierende, eher misstrauische und wenig offene Haltung zutage.

Herr D. lächelt viel und erzeugt durch seine Art zu reden – freundlich, aber auch zurückhaltend und nachgiebig – einen gewissen Eindruck „innerer Größe" (größer, als er äußerlich erscheint). Bald wirft er auch ein, dass er in der Jugendvertretung seines Betriebes und in der Gewerkschaft aktiv sei. Insgesamt ist der Kontakt mit Herrn D. als angenehm, entspannt und unkompliziert zu bezeichnen. Eingangs berichtet er von einer Drogenfahrt, die er im vergangenen Jahr begangen habe, und legt dabei seinen Bußgeldbescheid mit den wesentlichen Eckdaten vor. Dies war bereits beim vorherigen Telefonkontakt besprochen worden. Da erfahrungsgemäß nicht alle Patienten daran denken, zeigt sich hieran aber auch ein sehr um Korrektheit bemühter Charakterzug von Herrn D. Wiederum sehr umsichtig berichtet er davon, dass er nach seiner Drogenfahrt schon ein Urin-Screening gemacht habe und dieses „selbstverständlich negativ" ausgefallen sei.

Bei der Drogenfahrt fällt weniger der eher durchschnittliche Wert von 7,0 ng/ml THC (Tetra-Hydro-Cannabinol = Wirkstoff von Cannabis) auf, der zeigt, dass er die Fahrt wahrscheinlich leicht berauscht erlebt hat, sondern der sehr hohe Wert des Abbauproduktes THC-COOH (THC-Carbonsäure) von 284 ng/ml, der darauf hinweist, dass Herr D. in den Wochen (wahrscheinlich auch Monaten) vor der Fahrt sehr häufig konsumiert hat. Mithin ist also bereits jetzt eine vormals sehr intensive Cannabisbeziehung festzustellen. Da davon auszugehen ist, dass er seinen Alltag bei einem derart häufigen Cannabiskonsum kaum ausreichend kompetent regeln konnte, ist auch eine (bewusste) Selbstschädigung und mithin auch Missbrauch festzustellen: Herr D. muss also einen massiven Grund und Vorteil daraus gehabt haben, sich all den Nachteilen von sehr häufiger, rauschhafter Cannabisierung auszusetzen. Dies erscheint allerdings zunächst nur als sehr wahrscheinliche Hypothese, die weiter zu prüfen ist.

Er berichtet, er habe vier Jahre lang gekifft und stets nur THC genommen, keine weiteren Drogen. Die Drogenbeziehung habe sich jetzt verändert. Er sei Auszubildender und von seinem Betrieb vor kurzem für einige Zeit ins Ausland geschickt worden. Offensichtlich handelt es sich also um einen sehr um Leistung und Engagement bemühten jungen Mann, der auch durchaus hohe Fähigkeiten zu besitzen scheint. Aufgrund der massiven Selbstschädigung durch äußerst intensiven Cannabiskonsum erscheint das vorherige Missbrauchsproblem (also die Einschränkung seiner prinzipiell hohen intellektuellen Möglichkeiten durch die Droge) jetzt noch etwas deutlicher.

Als sein Anliegen und den Grund seiner Inanspruchnahme von Therapie nannte er, dass er wieder ein geregeltes Leben führen wolle, dass er seinen Führerschein brauche und dass er selbst wieder „normal“ sein wolle. Was er damit meint, führt er aus, indem er darstellt, dass er sich an seinem Wohnort gar nicht mehr wohlfühle, er sei depressiv. Allerdings sehe er bei sich – auf Nachfragen – keine Selbstmordgefahr.

Auf die Frage, seit wann dies so sei, meinte er, dass er möglicherweise ein Trauma habe, aber er habe das alles verdrängt. Vor einigen Jahren sei der Zug, mit dem er morgens zur Schule gefahren sei, mit einem entgegenkommenden Zug zusammengestoßen, weil jemand das Gleis fälschlicherweise freigegeben habe. Dabei sei er so schwer verletzt worden, dass er ca. ein Jahr lang Krücken gehabt und seine Freundin mit ihm Schluss gemacht habe. Er habe sich von seinen Freunden und Eltern unverstanden gefühlt und viele Kontakte seien verloren gegangen bzw. er habe sie abgebrochen. Bei dem Zugunglück habe er eine Frau getroffen, die gekifft habe und die ihm vermittelt habe, dass das helfe. Über sie sei er in Kifferkreise reingekommen. Zum letzten Mal habe er am Tag der Cannabisfahrt Drogen konsumiert. Es sei die ersten drei Wochen wegen des anderen Lebensrhythmus anstrengend gewesen, jedoch sei er vorher, als er noch gekifft habe, völlig vereinsamt (! = wiederholter Hinweis auf zuvor sehr intensive Cannabisbeziehung und Verdacht auf schädlichen Konsum, ICD-10 F 12.1).

Nachfolgend wurden seine Wünsche besprochen und beschlossen, dass in der Therapie sein Problem Schritt für Schritt besprochen und behandelt würde, dass möglicherweise eine Traumatherapie angezeigt sei, dass aber auch die depressive Entwicklung mit psychotherapeutischen Mitteln behandelt werden solle. Als schließlich klar war, dass Herr D. mit hoher Motivation an sich und den besprochenen Problemen arbeiten wolle, wurde die Patientenerklärung zum Ausfüllen vorgelegt. Diese beinhaltet die Feststellung, dass der Patient an sich arbeiten wolle und dass die nun vorgenommene psychotherapeutische Maßnahme keine Garantie auf Erfolg beinhalte. Der Patient zeigte sich einverstanden, auch, weil es ihm vor allem um eine persönliche Genesung und erst nachrangig um die MPU ging. Also war die notwendige intrinsische Therapiemotivation als Voraussetzung vorhanden.

Es hat sich bewährt, Patienten in diesem Sinne den Rahmen der Verkehrstherapie zu vermitteln, damit unzweifelhaft ist, worauf sie sich dabei einlassen. Der Therapeut vermittelt, dass er natürlich strengste Diskretion wahren wird und dass er bestmöglich mit dem Patienten an der Verbesserung seiner Situation arbeiten wird. Allerdings wird auch darauf hingewiesen, dass der Therapeut die Veränderung nicht bewirken kann, sondern dass die Veränderung des Patienten in sehr hohem Maße von dessen Bereitschaft und seinem tatsächlichen Arbeiten an sich selbst abhängt und davon, dass er die in der Therapie gewonnenen Erkenntnisse zwischen den Sitzungen im Alltag umsetze und damit (neue) Erfahrungen mache. Der Therapeut sollte nicht den Eindruck vermitteln, er könne alles möglich machen. Das kann er nicht! Entscheidend ist, was der Patient macht, und das hängt von seiner prinzipiellen Bereitschaft, seiner Arbeitshaltung und seiner Fähigkeit zur Selbstkritik ab. Motivationsarbeit ist deshalb ein integraler Bestandteil der Verkehrstherapie wie auch der Psychotherapie im Allgemeinen.

Zum Ende der ersten Sitzung wurde geklärt, dass für eine erfolgreiche Therapie sowie für die bevorstehende Begutachtung Drogenabstinenz eine wichtige Voraussetzung sei. Der Klient entschied sich daraufhin, ein Urinkontrollprogramm durchführen zu lassen. Mit guter Stimmung und hoher Motivation wurde die Sitzung schließlich mit dem Eindruck beendet, gemeinsam die bevorstehenden Aufgaben bewältigen zu können. Zusammenfassend handelt es sich also um das Präsentationssymptom Führerscheinverlust/Drogenkonsum und den Wunsch nach therapeutischer Hilfe zur „Rückkehr ins Leben" nach dem erlebten Trauma.[307]

4.4.4 Psychosoziale Anamnese

Die Anamnese wurde schwerpunktmäßig in der zweiten Sitzung durchgeführt. Allerdings zeigte sich bei der Selbstdarstellung von Herrn D. gleich das traumatische Ereignis als erlebnisbestimmend, sodass dieses dann weiter exploriert wurde. Im Laufe der Therapie wurden immer dann weitere persönliche Informationen gegeben oder abgefragt, wenn es nötig war.

Der zum Therapiebeginn 22-jährige Klient stellt sich als überzeugter Pazifist dar. Er sei „Modepunk", sei viel mit Punks zusammen gewesen und politisch sei er links orientiert. Zum allerersten Mal habe er vor fünf Jahren gekifft (Cannabis geraucht). Er habe zwei Jahre später das Abitur gemacht und sei danach um den Zivildienst herumgekommen, weil sein Gesundheitszustand nicht optimal gewesen sei (allerdings keine für die aktuelle Therapie relevanten Beeinträchtigungen).

Herr D. ist leistungsorientiert erzogen worden, er ist wenig auffällig, wirkt körperlich wenig durchsetzungsfähig. Später wird klar: Er sehe bei sich ein Problem mit Frauen, über das er aber nicht sprechen wolle. Erst in der 11. Sitzung, als sich das Problem zu ändern beginnt, gesteht er ein, dass er schüchtern war und dass er alleine andere Leute nicht ansprechen konnte (Verdacht auf Soziale Phobie, ICD-10 F 40.1). Früher hätten ihm Frauen oft gesagt: „Mit dir kann man gut reden, man sollte dich heiraten, aber ich steh' auf Idioten", was ihn immer sehr verletzt habe. Er sei sich dann unwichtig vorgekommen, er habe es oft erlebt, dass er zuhöre, dass aber ihm nicht zugehört werde.

Sein Vater ist von Beruf Handwerker, musste allerdings aufgrund einer Allergie umschulen, als Herr D. geboren wurde. Seine Mutter ist Hausfrau, arbeitete früher halbtags in einer Schreinerei und wurde als Zahntechnikerin angelernt, als die sie nun halbtags arbeitet. Herr D. wurde in einer österreichischen Kleinstadt geboren.

307 Vgl. Ehlers, 1999.

Als er drei Jahre alt war, wurde sein Bruder geboren, mit dem er fortan ein Zimmer teilte, bis die Familie, als er 15 war, in eine größere Wohnung umzog. Allerdings erinnert er sich an keine Probleme mit seinem Bruder. Mit fünf kam er für zwei Jahre in den Kindergarten, mit sieben begann er die Grundschule, wegen eines Umzuges allerdings wechselte er in der zweiten Klasse die Schule. Mit 11 Jahren besuchte er das Gymnasium. Nach einem Umzug mit 15 wechselte er das Gymnasium, wo er die Oberstufe besuchte und mit 20 Jahren Abitur machte.

Nach einer einjährigen Pause („Party, Pause, Nichtstun"), in der er unter anderem für drei Monate nach Kanada gereist war, begann er seine Ausbildung bei einer internationalen Firma an seinem Wohnort. Ein halbes Jahr, nachdem er nach der Drogenfahrt seinen Drogenkonsum eingestellt hatte, wurde er von der Firma mehrere Monate nach Fernost entsendet. In seiner Firma ist er aktiv und auch Jugendvertreter. Nach Abschluss seiner Ausbildung möchte er gerne noch ein wenig hier arbeiten und dann für ein Jahr nach Fernost gehen, was man ihm auch schon angeboten habe.

Nachdem er im 13. und 14. Lebensjahr viel Inlineskating betrieben hatte, fand er mit 15 neue Freunde, die sich aus der Punkszene rekrutierten. In diesem Kreis lernte er mit 16 Jahren auch seine erste Freundin kennen, mit der er ein Jahr lang zusammen blieb. Nach dem Zugunglück lernte er M. kennen, die ihm den Drogenkonsum näherbrachte. Er führte mit ihr eine zweimonatige Beziehung und hatte mit ihr das erste Mal Geschlechtsverkehr. Das Klima zuhause beschreibt er als „immer gut", die Eltern hätten immer das Beste gegeben und seien überzeugt gewesen, dass er keine Drogen nehme. Erst nachdem ein Zeitungsartikel erschienen war, der seine Drogenfahrt beschreibt, klärte er seine Eltern über seine frühere Drogenbeziehung auf. In der 15. Sitzung gesteht er allerdings ein, dass seine Eltern streng gewesen seien und konservativ, daher sei er auch politisch „links" orientiert. Sein Großvater väterlicherseits sei Alkoholiker gewesen, worunter sein Vater sehr gelitten habe. Beide Eltern, aber auch er selbst, würden kaum Alkohol trinken. Früher habe er kein Vertrauen zu seinen Eltern gehabt. Das daraus resultierende geringe Selbstvertrauen und das geringe Selbstwertgefühl werden als die Hauptursache für die beobachtete und berichtete Schüchternheit betrachtet.

Als seine Hauptprobleme bezeichnete er (in der Nachbesprechung zwei Jahre nach Therapieende) seine Schüchternheit, dass jede Frau in ihm nur einen guten Freund gesehen habe und dass es nie funktioniert habe, eine Frau näher kennenzulernen. Er sei immer brav gewesen, erst später, mit 17/18, habe er angefangen zu rebellieren, seine Haare zu färben, sich piercen und tätowieren zu lassen. Auch habe er zu dieser Zeit seine Eltern hin und wieder mal angeschrien, was er früher nie gemacht habe. Viel schwerwiegender sei allerdings die Belastung durch das Zugunglück und dessen Folgen gewesen. Daher fokussierte die Therapie vor allem auf die dadurch entstandene Posttraumatische Belastungsstörung.

Zum Zeitpunkt der Therapie wohnt Herr D. bei seinen Eltern, hat die meisten Kontakte von früher abgebrochen und plant, den Verein, bei dem er Vorstandsmitglied ist, zu verlassen. Außerdem möchte er dauerhaft fortziehen, ins Ruhrgebiet oder nach Berlin oder gleich ins ferne Ausland. Er wirkt depressiv, möchte an sich arbeiten wegen des Führerscheins (zu Beginn der Therapie ist das die vordergründige Motivation, die bald durch die echte Motivation zur Heilung seiner eigentlichen Störung ersetzt wird), aber auch, weil er spürt, dass seine psychische Belastung durch das Zugunglück sehr groß ist und er so nicht mehr zurechtkommt.

4.4.5 Exploration der Symptomatik im engeren Sinne

Die Problematik des Herrn D. stellt sich gleich zu Beginn vor allem als Posttraumatische Belastungsstörung dar. Auf der Basis einer schüchternen und depressiven psychischen Struktur, die ihr Selbstwerterleben aus Leistung und Gutmütigkeit bezieht, ist eine extreme Katastrophe geschehen, die ihn in eine nahezu vollständige Hilflosigkeit stürzte.

Der Ausweg aus dieser Hilflosigkeit war die Distanzierung vom früheren sozialen Umfeld, weil er sich hier nicht verstanden fühlte. Auch seine Eltern ließ er nicht mehr an sich herankommen, beispielsweise haben diese über vier Jahre hinweg sein Zimmer nicht betreten dürfen. Der Rückzug in sich selbst ist Ausdruck und Selbstheilungsversuch dieser Hilflosigkeit.

Daneben hat er näheren Kontakt zu einer Frau (M.) bekommen, die auch im Unglückszug saß und die – vorher schon – regelmäßig Drogen nahm, um ihre Probleme zu verdrängen. Bei ihr fühlte er sich geborgen und verstanden, die gemeinsam erlebte Hilflosigkeit wurde durch Cannabiskonsum kompensiert. Die dadurch ungelösten Probleme und die durch mangelnde Verarbeitung sich immer mehr aufstauenden Belastungsgefühle führten zu Gereiztheit und Stresserleben, was den Cannabiskonsum wiederum begünstigte. Die Hilflosigkeit führte zu depressivem Erleben, was besonders durch die immer wiederkehrenden „Bilder" und Gedanken über die Katastrophe (Intrusionen) verschärft wurde. Diese zu verdrängen war oberste Priorität, weil jede Erinnerung durch innere Bilder, Hinweisreize oder Gespräche darüber einen sofortigen Rückfall und ein Wiederaufflammen der beim Unglück erlebten Gefühle von massiver Furcht bzw. Panik, Verzweiflung, Schmerz, Schock und Hilflosigkeit herbeiführte. Weil er sich auf diese Weise immer mehr absonderte und unverstanden fühlte, wurden die Nähe zu M. und die Verdrängung immer wichtiger und unabdingbar.

Die so (durch Drogen) erreichte Verdrängung der Katastrophe verhinderte allerdings deren Verarbeitung und führte zur Aufrechterhaltung und Zementierung der Situation von Herrn D. Außerdem wurde dadurch jede Weiterentwicklung und jede andere Form des An-sich-Arbeitens unmöglich. Daher war es außerordentlich bedeutsam

– und traf auch die Bedürfnisse des Klienten –, das Trauma in Form einer Traumatherapie zu verarbeiten.

Das Vorliegen einer Posttraumatischen Belastungsstörung[308] (ICD-10 F 43.1) wurde diagnostisch abgeklärt, stand gleichwohl aber außer Frage. So lagen bei Herrn D. vor:

- ein Ereignis außergewöhnlicher Bedrohung und katastrophenartigen Ausmaßes, das bei fast jedem eine tiefe Verstörung hervorgerufen hätte,
- wiederholte unausweichliche Erinnerungen an das Ereignis,
- ein Gefühl von Gleichgültigkeit und Teilnahmslosigkeit,
- vegetative Übererregtheit und
- übermäßige Angst und Depressionen, außerdem
- bisweilen dramatische Ausbrüche von Aggressionen.

Neben der Posttraumatischen Belastungsstörung war aber auch der Drogenmissbrauch bzw. der Schädliche Gebrauch von Cannabis (ICD-10 F 12.1)[309] zu diagnostizieren, da Herr D. seine Heilung und Verarbeitung durch Cannabismissbrauch verhinderte und dadurch erst recht depressiv wurde. Außerdem empfand er beim Kiffen häufig einen Druck auf Herz und Lunge, er bekam Erstickungsängste, musste husten und röcheln. Darüber hinaus führte der Drogenmissbrauch selbst zu weiterem Rückzug aus seinem sozialen Umfeld und von seinen Eltern. Obwohl er diese Folgen bemerkte, konnte er den Drogenkonsum nicht beenden.

Die Therapie der Posttraumatischen Belastungsstörung hatte absolute Priorität, für eine andere Behandlung wäre Herr D. zunächst auch nicht zugänglich gewesen. Im Verlauf dieses therapeutischen Vorgehens erschien es jedoch sinnvoll, die Behandlung des Drogenmissbrauches schrittweise mit zu berücksichtigen. Die Drogenabstinenz war für die Behandlung absolute Voraussetzung, wurde von ihm aber ohnehin schon seit der Drogenfahrt eingehalten. Schließlich stellte sich als drittes Problem das der Schüchternheit dar (Soziale Phobie, ICD-10 F 40.1) und damit die persönliche Hintergrundproblematik. Auch das wollte Herr D. mit berücksichtigt wissen, wobei sich diese Problematik aufgrund der starken Leistungsorientierung des Klienten bereits früh als bedeutsam erwies, denn die reduzierte verfügbare Energie aufgrund des Traumas schmälerte seine Leistungsfähigkeit und damit sein (dadurch gestütztes) Selbstwerterleben.

4.4.6 Diagnosen

Die Analyse zeigt das Vorliegen einer Posttraumatischen Belastungsstörung (ICD-10 F 43.1), des Schädlichen Gebrauchs von Cannabis (ICD-10 F 12.1) und einer Sozialen Phobie (ICD-10 F 40.1).[310]

308 Vgl. Ehlers, 1999 S. 6, bzw. Dilling et al., 2005, S. 169 f.
309 Vgl. Dilling et al., 2005, S. 91 f.
310 Vgl. Dilling et al., 2005, S. 91 f., 157 f., 169 f.

4.4.7 Horizontale Verhaltensanalyse

Eine beispielhafte Problemsituation kann folgendermaßen aufgeschlüsselt werden:

Das Beispiel orientiert sich an einer häufig auftretenden Situation, in der er sogenannte Intrusionen (belastende Erinnerungen an die traumatische Situation in Form von Gedanken und Bildern) erlebt, denen er sich schutzlos ausgesetzt fühlt. Deshalb

Tabelle 10 Horizontale Verhaltensanalyse des Herrn D.

Situation S	Organismus O	Reaktionen R	Konsequenzen C
Herr D. hat Intrusionen, also belastende Bilder oder Gedanken über das traumatische Erlebnis. + Dadurch entstehende Nähe zu M.	„Ängstlichkeit" „Ich war schon immer der Zuhörer, der wenig von sich redet." Selbstunsicherheit Leistungsschema Selbstwertdefizite „Letztlich kann ich nicht bei Frauen landen."	Motorisch: Dreht einen Joint, zündet ihn an und zieht den Rauch ein. Verbal: „Gleich geht's mir besser." Physiologisch: Unruhe, Anspannung, Druck im Brustraum Emotional: Ängste, Ärger Kognitiv: „Warum muss ich so was erleben?", „Wie komme ich da wieder raus?"	Kurzfristig: C+: Gute Gefühle C+: Erlebnis der Kontrolle C/–: Spannung nimmt ab. C/–: Schlechte Gefühle weichen. Kurz- und langfristig: C+: Zuwendung und mehr Kontakt zu M. (→ 1. Coitus) C+: Fühlt sich verstanden und angenommen. C/–: Konflikte mit Frauen weichen (dieses belastende Selbstkonzept weicht). Langfristig: C–: Selbstbewusstsein sinkt: „Ich mache es wieder falsch." C–: Lebensprobleme

Erläuterung: C+ = positive Konsequenz; C– = negative Konsequenz; C/+ = Verschwinden positiver Aspekte als Konsequenz aus dem gezeigten Verhalten; C/– = Verschwinden negativer Aspekte als Konsequenz aus dem gezeigten Verhalten versucht er, diese zu verdrängen, wozu er Cannabis benutzt. Allerdings erhält er durch das Trauma auch Nähe zu M., wodurch sein früher schon belastendes Problem der Sozialen Phobie, insbesondere Frauen gegenüber, subjektive Besserung erfährt. Er kann dadurch seine Haltung (Organismusvariable O), dass er keinen Erfolg bei Frauen habe, und das daraus entstehende Defizit an Selbstwertgefühl temporär überwinden.

4.4.8 Vertikale Verhaltensanalyse

Durch die Traumatherapie (orientiert an Ehlers)[311] war eine wesentliche Reduktion des Belastungserlebens gelungen und Raum dafür geschaffen, andere wesentliche Aspekte anzusprechen, die mit der Persönlichkeit des Herrn D. und den Ursprüngen seiner Hinwendung zu Drogen als Mittel der Problemlösung zusammenhängen. Die im Sinne von Herrn D's Aussagen und seinen Haltungen erstellte Vertikale Verhal-

Grund-
annahmen:
„Ich bin so, wie ich bin, nicht ausreichend in Ordnung (vermittelt durch übermäßige Strenge der Eltern) und muss ständig etwas tun bzw. leisten, um akzeptabel zu sein und um Geborgenheit zu bekommen."
„Ich halte das Trauma und die Erinnerung daran nicht aus."
„Ich habe zu niemandem Vertrauen (öffne mich kaum)."
„Seit ich 17/18 bin, habe ich gegen meine Eltern rebelliert."
Oberpläne:
„Wenn ich viel leiste, dann schätzt man mich."
„Ich kümmere mich immer um andere."
„Ich stelle meine Bedürfnisse hintan."
„Ich teile die konservativen Ansichten meiner Eltern nicht."
Eindruck, dass das Leben nur weitergehen kann, indem man vor schmerzlichen Eindrücken flieht.
Regeln:
„Wenn ich was mach', dann ganz."
„Wenn ich zuhöre und brav bin, kann ich nichts falsch machen."
„Wenn ich mit denen zusammen bin, ist es spaßig, ich fühle mich angenommen und die teilen meine politischen Ansichten."
Kiffen hilft, schmerzliche Gefühle zu verdrängen.
Tun:
Viel leisten im Beruf
Zuhören
Mit Punks zusammen sein
Kiffen

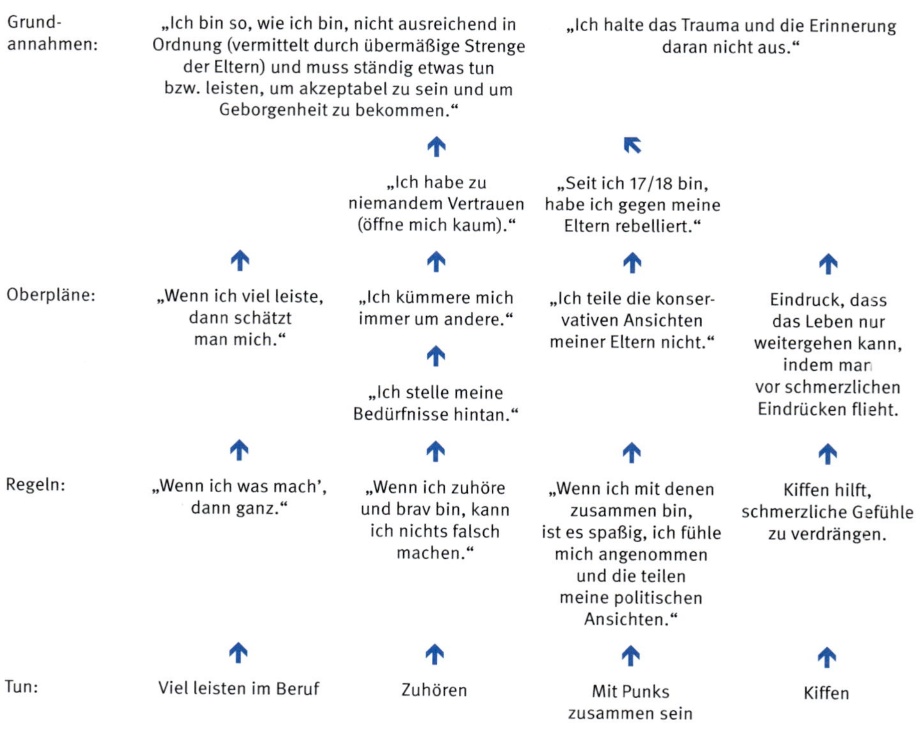

Bild 20 Vertikale Verhaltensanalyse des Herrn D.

311 Vgl.Ehlers, 1999.

tensanalyse bezieht sich daher auf die Wurzeln seines Tuns, welche in entscheidenden Erfahrungen liegen, die ihrerseits destruktive Selbstüberzeugungen begründen. Erschlossen werden die innerpsychischen Regeln, Pläne und Grundüberzeugungen aber aus dem beobachtbaren Verhalten, welches den Patienten charakterisiert.

4.4.9 Hypothetisches Bedingungsmodell

Auch wenn Herr D. bereits vor dem Trauma wohl gewisse Schwierigkeiten hatte, scheint das Trauma für die Erklärung der Entstehung seiner Drogenproblematik unverzichtbar zu sein und ist damit für das Entstehen der Präsentationssymptomatik „Führerscheinproblem" wichtig. Dennoch sind die ursprünglichen Persönlichkeitsbedingungen, Schwierigkeiten und Erlebnisse von großer Bedeutung, denn auf diese persönliche Basis bzw. Matrix traf das Trauma und nur so ist die Entwicklung der aktuellen Problematik erklärbar.

Ursprünglich war Herr D. in einer Familie aufgewachsen, in der eine konservative Werthaltung herrschte. Der Vater des Vaters war Alkoholiker gewesen, und durch die erlebte Härte in seiner Erziehung hat der Vater in der Familie mehr Härte und Strenge verwirklicht, als für den jungen Herrn D. zuträglich war. Aus diesem Grunde entwickelte sich aus ihm auch ein eher schüchterner, zurückhaltender und wenig selbstsicherer Jugendlicher, der aufgrund seiner Schüchternheit einige Probleme mit Frauen hatte. Allerdings sagte er in der 13. Sitzung, dass er das Thema „Frauen" explizit aus der Therapie „heraushalten" wolle (was natürlich problematisch ist). Das Thema scheint ihm so nahezugehen, dass er – wie so oft – lieber davor flüchten will.

Ein zweiter Entwicklungsstrang ist in Form der Kränkung durch die Geburt des drei Jahre jüngeren Bruders zu sehen, mit dem Herr D. bis zum 14. Lebensjahr sein Zimmer teilte. Durch die Geburt des Bruders erhält das ursprüngliche Einzelkind eine Nebenrolle und die vorherige alleinige liebende Aufmerksamkeit und Zuwendung der Mutter – in Herrn D's Fall besonders wichtig aufgrund seines strengen und wenig Wärme gebenden Vaters – kommt nun in der Hauptsache dem Baby zu. So musste der dreijährige Herr D. damals schon lernen, seine eigenen Bedürfnisse zurückzustellen.

Durch diesen Bruch und seine sich in der Folgezeit entwickelnde Schüchternheit wurde Herr D. sehr kompetent im Verstehen, was von ihm erwartet und verlangt wird, um Strafe und Geborgenheitsverlust zu vermeiden. Allerdings brachten die Erlebnisse neben emotionaler Entbehrung auch Unzulänglichkeitsgefühle und Misstrauen mit sich (Schemastörung!).[312] Das Verhältnis zur Mutter war getrübt und oft durch versteckten Ärger aufgrund von Kränkung und Frustration eigener Bedürfnisse geprägt.

312 Vgl. Young et al., 2008.

Erst als er alt genug war, sich Geborgenheit, Anerkennung und Zuwendung auch außerhalb des Elternhauses zu holen, wurde ihm eine offene Rebellion gegen die Eltern möglich, welche sich in der Hinwendung zu einer Gruppe und in einem Verhalten und einer geistigen Ausrichtung äußerte, welche diametral im Gegensatz zu der seiner Eltern steht: Seine besten Freunde waren nun Punks, er war politisch extrem links ausgerichtet, wurde später sogar politisch aktiv, und er begann zu diskutieren und oft mit seinen Eltern zu streiten. Er war also zu der Zeit, als das Trauma ihn traf, auf einem konstruktiven Weg der Selbstfindung und Selbstwerdung: Er hörte auf, still zu sein, gab sich und seinem Empfinden eine Stimme und begann zu kämpfen, statt, wie vorher, jahrelang still zu erdulden, wie man mit ihm umging. Im Rahmen dieser Rebellion wird man den dreimaligen Probierkonsum von Cannabis vor dem Trauma im Umfeld seiner Clique sehen müssen.

Jedoch geschah dann, wenige Monate nach seinem 18. Geburtstag, das Zugunglück, bei dem er schwer verletzt wurde und schreckliche Szenen mit ansehen musste. In der Folge wird die Beziehung zu einer jungen Frau (M.), die er nett findet, viel intensiver, weil nur sie (und für sie: er!), die (der) im Zug dabei war, versteht, wie es ihm (ihr) geht. Von allen anderen fühlt er sich unverstanden. Diese junge Frau nimmt schon länger Cannabis und vermittelt Herrn D., dass es hilft, zumindest, um die scheußlichen Erinnerungen zu verdrängen, aber auch die Enttäuschung von all den vermeintlichen Freunden und seinen Eltern, die ihn nicht verstehen. In der Folgezeit zieht er sich fast vollständig zurück, hat fast ausschließlich Kontakt zu M. und lässt seine Eltern nicht einmal mehr sein Zimmer betreten.

Er erlebt die typische Kaskade von Symptomen seiner Traumatisierung: Die ständigen belastenden, unwillkürlich auftretenden Bilder und Gedanken über das Trauma führen zu einem starken Bemühen der Vermeidung dieser Intrusionen. Daher wird die erlebte Umgebung permanent nach möglichen Auslösereizen abgesucht, um diese dann vermeiden zu können, was jedoch in eine ständige Übererregung mündet. Da er erlebt, dass er (von seinen Eltern und früheren Freunden und Bekannten) nicht verstanden wird, wobei er gleichzeitig ständig übererregt ist, ist er anhaltend enttäuscht und gereizt. Daneben machen ihm die belastenden Interpretationen über das Traumaereignis zu schaffen. Insbesondere der Gedanke „Warum muss gerade ich so etwas Schreckliches erleben?" führt zu einem starken Ungerechtigkeitserleben mit Ärger und Wut; gemeinsam mit der Gereiztheit resultieren daraus massive Aggressionen.

Da diese im sozialen Zusammenleben sanktioniert werden, zieht sich Herr D. noch mehr zurück und der Druck, die Intrusionen, die Auslösereize und das Erleben, nicht verstanden zu werden, zu vermeiden, unterstützt die Verdrängungsmotivation sehr. Da die Intrusionen und die Auslösereize aber trotz erheblicher Anstrengungen nicht vermieden werden können, stellt sich nach und nach Hilflosigkeit ein und in der Folge eine reaktive Depression (vgl. Theorie der erlernten Hilflosigkeit).[313] Hilflosigkeit und starke Verdrängungsmotivation führen zur Intensivierung des Verhaltens, von dem er erlebt hat, dass es Erleichterung verschafft: Kiffen. Die Suche nach Geborgenheit, Verständnis und Akzeptanz, aber auch die plötzliche Chance einer intensiven und intimen Beziehung mit einer Frau, bei der seine Schüchternheit keine Rolle mehr spielt, bewirken eine Intensivierung der Kontakte mit M. Da sie viel Cannabis konsumiert, ist er durch die Verdrängungsnotwendigkeit und die Sicherung der Beziehung mit M. sehr stark motiviert, auch und in der gleichen (intensiven) Weise zu kiffen wie sie.

In dieser Situation gelingt es ihm trotzdem, sein Abitur zu bestehen. Die Vermeidungshaltung und die Fluchtmotivation führen ihn in ein Jahr der Untätigkeit und eines mehrmonatigen Auslandsaufenthaltes. Dabei löst sich seine Verbindung zu M. Der sehr intelligente junge Mann erreicht es trotz seines starken Drogenkonsums, einen Ausbildungsplatz zu erhalten, und sieht den Ausbildungsbeginn als generellen Neubeginn, der ihm aber nur nach und nach gelingt. Immer noch kifft er täglich. Als er bei einer Autofahrt unter Drogeneinfluss polizeilich entdeckt wird, beschließt er, den Drogenkonsum einzustellen. Jedoch ist er immer noch unzufrieden, gereizt, depressiv und voll von Fluchttendenzen. Er möchte so schnell wie möglich weg von seinem Wohnort, anonym in einer entfernten Großstadt leben, und bemüht sich, in seiner Firma einen beruflichen Fernosteinsatz zu erhalten. Mit der Überzeugung, dass er so wie jetzt nicht mehr weiterleben will, er aber nicht weiß, was er ändern soll, erscheint er zur Behandlung in der Praxis des Therapeuten.

4.4.10 Behandlungsziele

Herr D. äußert anfangs das Bedürfnis nach einem „geregelten Leben". Er möchte natürlich den Führerschein wiederhaben, aber er sieht vor allem, dass er sich in seinem Leben und an seinem Wohnort nicht mehr wohlfühlt, dass er depressiv ist und wieder normal sein möchte. Eine Selbstmordgefahr sieht er bei sich selber nicht, aber im Gespräch wird rasch klar, dass seit seiner traumatischen Erfahrung des Zugunglücks nichts mehr stimmt in seinem Leben. Seitdem ist er völlig vereinsamt mit dem Kiffen.

Bei genauerer Diagnostik zeigen sich alle relevanten Symptome einer Posttraumatischen Belastungsstörung, wie Belastungserleben, Depression, Intrusionen, Gereiztheit, Abstumpfung und eine Flucht- bzw. Verdrängungstendenz mit Drogen. Daher wird als zentrales und vorrangiges Ziel zur Beseitigung dieser Ursachen für seine Drogenmissbrauchsproblematik und zur Beseitigung der hierdurch begründeten Depression und des Umstandes, dass seit dem Trauma sein Leben „aus den Fugen geraten" ist, eine Traumatherapie seiner Posttraumatischen Belastungsstörung ins Auge gefasst.

313 Vgl. Seligman, 1979.

Im Laufe der Therapie wird aber auch deutlich, dass Herr D. übertrieben leistungsorientiert lebt. Auch als die Symptome, ausgelöst durch die Posttraumatische Belastungsstörung, durch die Traumatherapie eine eindeutige Besserung erfahren, bleiben ein auffälliger Selbstverzicht auf eigene Ansprüche, eine rebellische, misstrauische Grundhaltung und das Problem im Umgang mit Frauen.

Als diese Probleme thematisiert werden, ist Herr D. zum Großteil offen und bereit, auch hier an sich zu arbeiten, um mehr Selbstbewusstsein und eine weniger übertriebene Leistungsorientierung zu gewinnen. In der Folge wurde dies dann ebenfalls als Ziel in der Therapie verfolgt, wobei sich parallel dazu die entlastenden Effekte der fortgesetzten Traumatherapie immer besser zeigten.

4.4.11 Motivationshindernisse

Die Motivation von Herrn D. zur Durchführung der Therapie mit den beschriebenen Zielen war sehr hoch, auch weil ihm die Zusammenhänge zwischen seinen Symptomen und dem verursachenden Trauma dargestellt wurden. Daher war er bereit, sich mit diesem Erlebnis und dessen Folgen differenziert auseinanderzusetzen, was er zuvor noch nie getan hatte.

Einzig, als die Traumatherapie eine gute Wirkung zeigte und Herr D. in der Lage war und beobachten konnte, dass die Rückeroberung seines Lebens[314] gut funktionierte und sich so vieles verbesserte in seinem Leben, tat er sich schwer, tiefer liegende problematische Persönlichkeitsaspekte therapeutisch aufzuarbeiten. Häufig widersprachen sich seine Äußerungen daher bezüglich einer guten oder doch weniger guten Kindheit und Jugend in seiner Familie.

Seiner Misstrauenstendenz ist zuzuschreiben, dass er stets – sei es in Bezug auf seine übertriebene Leistungsbereitschaft, sein Problem mit den Frauen, mit seiner Familie oder seinem Bruder – zunächst verneinte, hier ein Problem zu haben oder daran arbeiten zu wollen. Erst im Laufe der Sitzung oder mehrerer Sitzungen wurde ihm klar, dass es sinnvoll ist, auch an seinen Schwierigkeiten in diesen Bereichen zu arbeiten.

4.4.12 Verhaltenstherapeutische Methoden zur Erreichung der Therapieziele

Angewendete Methoden:[315]

- Anamnese
- Exploration der Auffälligkeiten

314 Vgl. Ehlers, 1999, S. 36 ff.

315 Vgl. Fliegel, 1994; vgl. Kanfer, 2006; vgl. Margraf, 2000; vgl. Perry, 2005; vgl. Pfingsten et al., 1998; vgl. Reinecker, 2005; vgl. Linden & Hautzinger, 2005; vgl. Tausch & Tausch, 1990; vgl. Young et al., 2008; vgl. Farrelly, 2005.

- Exploration der Drogenbeziehung
- Therapeutische Grundhaltung
- Therapeutische Beziehung
- Zieldefinition
- Motivierung
- Sokratischer Dialog
- Traumatherapie
- Selbstmanagementtherapie
- Kognitive Therapie nach Beck
- Selbststeuerung
- Problemlösetraining bzw. Training sozialer Kompetenz
- Modelldarbietung
- Selbstverbalisationstherapie
- Schematherapie
- Introspektion
- Selbstkonfrontation
- Psychoedukation
- Kognitiv-Emotionaler Lebenslauf (KELL)
- Provokative Therapie.

4.4.13 Chronologischer Therapieverlauf

Nach Klärung des Anliegens von Herrn D., der Besprechung der vorgefallenen Drogenfahrt und einer ersten Betrachtung des traumatischen Zugunglücks, wurden wesentliche persönliche Eckdaten und die Drogenbeziehung in oberflächlicher Weise zur genaueren beiderseitigen Orientierung besprochen. Schnell wurde klar: Herr D. „hat die Zeitungsartikel nie gelesen", sich nie mehr nach dem traumatischen Erlebnis damit befasst. Das Zusammenfassen der von ihm erlebten Symptome nach dem Zugunglück führte zur Feststellung eines Traumas bzw. einer Posttraumatischen Belastungsstörung, und es wurde auf Wunsch des Patienten beschlossen, eine Traumatherapie durchzuführen. Dazu erhielt Herr D. eine erläuternde Einführung in das, was er erlebt hatte, und eine logische Erklärung seiner Symptome durch das Trauma, sodass er sich selbst und seine Symptome zum ersten Mal verstehen und annehmen konnte. Darüber hinaus wurde die von Ehlers[316] zusammengestellte Patienteninformation durchgearbeitet.

Seit der ersten Sitzung wurde immer wieder über das Trauma gesprochen, denn – so sieht es das Erklärungsschema von Ehlers[317] vor – die Intrusionen tauchen nur deshalb auf, weil das Erlebte unverarbeitet geblieben ist. Grund dafür ist, dass sich das Gehirn wegen der damit verbundenen, erlebten Bedrohung „weigert", sich damit zu

316 Vgl. Ehlers, 1999, S. 82 ff.
317 Vgl. Ehlers, 1999, S. 12 ff.

befassen, aus Angst, wieder die gleiche emotionale Bedrohung (für Leib und Leben bzw. psychische oder körperliche Gesundheit) zu erleben. Daher ist es erforderlich, dass sich der Traumatisierte mit dem Erlebnis nachfolgend auseinandersetzt, um einerseits das Erlebte zu verarbeiten, d. h. subjektiv verträgliche und gefahrlose Bewertungen vorzunehmen bzw. zu erreichen, damit die Psyche eine erneute Thematisierung (Intrusion) selbst verhindert. Andererseits wird durch die ansteigende Lebensnähe der erlebten Reinszenierung des Traumaerlebnisses erreicht, dass der Patient die *belastenden Folgen*, die tatsächliche Schädigung, in der Situation des Wiedererlebens des Traumas *nicht mehr* erlebt. Dadurch kann die Konditionierung auf die schrecklichen Folgen bei der Konfrontation mit dem Trauma weichen, weil der Patient erlebt, dass er sich in seinem Inneren zurück in die Traumasituation begeben kann und dies in der Gegenwart *keine* negativen Folgen hat. Es wird (bei sehr häufigen Wiederholungen) möglich, das Erlebte zu thematisieren und in den eigenen Erfahrungsschatz einzuordnen und zu integrieren, weil dann keine Belastungserwartung mehr damit verbunden ist.[318]

Aus diesem Grunde wurde Herr D. in der zweiten Sitzung beauftragt, Zeitungsartikel, die er von dem Zugunglück hat, mitzubringen. Diese wurden miteinander angesehen und die Situationen und Vorfälle im Einzelnen sprachlich nachvollzogen. Es war das erste Mal, dass sich Herr D. explizit und intensiv mit seinem Trauma auseinandersetzte, was sich emotional deutlich auf ihn auswirkte und somit behutsam geschehen musste. In der dritten Stunde wurde Herr D. nach der eingehenden Diagnostik gebeten, sein Traumaerlebnis darzustellen und dann zuhause aufzuschreiben. Er hatte in der Folge der zweiten Sitzung alle Zeitungsartikel zuhause auf dem Schreibtisch verteilt, sodass er sie täglich betrachten konnte, und nach der dritten Sitzung begonnen, auch privat mit verschiedenen Bekannten und Freunden über sein Traumaerlebnis zu sprechen. Dies machte ihn sehr stolz und gab ihm zum ersten Mal das Gefühl, dass er gegen sein Schicksal etwas tun kann. Auf diese Weise reduzierte er seine faktische Hilflosigkeit und die dazugehörigen Hilflosigkeitsgefühle.

Als er in der vierten Sitzung das Aufgeschriebene mitbrachte und vorlas, spürte er starke Aufregung auf einem Niveau von 75–80 (auf einer Skala von 0–100). Es wurde auch genauer analysiert, welche auslösenden Reize besondere Angstreaktionen auslösten. Das war etwa dann der Fall, wenn er beim Zugfahren quietschende Bremsen hörte. Er wurde in der Folge beauftragt, seine genauen Reaktionen und Interpretationen in diesen Situationen zuhause exakt zu notieren. Außerdem wurde er beauftragt, die aufgeschriebene Traumasituation täglich zu lesen und neue Bilder und Eindrücke über die damaligen Erlebnisse in den Bericht (den er zweckmäßigerweise mit Computer geschrieben hatte) zu integrieren. Auch in der fünften Sitzung las Herr D. sein Traumaerlebnis vor, wobei er schnell und ohne sehr viel „Lebensnähe“

318 Vgl. Agren, 2012.

(bzw. „Lebhaftigkeit", wie Ehlers es nennt) sprach, was üblicherweise geschieht, um die „Belastung" (der andere wesentliche Parameter beim Nacherleben des Traumas, den Ehlers[319] nennt) gering zu halten. Dies ist therapeutisch zu tolerieren, der Patient soll die Kontrolle über seine Annäherung an das Trauma haben. Allerdings bleibt es das Ziel, eine hohe Lebensnähe zu erreichen, weil nur so die habituelle Belastung sinkt. – Des Weiteren wurden seine Gefühle in den Situationen beim Trauma und bei verschiedenen Auslösereizen beleuchtet und er wurde dazu angehalten, die bis jetzt gemiedenen Situationen und Auslösereize wieder einmal auszuprobieren und „das frühere Leben zurückzuerobern".

In der fünften Stunde wurde deutlich, dass Herr D. seit der letzten Sitzung sehr viel daran gearbeitet hatte, sein Leben zurückzuerobern[320], was sein Thema für diese und die nächsten beiden Sitzungen war. Er hatte seit dem Zugunglück keinen seiner Geburtstage mehr gefeiert, der 18. Geburtstag war der letzte gewesen. Seinen nun kommenden 23. Geburtstag wollte er jedoch nächste Woche feiern und er freute sich sehr darauf. Auch habe er seit dem Unglück Geschenke und Schenken abgelehnt, habe Kontakte zu den meisten Personen im Freundeskreis abgebrochen, keiner habe ihn verstanden und kaum einer habe mehr angerufen. Er habe seitdem begonnen, Drogen zu nehmen, sei völlig „abgedriftet". Er habe kaum mit den Eltern geredet und ihnen verboten, in sein Zimmer zu gehen und dadurch auch mit den Eltern einen Bruch erlebt, wie in vielen Bereichen seines Leben seit damals. Hier erlebte er nun in positiver Weise eine automatische oder durch ihn bewusst herbeigeführte Veränderung und damit ein Kontrollvermögen, das er lange vermisst hatte, was seine Selbsteffizienzerwartung steigerte. Dieser Prozess setzte sich auch in der sechsten Sitzung fort.

Er bezeichnete das als „Neuanfang seit einigen Wochen", der sich dadurch auszeichnete, dass er wieder alte Kontakte aufleben ließ, auch mal nein sage und ausdrücke, was er wolle bzw. nicht wolle, und dass ihm sein Leben weniger gleichgültig sei. Außerdem war er nun in der Lage, seiner sozialen Umwelt gegenüber seine eigenen Ansprüche einzufordern. Er freute sich darüber. Die Konfrontation mit dem Trauma fand immer noch täglich statt und er erlebte dabei weniger Aufregung („Belastung") als zuvor. Es war aber auch festzustellen, dass er dabei auf innere Distanz ging, sodass er in der Hausaufgabe den Auftrag erhielt, mehr Lebensnähe zu suchen, wenn er sich mit der Traumasituation konfrontierte.

Die Rückeroberung des Lebens schritt bei Herrn D. voran und wurde auch in der siebten Sitzung zum Thema. Er gab an, dass er das Gefühl habe, „aus einer Trance erwacht zu sein" und „in den vier Jahren viel Leben verpasst zu haben". Dieses wollte er jetzt nachholen und Leben wieder zulassen. Es wurde ihm klar, dass das auch stark mit seinen destruktiven Interpretationen und Überzeugungen seit dem

319 Ehlers, 1999, S. 42 ff.
320 Vgl. Ehlers, 1999, S. 36, u. a.

Trauma zusammenhing. Früher hatte er sich beispielsweise gedacht: „Neue Leute tun mir nur weh!", nun aber konnte er neue Erfahrungen zulassen. Früher dachte er, er müsse alles aushalten und die Fassung bewahren. Heute erlebte er dagegen, dass er zu sich stehen kann und darf, weil: „die halten das schon aus, dass ich eine eigene Meinung habe." Herr D. betonte, dass er sich gut fühle und wesentlich besser gelaunt sei als sonst bzw. als vor der Therapie. Er war nun offen und schloss neue Bekanntschaften oder aktivierte alte Freundschaften, die er wollte; er fand wieder zu alten Hobbys zurück, machte wieder Sport und aß wieder mehr. – An diesem Punkt war festzustellen, dass er durch die Neudefinition von Glaubenshaltungen über Beziehungen (Kognitive Therapie) auch erhebliche Fortschritte zur Minderung der Symptome seiner Sozialen Phobie machte.

Er offenbarte, dass er zuvor auch Probleme mit Bulimie gehabt habe und daher sehr wenig gewogen habe. Heute wiege er bereits zehn Kilo mehr als vor fünf Monaten, zu Anfang der Therapie. Beim Wiedererleben des Traumas jedoch gelang es ihm wiederum nicht ganz, die anvisierte, hohe Lebensnähe zuzulassen. Jedoch empfand er, wenn er Zug fuhr, die Beeinflussung durch Auslösereize wie Bremsen heute als weniger schlimm und konnte sich mit sinkendem Belastungsgefühl auch ohne Walkman und Buch (wie früher) mit Blick in Fahrtrichtung setzen, was zuvor nicht möglich war. Auftragsgemäß vermied er also das Vermeiden kritischer Situationen mit Erfolg! Wiederum wurde er daher beauftragt, beim täglichen Nacherleben des Traumas mehr Lebensnähe zuzulassen.

In den nächsten Sitzungen handelte die Therapie von seinem „neugewonnenen Leben" und davon, wie er damit umging. Drei bereits vor dem Trauma wesentliche Problembereiche zeigten sich hier als relevant: seine enorme Leistungsorientierung, seine Schüchternheit und, damit zusammenhängend, sein soziales Verhalten, vor allem gegenüber Frauen. Seine erfreuliche „Rückkehr ins Leben" hatte zur Folge, dass er, wie erwähnt, jetzt die „verlorenen vier Jahre" nachholen wollte. In Sitzung acht, neun, zehn und dreizehn ging es daher um das Thema Leistung und Selbstüberforderung. Das war deshalb besonders schwierig, weil er bereits vor seiner intensiven Drogenbeziehung dieses Handlungsmuster zur Selbstwertsteigerung verfolgt hatte und prompt nach seinem „Aufwachen" aus der Traumatisierung wieder in dieses Muster zurückfiel.

Zunächst wurde sein kognitives Potenzial genutzt, um mit Mitteln der Psychoedukation seine Selbststeuerungsfähigkeit zu erhöhen. So lernte er, wie er Aktivierung gezielt steigern oder absenken kann. Er lernte auch konkreter nein zu sagen, was er mit Erfolg und Befriedigung erprobt hatte und in der Folge stabil übernahm, und Verantwortung dafür zu übernehmen, wenn er seinen Willen geäußert und auch konkretisiert hat. Auch lernte er, seine Aktivitäten zu bündeln und auszuwählen, wo er Energien investieren will und wo nicht, auch abhängig von der Wahl persönlicher

Ziele, die er jetzt immer mehr in den Fokus rückte, etwa wie er sich seine Zukunft vorstellt. Aus diesem Grund verließ er einen regionalen Verein, den er mittlerweile als sehr destruktiv empfand. Zu einem immer größeren Problem für ihn wurde, dass er innerhalb des letzten halben Jahres durch seine Veränderung ausgesprochen viele Leute kennengelernt hatte, was er selbst als „Freizeitstress Vollgas" bezeichnete. Gleichzeitig spürte er eine große Ungeduld und trauerte und weinte in der Sitzung um die verschenkten vier Jahre, die er nun nachholen wollte.

Die Quintessenz aus der neuerlichen Selbstüberforderung und des Erlebens dieses Dilemmas wurde für ihn aber auch immer deutlicher (etwa bekam er zunehmend Rückenschmerzen, fühlte sich müde und ausgebrannt) und mündete in dem therapeutischen Auftrag: „Lernen Sie, wer oder was Ihnen gut tut, und richten Sie sich danach", und: „Gehen Sie gut mit sich um!" In der Folge bildete er neue Glaubenssätze, etwa, dass er sich nicht so schnell entmutigen lassen möchte, dass er nicht mehr durch psychoaktive Substanzen fliehen möchte, dass er durch seine neue Einstellung erfolgreich ist und nicht nur durch seine Leistung, dass es ihm Spaß macht, sich etwas zu gönnen, dass er sich jetzt gegen als unangemessen empfundene Forderungen und Vorstellungen wehren könne und dass er sich nicht mehr ausnutzen lassen wolle. All das half ihm, seine konstante Selbstüberforderung zu vermindern und sein Leistungsverhalten auf ein Normalmaß zu bringen.

Erfreulich war auch, dass er lernte, mit seiner Mutter wieder normal umzugehen. Beide empfanden dies als positiv, und hierdurch wuchs sein Gefühl und die Überzeugung, angenommen zu sein, auch wenn er nicht ständig übermäßig viel leistete. Sein Veränderungsprozess erreichte also die Schemaebene und es fand eine Heilung frühkindlicher maladaptiver Schemata statt. Auch deshalb empfand er eine allmähliche Steigerung seines Selbstwertgefühls. Einige Rückfälle in der Veränderung waren allerdings auch zu konstatieren. Das lag an dem großen Bonus, der aus dem Leistungsschema erwächst: Er leistete viel in Bezug auf seinen Beruf, die Schule, seinen Nebenberuf oder seine sportlichen Ambitionen und bekam dadurch Anerkennung und sonstige Vorteile. Im Stil der provokativen Therapie[321] wurde er mit seinem Verhalten konfrontiert und erkannte mit therapeutischer Unterstützung: „Zu viel gut ist schlecht", und: „Leistung braucht Erholung", sonst hört die Leistungsfähigkeit auf.

Als Ergebnis dieser Erkenntnisgenerierung gelang es ihm, dreieinhalb Wochen in Urlaub zu gehen und sich von seinen überlastungsbedingten Rückenschmerzen zu erholen. Danach, in der 14. Sitzung, wollte er „wieder loslegen", allerdings wollte er dieses Jahr „kürzer treten", also weniger leisten. Außerdem nahm er sich vor, in zwei Wochen mit dem Rauchen aufzuhören (= weniger physiologische Aktivierung), in der politischen Arbeit mehr zu delegieren, mehr Teamarbeit zu praktizieren (und

321 Vgl. Farrelly, 2005.

weniger alleine zu arbeiten) und in anderen Ämtern sehr viel weniger zu machen. Nach der Entfernung seiner Blockade durch die Traumatisierung und die Drogenbeziehung fiel er zurück in alte Schemata und Strukturen, die er im Rahmen der Therapie zu kontrollieren und zu entmachten lernte. Dazu zählte das Leistungsschema, aber auch seine Schüchternheit und der Umgang mit Frauen. Dies alles entwickelte sich nun vorteilhaft. Er traf nun viele neue Leute, und aufgrund seines gestiegenen Selbstbewusstseins verletzte es ihn nicht mehr so sehr, wenn eine Frau ihn nicht als potenziellen Partner sah, sondern er war in der Lage, Freundschaften viel mehr wertzuschätzen als früher. Allerdings zeigte er sich ambivalent und wollte das Thema Frauen auch in der 13. Sitzung noch nicht explizit thematisieren. Jedoch stellte er nach seiner dreieinhalbwöchigen Urlaubspause, wo er sich sehr gut entspannen und sehr viel nachdenken konnte, fest, dass er zwar schüchtern sei, aber dass er es drauf habe, mit vielen Mädels in Kontakt zu stehen. Er wurde jetzt auch mal besucht, man kümmerte sich um ihn und fragte ihn, wie es ihm gehe, was ihn sehr verwundere.

Die Analyse ergab, dass dies durch das Beenden des Drogenkonsums und das gestiegene Selbstvertrauen bewirkt wurde. Letzteres hatte für eine vermehrte Offenheit gesorgt und damit für die verbesserte Fähigkeit, frei zu reden. Auch emotional erlebte er eine wesentliche Veränderung: Er empfand sich als wohlwollender und vertrauensvoller. Das frühere Misstrauen war verschwunden. Damit zusammenhängend konnte er in vielen Erfahrungen seine tatsächlich vorhandene, hohe soziale Kompetenz erleben. So war er nach der achten Sitzung zum ersten Mal mit einer Gruppe Kinder als Betreuer im Zeltlager gewesen; er knüpfte viele neue und alte Kontakte; er ließ sich nicht mehr so schnell entmutigen. Er war in der Lage, emotionales Unbehagen auszuhalten, ohne zu fliehen; er erlebte sich als wesentlich umgänglicher, er konnte sich verbal wehren und vor allem konnte er nun reden, aus sich herausgehen, und er tat dies mit Freude. Er schätzte nun, nach seinem Urlaub, bei seinen Aktivitäten sehr viel mehr die Gruppenarbeit und die Diskussion als noch in den Monaten zuvor.

Entscheidend wurden diese Veränderungen durch die Hinterfragung seiner inneren Glaubenssätze und Haltungen durch sokratischen Dialog und Fragen aus dem Bereich der kognitiven Therapien erreicht. Die Haltungen („beliefs"),[322] welche aus dem Trauma entstanden waren und zu falschen Generalisierungen geführt hatten, aber auch solche, die vor dem Trauma bereits vorhanden gewesen waren, wurden auf diese Weise überarbeitet, hinterfragt und von Herrn D. bewusst oder unbewusst, explizit oder implizit neu formuliert. In den Sitzungen acht bis vierzehn wurde die Auseinandersetzung mit seinem Trauma und das Nacherleben – entsprechend dem Therapiemodell von Ehlers – immer wieder thematisiert. Die Erfolge in der persön-

322 Fliegel et al., 1994, S. 192 ff.

lichen Entwicklung zeigten sich als Ergebnis des Fortschrittes in der Traumatherapie, also in der fortgesetzten Auseinandersetzung und Konfrontation mit den Geschehnissen beim Zugunglück, in dem Ablegen falscher Überzeugungen oder Generalisierungen, aber auch durch das Identifizieren von Auslösereizen und dadurch, dass er lernte, es zu vermeiden, diese zu vermeiden. Seine Belastung verringerte sich auf diese Weise zusehends. Eine entscheidende Erkenntnis war für Herrn D. auf einer übergeordneten Ebene die, die er in Sitzung elf formulierte: „Hier (in der Therapie) kriege ich Antworten!" Es scheint wichtig gewesen zu sein, dass man sich gemeinsam mit ihm in seine „schreckliche innere Welt" hineingewagt hatte und ihn dabei nicht allein ließ. So fand er den Mut, sich seiner Vergangenheit und sich selbst zu stellen und neu anzufangen.

In den letzten Sitzungen (15, 17 und 18) wurde seine Drogenbeziehung besprochen und im Rahmen einer Lebenslaufanalyse (KELL) genau erarbeitet. Es wurde klar, dass er nach der 14. Sitzung deshalb aufgehört hatte zu rauchen (er wusste genau Tag und Uhrzeit der letzten Zigarette), weil er von nichts mehr abhängig sein wollte in seinem Leben. Er empfand dies als positiv und berichtete keine Probleme infolge dieser Beendigung. Alkohol habe er noch nie viel getrunken, wie seine Eltern auch, aufgrund der Erfahrungen mit seinem Großvater. Seine Beziehung zu illegalen Drogen beinhaltete ausschließlich Cannabis. Er hatte bis zum Zugunglück dreimal gekifft. Nach dem traumatischen Erlebnis begann er täglich Cannabis zu konsumieren, mit steigender Tendenz, bis er schließlich seine Drogenfahrt zweieinhalb Jahre später beging, die ihn dazu veranlasste, schlagartig damit aufzuhören. Interessant ist, dass er während seines dreimonatigen Auslandsaufenthaltes keine Drogen konsumierte und wieder damit begann, sobald er zurückgekehrt war. Die virtuelle Flucht durch Drogen war durch eine tatsächliche, lokale Flucht vorübergehend nicht mehr nötig gewesen. Das unterstreicht wiederum den Zweck des früheren Drogenmissbrauchs: die Flucht.

Insgesamt habe er eine Scheinwelt gesucht, eine Welt, in der alles gut war, denn die Realität habe ihm wehgetan. Kiffen sei sein Schutz gewesen; wo er gekifft habe, habe niemand nachgefragt. Der Auslandsaufenthalt sei ebenfalls eine Ersatzwelt gewesen, da sei das Kiffen nicht nötig gewesen. Seine ersten Drogenerfahrungen habe er in Gemeinschaft seiner Freunde gemacht, er sei neugierig gewesen und fast alle hätten gekifft und seien lustig gewesen, also habe er mitgemacht. Er habe einige Monate nach dem Zugunglück ca. 2500 Euro Schadensersatz bekommen. Diese habe er vollständig für Drogen ausgegeben. Ab einem Jahr danach habe er täglich 2–4 Gramm Cannabis konsumiert, also etwa 10 Köpfe mit der Bong oder mehr. Dies war stimmig vereinbar mit der bei der Drogenfahrt festgestellten hohen Konzentration von THC-Carbonsäure, die ihrerseits eine vorherige, sehr intensive Drogenbeziehung nahelegte. Nach der Drogenfahrt hatte er keine illegalen Drogen mehr konsumiert, weil er erkannt hatte, dass er so nicht mehr weitermachen könne. Auf Alkohol als

Ersatzdroge ist er nicht umgestiegen. Allerdings war seitdem die Beschäftigung mit dem Thema „faktische, also räumliche Flucht" (weg nach Fernost oder in eine entfernte Großstadt) für ihn charakteristisch, was die „imaginäre bzw. kurzzeitige, aber raumkonstante Flucht" durch Drogen, welche zuvor stattgefunden hatte, ersetzte.

Ab der 16. Sitzung wurden die gewonnenen Erkenntnisse und Veränderungen zusammengefasst und rekapituliert. Einerseits, weil dadurch deutlich wurde, wie viel Herr D. erreicht hatte und wie weit er gekommen war, aber auch, weil dadurch das Gelernte und die Veränderungen auf das Wesentliche und von ihm Verstandene reduziert werden. Dadurch hat er auch später die Möglichkeit, die gewonnene Selbstkompetenz immer wieder anzuwenden, weil er die Prinzipien der Selbststeuerung durch die selbstständige Formulierung zweifelsfrei verstanden hat. Außerdem wurde die Drogenfahrt genau besprochen, deren Ursachen entsprechend seiner Aufarbeitung hierin konkretisiert und in den logisch richtigen Kontext seiner sonstigen Drogenbeziehung gestellt. Am Ende der Therapie in der 19. Sitzung erhielt Herr D. eine Therapiebescheinigung.

4.4.14 Abschließende Evaluation

Zusammengefasst ist Herr D. heute in der Lage, trotz des Traumas weitgehend unbelastet zu leben. Gegen Ende der Therapie erlebte er eine Situation in einem Zug, der losfuhr, obwohl er eigentlich warten musste (was die Ursache für das Zugunglück damals gewesen war), und dann scharf bremste (ebenfalls wie beim traumatischen Zugunglück damals). Die Aufregung in dieser Situation erreichte bei Herrn D. auf einer Skala von 0–100 lediglich 15–20, was er selbst als völlig normal empfand und auch objektiv angemessen erscheint. Dies spricht für ein Verschwinden seiner Belastung durch das Trauma. Daneben hat er aber auch erreicht, dass er seine zuvor übertriebenen Aktivitäten bei der Arbeit und in der Freizeit auf ein gesundes Maß an Aktivität reduziert hat, indem er Prioritäten setzte und sich selbst und seine Erfordernisse deutlich mehr berücksichtigte: „Ich steh' in meinem Leben an erster Stelle, und das, was mir am wichtigsten ist." Er habe früher zu seinen Eltern kein Vertrauen gehabt und auch sonst zu niemandem. Er habe sich immer um andere gekümmert, seine eigenen Bedürfnisse hintangestellt und nichts gesagt. Jetzt rede er, er habe Humor und stehe an erster Stelle! Insgesamt war er mit dem Ergebnis der Therapie sehr zufrieden.

Etwa zwei Jahre nach Therapieabschluss nahm der Therapeut wieder Kontakt zu Herrn D. auf, um in einer Katamnese zu sehen, wie er sich entwickelt hatte. Er kam bereitwillig und es fand ein mehrstündiges Gespräch über seine Entwicklung seit dem Ende der Therapie statt. Er berichtete, dass er zwei Wochen nach Therapieende die MPU erfolgreich bestanden und seinen Führerschein zurückerhalten habe. Dann habe er sich sofort ein neues Auto gekauft. Außerdem habe er eine Woche nach dem Therapieende eine neue Freundin gefunden(!), mit der er seit Anfang 2008 zusammenwohne. Er sei bei den Eltern ausgezogen und arbeite bei seiner alten Firma. Berufspolitisch sei er noch aktiv, aber nach der nächsten Kampagne sei erst mal Schluss für ihn. Für den Sommer sei ein dreiwöchiger Bali-Urlaub geplant. Als der Therapeut die Entwicklung mit „schön" kommentierte, ergänzte Herr D., dass er das ebenfalls so sehe: „Es könnte gar nicht besser laufen!" Inzwischen fühle er sich hier wieder ganz heimisch und wolle nicht mehr weg(!). Die Fluchttendenzen sind beseitigt und auch nicht mehr aufgetaucht. Äußerlich betrachtet, ist Herr D. etwas fülliger geworden, ist nicht mehr schmächtig und wirkt zufrieden. Seine übertriebene Leistungsorientierung von früher ist nicht mehr zu erkennen; sie ist einer angemessenen Überzeugung von Selbsteffizienz gewichen.

Als er die Bilder von dem traumatischen Zugunglück ansah (zum ersten Mal wieder seit dem Ende der Therapie), kommentierte er: „Es ist schlimm, aber ich kann's nicht ändern, ich habe es so weit verarbeitet." Er konnte die Bilder anschauen und normal darüber reden, seine Aufregung war dabei gering, etwa bei 10 oder 20 (0–100). Er habe kein Problem mehr festgestellt, müsse sich nicht mehr „reinkrallen" beim Bremsen, nicht mehr nur in Gegenfahrtrichtung sitzen oder sich durch Lesen bzw. Musikhören ablenken. Auch hatte er erst am Wochenende zuvor mit den Eltern wieder über das Zugunglück gesprochen und dabei keine diesbezügliche Belastung mehr in sich gefunden. Seine Freundin habe er bei einem Seminar kennengelernt. Als sie sich verabschiedeten, habe er sie geküsst. Seine Überzeugung von früher: „Jede sieht in mir nur einen guten Freund", habe er durch die Therapie überwunden. Durch die Therapie habe er mehr Selbstvertrauen gewonnen. Heute erzähle er – wie neulich bei einem großen Kongress – auf einer Bühne vor Tausenden von Leuten von seinen Erfahrungen. „Früher wäre das undenkbar gewesen."

Die Fluchttendenzen sind verschwunden und ebenso das Problem mit Frauen oder sozialer Unsicherheit. Drogen spielen keine Rolle mehr in seinem Leben. Neben der Traumatisierung war auch die Soziale Phobie besiegt und mit ihr die Wahrscheinlichkeit, dass er jemals wieder unter Drogen ein Fahrzeug führen wird, überwunden. Man erkennt daran, dass die Verkehrsauffälligkeit, der „Fluch" des Führerscheinentzugs und die belastenden Lebensanteile, die diesen verursacht haben, für den Patienten durch die Therapie zum „Segen" der richtigen Veränderung wurde. Denn durch die Auffälligkeit werden häufig erst Reflexionsprozesse in Gang gesetzt, welche die Therapiemotivation entstehen lassen und dadurch entscheidende Veränderungen bei therapeutischer Begleitung möglich machen.

An dem hier vorgestellten Fall kann man auch erkennen, dass es der richtige Weg ist, mit Personen, die das Präsentationssymptom „Führerscheinverlust" zeigen, verkehrstherapeutisch und tiefgründig analysierend und verändernd zu arbeiten. Daher ist nicht nur die hier beschriebene Therapie ein Erfolg, sondern auch das Modell, auf dem sie basiert: nämlich die Idee, dass Personen, die den Führerschein verlieren, sehr häufig ein zugrunde liegendes psychisches bzw. persönliches Problem haben. Daher verlieren sie die Kontrolle über ihr Leben und tun Dinge, die ihnen selbst schaden, ohne diese wirklich tun zu wollen, entwickeln z.B. eine Alkohol-, Drogen-, Regel- oder Aggressionsproblematik, zeigen in der Folge fahreignungsrelevante Problemverhaltensweisen und begehen Auffälligkeiten. Es ist die Aufgabe der Verkehrstherapie, diesen Menschen die Kontrolle über ihr Leben und ihr Verhalten zurückzugeben. Sie ist für diese Zwecke sehr gut geeignet – und, wie man hier erkennt, erfolgreich!

5 Persönliche Erlebnisberichte von Patienten der Verkehrstherapie

Nach der differenzierten theoretischen Darstellung von Patiententherapien und ihren Entwicklungen ist es sinnvoll, die andere Seite, die der Patienten selbst, zu beleuchten. Deren Sichtweise ist es schließlich, die zählt. Sie entscheiden über Erfolg oder Nicht-Erfolg und darüber, wie gut und wie effektiv Verkehrstherapie funktioniert. Der oft schwere Weg der Entwicklung von destruktiven Haltungen, Gedanken, Emotionen und Verhaltensweisen hin zu konstruktiven Sichtweisen, Überzeugungen, Einstellungen, Gefühlen und Handlungsweisen mag für den Therapeuten einem logischen Puzzle gleichen. Für die Betroffenen ist es mitunter schwerste psychische Arbeit. Der Weg, den sie zurücklegen, ist zum Teil lang und die neuen Erfahrungen nicht einfach zu verarbeiten und in das eigene Leben zu integrieren, wenn aus dem Fluch des Führerscheinentzugs der Segen eines „neuen, zufriedenen, rückfallfreien Lebens" werden soll.

Die Darstellungen zeigen, dass jeder Patient aus dem therapeutischen Vorgehen die Erkenntnisse herausfiltert, die für ihn wesentlich sind. Auch wenn die Therapie differenziert vorgeht, sind die Erkenntnisse und die daraus folgenden psychischen und Verhaltensänderungen für den Patienten möglicherweise von außen betrachtet einfach, weil er diese auf individuelle Weise in sein Leben integriert und mit Gewinn umsetzen kann. Jeder dieser beispielhaft ausgewählten, realen Patienten berichtet von sich und seiner Entwicklung in dem Maße, wie es ihm richtig erscheint, und in seiner eigenen Sprache. Auffallend ist: Keiner spricht von seiner Fahrerlaubnis!

5.1 Erlebnisbericht Frau E.

Die Diagnose von Frau E. war Depression und Schädlicher Gebrauch von Alkohol.

> *„Mein Ziel war es früher, die stressige Arbeitswoche so schnell wie möglich hinter mich zu bringen, um endlich feiern zu gehen, wobei Alkohol und Drogen immer eine sehr große Rolle gespielt haben. Von Freitag bis Sonntag Party, den Alltag vergessen, das war mein Ausgleich zur Arbeit. Dass es eigentlich die Flucht aus der Realität war, habe ich erst sehr viel später begriffen. Man redet sich ein,*

dass es total normal ist und dass die anderen es ja auch so machen. Aber tief im Innern wusste ich, dass ich irgendwas ändern muss. Nur ist es sehr schwer, das zu begreifen und in die Tat umzusetzen.

In meinem Fall war es eine Alkoholfahrt, die mir die Augen geöffnet hat und mich wirklich zum Nachdenken und zum Handeln gebracht hat. Am Anfang habe ich mich nur selbst bemitleidet. Da waren alle anderen schuld, die Polizei, das Landratsamt und natürlich der Staat. Nur bei mir selbst habe ich erst mal keinen Fehler gesehen. Ich bin in ein tiefes Loch gefallen, habe noch mehr getrunken, um das Ganze zu verdrängen. Mein Selbstbewusstsein war im Keller und mein Leben bestand hauptsächlich aus Misstrauen und Selbstzweifeln.

Aber irgendwann kam der Punkt, an dem ich wusste, dass es so nicht weitergehen kann. Ich habe mich entschlossen, die MPU und eine psychologische Therapie zu machen, was wirklich ein großer Schritt für mich war.

Erst mal habe ich mich ziemlich zurückgezogen, habe es vermieden, irgendwo hinzugehen, wo gefeiert und Alkohol getrunken wird. Doch im Laufe der Therapie habe ich gelernt, damit umzugehen, mich meinen Sorgen und Ängsten zu stellen und vor allem auch mal ‚Nein' zu sagen.

Wir haben die Ursache gesucht, warum es überhaupt so weit kommen konnte. Mein ganzes Leben wurde aufgearbeitet, was teilweise schmerzhaft und mit sehr viel Tränen verbunden war. Aber heute weiß ich, dass ich vor meinen Problemen davongelaufen bin und den Alkohol und die Drogen dafür benutzt habe, um bloß nicht darüber nachzudenken, was in meinem Leben schiefgelaufen ist.

Es ist erstaunlich zu sehen, wie ich mich im Laufe der Zeit verändert habe. Mittlerweile weiß ich, dass ich stark genug bin, um meine Probleme anders zu lösen. Es war nicht immer einfach, aber es hat sich gelohnt. Ich habe es geschafft, mein Leben wieder in die richtige Richtung zu lenken, und darauf bin ich stolz und wirklich dankbar!"

5.2 Erlebnisbericht Herr F.

Die Diagnose von Herrn F. war Soziale Phobie und Schädlicher Gebrauch von Alkohol.

„Mit 15 habe ich auf einem Parkplatz das erste und einzige Mal Marihuana geraucht. Bin dabei aber von der Polizei gestellt worden. Resultat waren 10 Std. Sozialarbeit. Mit 22 Schuldspruch bezüglich des Erwerbs von 2 g Amphetamin, was allerdings nicht stimmte. Ich bekam eine Vorladung zur Polizei, um eine Aussage zu machen. Einige Wochen später bekam ich dann das Gerichtsurteil zugeschickt, in dem ich schuldig gesprochen wurde. Aus reiner Dummheit habe

ich keinen Einspruch eingelegt, weil die Anwaltskosten höher gewesen wären als die Strafe. (...) Das entsprach auch meiner damaligen Persönlichkeit, einem Urteil nicht zu widersprechen, sondern weiterhin den Konflikten aus dem Weg zu gehen und dabei nicht an mich selbst und meine Zukunft zu denken.

Am (...) 2011 kam ich gegen fünf Uhr von der Frühschicht meiner damaligen Arbeitsstelle heim, ging duschen, habe noch was gegessen (und geschlafen). Um 20 Uhr ging ich auf ein Konzert (...). Dort traf ich meinen Cousin und wir haben gemeinsam das erste Bier getrunken. Im Laufe des Abends war ein ständiges Kommen und Gehen von verschiedenen Freunden und Bekannten. Die Stimmung war fröhlich, ausgelassen und harmonisch. (Mein) Alkoholkonsum war unübersichtlich, da immer wieder mal jemand zum Bierholen ging. Insgesamt waren es ca. 9 Bier (0,4 l). Am Ende des Festes half ich noch beim Abbau der Schankanlage, wo im Anschluss noch Whisky-Cola getrunken wurde (3–4 Stück mit je ca. 6 cl. Whisky). Gegen 2 Uhr bin ich nach Hause gelaufen und in meine Wohnung gegangen. Dann fehlen mir die Erinnerungen. Ich muss mich aber umgezogen haben, um dann noch mal loszugehen. Bin ins Auto eingestiegen und Richtung (...) gefahren. Auf der B (...) bin ich dann, vermutlich weil ich eingeschlafen bin, zuerst nach links von der Fahrbahn abgekommen, um dann rechts im Graben zu landen. Die letzte Erinnerung im Auto war, dass etwas nicht stimmt. Wenig später traf die Polizei ein, Blutentnahme und Sicherstellung des Führerscheins.

Das erste Mal habe ich mit 14 Alkohol getrunken (zu dritt 1 Flasche Sekt), mit 15–16 Jahren zweimal pro Monat 1–3 Bier und alle 6–7 Wochen 4–5 Bier (bei Festen). Über die Jahre hinweg bekam der Alkoholkonsum eine gewisse Eigendynamik und wurde langsam immer mehr. Zum Schluss lag mein Konsum bei 8–10 Bieren (0,5 l), und das drei- bis viermal pro Monat plus noch gelegentliche Feierabendbiere. Getrunken habe ich hauptsächlich mit Arbeitskollegen oder bei Feiern mit Freunden. Den letzten Alkohol habe ich im August letzten Jahres getrunken.

Der Ursprung für mein Problem ist tief in der Familiensituation zu finden, als ich noch ein Kind war (5–6 Jahre alt). Ich habe insgesamt 5 Geschwister. Mein kleiner Bruder (2,5 Jahre jünger) war extrem aufbrausend und jähzornig, wodurch er einen Großteil der elterlichen Aufmerksamkeit auf sich gezogen hat. Ich verhielt mich dann immer mit Rückzug, um den Wutausbrüchen meines Bruders zu entgehen. Daraus resultierte als Kind mein damals ausgeprägter Perfektionismus, um mir dadurch Anerkennung zu holen (Anerkennung der Leistung).

Darin sehe ich den Ursprung für mein früheres Verhalten/Persönlichkeit. Ich hatte mangelndes Selbstbewusstsein und mangelndes Selbstvertrauen dadurch, dass ich mich selbst nie ernst genommen oder wichtig genommen habe, weil ich ‚gelernt' habe, mich zurückzunehmen, und nicht auf meine Gefühle gehört oder geachtet habe, sondern immer versucht habe, nach Möglichkeit die Gefühle anderer nicht zu verletzen (Konflikte zu vermeiden). Dadurch habe ich auch jahrelang keine Gefühle in mir aufkommen lassen bzw. unbewusst unterdrückt (egal ob positive oder negative). Ich habe dadurch völlig verlernt, wer ich eigentlich bin, zu schauen, wie es mir geht und warum.

Durch das mangelnde Selbstvertrauen und die Unterdrückung der Gefühle konnte ich mich anderen auch nicht mitteilen, da ich die Gefühle nicht benennen konnte und nicht den Mut hatte, sie auszusprechen. Ich bin dadurch sehr passiv durchs Leben gegangen und hatte das Gefühl, ich muss mich den Lebensumständen anpassen und kann selbst nichts daran ändern. Das alles habe ich dann versucht, durch Alkohol-Missbrauch zu kompensieren (aufgelockerte Stimmung, gesteigertes Selbstvertrauen und Mitteilungsbedürfnis). Ich habe gedacht, jemand anderes sein zu müssen, um gemocht und anerkannt zu werden. Es war wie ein Ausbrechen aus der unterwürfigen Haltung. Und durch mangelnde Selbstdisziplin konnte ich das richtige Maß nicht halten und wollte die Stimmung durch größere Trinkmengen noch verstärken. Die mangelnde Selbstdisziplin zeigte sich vor allen Dingen, wenn es darum ging, Ziele zu erreichen. Durch geringes Selbstvertrauen habe ich es meist erst gar nicht versucht, Ziele zu erreichen (‚Das schaff ich ja sowieso nicht') und irgendwann dann sogar aufgehört, mir überhaupt Ziele zu setzen.

Veränderungen: Für mich persönlich der wichtigste Punkt war und ist es, Gefühle zuzulassen, sie richtig zuordnen und auch in Worte fassen zu können. Ich habe ein Recht auf Gefühle und eine eigene Meinung und ich habe es selbst in der Hand, mich zu verändern (ich habe eine Wahl!). Ich habe das Bewusstsein dafür entwickelt, in welcher Situation die Gefühle entstehen und wo sie herkommen, und gelernt, dass ich die Möglichkeit habe, diese Gefühle zu ändern, durch Hinterfragen.

Der nächste Schritt war, zu lernen, über Gefühle zu sprechen und meine eigene Meinung in Worte zu fassen. Die innere Blockade (Angst vor Ablehnung) zu überwinden. Ich habe aber durch meine Erfahrung gemerkt, dass ich gar nicht, wie erwartet, abgelehnt worden bin, sondern durchweg positive Rückmeldungen bekommen habe. Erkenntnis: Ich muss niemand anderes sein, ich habe das Recht, so zu sein, wie ich bin, und werde dafür sogar respektiert und gemocht. Dadurch werde ich in meiner Persönlichkeit bestätigt, was zu deutlich mehr Selbstvertrauen führt. Und durch das Wahrnehmen der Gefühle zu verstehen, was ich eigentlich will und wer ich bin, (entsteht) mehr Selbstbewusstsein (ich bin mir meiner selbst bewusst). Das löst bei mir Zufriedenheit aus! (Keine inneren Konflikte) → kein Grund mehr, Alkohol zu trinken.

(Ich erlebe) mehr Selbstdisziplin durch das Setzen und Erreichen kleiner Ziele. Durch die Besinnung auf mich selbst habe ich auch wieder gelernt, mir Ziele zu

setzen (Frage: ,Was will ich eigentlich?'). Durch Erreichen der gesetzten Ziele bin ich in meinen Entscheidungen bestätigt worden. (Ich bin) stolz darauf, etwas erreicht zu haben. Nicht mehr das Gefühl (zu haben), ein Spielball des Lebens zu sein, sondern ich habe mein Leben selbst in der Hand und kann es gestalten, wie es mir gefällt.

Beim Zusammentreffen mit neuen Menschen kann ich für meine eigene Meinung einstehen (habe eine eigene Meinung!), und kann diese auch ausdrücken. Ich habe nicht mehr das ständige Bedürfnis, es allen recht machen zu müssen und anerkannt zu werden. Wenn es passt, ist das gut, wenn nicht, aber auch (ich kann ja auch nicht jeden mögen!) – z. B. Zusammentreffen mit dem R.

Auf Feiern/Partys kann ich mich super ohne Alkohol amüsieren. Wenn ich Lust habe, mich mit den Leuten zu unterhalten, kann ich das. Lockere und heitere Stimmung. (Vorteil: Ich kann klarer differenzieren und entscheiden.) Wenn es (früher) darum ging, fremde Personen etwas zu fragen (Einkaufen, Weg ...), war ich unsicher und nervös. Heute: mehr Selbstbewusstsein, daher kein Problem mehr damit (selbstverständlich, z. B. im Italienurlaub). (Anmerkung d. Verf.: Herr F. hat außerdem neun Monate nach Therapiebeginn den Nikotinkonsum aufgegeben.) Ich habe mir kleine Ziele gesetzt und erreicht! Das führt zu Zufriedenheit, Stolz und mehr Selbstdisziplin im Setzen und Verwirklichen neuer Ziele. Zum Beispiel:

- *mache ich wieder mehr Musik (Schlagzeug spielen) und habe angefangen, Gitarre zu spielen,*
- *Umzug in eine größere Wohnung, mit neuer Einrichtung nach meinem Geschmack, Wunsch nach einem Aquarium erfüllt,*
- *mehr Sport machen.*

Die wichtigste Erfahrung (ist): Ich habe eine neue Freundin! Seit ca. 6 Monaten, wobei der erste Schritt von mir ausging (1. Kuss). Erste Beziehung, wo ich in der Lage bin, meine Gefühle auszudrücken und ihr mitzuteilen (macht es auch ihr leichter). Durch den gegenseitigen Austausch entsteht ein tolles und inniges Vertrauensverhältnis und Zusammengehörigkeitsgefühl. Auch bin ich in der Lage, darauf zu achten, was ich selber möchte, und versuche nicht immer nur, ihr alles recht zu machen, um mich dabei völlig zu vernachlässigen. Eine tolle Basis für eine schöne und lange Beziehung. (Anmerkung d. Verf.: Diese Beziehung ist die erste Partnerbeziehung für Herrn F. seit sechs Jahren. Verhaltensbeobachtung: Herr F. wirkt heute sehr viel „männlicher" als zu Beginn der Therapie, er hat seine Geschlechtsrolle eingenommen, außerdem verhält er sich etwas dominanter und spricht z. B. lauter als zu Beginn der Therapie.)

Meine Zukunft sehe ich ganz klar als Neuanfang! Ich habe den großen Vorsatz, auch weiterhin keinen Alkohol mehr zu trinken. Durch die positiven Erfahrungen durch mein gesteigertes Selbstvertrauen und Selbstdisziplin sehe ich mich dazu auch bestens in der Lage. Diese Zufriedenheit in meinem Leben (das Leben fest im Griff haben und nicht umgekehrt) möchte ich nicht aufs Spiel setzen. Eventuelle Ausnahmen: herausragende Ereignisse, wie z. B. den 50. Geburtstag meiner Mama oder die Hochzeit meiner Schwester, um die Besonderheit dieses Tages durch ein Glas Sekt zum Anstoßen zu unterstreichen. (Ich habe eine) große Lehre aus meinen Fehlern gezogen!

(Ich möchte meine) Beziehung zu J. auf jeden Fall weiterhin pflegen und vertiefen. Überlegung: nächstes Jahr zusammenzuziehen. Berufliche Ziele: Ich möchte aus meinem jetzigen Beruf wechseln, da er mich auf Dauer nicht glücklich machen kann. Ich werde dadurch immer wieder in diese unterwürfige Haltung während der Arbeit gedrängt. Im Moment sehr angenehmes Umfeld und Unterstützung, keinen Alkohol zu trinken. Ziele: Pilotenausbildung, Bewerbung, sobald ich meinen Führerschein wieder besitze; oder Musikstudium: (ich habe) jetzt wieder Unterricht genommen, um auf dieses Ziel hinzuarbeiten. Sport: Fitnessstudio wie seit zwei Monaten regelmäßig zwei- bis dreimal pro Woche. Ziel, weiterhin zweimal pro Woche zu gehen. Snowboarden: Kommenden Winter auch wieder häufiger zu gehen. Wakeboarden: letzten Sonntag ausprobiert und möchte (ich) nächstes Jahr auf jeden Fall vertiefen.“

5.3 Erlebnisbericht Herr G.

Die Diagnose von Herrn G. war Paniksyndrom und Schädlicher Gebrauch von Alkohol.

„Die vielleicht wichtigsten 24 Stunden meines Lebens!!! – Wie die meisten Menschen hatte (ich) auch immer sehr viel Spaß mit dem Alkohol und war genau aus diesem Grund sehr uneinsichtig und stur zu Beginn meiner Therapie. Ich wollte nicht wahrhaben, dass auch ich ein bereits massives Alkoholproblem entwickelt habe.

In der Therapie wandte der Therapeut neben anderen Methoden die Selbstreflexion an, die mich entsetzt feststellen ließ, dass ich bereits das Trinken nicht mehr unter Kontrolle habe. Nur, was ist jetzt in diesem Moment das eigentliche Problem? Diese Erkenntnis machte mir (unbewusst) Angst, was zur Folge hatte, wieder trinken zu müssen, um das Ganze leichter zu verkraften. Erst als mir der Therapeut Selbstsicherheit und allgemein Selbstvertrauen zusprechen konnte und mir beigebracht hat, dass man durchaus auch mal das Wörtchen ‚Nein‘ benutzen darf, ob bei der Arbeit oder in der Familie oder im Freundes- und Bekanntenkreis, konnte ich schrittweise das Trinken ablegen, ohne das Gefühl zu haben, auf etwas verzichten zu müssen.

In der Therapie kamen Dinge zum Vorschein, die ich selbst ohne Hilfe nie realisiert oder wahrgenommen hätte: Was war eigentlich der Grund meines Trinkverhal-

tens? Als meine Kindheit etwas genauer angesehen wurde, fiel auf, dass ich kein Urvertrauen mit auf den Weg bekam, da ich schon im Säuglingsalter bei einer Pflegefamilie untergebracht wurde. Dies hatte zur Folge, dass mein Angstpegel von Natur aus höher war als normalerweise. Somit hatte bei mir der Alkohol eine ganz andere Wirkung als bei anderen und deswegen war mein Trinkverhalten dementsprechend anders als bei anderen. Damit war mir mein Trinkverhalten, das sich sehr von dem meiner anderen Mitmenschen unterschied, erklärt worden. Jetzt wusste ich plötzlich, warum ich mehr getrunken habe als andere Menschen in meinem Umfeld. Jetzt hatte ich eine Basis, etwas zu ändern, und ich wollte auch etwas ändern. Ich wollte insgeheim immer schon erreichen, weniger trinken zu müssen, nur dachte ich, es würde mir halt besser schmecken als anderen, nur war das nicht so. Der Grund war, dass ich zu allem Ja und Amen gesagt habe und dass ich immer den Weg mit dem geringsten Widerstand gewählt habe und hierfür dann den Alkohol benutzt (missbraucht) habe, sozusagen als Überdruckventil gegen die Angst, nicht so akzeptiert zu werden, wie wenn man mal ‚Nein' sagt.

Seit ich aber mehr grundsätzliches Vertrauen in mich selbst habe und (dank Therapie) auch mal ‚Nein' sage, stelle ich fest, dass ich den Alkohol nicht nur nicht mehr benötige, sondern sogar gar nicht mehr will. In meinem Fall dauerte die Therapie 24 Stunden und seitdem habe ich mehr vom Leben und von meinem Nachwuchs, weil ich klar im Kopf bin. Das wichtigste ist, endlich zu verstehen, dass man auf nichts verzichtet, aber so viel Neues dazugewinnt, worauf man sich freuen kann.

All dies wäre ohne Therapie nicht so möglich gewesen und daher kann ich es nur empfehlen, denn es ist nie zu spät, klar zu sehen. Es lohnt sich!"

5.4 Erlebnisbericht Frau H.

Frau H. beschreibt ihre Entwicklung und die Lösung von Impulsivität und Kontrollzwang im Therapieverlauf.

„Warum habe ich Drogen genommen?

Stress, Druck, Kontrolle über andere Menschen, Misstrauen, Angst und Zwangsverhalten waren die Auslöser für den Cannabiskonsum.

Da ich ein verzogenes Einzelkind war, fing vieles schon in meiner Kindheit an und hat mich über die Jahre geprägt. Meine Eltern haben schon von klein auf viel Druck auf mich ausgeübt, sodass ich immer das Gefühl hatte, in allem die Beste sein zu müssen. Ich wollte diese nicht enttäuschen und so setzte ich mich selbst auch unter Druck. Doch all die Bemühungen schienen aussichtslos, da ihnen nichts gut genug war. Alles hätte ich noch besser machen können. Immer auf der Suche nach Anerkennung, versuchte ich es ihnen recht zu machen. Doch irgendwie bekam ich nie das Lob, welches ich mir gewünscht habe. Vergleiche mit anderen Kindern haben mich immer mehr runtergezogen, dass ich immer um ihre Aufmerksamkeit kämpfte.

Andererseits haben sie mir jeden materiellen Wunsch erfüllt. Ich habe immer alles bekommen und alle Probleme wurden für mich gelöst, sodass ich mich niemals richtig anstrengen musste. Für jedes Problem hatten sie eine Lösung auf Lager. Für mich wurde es zur Selbstverständlichkeit. Ich hatte kein Grund, mir Mühe zu geben. Habe nichts mehr zu schätzen gewusst. Wollte ich einen Roller, bekam ich diesen, fuhr ich ihn kaputt, wurde er sofort repariert. Wünschte ich mir ein Auto, war das auch sofort geschehen, fuhr ich es zu Schrott, bekam ich gleich das Nächste. Ich lernte nie, die Dinge zu schätzen, und dass es ohne Eltern nicht so schnell machbar wäre. So habe ich auch später immer nach dem einfachsten Weg gesucht, um Problemen aus dem Weg zu gehen. Ich konnte nie richtig selbstständig werden.

Meine Eltern waren streng und haben immer alles kontrolliert und auch keine Privatsphäre akzeptiert. Sie mischen sich heute noch in alles ein. Ich konnte nie alleine Entscheidungen treffen, ohne dass diese mitmischten. Sie gaben mir nie die Möglichkeit, etwas selbstständig zu erledigen. Immer wieder wurde ich an alles erinnert und anschließend kontrolliert. All diese Dinge haben mich früher immer gestört und haben oft zu Streit geführt. Alles, was ich gehasst habe, wurde jetzt ein Teil meiner Persönlichkeit. Alle negativen Eigenschaften meiner Eltern habe ich unbewusst übernommen. Das alles hatte die Jahre über so Einfluss auf mich genommen, dass ich mich genauso entwickelt habe, wie ich es nicht wollte. Ohne es zu wissen, verhielt ich mich genauso wie meine Eltern. Ich verhielt mich auch gegenüber meinen Freunden so, dass das Verhältnis oft angespannt war. Da ich immer mehr übertrieben habe, wandten sich oft Freunde von mir ab. Doch es war mir egal. Wer nicht so wollte wie ich, den brauchte ich nicht.

Aus mir wurde ebenfalls ein misstrauischer Kontrollfreak. Keiner konnte es mir recht machen und es war nichts gut genug für mich. Alles hätte ich am liebsten selbst gemacht, da ich immer davon ausging, dass andere es nicht fertig kriegen. Ich erinnerte und kontrollierte meine Mitmenschen und respektierte keine Grenzen. In alles habe ich mich eingemischt aus Angst, dass es nicht so läuft, wie ich es will.

Je älter ich wurde, umso mehr Stress und Druck kam dazu. Schule, Arbeit, Nebenjob, und alles wollte ich perfekt meistern. Zudem musste ich auch in meiner Freizeit herrschen. Es wurde einfach zu viel. Ich war überfordert. Ich setzte mich selbst so unter Druck, dass ich alles schaffen muss, sodass ich nicht mehr ruhig schlafen konnte. Mein Kopf konnte nicht mehr abschalten. Ich dachte über alles nach, auch Sachen, die mich nichts angehen. Ich machte die Nächte über nur noch Pläne, wie ich alles unter einen Hut bekomme. Es entstand nach und nach ein richtiges Zwangsverhalten, meine Pläne ideal auszuführen.

So wurde ich im Alltag immer impulsiver und aggressiver. Keiner durfte mich von meinen Plänen abhalten, da sonst innere Unzufriedenheit herrschte, die ebenfalls zu Schlaflosigkeit führte.

Allen wollte ich es recht machen und war so unter Hochspannung, dass ich in Stresssituationen Leute ohne Vorwarnung angegriffen habe. Sie konnten meistens nicht mal was dafür und verstanden das nicht. Ich hatte mich immer weniger unter Kontrolle und reagierte immer öfter so. Ich ließ mich leicht provozieren und steigerte mich immer mehr in Sachen hinein. Auch wenn man nichts mehr ändern konnte, hörte ich nicht auf.

Auch wenn ich Unrecht hatte, war ich zu stolz, um es zuzugeben. Ich hatte ein schlechtes Gewissen, wie ich mit den Menschen umging, und es lastete auf mir, doch ich habe nie was dagegen unternommen. Wenn mein Verhalten akzeptiert wurde, machte ich weiter, und wenn nicht, hatte ich mit den Leuten nichts mehr zu tun. Durch meine impulsiven Reaktionen habe ich es mir öfter schwerer gemacht, als es sein müsste. Handeln ohne zu denken wurde zum Problem und kam immer wieder vor. Diese Dinge brachten mich abends vor dem Schlafengehen zum Nachdenken und machten mich traurig.

Ich grenzte mich immer mehr von den Leuten ab, um Unannehmlichkeiten zu vermeiden.

Meine Beziehung hatte am meisten darunter gelitten. Mein Freund hat immer mehr von meinen Ausfälligkeiten abbekommen, bis auch er es nicht mehr ertragen konnte. Als die Partnerschaft zu Bruch ging, fühlte ich mich komplett verloren. Mir wurde klar, dass es so nicht weitergehen kann, und ich suchte einen Therapeuten auf. Da die Trennung sehr an mir nagte, beschloss ich mich zu ändern.

Ich suchte den einfachsten Weg, um zur Ruhe zu kommen und das alles für einen Moment zu vergessen. Den Kopf einfach mal frei zu haben. So kam ich zum Cannabiskonsum. Mein erster Versuch war mit 16 Jahren in einer Gruppe. Es kam später bis zu einmal pro Woche vor und steigerte sich. Wir trafen uns dann zwei- bis dreimal pro Woche, um gemeinsam eine Tüte zu rauchen. Irgendwann rauchte ich abends auch alleine und erreichte über die Jahre mein Konsum von einem Joint täglich.

Durch das Kiffen befand ich mich in meiner persönlichen Ruhephase. Es war für mich ein Moment, in dem ich über nichts nachdenken musste. Ich konnte endlich abschalten und entspannen. Mir waren Dinge, die mich sonst verrückt gemacht haben, einfach gleichgültig. So verkroch ich mich in dieser Welt und verdrängte meine Probleme.

Zwei Wochen nach der Drogenfahrt erfuhr ich, dass ich schwanger bin. Es war definitiv an der Zeit, was zu ändern und Verantwortung zu übernehmen. Ich meldete mich zum Drogenabstinenzprogramm an und ging alle zwei Wochen zum Verkehrspsychologen.

Was hat sich seitdem verändert?

In dem Jahr hatte ich viel Zeit, über diese Sachen nachzudenken, und im Rückblick war es das Beste, was mir passieren konnte. Ich habe eingesehen, dass ich einen Fehler gemacht habe, und war nicht mehr wütend auf den Polizisten, der mich angehalten hat. Ich habe die Zeit genutzt, um was zu ändern und was Positives daraus zu ziehen.

Ich habe den Kontakt zu alten Freunden mit schlechtem Umgang abgebrochen. Ich habe viel an mir selbst gearbeitet, um die Grundursachen des Cannabiskonsums zu beheben. Der erste Schritt war, (mir) selbst einzugestehen, dass ich ein Problem habe, und nicht die Schuld bei anderen zu suchen. Ich habe mich mit meinen Schwächen auseinandergesetzt und versucht, daran zu arbeiten. Ich habe gelernt, mich selber zu kontrollieren und nicht impulsiv ohne nachzudenken zu explodieren. Ich denke jetzt erst darüber nach, was ich antworte, um meine Mitmenschen nicht zu verletzen. Ich lasse Informationen erst auf mich wirken, bevor ich mir selbst wieder ein Bein stelle. Um unnötigen Streit zu vermeiden, rede ich im normalen Umgangston die Sachen direkt an, ohne die Leute anzugreifen. Ich lasse mich nicht mehr provozieren und steigere mich nicht in alles rein. Ich habe festgestellt, dass es auch für mich besser ist, (mich) nicht immer aufzuregen. Sachen, an den man nichts mehr ändern kann, einfach abzuschließen. Dass es nichts bringt, sich weiter aufzuregen, und dass es nicht nur den anderen die Laune verdirbt, sondern auch meine Nerven kaputt macht. Ich fresse nichts mehr in mich rein, sondern löse meine Probleme selbstständig.

Ich gebe den Leuten eine Chance, mein Vertrauen zu bekommen, und kontrolliere nicht alles. Ich gab mein Vertrauen und wurde positiv überrascht. Es klappt auch ohne mich, und wenn nicht, war es auch nicht so schlimm. Ich respektiere und akzeptiere nun die Entscheidungen anderer und greife nicht in ihre Angelegenheiten ein, obwohl meine Methode vielleicht besser wäre. Ich dränge ihnen nicht mehr meinen Willen auf. Ich kümmere mich mehr um mich selbst. Den Zwang, alles sofort zu erledigen, habe ich versucht zu überwinden und dadurch den Druck selbst von mir zu nehmen. Ich kann jetzt Aufgaben auf den nächsten Tag verschieben, ohne das Gefühl des Versagens zu haben.

Es war sehr schwer, diese Eigenschaften zu unterdrücken, und hat viel Geduld und Übung erfordert, um weiterzukommen. Doch ich habe meine Selbstbeherrschung wiederbekommen. Diese Selbstkontrolle brachte mich wieder in die Realität zurück. Ich bin jetzt ein ausgeglichener Mensch, der ruhig schlafen kann. Ich habe es nicht mehr nötig, Drogen zu nehmen, da ich meinen inneren Frieden auch anders gefunden habe.

Durch diese Wendung ist meine Beziehung besser geworden. Ich kann meinem Freund seinen Freiraum lassen, ohne ihm zu misstrauen und ihn ständig zu nerven. Wir können jetzt problemlos unser Kind zusammen großziehen.

Das Verhältnis zu meinen Eltern ist nun wieder gut und der Umgang mit Freunden ist einfacher geworden. Ich muss mich nicht mehr zurückziehen und kann auf Menschen zugehen. Es ist mir jetzt auch möglich, (mich) für etwas, was ich getan oder gesagt habe, zu entschuldigen, ohne das Gefühl der Schwäche zu haben. (...)"

5.5 Erlebnisbericht Herr I.

Herr I. gibt beispielhaft eine Vorstellung von der zielorientierten Therapiemotivation:

„Ich würde mich selber anlügen, wenn ich nichts ändern würde, wenn ich das nur durchziehen würde, dann würde ich nachher wieder anfangen. Dann wäre das für die Katz! Gerade diese Sitzungen wären schon längst mal nötig gewesen. Das hat mit Alkohol nichts zu tun, es geht eher um lockerer sehen, anders ans Leben herangehen. Sonst lüge ich mich selber an, sonst ist es rausgeworfenes Geld, das will ich für mich und nicht für die anderen. Ich will das Leben haben, das lebenswert ist. Ich will überhaupt nie mehr in die Scheißlage kommen. Ich wollte nicht, dass es so ausartet. Ich konnte es nicht ändern. Für den Führerschein wird man seine Veränderung nicht aufrechterhalten, sondern nur, weil ich das neue Leben für mich richtig, wertvoll und besser finde als vorher!"

5.6 Erlebnisbericht Herr K.

Herr K. zeigt den Zusammenhang zwischen seinem gestiegenen Selbstwertgefühl und der Fähigkeit zur Abstinenz:

„Ich will nichts mehr trinken, weil ich mich in meiner jetzigen Lage gut, selbstbewusster, natürlicher und kontrollierter fühle. Ich möchte mich nicht mehr in eine Schachtel zwängen, die mich in meiner Freiheit einschränkt. Ich möchte meiner Tochter und auch anderen Mitmenschen nüchtern gegenüberstehen, Fragen beantworten und Probleme lösen, ohne mir Rat zu holen, der keiner ist (vom Stammtisch). (Ich möchte heute) den Spaß genießen, den ich wegen eines Stammtischs verschoben habe (am Stammtisch zu sitzen war wichtiger, als mit meiner Tochter

zu spielen oder andere sinnvolle Sachen zu machen, was ich jetzt ganz anders mache). Ich liebe es, jetzt aufzutreten mit erhobenem Kopf und ausgestreckter Brust ohne Alkohol – weil ich ich *bin.“*

5.7 Erlebnisbericht Frau L.

Frau L. beschreibt ihren äußerst beeindruckenden Weg der Veränderung hin zu einem neuen, guten Leben:

> *„Nun ist es so weit. Mein Herz brennt und schreit, aber diesen Weg gehe ich jetzt für mich allein. Ich muss Abschied nehmen, damit ich endlich in mein ersehntes Leben gehen kann, denn dieses Mal, dieses Mal kann ich das Land ganz klar sehen und dieses Mal habe ich die Kraft und lasse alles hinter mir stehen, alles was mich immer wieder zurück gezogen hat. Und ich nehme Abschied. Ich verabschiede mich von der Schuld, ich trage keine Schuld in mir und die Schuld, die ich ablege, nimmt mein schlechtes Gewissen gleich mit. Ich brauche kein schlechtes Gewissen in mir zu tragen, auch wenn ich in allem, was ich tat, oft aus eigener Motivation übertrieben habe, weiß ich jetzt, dass ich dafür mich nicht für immer bestrafen kann, und auch wenn ich oft Fehler gemacht habe und nicht aus ihnen gelernt habe, weiß ich jetzt, dass dies mein Weg war, um Dinge, die passiert sind, zu verarbeiten. Dabei habe ich sie nie verarbeitet, sondern habe sie nur verdrängt, weggeschoben und zugeschüttet. Doch jetzt, ganz nüchtern betrachtet, spüre ich, dass ich die Angst kontrollieren kann und sie mich nicht überfällt und nicht so viel Macht hat, wie ich immer glaubte.*
>
> *Ich verabschiede mich von der Vorstellung, dass ich aufgrund der Trennung meiner Eltern, der Vergewaltigung, der vielen Drogen, des Todes meines Vaters, den von Gewalt geprägten Situationen in meinem Leben nicht ein Recht auf ein Leben habe, in welchem es mir gut geht (bzw. diese guten Gefühle durch Drogen und Alkohol herzustellen; Anm. d. Verf.). Ich kann genauso gut leben wie andere Menschen auch. Ich verabschiede mich somit auch von den Vorwürfen und Phantasien meiner Mutter gegenüber. Ich vergebe ihr ihre Unwissenheit über meine seelischen Zustände und ihre Oberflächlichkeit. Ich verabschiede mich von der Hilflosigkeit, welche mich immer wieder so klein macht und sich mit der Schuld und dem schlechten Gewissen die Hände reicht. Ich bin nicht mehr hilflos. Ich bin keinen Situationen mehr ausgesetzt, die ich nicht selber oder mithilfe anderer meistern kann. Ich verabschiede mich von meiner Kindheit und meiner Jugend und mache mir bewusst, dass ich jetzt erwachsen bin und selbstbestimmt leben kann und darf.*
>
> *Ich verabschiede mich von dem Schmerz und dem Hass, den ich fühlte, als mein Vater gestorben ist. Ich habe alles getan, was ich tun konnte und ich habe ihn über alles geliebt. Ich nehme Abschied von der Schuldzuweisung meiner Familie*

gegenüber, als mein Vater krank wurde und schließlich gestorben ist. Ich lasse dies hinter mir und trage ihn weiter in mir!

Ich verabschiede mich von dem Kreislauf aus Selbstzerstörung und Wiederaufbau. Ich verabschiede mich von dem Gefühl und den aufsteigenden Gedanken ‚jetzt ist es eh schon egal' oder ‚Scheiß drauf!'. Nein! Ich scheiße nicht mehr auf mich! Ich bin es mir wert, dass ich mich nicht aufgebe! Ich verabschiede mich von der Einsamkeit und der Sehnsucht, dass mich jemand sieht! Denn ich bin nicht einsam und habe Menschen um mich, die mich lieben und sehen, wer ich bin.

Ich verabschiede mich von der Trauer und der Wut und Dingen, die passiert sind. Die Dinge, die ich erlebt habe, waren nicht schön und vieles hätte ich mir sparen können. Trotzdem darf ich weitergehen und mein Leben leben.

Ich lasse alles los, denn ich bin jetzt groß und muss mich nicht mehr ergeben.

Ich verabschiede mich von dem plötzlich auftauchenden Gefühl, mich bewusst in Situationen z. B. durch Alkohol zu bringen, die ich später bereuen werde. Ich kann mich auch anders von anderen abgrenzen und brauche nicht das Wochenende dazu. Sondern werde jeden Tag so mein Leben gestalten, dass ich dazu stehen kann, und werde es auf meine Weise gestalten, dass ich mich wohlfühle, auch wenn es anderen nicht gefällt. Denn ich habe den Freiraum, die Unabhängigkeit, mein Leben zu gestalten, und kann mich dadurch auch abgrenzen und was Besonderes bleiben, aber ohne mich selbst zu verletzen. Ich verabschiede mich von der Vorstellung, dass Alkohol oder Drogen zu meinem lifestyle dazugehören. Denn in meinem lifestyle brauche ich keine Selbstzerstörung oder Abhängigkeiten und ich kann trotzdem die Musik von früher hören (welche Erinnerungen wachruft), ohne dass in mir das Gefühl auftaucht, ‚Das Leben und die anderen oder ich selbst bin/ sind schlecht und tragen Schuld an meiner Situation', und dass das Schicksal für mich entscheidet. Weil ich das alles hinter mir lasse und lange genug durchgezogen habe und es dabei mir nie langfristig gut ging, sondern ich immer wieder in Situationen kam, die mir nicht gut taten, durchbreche ich den Kreislauf! Denn ich will und darf mich gut fühlen und habe einen Anspruch und Recht darauf, dass es mir gut geht!

Dennoch ist Abschiednehmen immer traurig und in diesem Fall muss ich sehr mutig sein und mich trauen, mich zu lösen. Die Angst vor dem Hinfallen brauche ich nicht zu haben, die lasse ich auch zurück.

Ich nehme meine Leidenschaft und Lebensfreude, mein Prickeln im Bauch und meine Leichtigkeit mit. Ich nehme die Hoffnung, die Liebe und die Energie der Natur, der Luft, der Berge und des Sees mit. Ich nehme meine Freunde und meine Musik mit und habe damit einen großen Schutz als Sicherheit in meinem Gepäck.

Ach, ich habe noch was vergessen, den Neid und die Eifersucht auf das ‚scheinbar normale' Leben anderer lasse ich auch zurück und nehme Abschied. Ich brauche nicht neidisch und eifersüchtig zu sein auf andere. Weil mein Leben genauso gut ist. Außerdem möchte ich eh nicht sein wie die vielen anderen. Also bitte kein Neid.

Ich freue mich an meinem Leben, an mir und meinen Gedanken. Ich bin besonders und bin es wert, geachtet und geliebt zu werden. Von mir selbst auf jeden Fall. Ich sage nun nicht auf Wiedersehen, weil ich nicht auf ein Wiedersehen hoffe.

Ich verabschiede mich und lasse die Dinge, Gedanken, Gefühle, Erinnerungen in der Vergangenheit und lasse sie dort ruhen.

Ich bin gespannt auf mein Leben, ‚2. Teil'!"

6 Konklusion

„Mich interessiert vor allem die Zukunft, denn das ist die Zeit, in der ich leben werde", sagte Albert Einstein.

Die Zukunft – das ist auch die Zeit, in der der betroffene Verkehrssünder leben wird. Diese Zeit muss besser werden als die vergangene. Sie wird es, wenn er keine Verkehrsauffälligkeiten mehr begeht, und das wird dann mit der größtmöglichen Sicherheit der Fall sein, wenn deren Ursache beseitigt wurde. Verkehrstherapie folgt deshalb dieser Notwendigkeit: Die Ursache muss gefunden und beseitigt werden, genauso wie man Unkraut in seinem Garten nur wirklich beseitigen kann, wenn man auf die Knie geht, in die Erde greift, sich die Finger schmutzig macht und alle Wurzeln herausholt. Erst dann kann die ungeliebte Pflanze nicht von Neuem zu wachsen beginnen, weil es sie nicht mehr gibt. Wer nur eine Begutachtung bestehen will, der muss sich nicht unbedingt verändern. Wer aber dafür sorgen will, dass er sich nicht mehr so wie früher selbst schädigt durch sein Verhalten, der muss persönlich an sich arbeiten und sich persönlich entwickeln und verändern.

Nicht jeder, der den Führerschein verliert, ist psychisch krank oder gestört. Aber für sehr viele, die davon betroffen sind, ist Verkehrstherapie die beste Methode, sicherzustellen, dass das, was passiert ist, nicht wieder passieren wird. Verkehrstherapie führt dazu, dass Menschen an sich arbeiten, um sich zu verändern, was sie wahrscheinlich nicht getan hätten, wenn sie nicht im Straßenverkehr aufgefallen wären. Das Ziel ist, dass diese Menschen heil werden, damit sie die Probleme lösen, die schlussendlich dazu führten, dass sie sich selbstschädigend und damit auch im Straßenverkehr (meist sehr häufig) in einer Weise verhalten haben, die gefährlich oder potenziell gefährlich ist, und dass sie innerlich und in ihrem Verhalten gesunden.

Verkehrstherapie ist die Methode, die ihnen hilft, sich psychisch und im Verhalten auf einen neuen und gesunden Weg zu begeben – für sich selbst und daher auch im Straßenverkehr. Diese Gesundung ist der eigentliche Sinn von Verkehrstherapie – und möglicherweise auch der Sinn hinter der Auffälligkeit, die diese Menschen begangen haben: Vom Fluch zum Segen!

Literatur

Agren, T. (2012). Disruption of Reconsolidation Erases a Fear Memory Trace in the Human Amygdala. Science, Vol. 337, No. 6101. pp. 1550–1552.

Ahrens, A., Baum, H., Beckmann, K.J., Boltze, M., Eisenkoopf, A., Fricke, H., Göpfert, I., von Hirschhausen, C., Knieps, G., Knorr, A., Mitusch, K., Oeter, S., Radermacher, F.-J., Schindler, V., Siegmann, J., Schlag, B., Störzle, W. (2010). Sicherheit zuerst – Möglichkeiten der Erhöhung der Straßenverkehrssicherheit in Deutschland. Zeitschrift für Verkehrssicherheit 56. Nr. 4. S. 171 ff.

Alpers, G.W., Eisenbarth, H. (2008). PPI-R. Psychopathic Personality Inventory – Revised. Göttingen: Hogrefe.

Amelang, M., Bartussek, D. (1985). Differentielle Psychologie und Persönlichkeitsforschung. Stuttgart: Kohlhammer.

Angell, M. (2011). The Illusions of Psychiatry. http://www.nybooks.com/articles/archives/2011/jul/14/illusions-of-psychiatry/.

APA (2011). R 00 Alcohol Use Disorder. http://www.dsm5.org/ProposedRevision/Pages/proposedrevision.aspx?rid=452.

Asbridge, M., Hayden, J.A., Cartwright, J.L. (2012). Acute cannabis consumption and motor vehicle collision risk: systematic review of observational studies and meta-analysis. BMJ2012; 344:e536.

Ballantyne, P.F. (undatiert). Popularizing the New Psychology in the Americas: Form Scripture's Chain Reaction to the Polygraph, Biofeedback, and Computer Imaging Technologies. http://www.igs.net/~pballan/MAJOR.htm.

Banse, R. (2012). Aggressivität, Straftaten und Fahreignung: Empirische Zusammenhänge und Implikationen für die Fahreignungsbegutachtung. In: Müller, K., Dittmann, V., Schubert, W., Mattern, R. (2012). Fehlverhalten als Unfallfaktor – Kriterien und Methoden der Risikobeurteilung. Tagungsband 7. Gemeinsames Symposium der DGVP und DGVM am 9. und 10. September 2011 in Potsdam. Bonn: Kirschbaum Verlag. S. 23–27.

Bartl, G. (2012). Risikoreduktion durch Alkoholkampagne und Strafverschärfung? In: Müller, K., Dittmann, V., Schubert, W., Mattern, R. (2012). Fehlverhalten als Unfallfaktor – Kriterien und Methoden der Risikobeurteilung. Tagungsband 7. Gemeinsames Symposium der DGVP und DGVM am 9. und 10. September 2011 in Potsdam. Bonn: Kirschbaum Verlag. S. 85–90.

Baum, H., Kranz, T., Westerkamp, U. (2010). Ermittlung der volkswirtschaftlichen Kosten durch Straßenverkehrsunfälle in Deutschland, Ausführungen zum Berechnungsmodell. Berichte der Bundesanstalt für Straßenwesen, Heft M 208. Bremerhaven: Wirtschaftsverlag NW.

BDP-Sektion Verkehrspsychologie (1998). Selbstverständniserklärung. Berufspolitische und berufsethische Grundsätze der Klinischen Verkehrspsychologie. http://www.bdp-verkehr.de/verband/ak/selbstverständnis.html.

BDP-Sektion Verkehrspsychologie (2002). Fortbildungscurriculum. http://www.bdp-verkehr.de/Psychologie/Curriculum.html.

Beck, A.T. (1976). Cognitive therapy and the emotional disorders. New York: International University Press.

Beck-Texte (2011). Straßenverkehrsrecht. StVG, StVO, StVZO, Fahrzeug-ZulassungsVO, Fahrerlaubnis-VO, Verkehrszeichen, Bußgeldkatalog, 50. Auflage. München: dtv.

Berghaus, G., Brenner-Hartmann, J. (2008). „Fahrsicherheit" und „Fahreignung" – Determinanten der Verkehrssicherheit. In: Madea, B., Musshoff, F., Berghaus, G. (Hrsg.). Verkehrsmedizin: Fahreignung, Fahrsicherheit, Unfallrekonstruktion. Köln: Deutscher Ärzte Verlag.

Berke, S. (1999). Wenn Alkohol zur Sucht wird. Zürich: Kreuz Verlag.

Bierhoff, H.W. (2006). Sozialpsychologie. Ein Lehrbuch. Stuttgart: Kohlhammer.

Blutalkohol (2012). Straßenverkehrsunfälle im Jahr 2011 – Deutschland, Österreich, Schweiz. Blutalkohol, Vol. 49 No. 5. S. 247–249.

Born, R., Hellwig, H.-J., Müller, A., Rothenberger, B., Reschke, K., Schlottke, P.F., Seidl, J., Sohn, J.-M., Voss, K.-F. (2009). Leitsätze Verkehrspsychologischer Therapie. http://www.verkehrstherapie.de.

Bottaccioli, F. (2011). La scienza dello stress e la scienza della salute. Vortrag, gehalten anlässlich des „Congresso Internazionale SIPNEI" – „Stress and Life". Orvieto, 27.–30.10.2011. (unveröffentlicht).

Brenner-Hartmann, J, Wagner, T., Mußhoff, F., Hoffmann-Born, H., Löhr-Schwab, S., Müller, A. (2011). Grundriss Fahreignungsbegutachtung. Einführung in die Beurteilungskriterien der medizinisch-psychologischen und ärztlichen Begutachtung. Bonn: Kirschbaum Verlag.

Bringmann, W.G., & Tweney, R.D. (Hrsg.) (1980). Wundt studies: A centennial collection. Toronto: Hogrefe.

Brunstein, J.C. (1993). Erlernte Hilflosigkeit. In: Schorr, A. (Hrsg.). Handwörterbuch der Angewandten Psychologie: Die Angewandte Psychologie in Schlüsselbegriffen. Bonn: Deutscher Psychologen Verlag.

Buikuisen, W., van Weringh, J. (1968). Voorspellen van Recidivisme. Nederlands Tijdschrift voor criminologie, 5, p. 223–240.

Bundesanstalt für Straßenwesen (Hrsg.) (2000). Begutachtungsleitlinien zur Kraftfahrereignung. Bremerhaven: Wirtschaftsverlag NW.

Bundesärztekammer (2011). Alkohol. http://www.bundesaerztekammer.de/page.asp?his=1.9147.9153.

Caspar, F.M., Grawe, K. (1982). Vertikale Verhaltensanalyse (VVA). Analyse des Interaktionsverhaltens als Grundlage der Problemanalyse und Therapieplanung. Bern, Universität, Psychologisches Institut.

Chaloupka-Risser, C., Risser, R., Zuzan, W.-D. (2011). Verkehrspsychologie. Grundlagen und Anwendungen. Wien: Facultas.

Chaloupka-Risser, C., Zuzan, W.-D. Beratende und therapeutische Interventionen. In: Chaloupka-Risser, C., Risser, R., Zuzan, W.-D. (2011). Verkehrspsychologie. Grundlagen und Anwendungen. Wien: Facultas. S. 201–216.

CIP-Akademie (2012). Überlebensregeln. http://cip-medien.com/pages/cip-akademie/informatives/online-lexikon-der-psyche/u/ueberlebensregeln.php.

Dewey, J. (1896). The reflex arc concept in psychology. Psychological Review. Vol. 3, pp. 357–370.

Dilling, H., Mombour, W., Schmidt, M.H., Schulte-Markwort, E. (2005). Internationale Klassifikation psychischer Störungen. ICD-10 Kapitel V (F). Klinisch-diagnostische Leitlinien. Göttingen: Huber.

Dorfer, M. (2004). L'efficacia dei programmi terapeutico-riabilitativi e pedagogici (corsi di driver improvement). In Dorfer, M. (2004). Psicologia del traffico. Analisi e trattamento del comportamento alla guida. Milano: McGraw-Hill. p. 279–287.

Dorfer, M. (2004). Psicologia del traffico. Analisi e trattamento del comportamento alla guida. Milano: McGraw-Hill.

Dubuc, B. (2002). The brain from top to bottom – the pleasure centres affected by drugs. http://thebrain.mcgill.ca/flash/d/d_03/d_03_cr/ d_03_cr_que/d_03_cr_que.html.

Ehlers, A. (1999). Posttraumatische Belastungsstörung. Göttingen: Hogrefe.

EURAC (2010). Auszüge aus dem Protokoll zur Gründungsversammlung von EURAC. http://www.eurac.lu/?page_id=21.

EURAC (2010). Präambel. http://www.eurac.lu/?page_id=160.

Europäisches Parlament und Rat (2006). Richtlinie 2006/126/EG des Europäischen Parlamentes und des Rates vom 20. Dezember 2006 über den Führerschein (Neufassung). http://eur-lex.europa.eu/LexUriServ/LexUriServ.do?uri=CELEX: 32006L0126:DE:HTML.

European commission – Road safety (2010). CARE. http://ec.europa.eu/transport/ road_safety/specialist/statistics/trends/index_en.htm.

European commission – Road safety (2012). Crashes and Injuries. http:// ec.europa.eu/transport/road_safety/specialist/knowledge/alcohol/prevalence_amp_rate_of_alcohol_consumption/crashes_and_injuries.htm.

Estes, W.K. (1944). An experimental study of punishment. Psychological Monographs, 57 (3, Whole No. 263).

Fahrenberg, J., Hampel, R., Selg, H. (2001). FPI-R. Das Freiburger Persönlichkeitsinventar. Göttingen: Hogrefe.

Fahrerlaubnis-Verordnung (2011). In: StVR Straßenverkehrsrecht. 50. Auflage. München: Beck.

Farrelly, F. (2005). Die Provokative Therapie. ChangeWorks GmbH & Co KG und Deutsches Institut für Provokative Therapie (D.I.P.).

Fliegel, S., Groeger, W., Künzel, R., Schulte, D., Sorgatz, H. (1994). Verhaltenstherapeutische Standardmethoden. Weinheim: Psychologie Verlags Union.

Franke, G.H. (2002). SCL-90-R. Symptom-Checkliste von L.R. Derogatis – Deutsche Version. Göttingen: Beltz.

Gmerek, S. (2009). Achtsamkeitsbasierte Ansätze in der Psychotherapie von Abhängigkeitserkrankungen. Hochschule Magdeburg-Stendal: Bachelorarbeit.

Grawe, K., Donati, R., Bernauer, F. (1994). Psychotherapie im Wandel. Von der Konfession zur Profession. Göttingen: Hogrefe.

Grencavage, L.M., Norcross, J.C. (1990). Where Are the Commonalities Among the Therapeutic Common Factors? In: Professional Psychology: Research and Practice, Vol. 21, No. 5, p. 372–378.

Günther, V. (2006). Richtlinien zur Falldokumentation. Innsbruck und Brixen: Human Research Institute. (unveröffentlicht).

Häcker, H., Echterhoff, W. (1993). Verkehrspsychologie. In: Schorr, A. (Hrsg.). Handwörterbuch der Angewandten Psychologie: Die Angewandte Psychologie in Schlüsselbegriffen. Bonn: Deutscher Psychologen Verlag.

Hagmeister, C., Enderlein, C. (2008). Fahrverhalten, Ärger und Unfälle bei Kraftfahrern. Zeitschrift für Verkehrssicherheit, 1, S. 20–25.

Hauke, G. (2006). Das Potenzial der Dritten Welle der Verhaltenstherapie: Mit Achtsamkeit und Akzeptanz auf dem Weg zu Wertorientierter Identität. Psychotherapie, Bd. 11, Heft 2, S. 203–230.

Hautzinger, M. (2000). Depression. In: Margraf, J. (Hrsg.). Lehrbuch der Verhaltenstherapie. Band 2. Heidelberg: Springer.

Hautzinger, M. (2005). Depression. In: Linden, M., Hautzinger, M. (Hrsg.). Verhaltenstherapiemanual. Heidelberg: Springer.

Hautzinger, M. (2005). Löschung. In: Linden, M., Hautzinger, M. (Hrsg.). Verhaltenstherapiemanual. Heidelberg: Springer.

Hautzinger, M. (2005). Verhaltensverträge. In: Linden, M., Hautzinger, M. (Hrsg.). Verhaltenstherapiemanual. Heidelberg: Springer.

Hautzinger, M., Kühner, C., Keller, F. (2006). BDI-II. Beck-Depressions-Inventar. Manual + Fragebogen. Pearson Assessment & Information GmbH.

Heidenreich, T., Michalak, J. (2006). Achtsamkeit und Akzeptanz in der Psychotherapie. Ein Handbuch. Tübingen: DGVT-Verlag.

Heidenreich, T., Schneider, R., Michalak, J. (2006). Achtsamkeit und Akzeptanz bei Suchterkrankungen. In: Heidenreich, T., Michalak, J. (2006). Achtsamkeit und Akzeptanz in der Psychotherapie. Ein Handbuch. Tübingen: DGVT-Verlag, S. 535–565.

Hein, J. (2010). „Jeder Spießer nimmt Drogen." In: Focus. Nr 46/10. Focus Magazin Verlag: München.

Hennighausen, R., Mattern, R. (2009). Verkehrsmedizin. Neueste Erkenntnisse im gesamten Spektrum. Tagungsband. 35. Kongress der Deutschen Gesellschaft für Verkehrsmedizin e.V. (DGVM) vom 12.–14. März 2009 in Goslar. Bonn: Kirschbaum Verlag.

Hermans, H.J.M. (1976). Value areas and their development: Theory and method of self-confrontation. Amsterdam: Swets & Zeitlinger B.V.

Hiller, W; Zaudig, M.; Mombour, W. (1997). Internationale Diagnosen Checkliste für DSM-IV und IDC-10 – IDCL. Bern: Huber.

Himmelreich, A. (1998). Verkehrs-Therapie – kurz oder lang?. In: Himmelreich, K. Jahrbuch Verkehrsrecht 1998. Düsseldorf: Werner-Verlag. S. 175–217.

Himmelreich, K. (1998). Jahrbuch Verkehrsrecht 1998. Düsseldorf: Werner-Verlag.

Hinsch, R., Pfingsten U. (1998). Gruppentraining sozialer Kompetenzen (GSK). Weinheim: Psychologie Verlags Union.

Höcher, G. (1994). Alkoholneurotiker am Steuer. Luxemburg: IP-FORUM, Sonderheft 1994.

Hoffmann, N. (2005). Psychotherapie, Verhaltenstherapie und Therapietechniken. In: Linden, M., Hautzinger, M. (Hrsg.). Verhaltenstherapiemanual. Heidelberg: Springer. p. 3–6.

Hysek, C.M., Domes, G., Liechti, M.E. (2012). MDMA enhances „mind reading" of positive emotions and impairs „mind reading of negative emotions". Psychopharmacology, 222 (2), p. 293–302.

Jacobshagen, W. (1997). Medical-Psychological Assessment in Germany: System, Classification Results, Recidivism Rates and Validity of Predictors. In: Risser, R. (Ed.). Assessing the Driver. Braunschweig: Rot-Gelb-Grün. p. 73–88.

Jacobshagen, W., Jansen, J. (2009). Evaluationsansätze zum komplexen medizinisch-psychologischen Begutachtungssystem „Beurteilungskriterien". In: Miltner, E., Mattern, R., Schubert, W. (2009). Unbestimmte Begriffe in der Begutachtung von Fahrtüchtigkeit und Fahreignung. 4. Gemeinsames Symposium am 24. und 25. Oktober 2008 in Neu-Ulm. Deutsche Gesellschaft für Verkehrsmedizin e. V. (DGVM) und Deutsche Gesellschaft für Verkehrspsychologie e. V. (DGVP). Bonn: Kirschbaum Verlag.

Jäncke, L. (2012). Impulskontrolle beim Autofahren aus der Sicht der Neuropsychologie. In: Müller, K, Dittmann, V., Schubert, W., Mattern, R. (2012). Fehlverhalten als Unfallfaktor – Kriterien und Methoden der Risikobeurteilung. Tagungsband 7. Gemeinsames Symposium der DGVP und DGVM am 9. und 10. September 2011 in Potsdam. Bonn: Kirschbaum Verlag, S. 28–33.

Jensen, S. (2012). Kognitive Verhaltenstherapie in der Verkehrspsychologischen Therapie. Vortrag am 23.3.2012 auf dem 4. BNV-Kongress.

Jones, R. K., Lacey, J. H., Berning, A., Fell, J. C. (1997). An Assessment of Sanctions for DWI Offenders. In: Mercier-Guyon (Ed.) (1997). Proceedings of 14th International Conference on Alcohol, Drugs and Traffic Safety, CERMT, Annecy/France, S. 63–72.

de Jong-Meyer, R. (2000). Kognitive Verfahren nach Beck und Ellis. In: Margraf, J. (Hrsg.). Lehrbuch der Verhaltenstherapie. Band 1. Heidelberg: Springer.

Kaiser, A., Hahlweg, K. (2000). Kommunikations- und Problemlösetraining. In: Margraf, J. (Hrsg.). Lehrbuch der Verhaltenstherapie. Band 1. Heidelberg: Springer.

Kalwitzki, K.-P., Höcher, G., Kollbach, B., Schroerschwarz, S., Stengl-Hermann, D., Veltgens, U., Brieler, P. (2011). Der Beitrag der Kurse nach § 70 FeV zur Verkehrssicherheit. Zeitschrift für Verkehrssicherheit 57. Nr. 3. S. 142–148.

Kanfer, F. H., Reinecker, H., Schmelzer, D. (2006). Selbstmanagement-Therapie. Ein Lehrbuch für die klinische Praxis. Heidelberg: Springer.

Klahre, A. S. (2013). Tendenz zum Pathologisieren: Das neue DSM-5 ist da. http://www.medscape medizin.de/artikel/4901084

Klebelsberg, D. (1982). Verkehrspsychologie. Berlin, Heidelberg, New York: Springer.

Kraftfahrt-Bundesamt (2012a). Fahrerlaubnisbestand im Zentralen Fahrerlaubnisregister. http://www.KBA.de/cln_033/nn_125266/DE/Statistik/Kraftfahrer/Fahrerlaubnisse.

Kraftfahrt-Bundesamt (2012b). Fahrerlaubnisse (FE). Flensburg: Kraftfahrt-Bundesamt.

Kranich, U., Kulka, K., Reschke, K. (2008). Verkehrspsychologie im automobilen Straßenverkehr. Hamburg: Dr. Kovač.

Krüger, H.-P. (Hrsg.). Anwendungsfelder der Verkehrspsychologie – Verkehrspsychologie Bd. 2. In: Enzyklopädie der Psychologie, Serie IV. Göttingen, Bern, Toronto, Seattle: Hogrefe.

Koch, D.-L. (2012). Aktionsprogramm für Straßenverkehrssicherheit der EU 2010–2020. In: Müller, K., Dittmann, V., Schubert, W., Mattern, R. (2012). Fehlverhalten als Unfallfaktor – Kriterien und Methoden der Risikobeurteilung. Tagungsband 7. Gemeinsames Symposium der DGVP und DGVM am 9. und 10. September 2011 in Potsdam. Bonn: Kirschbaum Verlag. S. 13–15.

Kuhl, J., Kazén, M. (2009). Persönlichkeits-Stil- und Störungs-Inventar. Göttingen: Hogrefe.

Kunkel, E. (1985). Angaben zum Trinkverhalten, soziales Trinken und Blutalkoholkonzentration. Blutalkohol, 22. S. 341–356.

Langbein, K., Martin, H.-P., Weiss, H. (2010). Bittere Pillen. Köln: Kiepenheuer & Witsch.

Lazzari, D. (2011). La bilancia dello stress. Vortrag, gehalten anlässlich des „Congresso Internazionale SIPNEI“ – „Stress and Life“. Orvieto, 27.–30.10.2011. (unveröffentlicht).

Linden, M., Hautzinger, M. (2005). Verhaltenstherapiemanual. Heidelberg: Springer.

Lindenmeyer, J. (2001). Lieber schlau als blau. Weinheim: PVU-Beltz.

Linehan, M. (2007). Dialektisch-Behaviorale Therapie der Borderline-Persönlichkeitsstörung. München: CIP-Medien.

Ludwig, M. (2000). Geschlechterunterschiede beim Rückschaufehler. Hamburg: Dr. Kovač.

Ludwig, M. (2013). Traffic therapy – A new treatment for old wounds. Blutalkohol, Vol 50, Sup I – 70-71.

Ludwig, M. (2014). Traffic therapy – A new treatment for old wounds. In: Brieler, P., Püschel, K. (Eds.) (2014). Safe mobility on land, sea and in the air. 23rd World Congress International Traffic Medicine Association. May 19th–May 22nd 2013, Hamburg/Germany. P. 117–123. Hamburg: Dr. Kovač.

Madea, B., Musshoff, F., Berghaus, G. (Hrsg.) (2008). Verkehrsmedizin: Fahreignung, Fahrsicherheit, Unfallrekonstruktion. Köln: Deutscher Ärzte Verlag.

Margraf, J. (Hrsg.). (2000). Lehrbuch der Verhaltenstherapie. Band 1. Heidelberg: Springer.

Margraf, J. (Hrsg.). (2000). Lehrbuch der Verhaltenstherapie. Band 2. Heidelberg: Springer.

Meier, M., Caspi, A., Ambler, A., Harrington, H., Houts, R., Keefe, R., McDonald, K., Ward, A., Poulton, R., Moffitt, T. (2012). Persistent cannabis users show neuropsychological decline from childhood to midlife. PNAS (Proceedigs of the National Academy of Science). (2012): 1206820109v1-201206820. http://www.pnas.org.

Merkle, R. (2006). Ich höre auf, ehrlich! Ein praktischer Ratgeber für Betroffene und Angehörige. Mannheim: Pal.

Meyer, H. (2011). Erfolgsbilanz. PRO-NON Qualitätsmanagement: Wie uns unsere Klienten beurteilen. http://www.pro-non.de/erfolgsbilanz.

Miller, W. R., Rollnick, S. (2009). Motivierende Gesprächsführung, 3. Auflage. Freiburg im Breisgau: Lambertus.

Miltner, E., Mattern, R., Schubert, W. (2009). Unbestimmte Begriffe in der Begutachtung von Fahrtüchtigkeit und Fahreignung. 4. Gemeinsames Symposium am 24. und 25. Oktober 2008 in Neu-Ulm. Deutsche Gesellschaft für Verkehrsmedizin e. V. (DGVM) und Deutsche Gesellschaft für Verkehrspsychologie e. V. (DGVP). Bonn: Kirschbaum Verlag.

Montada, L. (1987). Die geistige Entwicklung aus der Sicht Jean Piagets. In: Oerter, R., Montada, L. Entwicklungspsychologie. München-Weinheim: Psychologie Verlags Union.

Müller, K., Dittmann, V., Schubert, W., Mattern, R. (2012). Fehlverhalten als Unfallfaktor – Kriterien und Methoden der Risikobeurteilung. Tagungsband 7. Gemeinsames Symposium der DGVP und DGVM am 9. und 10. September 2011 in Potsdam. Bonn: Kirschbaum Verlag.

Mußhoff, F. (2012). Toxikologische Aspekte bei der Fahreignungsdiagnostik 3.0 – Was ist zu beachten? In: Müller, K., Dittmann, V., Schubert, W., Mattern, R. (2012). Fehlverhalten als Unfallfaktor – Kriterien und Methoden der Risikobeurteilung. Tagungsband. 7. Gemeinsames Symposium der DGVP und DGVM am 9. und 10. September 2011 in Potsdam. S. 82–84. Bonn: Kirschbaum Verlag.

Nickel, W. R. (2006). Präsenz deutscher verkehrspsychologischer Organisationen auf europäischer Ebene. Zeitschrift für Verkehrssicherheit, 3, S. 118–120.

Nicolay, L. (2000). Indikationsstellung und effiziente Therapie bei verkehrsdelinquenten und persönlichkeitsgestörten Kraftfahrern. http:// www.eurac.lu/?page_id=135.

Nicolay, L. (2010). Grundlagen einer differenziellen und kausalen resp. Psychodynamisch-behavioralen Verkehrspsychotherapie. http://www.eurac.lu/? page_id=78.

Oerter, R., Montada, L. (1987). Entwicklungspsychologie. München-Weinheim: Psychologie Verlags Union.

Parfy, E. (2005). YSQ-S3. (unveröffentlicht).

Perry, M. (2005). Modelldarbietung. In: Linden, M., Hautzinger, M. (Hrsg.). Verhaltenstherapiemanual. Heidelberg: Springer.

Pfingsten, U., Hinsch, R., Bauer, M., Weigelt, M. (1998). Gruppentraining sozialer Kompetenz (GSK). 3. überarbeitete Auflage. Göttingen: Beltz.

Pieper, H.-J. (1991). Schifferpatent für den Bodensee. Druck- und Verlagshaus Hermann Daniel.

Plaum, E. (1992). Psychologische Einzelfallarbeit. Stuttgart: Enke.

Pluspunkt. (2006). Alkohol – alles schon bekannt? Wissenschaftliche Fakten und praktische Erfahrungen. Vortrag, gehalten im Rahmen des TÜV-SÜD Forum Fahreignung, Augsburg. (unveröffentlicht).

Pund, B., Joneleit, H. (2001). Kurs für alkoholauffällige Kraftfahrer. Modell LEER. Handbuch für Kursleiter. Hannover: Verlag TÜV.

Qirjako, E. (2007). Traumatisierte Kinder und Jugendliche. Einfluss Posttraumatischer Belastungsstörung auf psychische Auffälligkeiten bei Kindern und Jugendlichen. München: Inaugural-Dissertation der Ludwig-Maximilian-Universität.

Raithel, J. (2010). Ein kognitiv-verhaltenstheoretisches Modell devianten Verkehrsverhaltens. Zeitschrift für Verkehrssicherheit, 4, S. 204–205.

Raithel, J. (2012). Fachpsychologische Therapie und Beratung. http://www.vtjr.info.

Reinecker, H. (2005). Bestrafung. In: Linden, M., Hautzinger, M. (Hrsg.). Verhaltenstherapiemanual. Heidelberg: Springer.

Reinecker, H. (2005). Selbstkontrolle. In: Linden, M., Hautzinger, M. (Hrsg.). Verhaltenstherapiemanual. Heidelberg: Springer.

Reinecker, H. (2005). Selbstverstärkung. In: Linden, M., Hautzinger, M. (Hrsg.). Verhaltenstherapiemanual. Heidelberg: Springer.

Rheinische Friedrich-Wilhelms-Universität Bonn (2014). Master of Science Verkehrspsychologie. http://www.master-verkehrspsychologie.de

Rieder, R., Bepperling, S.-L. (2011). Heinrich Triangle for Ground Operation. Journal of System Safety, September-October, p. 23-28.

Rieh, T., Wagenpfeil, T. (2003). Der Testknacker bei Führerscheinverlust. München: Goldmann.

Rost, J. (1996). Lehrbuch Testtheorie, Testkonstruktion. Bern: Verlag Hans Huber.

Roth, W.L. (2005). Verdeckte Konditionierung. In: Linden, M., Hautzinger, M. (Hrsg.). Verhaltenstherapiemanual. Heidelberg: Springer.

Schade, F.-D. (2005). Lebt gefährlich, wer im Verkehrszentralregister steht? Das Verkehrszentralregister als Prädiktor des habituellen Verkehrsrisikos. Zeitschrift für Verkehrssicherheit, 1, S. 7–13.

Scherbaum, N. (2017). Das Drogentauschbuch. 5., vollständig überarbeitete und erweiterte Auflage. Stuttgart und New York: Thieme.

Scheucher, B., Eggerdinger, C., Aschersleben, G. (2003). Individuelle Kurzzeit-Verkehrstherapie für alkoholauffällige Kraftfahrer: Eine dauerhafte Wiederherstellung der Fahreignung? DAR, 1, p. 19–24.

Schlag, B, Richter, S. (2008). Verkehrspsychologische Lehre und Forschung – ein Überblick. Verkehrszeichen 2008, 4, S. 29–33.

Schlottke, P. (2011). Workshop 1: „Beurteilungskriterien – Kriterien für die Begutachtung von Punktetätern (Verkehr/Strafe/Aggressionspotenzial)“. (unveröffentlicht).

Schmidt, A. F. (2012). Therapeutische Interventionen bei dissozialem und aggressivem Verhalten. Zeitschrift für Verkehrssicherheit, 3, S. 124–128.

Schorr, A. (1984). Die Verhaltenstherapie. Ihre Geschichte von den Anfängen bis zur Gegenwart. Weinheim: Beltz.

Schorr, A. (1993). Handwörterbuch der Angewandten Psychologie: Die Angewandte Psychologie in Schlüsselbegriffen. Bonn: Deutscher Psychologen Verlag.

Schubert, W., Mattern, R. (2009). Beurteilungskriterien. – Erweiterte und überarbeitete 2. Auflage. Bonn: Kirschbaum Verlag.

Schubert, W., Dittmann, V., Brenner-Hartmann, J. (2013). Beurteilungskriterien. – 3. Auflage. Bonn: Kirschbaum Verlag.

Schubert, W., Schneider, W., Eisenmenger, W., Stephan, E. (Hrsg.). (2002). Begutachtungsleitlinien zur Kraftfahrereignung. Kommentar. Bonn: Kirschbaum Verlag.

Schülken, T., Leisch, M., Sachse, R., Veltgens, U. (2006). Zur Wirksamkeit der verkehrspsychologischen Rehabilitationsprogramme CONTROL und REAL für alkoholauffällige Fahrer. Zeitschrift für Verkehrssicherheit 52. Nr. 4. S. 194–201.

Schwäbische Zeitung (Edit). (2010). Suchtkrankheiten kosten Steuerzahler mehr als 60 Milliarden. Verlag Schwäbische Zeitung.

Schwarzer, R., Schulz, U. (2001). The Role of Stressful Life Events. http://userpage.fu-berlin.de/~health/materials/lifeevents.pdf.

Seligman, M. E. P. (1979). Erlernte Hilflosigkeit. München, Wien, Baltimore: Urban und Schwarzenberg.

Smiley, A., Brookhuis, K. A. (1987). Alcohol, drugs and traffic safety. In: Rothengatter, J. A., de Bruns, R. A. (Eds.) Road users and traffic safety. Assen: Van Gorcum. S. 83–105.

Sohn, J. M. (2009). Verkehrspsychologische Praxis Hamburg. http://www.vpp.de.

Sommer, M., Adendasy, M., Schuhfried, G., Litzenberger, M. (2005). Diagnostische Unterscheidbarkeit unfallfreier und mehrfach unfallbelasteter Kraftfahrer mithilfe nicht-linearer Auswertemethoden. Zeitschrift für Verkehrssicherheit, 2, S. 82–86.

Stephan, E. (2010). „Wir sind kein Volk von Rasern“. Frankfurter Rundschau. http://www.fr-online.de/politik/verkehrspsychologe-stephan--wir-sind-kein-Volk-von-rasern-.1472596.4829896.html.

Stephan, E., Bedacht, M., Haffner, H.-T., Brenner-Hartmann, J., Eisenmenger, W., Schubert, W. (2009). Kapitel 3, 3.11 Alkohol, 3.11.1 Missbrauch. In: Schubert, W., Schneider, W., Eisenmenger, W., Stephan, E. (Hrsg.). (2002). Begutachtungsleitlinien zur Kraftfahrereignung. Kommentar. Bonn: Kirschbaum Verlag.

Stephan, E., Brenner-Hartmann, J., Bartl, G. (2009). Verkehrspsychologische Nachschulung und Verkehrspsychologische Therapie. In: Krüger, H.-P. (Hrsg.). Anwendungsfelder der Verkehrspsychologie – Verkehrspsychologie Bd. 2. In: Enzyklopädie der Psychologie, Serie IV. Göttingen, Bern, Toronto, Seattle: Hogrefe.

Stiglmayr, C. (2008). Dialektisch-behaviorale Therapie der Borderline-Störung nach Marsha M. Linehan. Bad Aussee: Vortrag und Workshop, gehalten anlässlich des ÖGVT-Kongresses 2008. (unveröffentlicht).

StVR, Straßenverkehrsrecht, 48. Auflage. (2008). München: Beck.

Sulz, S., Heiss, D., Linke, S., Nützel, A., Hebing, M., Hauke, G. (2011). Schemaanalyse und Funktionsanalyse in der Verhaltensdiagnostik: Eine empirische Studie zu Überlebensregel und Reaktionskette zum Symptom. Psychotherapie, Band 16. Heft 1. S. 143–157.

Täschner, K.-L. (2001). Harte Drogen – Weiche Drogen? Stuttgart: Trias.

Tausch, R., Tausch, A.-M. (1990). Gesprächspsychotherapie. Hilfreiche Gruppen- und Einzelgespräche in Psychotherapie und alltäglichem Leben. Göttingen: Hogrefe.

Tausch, R. (1992). Vergeben – ein bedeutsamer seelischer Vorgang. Logotherapie & Existenzanalyse, 1, S. 61–92.

Technische Universität Braunschweig. (2014). Lehre Ingenieur- und Verkehrspsychologie. https://www.tu-braunschweig.de/psychologie/abt/ingenieur/lehre

Temming, A., Reschke, K, Kranich, U. (2009). Die Verkehrspsychologie an der Universität Leipzig. Hamburg: Dr. Kovač.

Tölle, R. (1994). Psychiatrie. 10. Auflage. Berlin, Heidelberg: Springer.

Tönnes, S.W., Kauert G.F. (2009). Fahrtüchtigkeit und Fahreignung nach Khat-Konsum. In: Hennighausen, R., Mattern, R. (2009). Verkehrsmedizin. Neueste Erkenntnisse im gesamten Spektrum. Tagungsband. 35. Kongress der Deutschen Gesellschaft für Verkehrsmedizin e.V. (DGVM) vom 12.–14. März 2009 in Goslar. S. 59–62. Bonn: Kirschbaum Verlag.

TÜV Medizinisch-Psychologisches Institut GmbH Unternehmensgruppe TÜV Süddeutschland. (undatiert). „Zahlen und Fakten" – Eine Dokumentation der Medizinisch-Psychologischen Institute des TÜV. TÜV.

Tversky, A., Kahneman, D. (1974). Judgment under uncertainty: Heuristics and Biases. Science, 185, pp. 1124–1131.

Universität des Saarlandes. (2014). Verkehrspsychologie (umfassend). http://www.zpid.de/redact/category.php?cat=46

Verband Psychologischer Psychotherapeuten (VPP) (2011). Psychotherapie hilft nachweislich. In: Report Psychologie, 10/2011. S. 426.

Vogel, H., Merod, R., Stark, A., Strauß, E.H., Zilly, G. (Hrsg.). (1994). Verhaltenstherapeutische Fallberichte. Tübingen: DGVT-Verlag.

Weiner, B. (1988). Motivationspsychologie. München, Weinheim: Psychologie Verlags Union.

Weischedel, W. (1993). Die philosophische Hintertreppe. München: dtv.

Widmer, A. (2012). Verkehrspsychologe Widmer: „Raser ist nur in der Schweiz ein Begriff". http://www.aargauerzeitung.ch/solothurn/olten/verkehrspsychologe-widmer-raser-ist-nur-in-der-schweiz-ein-begriff-124451248.

Winkler, W. (1963). Die Therapie von verkehrsauffälligen Personen als soziales Problem. Archiv für Unfallforschung. Heft 3, S. 237–240.

Winkler, W., Jacobshagen, W., Nickel, W.-R. (1988). Wirksamkeit von Kursen für wiederholt alkoholauffällige Kraftfahrer (Ergebnisse nach 36 Monaten Beobachtungszeit). Berichte der Bundesanstalt für Straßenwesen, Heft M 64, Bremerhaven: Wirtschaftsverlag NW.

Wittchen, H.-U., Zaudig, M., Fydrich, T. (1997). SKID – Strukturiertes Klinisches Interview für DSM-IV Achse I und II. Göttingen, Bern, Toronto, Seattle: Hogrefe.

Witthöft, J., Hofmann, M., Petermann, F. (2011). Aggression im Straßenverkehr. Zeitschrift für Psychiatrie, Psychologie und Psychotherapie, Band 59 (4), S. 311–323.

Young, J. E., Klosko, J. S. (2008). Sein Leben neu erfinden. Paderborn: Junfermann.

Young, J. E., Klosko, J. S., Weishaar, M. E. (2008). Schematherapie. Ein praxisorientiertes Handbuch. Paderborn: Junfermann.

Zimmer, D. (2005). Therapeut-Patient-Beziehung. In: Linden, M., Hautzinger, M. (Hrsg.). Verhaltenstherapiemanual. Heidelberg: Springer.

Znoj, H. J. (2008). Trauer und Melancholie. Vorlesungsmanuskript zu den Lindauer Psychotherapiewochen. http://www.lptw.de/archiv/vortrag/2008/ Trauer_znoj_mittwoch.pdf.

Znoj, H. J., Maerker, A. (2005). Trauerarbeit und Therapie der komplizierten Trauer. In: Linden, M., Hautzinger, M. (Hrsg.). Verhaltenstherapiemanual. 5. Auflage. Heidelberg: Springer.